Atlas orthopädisch-chirurgischer Zugangswege

H. Detlef von Torklus

Atlas orthopädisch-chirurgischer Zugangswege

4., neubearbeitete und erweiterte Auflage
515 meist farbige Abbildungen

Urban & Schwarzenberg
München–Wien–Baltimore

H. Detlef von Torklus, Prof. Dr. med.
Orthopädische Universitäts-Klinik und -Poliklinik Eppendorf
Martinistraße 52, D-2000 Hamburg 20

Titel der amerikanischen Originalausgabe

Atlas of Orthopaedic Exposures, Toufick Nicola;
The Williams and Wilkins Company, Baltimore 1966
Fortgeführt von H. D. von Torklus

Deutsche Ausgabe

1. bis 3. Auflage: Detlef von Torklus:
Atlas orthopädisch-chirurgischer Operationsschnitte
und Zugangswege

Ausführung der Abbildungen

Teil   I: Ingrid von Marchtaler, Hamburg
Teil II: Ingrid von Marchtaler, Hamburg
            Andrea Schnitzler, A-6591 Grins
Teil III: Ingrid von Marchtaler, Hamburg

Lektorat: Dr. med. Jochen Bredehöft, München
Redaktion: Pola Nawrocki, München
Herstellung: Renate Hausdorf, Gräfelfing

CIP-Kurztitelaufnahme der Deutschen Bibliothek

Torklus, H. Detlef von:
Atlas orthopädisch-chirurgischer Zugangswege / H. Detlef von Torklus
4., neubearb. und erw. Aufl. – München ; Wien ; Baltimore : Urban & Schwarzenberg, 1992.
  3. Aufl. u. d. T.: Torklus, Detlef von: Atlas orthopädisch-chirurgischer
  Operationsschnitte und Zugangswege
  ISBN 3-541-05424-7

Reproduktionen: Reprotechnik, Kempten
Satz, Druck und Bindung: Kösel, Kempten. Printed in Germany.
© Urban & Schwarzenberg 1992.

ISBN 3-541-05424-7

Vorwort

Die große Nachfrage machte seit 1971 drei deutsche Auflagen des Atlas und mehrere Nachdrucke erforderlich, was für diesen strukturierten Buchtypus spricht. Nach der englischen und der japanischen Ausgabe folgt mit der 4. Auflage eine weitere Neubearbeitung. Eine Reihe neuer Teilabschnitte wurde eingefügt und über ein Drittel der Abbildungen ist neu oder verändert, was sich auch im Text widerspiegelt. Eine wesentliche Umfangsvermehrung konnte durch Straffung vermieden werden.

Das Konzept strenger Systematik, knappe und einfache Sprache sowie die großzügige Einteilung hinsichtlich Text- und Bildgestaltung sind auch bei dieser Auflage Leitlinie.

Im einzelnen wird immer wieder versucht, den Zwiespalt zwischen schematisierender Simplizität und detailreicher Kompliziertheit durch sinnvollen und zweckorientierten Informationsgehalt zu überwinden.

Ein besonderes Anliegen dieser Auflage ist die exakte Bezeichnung der Zugangswege, um damit zur Vereinheitlichung der Nomenklatur beizutragen. Abbildungen und Text ermöglichen einen schnellen Überblick, weil in der Regel jeder Zugangsweg als eine leicht erfaßbare, einprägsame Einheit konzipiert und in sich abgeschlossen ist. Die Zugangswege sind überwiegend in ihrer anatomischen Folge dargestellt. Die Methode des schrittweisen Vorgehens wurde gewählt, um dem vielbeschäftigten Operateur als Arbeitsgrundlage zu dienen und eine rasche Orientierungsmöglichkeit auf orthopädisch-chirurgischem Sektor zu geben. Im Idealfall wird, gewissermaßen, ein Vorgehen à la carte ermöglicht. Häufig werden auch Lagerungshinweise gegeben. Besondere Tips sind in den Anmerkungen untergebracht.

Es ist als Vorteil anzusehen, daß vielfach alternative Zugangswege dargestellt werden. Diese sind durch langjährige operative Tätigkeit überprüft und immer wieder durch Details ergänzt und verbessert. Denn Zugangswege sind, wie vieles in der Medizin, angewandte Wissenschaft und unterliegen insofern der ständigen Weiterentwicklung. So ist der Benutzer auch gehalten, im Einzelfall die Angaben der Entwicklung und der Situation anzupassen und trotz aller Sorgfalt der Bearbeitung, die Anwendbarkeit im Hinblick auf Abweichungen und Unstimmigkeiten zu überprüfen.

Den Kollegen danke ich für kompetente Hinweise, Anregungen und Korrekturen. Hier sind besonders zu nennen Herr Prof. Dr. Dahmen, Herr Dr. Gruber und Frau Dr. Hermann aus der Orthopädischen Universitätsklinik Hamburg-Eppendorf und aus dem Berufsgenossenschaftlichen Unfallkrankenhaus Hamburg Herr Prof. Dr. Buck-Gramcko. Natürlich sind Anregungen und Korrekturen auch weiterhin nützlich und willkommen.

Auch bei dieser Auflage hat Frau Ingrid von Marchthaler, Hamburg, in der Bildgestaltung viel Einfühlungsvermögen für die Intentionen des Atlas gezeigt. Ihr wird für die harmonische Zusammenarbeit mit den über Jahre laufenden Besprechungen der Entwürfe und die sorgfältige Ausarbeitung dieser großen Zahl von Abbildungen, die nachher so mühelos aussehen, ganz herzlich gedankt.

Dem Verlag Urban & Schwarzenberg danke ich für die großzügige Ausstattung und für die freundliche Bereitwilligkeit, die Wünsche bei der Erweiterung zu berücksichtigen.

In der operativen Alltagstätigkeit geht der medizinhistorische Boden, der hier einen eminent anatomischen Aspekt hat, leicht verloren. Um diesen Bezug in Erinnerung zu rufen und bildlich werden zu lassen, wird der Atlas seit der 3. Auflage von zwei Abbildungen eingerahmt, deren Ursprung im 16. Jahrhundert liegt.

Hamburg, im Frühjahr 1992   H. DETLEF VON TORKLUS

Inhalt

Teil I: **Obere Extremität**

Inhaltsverzeichnis 2
A. Schultergürtel 6
B. Schulterregion 18
C. Oberarmregion 40
D. Ellenbogenregion 46
E. Unterarmregion 64
F. Handgelenkregion 80
G. Handregion 92
H. Fingerregion 111

Teil II: **Hals und Rumpf**

Inhaltsverzeichnis 127
A. Allgemeines 128
B. Hals-Nacken-Region 129
C. Thorakalregion 142
D. Lumbalregion 148
E. Beckenregion 163
F. Steißbein 174

Teil III: **Untere Extremität**

Inhaltsverzeichnis 178
A. Hüftregion 180
B. Oberschenkelregion 201
C. Knieregion 212
D. Unterschenkelregion 232
E. Knöchelregion 244
F. Fußregion 260
G. Zehenregion 274

Teil I
Obere Extremität

Inhaltsverzeichnis Teil I

Obere Extremität

Vorbemerkung 5

A. Schultergürtel 6

Klavikula 6
    Supraklavikulärer Zugang 6
    Anterosuperiorer Zugang 7
    Infraklavikulärer Zugang 7
Akromioklavikulargelenk 8
    Supraklavikulärer Zugang 8
    Anterosuperiorer Zugang 9
    Infraklavikulärer Zugang 9
Skapula 10
    Margo medialis scapulae 10
    Medialer Zugang 10
    Facies dorsalis scapulae – Schulterblatt-
    rückfläche 12
        T-Schnitt 12
        Winkelschnitt 14
        Kurzer Zugang 15
    Incisura scapulae 16
Sternoklavikulargelenk 17

B. Schulterregion 18

    Praktische Anatomie 18
    Lagerungshinweise für die Chaise-
    longue-Position 22
Schultergelenk anterior 23
    Kurzer anteriorer Zugang 23
    Langer anteriorer Zugang 24
    Anteromedialer Zugang 26
Schultergelenk transakromial 28
    Transakromialer Zugang nach *Kessel* . . 28
    Erweiterter transakromialer Zugang nach
    Debeyre 29
Schultergelenk lateral 30
    Anterolateraler Zugang 30
    Querer lateraler Zugang 31

Schultergelenk axillär 32
    Anterioinferiorer Zugang 32
    Vorderer axillärer Zugang 33
Schultergelenk anteroposterior 34
    Superiorer Zugang 34
Schultergelenk posterior 37
    Praktische Anatomie 37
    Posteriorer Zugang 38
    Zugang nach *Kocher* 39

C. Oberarmregion 40

Oberarmschaft anterior 40
    Anterolateraler Zugang 40
    Anteromedialer Zugang 42
    Praktische Anatomie: Nervus musculo-
    cutaneus 43
Oberarmschaft posterior 44
    Posteriorer Zugang 44

D. Ellenbogenregion 46

    Vorbemerkung 46
Ellenbogengelenk anterior 46
    Anteriorer Zugang 46
Ellenbogengelenk lateral 48
    Lateraler Zugang 48
    Praktische Anatomie: Nervus radialis . 50
Radiusköpfchen 51
    Posterolateraler Zugang 51
Ellenbogengelenk medial 52
    Medialer Zugang 52
Nervus ulnaris 54
    Medialer Zugang 54
Ellenbogengelenk posterior 56
    Posterolateraler Zugang 56
    Posteromedialer Zugang 58
    Posteriorer Zugang 60
    Posteriorer Bogenschnitt 62

E. Unterarmregion 64

  Proximales Radius- und Ulnaviertel 64
    Posteriorer Zugang 64
  Radialisnerv – Supinatorschlitz 66
    Lateraler Zugang 66
  Ulnaschaft 68
    Posteriorer Zugang 68
  Radiusschaft 70
    Anteriorer Zugang 70
    Posteriorer Zugang 72
  Radius- und Ulnaschaft 74
    Posteriorer Zugang 74
  Nervus medianus – Exposition am Unterarm . 75
    Palmarer Zugang 75
  Distaler Radius 76
    Posteriorer Zugang 76
    Anteriorer Zugang 77
  Distale Ulna (Sogenanntes Ulnaköpfchen) . . 78
    Lateraler Zugang 78
  Palmarissehne (Sehne des M. palmaris
  longus) 79
    Palmarer Zugang 79

F. Handgelenkregion 80

    Praktische Anatomie 80
  Handgelenk 81
    Posteriorer Zugang 81
  Handgelenk – Hohlhand 83
    Praktische Anatomie 83
    Karpaltunnel – Handgelenk anterior 84
    Palmarer Zugang 84
    Retinaculum flexorum 87
    Ramus palmaris des Medianusnerven . . . 87
    Distaler Ulnarisnerv – Loge de Guyon . . . 88
    Palmarer Zugang 89
  Radialer Handgelenkbereich – Tabatière . . . 89
    Praktische Anatomie 89
    Tabatière – Daumenstrecksehnen 90

G. Handregion 92

  Handwurzel 92
    Praktische Anatomie 92
  Kahnbein – Os scaphoideum (Os naviculare) 93
    Radialer Zugang 93
    Palmarer Zugang 94
    Querer Zugang 95
  Mondbein – Os lunatum 96

    Dorsaler Zugang 96
    Palmarer Zugang 97
  Daumensattelgelenk – Os trapezium 98
    Dorsaler Zugang 98
  Daumensattelgelenk – Metakarpale I 99
    Palmarer Zugang 99
  Lange Daumenbeugersehne 100
    Palmarer Zugang 100
  Hohlhand 101
    Spannungslinien der Haut 101
    Palmaraponeurose 102
    Praktische Anatomie 102
    Digitopalmarer Zickzackschnitt nach
    Bruner 103
    Y-Schnitt nach Millesi 104
    Weitere palmare Zugangswege 105
    Breiter palmarer Zugang nach Kanavel . 106
  Distale Hohlhand 107
    Querer Zugang 107
    Winkelschnitt 107
  Handrücken 108
    Spannungslinien der Haut 108
    Dorsale Zugangswege 109
  Mittelhand-Metakarpalia II-V 110
    Dorsaler Zugang 110

H. Fingerregion 111

  Fingergrundgelenk – Metakarpalgelenk 111
    Posteriorer Zugang 111
  Finger palmar 112
    Palmarer Zugang 112
    Digitopalmare Z-Schnittplastik 113
    Palmardigitale Zugangswege 114
  Finger dorsal 115
    Dorsale Zugangswege 115
    Dorsolateraler Zugang 116
  Fingermittelgelenke – Proximales Interpha-
  langealgelenk 117
    Posteriorer Zugang 117
  Fingerendglied – Nagelbett 118
    Dorsale Zugangswege 118
  Fingerkuppe 119
    Laterale Zugangswege 119
  Finger seitlich 120
    Mediolateraler Zugang 120
    Mediolateraler palmarer Zugang 122
  Syndaktylie 123
    Zickzackschnitt nach Blauth 123
  Amniotische Schnürfurche 124
    Z-Schnittplastik nach Iselin 124

Vorbemerkung

1. An Ellenbogen, Unterarm und Hand werden die Operationen im Regelfall in Blutleere oder Blutsperre mit pneumatischer Oberarmmanschette ausgeführt, um eine bessere Detailübersicht zu gewinnen.

2. Die Blutsperre hat gegenüber der kompletten Blutleere den Vorteil der besseren Gefäßdarstellung.

3. Erreicht wird die Blutsperre durch drei- bis sechsminütiges Hochhalten mit Ausstreichen des Armes, die Blutleere durch Auswickeln des Armes von distal nach proximal mit einer gummielastischen Binde.

4. Die pneumatische Manschette mit ablesbarer Druckanzeige wird im oberen Drittel des Oberarmes angelegt, niemals am Unterarm.

5. Um Hautfältelungen zu vermeiden, ist es zweckmäßig, zuvor unter der Manschette einen Wattering zu wickeln.

6. Der Druck der pneumatischen Oberarmmanschette liegt zweckmäßigerweise 80–100 mm Hg über dem systolischen Blutdruck.

7. Bei der nachfolgenden Hautdesinfektion muß sicher vermieden werden, daß Desinfektionsflüssigkeit unter die aufgeblasene Druckmanschette gelangt, was vor der sterilen Abdeckung auch zu kontrollieren ist. Es besteht sonst die Gefahr von Verätzungen der Haut. Zur Verhütung ist das vorübergehende Abkleben des Unterrandes der Manschette auf der Haut mit einem Papierklebestreifen geeignet.

8. Die aufgepumpte Blutdruckmanschette sollte am Oberarm den Wert von 250 (–300) mm Hg nicht überschreiten. Dabei wird eine Zeitdauer angestrebt, die unter 1½ bis 2 Stunden bleibt.

9. Für die Kauterisation von Gefäßen wird die bipolare Pinzette (Bipolator) bevorzugt.

10. Verbleibt die Blutsperre oder Blutleere bis zur Komplettierung des Verbandes, dann wird der Manschettendruck erst am senkrecht erhobenen Arm abgelassen. Nach einigen Minuten der Regulierung der Zirkulation wird der Arm wieder abgelegt, vorzugsweise leicht eleviert.

A. Schultergürtel

Klavikula

Indikationen

1. Irreponible Frakturen
2. Nicht verheilte Frakturen (Pseudarthrosen)
3. In Fehlstellung verheilte Frakturen mit Druckwirkung auf Plexus brachialis und Gefäße
4. Knochentumoren
5. Entzündliche Prozesse

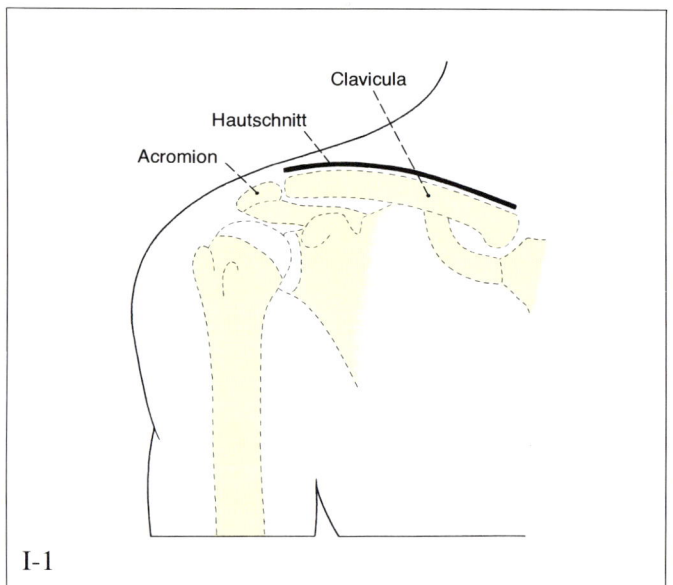

I-1

Lagerung

1. Rückenlage, Schulter kopfwärts überstehend. Deshalb Kopf auf separater Kopfstütze gelagert.
2. Der seitengleiche Arm wird beweglich abgedeckt.

Supraklavikulärer Zugang

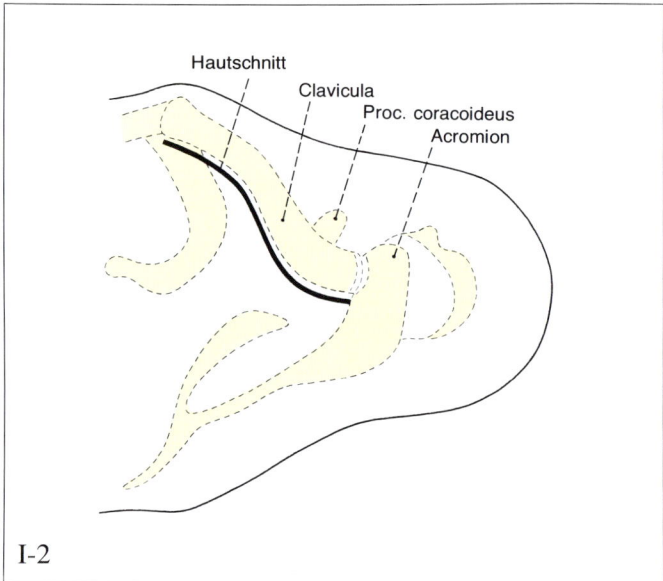

I-2

Operatives Vorgehen

1. Zur Klavikula parallel verlaufender Hautschnitt in der Fossa supraclavicularis über dem Klavikulaanteil, der freigelegt werden soll (Abb. I-1 und I-2).
2. Darstellung des Platysmas und Durchtrennung desselben mit dem darunterliegenden Periost entlang dem vorderen Klavikularand.
3. Abschieben des Periosts mit dem daran ansetzenden M. trapezius sowie dem klavikulären Anteil des M. sternocleidomastoideus.
4. Abschieben des Periosts mit den daran ansetzenden Mm. deltoideus und pectoralis major.
5. Darstellung der Klavikula durch Weghalten der abgetrennten Muskulatur (Abb. I-3). Gegebenenfalls Unterfahren der Klavikula mit Hohmann-Hebeln.

Anmerkung

Die Lokalisation des Hautschnittes in der Fossa supraclavicularis macht diesen später weniger auffällig. Außerdem kommt es kaum zu Narbenverbreiterung oder Narbenadhäsion an der Klavikula.

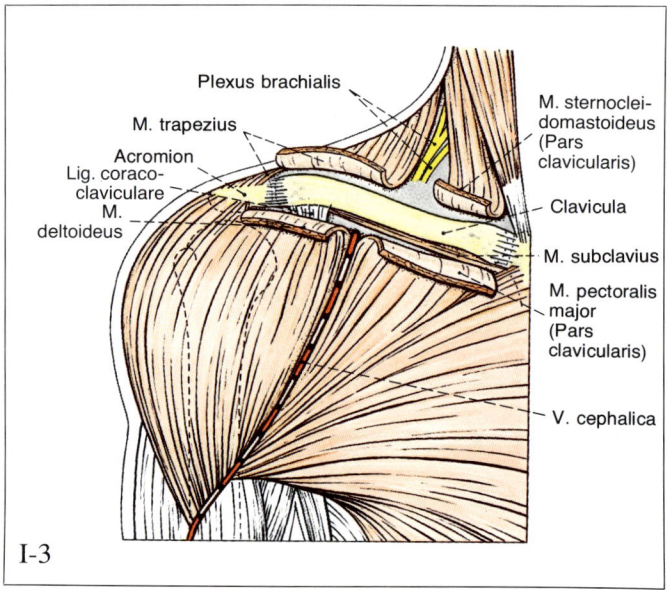

I-3

Alternativ

Anterosuperiorer Zugang

Operatives Vorgehen

1. Halbbogenförmige Schnittführung über der Mitte der Klavikula (Abb. I-4) mit kurzem dorsalen Schenkel.
2. Weghalten der Haut nach medial und lateral
3. Ablösen des M. deltoideus und des M. trapezius von der Klavikula soweit erforderlich.

Anmerkung

Die Schnittführung schont die Nn. supraclaviculares.

Infraklavikulärer Zugang

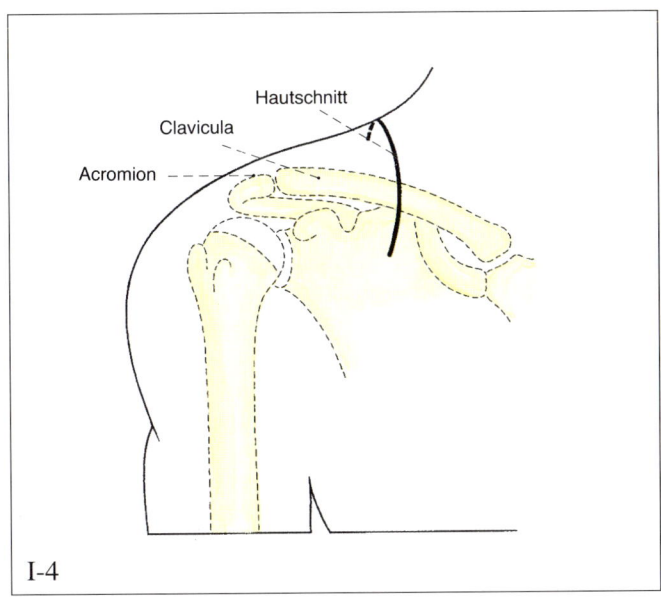

I-4

Operatives Vorgehen

1. Bei genereller Bevorzugung der kosmetischen Schnittführung in der Fossa supraclavicularis kann ausnahmsweise die infraklavikuläre Darstellung der Klavikula in Frage kommen.
2. Flach bogenförmige Schnittführung etwa 1 bis 1½ Querfinger unterhalb der Klavikula (Abb. I-5). Weiter siehe Supraklavikulären Zugang (S. 6).

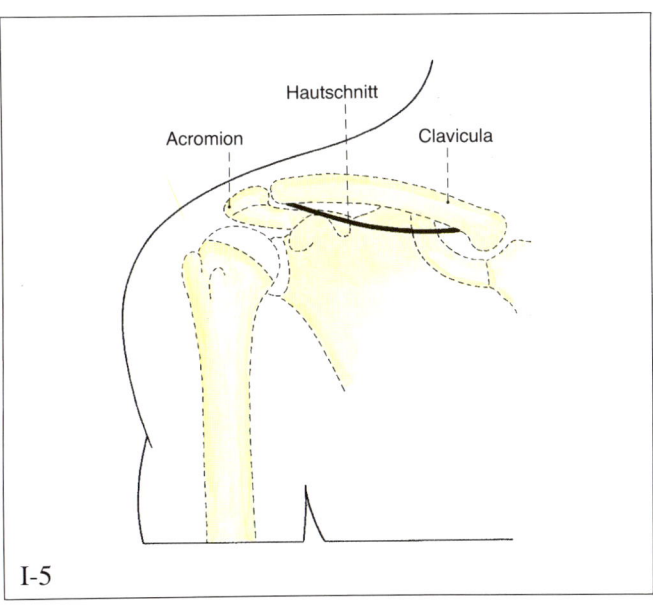

I-5

Akromioklavikulargelenk

Indikationen

1. Akromioklavikuläre Dislokation
2. Akromionnahe Klavikulafraktur
3. Resektionsarthroplastik der distalen Klavikula
4. Revision des korakoklavikulären Bandapparates
5. Tumoren
6. Entzündliche Prozesse

Lagerung

1. Rückenlage, Schulter kopfwärts überstehend. Kopf auf Kopfstütze gelagert.
2. Seitengleicher Arm beweglich abgedeckt.

Supraklavikulärer Zugang

Operatives Vorgehen

1. Supraklavikulärer Hautschnitt entlang dem Akromion und der distalen Klavikula. Kreuzen der Klavikula in Höhe des Sulcus deltoideopectoralis und bogenförmige Weiterführung des Schnittes nach kaudal (Abb. I-6).
2. Vielfach genügt ein supraklavikulärer Hautschnitt ohne die bogenförmige Erweiterung (Abb. I-7).
3. Schonung der V. cephalica.
4. Subperiostales Ablösen des M. deltoideus vom Vorderrand der Klavikula und des Akromions.
5. Subperiostales Ablösen des M. trapezius vom oberen Anteil der Klavikula und des Akromions.
6. Darstellung des Akromioklavikulargelenkes sowie des Proc. coracoideus mit Lig. conoideum und Lig. trapezoideum durch Weghalten der Muskulatur (Abb. I-8).
7. Mittelständige, längsverlaufende Kapselinzision (Abb. I-8). Ablösen der Kapselinsertionen am Akromion und der Klavikula. Danach kann das Gelenk durch türflügelartiges Zurückklappen der Kapsel nach ventral und dorsal eröffnet werden.

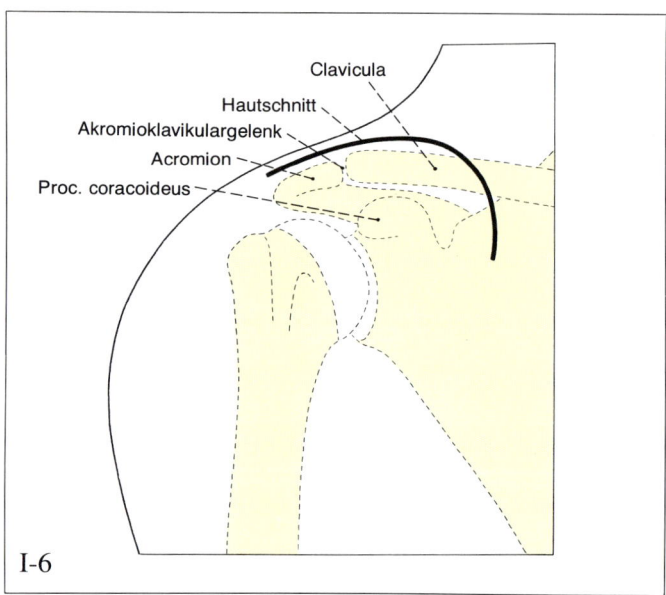

I-6

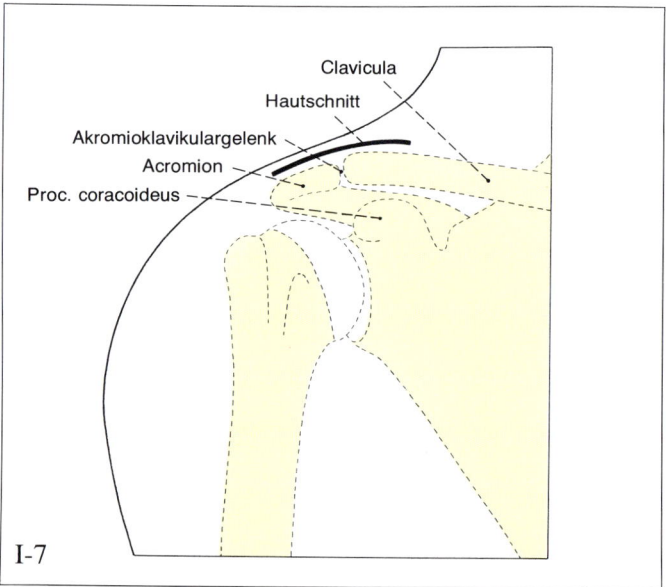

I-7

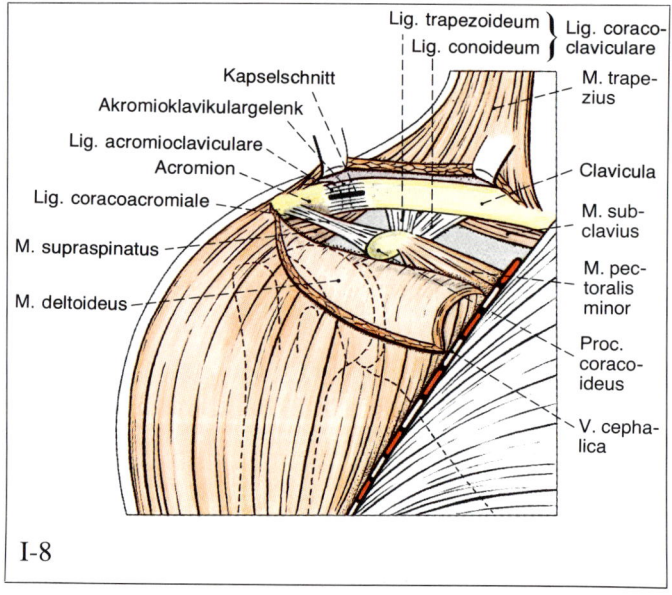

I-8

Alternativ

Anterosuperiorer Zugang

Operatives Vorgehen

1. Halbbogenförmige (säbelhiebartige) Schnittführung über dem Akromioklavikulargelenk, direkt lateral der Spitze des Proc. coracoideus (Abb. I-9).
2. Weghalten der Haut nach medial und lateral.
3. Ablösen des M. deltoideus vom Vorderrand und ggf. des M. trapezius vom Oberrand der Klavikula. Weiter siehe Supraklavikulären Zugang (S. 8).

Infraklavikulärer Zugang

Operatives Vorgehen

Beginn des infraklavikulären Schnittes am lateralen Akromionrand, Fortsetzung unterhalb von Akromion und Klavikula und bogenförmig in Höhe des Sulcus deltoideopectoralis nach kaudal verlaufend (Abb. I-10).

Anmerkung

1. Die Gelenkfläche des Akromioklavikulargelenkes verläuft schräg nach innen unten; dadurch wird die Luxation der Klavikula nach oben begünstigt.
2. Das obere und untere Lig. acromioclaviculare sind verstärkte Kapselzüge, die die knöchernen Gelenkanteile verbinden. Das für die Fixation der Klavikula entscheidende Band ist das Lig. coracoclaviculare mit den beiden Anteilen Lig. trapezoideum und Lig. conoideum, die vom Unterrand der Klavikula zur Basis des Proc. coracoideus ziehen und geschont werden müssen.

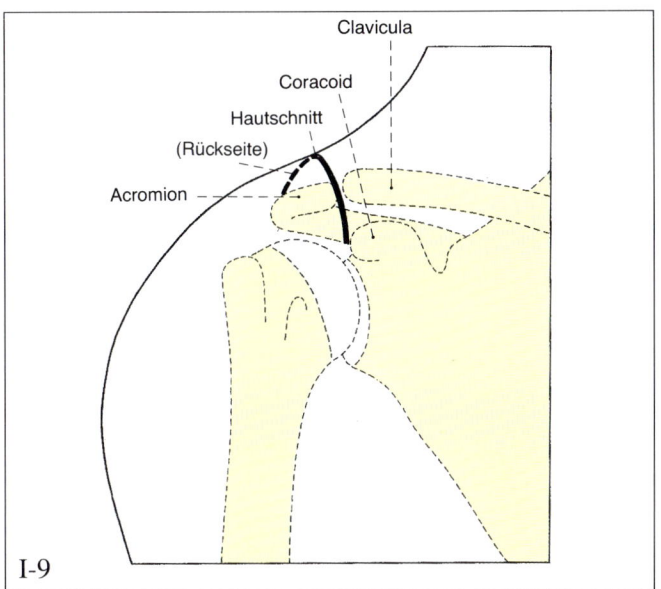

I-9

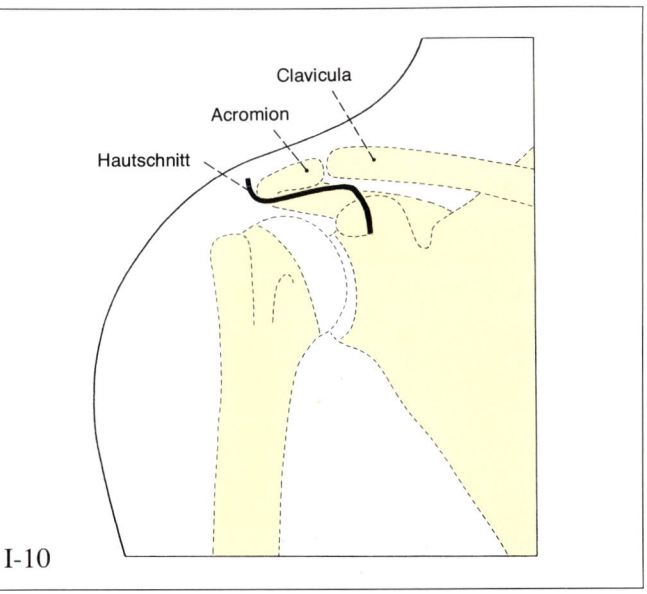

I-10

Skapula

Indikationen

1. Entzündliche Prozesse
2. Tumoren
3. Irreponible Frakturen

Lagerung

1. Bauchlage oder Seitenlage.
2. Seitengleicher Arm beweglich abgedeckt.

Margo medialis scapulae
Medialer Zugang

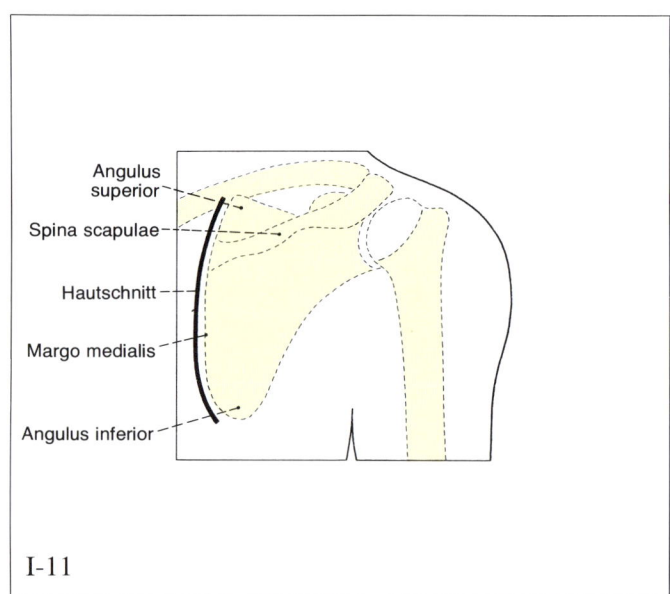

I-11

Operatives Vorgehen

Darstellung des medialen Randes der Skapula:

1. Leicht geschwungener Hautschnitt vom Angulus superior scapulae entlang dem inneren Skapularand bis zum Angulus inferior (Abb. I-11).
2. Freilegung der am medialen Rand der Skapula ansetzenden Muskulatur.
3. Abtrennung bzw. Ablösung des M. trapezius entsprechend der in Abbildung I-12 dargestellten Linie A.
4. Weghalten dieses Teils des M. trapezius nach medial, so daß die darunterliegenden Muskelansätze dargestellt werden.

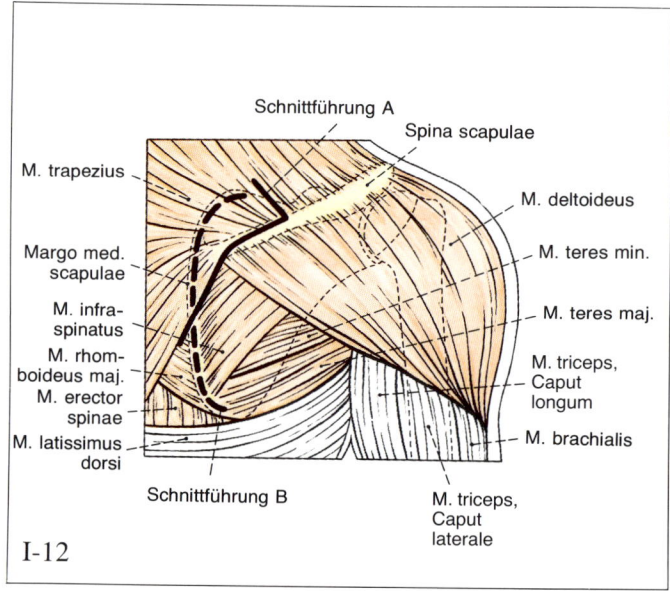

I-12

5. Abtrennung dieser Muskeln – Mm. levator scapulae, rhomboideus major, rhomboideus minor, supraspinatus, infraspinatus, teres minor, teres major – dicht am medialen Skapularand, entsprechend der Linie B (Abb. I-12) und subperiostales Abschieben, so daß der knöcherne Skapularand sichtbar wird (Abb. I-13).

6. Blutungen werden durch die subperiostale Ablösung der Muskulatur auf ein Minimum reduziert.

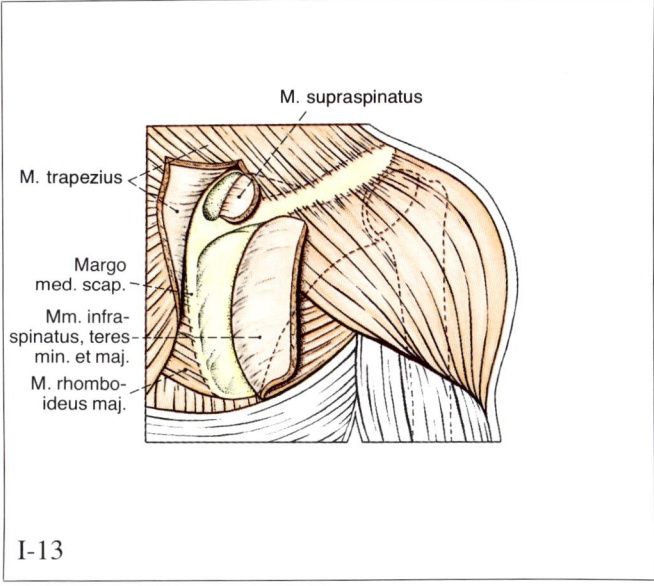

M. suprasp inatus

M. trapezius

Margo med. scap.

Mm. infra- spinatus, teres min. et maj.

M. rhombo- ideus maj.

I-13

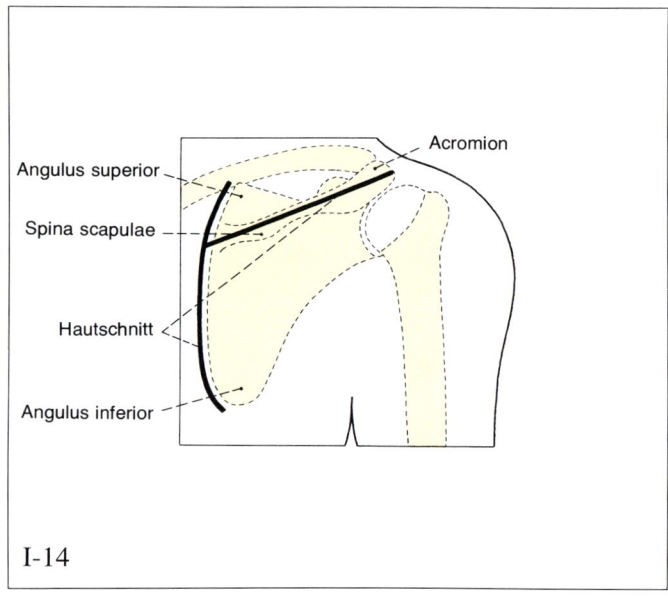

I-14

Facies dorsalis scapulae – Schulterblattrückfläche

T-Schnitt

Operatives Vorgehen

1. Hautschnitt in T-Form. Beginn der ersten Schnittlinie am Angulus superior scapulae entlang dem medialen Skapularand zum Angulus inferior.
2. Die zweite Schnittlinie setzt auf der Spina scapulae in Höhe des ersten Schnittes am medialen Skapularand an und wird bis zur Akromionspitze verlängert (Abb. I-14).
3. Der Muskelschnitt verläuft entsprechend dem Hautschnitt. Zuerst erfolgt die Inzision über der Spina scapulae entsprechend der Linie A auf Abbildung I-15. Das Periost auf der Spina wird tief eingeschnitten und dieser Schnitt dann nach medial, für etwa 2 cm durch den M. trapezius, verlängert.
4. Dann wird der M. trapezius subperiostal von der Spina abgelöst und nach oben geschlagen.
5. Der M. deltoideus wird in gleicher Weise subperiostal von der Spina abgelöst und nach unten außen weggehalten.
6. Scharfe Trennung der am inneren Skapularand ansetzenden Muskulatur (Abb. I-15, Schnittführung B) und Abschieben derselben von der Rückfläche der Skapula mit dem Raspatorium nach lateral. Weghalten der Muskulatur nach außen (Abb. I-16).
7. Blutungen werden auf ein Minimum reduziert, wenn man sich dicht am Knochen hält.

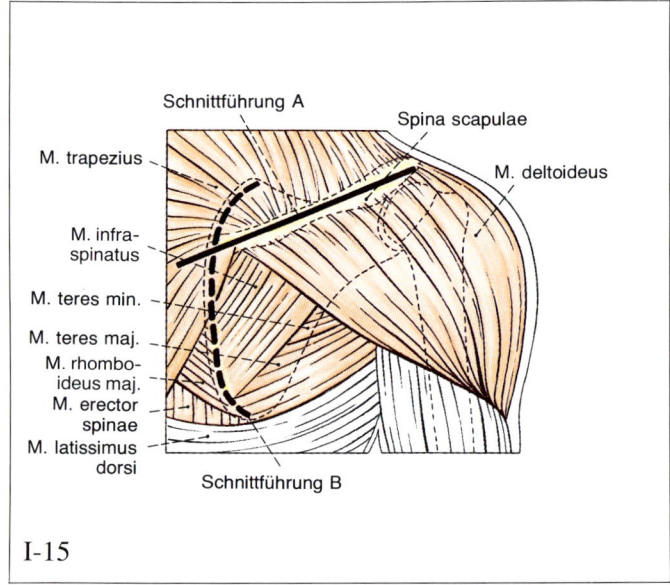

I-15

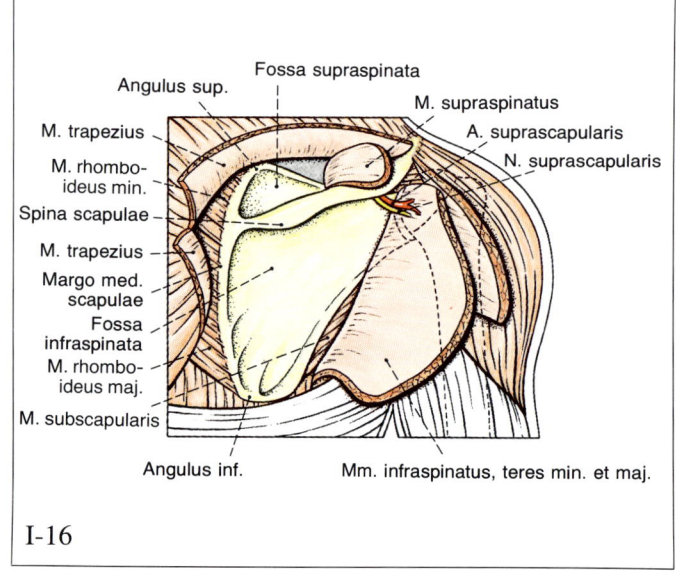

I-16

8. Beim Abschieben des M. supraspinatus ist der aus der
   Incisura scapulae austretende N. suprascapularis, der
   die Mm. supraspinatus und infraspinatus versorgt, zu
   schonen (Abb. I-17).
9. Beim Abschieben der Muskelgruppe unterhalb der
   Spina scapulae ist im oberen äußeren Wundwinkel die
   unter der Spina durchziehende Nerven- und Gefäßversorgung des M. infraspinatus zu beachten und zu schonen (Abb. I-17).

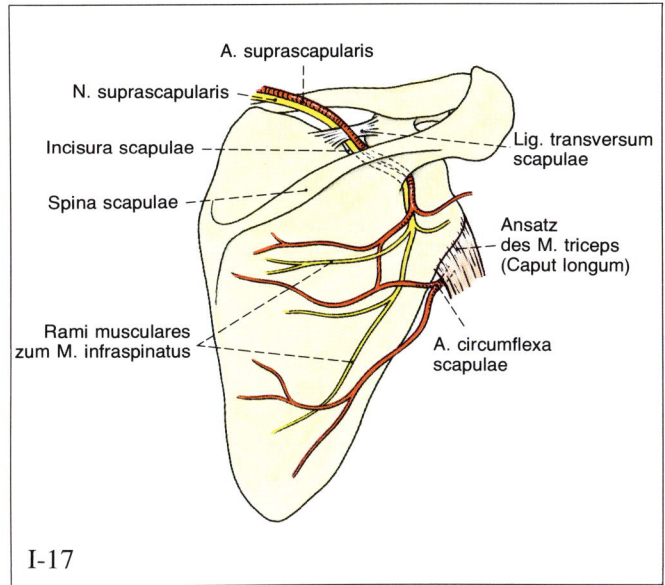

I-17

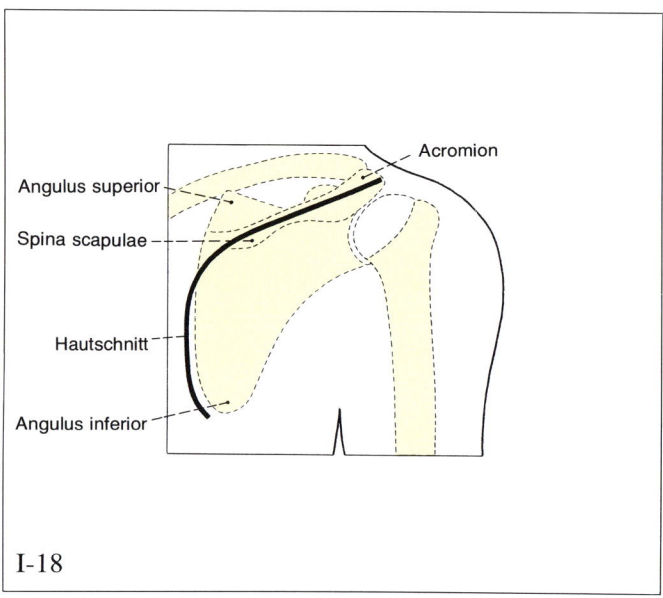

I-18

Alternativ

Winkelschnitt

Operatives Vorgehen

1. Bei begrenzter Darstellungsnotwendigkeit, die die Fossa supraspinata ausspart, genügt eine verkürzte Schnittführung.
2. In diesem Fall erfolgt ein winkelförmiger Haut- und Muskelschnitt entsprechend dem Verlauf der Spina scapulae und des subspinalen medialen Skapularandes (Abb. I-18, Abb. I-19).
3. Der Deltamuskel wird subperiostal von der Spina abgelöst und nach lateral weggehalten. Der M. trapezius wird nicht abgelöst.
4. Die Mm. infraspinatus und teres minor werden am inneren Skapularand scharf gelöst und subperiostal mit dem Raspatorium nach lateral geschoben (Abb. I-20).
5. Die vom N. suprascapularis kommende Nervenversorgung mit Begleitgefäßen wird im oberen äußeren Wundwinkel sichtbar und ist zu schonen (Abb. I-20). Vergleiche hierzu Abbildung I-17.

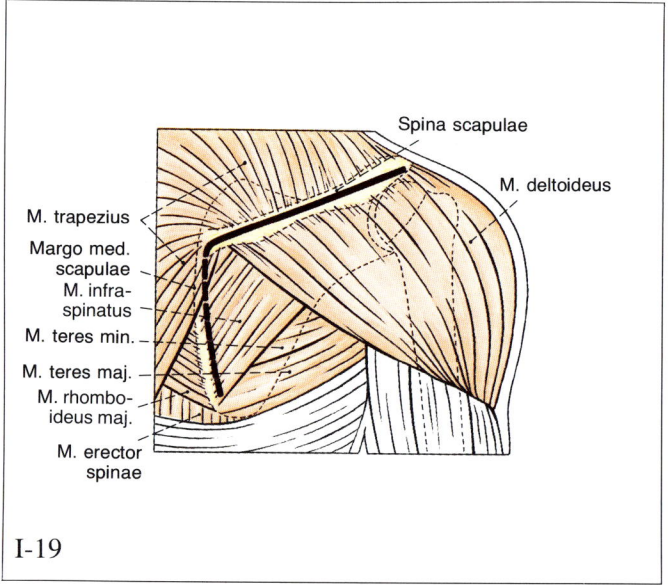

I-19

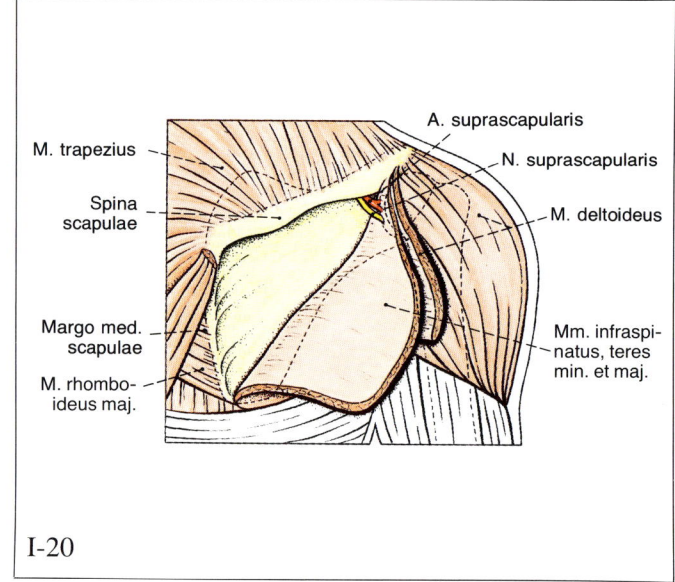

I-20

Kurzer Zugang

Operatives Vorgehen

1. Bei umschriebenen Veränderungen kann eine schonende Schnittführung in Frage kommen, die auch die Darstellung des posterioren Schultergelenkabschnitts ermöglicht.
2. Schräger, leicht bogenförmiger Hautschnitt unterhalb der Spina scapulae (Abb. I-21).
3. Subperiostales Ablösen des Deltamuskels an der Spina scapulae.
4. Stumpfes Eingehen zwischen M. infraspinatus und M. teres minor. Danach Weghalten der Muskulatur (Abb. I-22).
5. Durch Ablösen der Ansätze des M. infraspinatus und des M. teres minor dicht vor dem Tuberculum majus wird das Schultergelenk von dorsal her dargestellt.

Anmerkung

Der M. infraspinatus wird von kranial her durch den N. suprascapularis, der M. teres minor von kaudal-lateral durch Äste des N. axillaris versorgt.

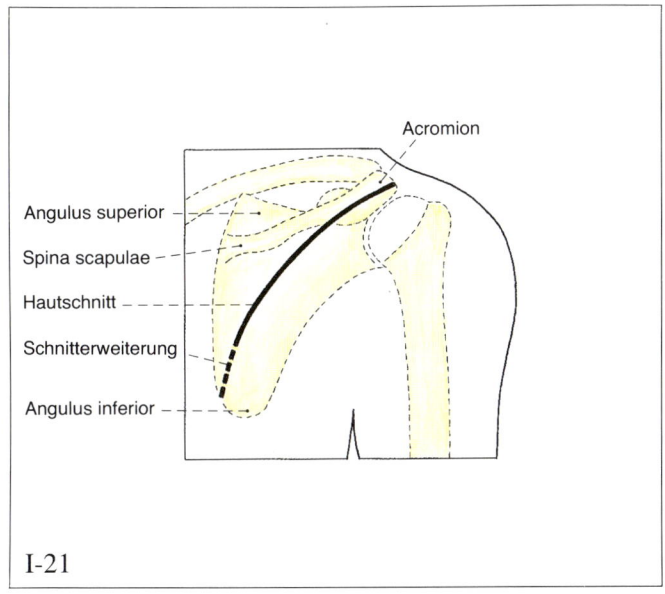

I-21

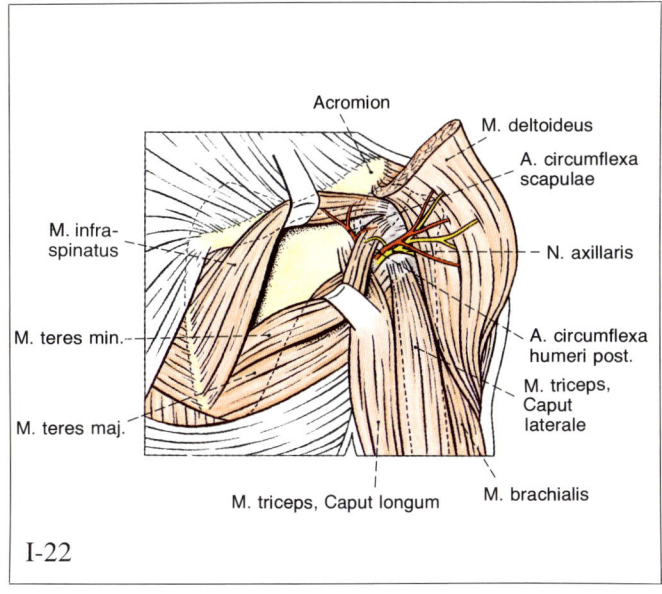

I-22

Incisura scapulae

Indikation

Engpaßsyndrom des N. suprascapularis

Operatives Vorgehen

1. Hautschnitt über der Mitte der Spina scapulae, der dann nach medial winkelförmig in Verlaufsrichtung des M. trapezius umbiegt (Abb. I-23).
2. Subperiostales Ablösen des Trapeziusansatzes an der Spina. Am medialen Anteil der Schnittführung stumpfes Beiseiteschieben der Trapeziusmuskelfasern in Verlaufsrichtung, so daß der M. trapezius begrenzt weggehalten werden kann.
3. Die örtliche Situation gibt die Abbildung I-24 schematisch wieder. Während der N. suprascapularis unter dem Lig. transversum scapulae in der Incisura scapulae verläuft, zieht die A. suprascapularis über dem Band zur Fossa supraspinata.

Anmerkung

1. Die Ausbildung der Incisura scapulae ist sehr variabel.
2. Das Lig. transversum scapulae (superius) kann verknöchert sein.
3. Inkonstant ist das Lig. transversum scapulae inferius, das den Gefäß-Nerven-Strang überbrückt und zum hinteren Pfannenrand des Glenohumeralgelenks zieht (Abb. I-24).

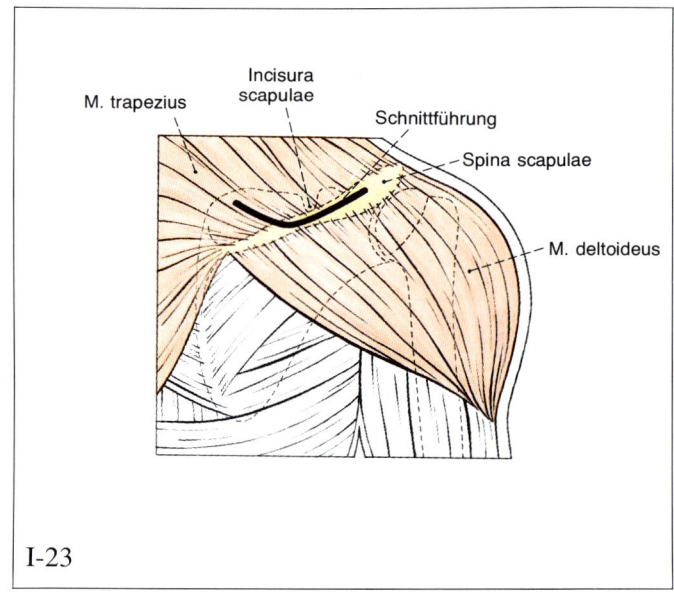

I-23

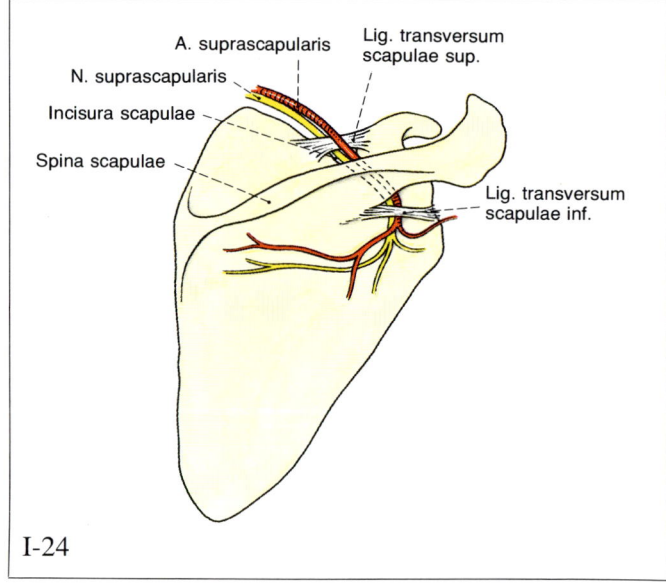

I-24

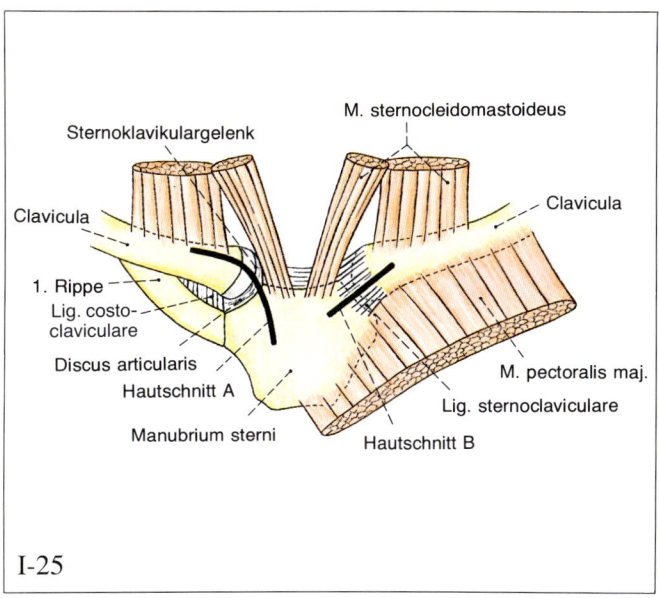

I-25

Sternoklavikulargelenk

Indikationen

1. Frische irreponible Luxation
2. Veraltete Luxation
3. Tumoren im medialen Klavikulabereich
4. Entzündliche oder osteonekrotische Prozesse

Operatives Vorgehen

1. Geschwungener Hautschnitt oberhalb des Sternoklavi-kulargelenkes, der etwa 2 cm vom medialen Klaviku-laende in der Fossa supraclavicularis beginnt, nach medial bis zum äußeren Rand des sternalen Muskel-kopfes des M. sternocleidomastoideus verläuft und dann nach kaudal für etwa weitere 2 cm über dem Manubrium sterni verlängert wird (Abb. I-25, Haut-schnitt A).
2. Alternativ: Für eine begrenzte Darstellung (z. B. Pro-beexzision) genügt eine über dem Sternoklavikularge-lenk gerade verlaufende Schnittführung (Abb. I-25, Hautschnitt B). Anschließend wird direkt in das Ge-lenk eingegangen.
3. Darstellung des klavikulären und sternalen Ansatzes des M. sternocleidomastoideus.
4. Nach Durchtrennung des Platysmas, Einkerben des Periosts an der Klavikulavorderfläche.
5. Gegebenenfalls Ablösen des M. sternocleidomastoide-us und des M. pectoralis major, so daß die Gelenkkap-sel freiliegt.
6. Die Kapsel wird flügeltürartig inzidiert und zur Dar-stellung des Sternoklavikulargelenkes nach oben und unten abgeschoben.
7. Innerhalb des Gelenkes wird ein dünner Discus articu-laris sichtbar, der kranial und kaudal an der Kapsel fixiert ist (Abb. I-26).

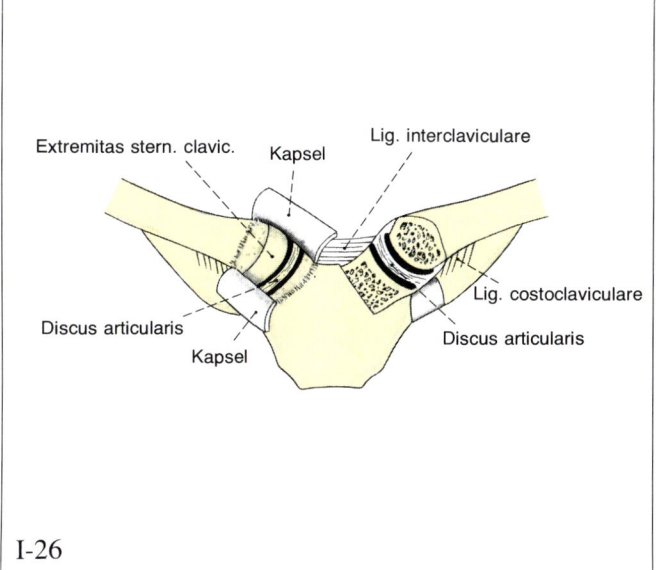

I-26

Anmerkung

1. Die Fixierung der Klavikula erfolgt durch die Ligg. interclaviculare, sternoclaviculare anterius und poste-rius sowie costoclaviculare (Abb. I-25 und I-26).
2. Wenn erforderlich, können Anteile des sternalen Kla-vikulaendes bei Schonung der Bänder und der poste-rioren Kapsel reseziert werden, ohne daß eine Luxa-tion befürchtet werden muß.

B. Schulterregion

Praktische Anatomie

Topographie des Fornix humeri

Das Dach des Schultergelenkes wird, von lateral her betrachtet (Abb. I-27), von Akromion, Lig. coracoacromiale (zweigeteilt) und Proc. coracoideus gebildet.

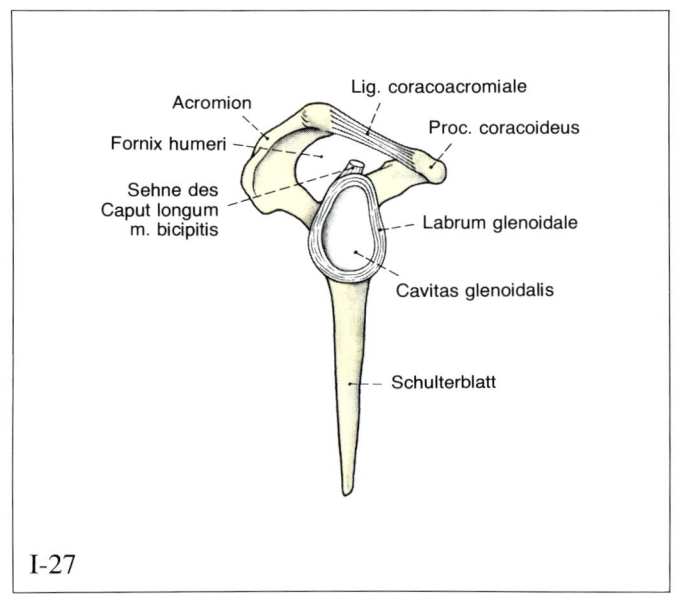

I-27

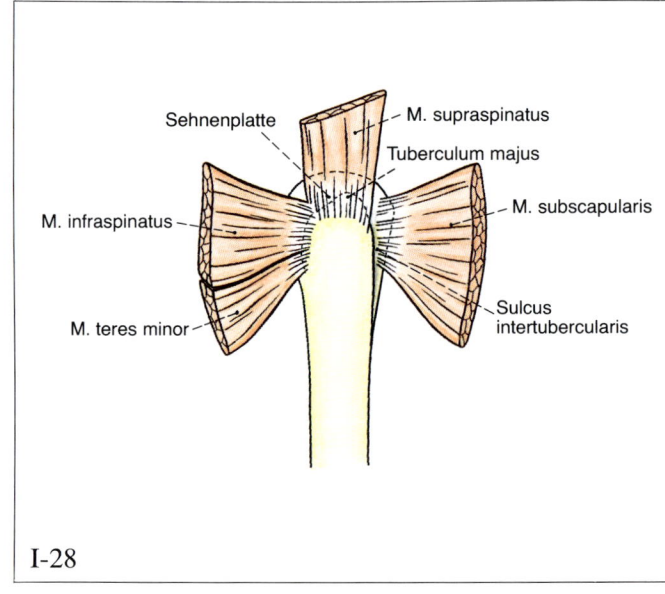

I-28

Topographie der Rotatorenmanschette

1. Von lateral her betrachtet, wird die hufeisenförmige
   Anordnung der hochgeklappten Muskulatur der Rotatorenmanschette mit den Sehnenausstrahlungen
   deutlich (Abb. I-28).
2. Situs von lateral (Abb. I-29, Abb. I-30).
3. Situs von vorn (Abb. I-31).

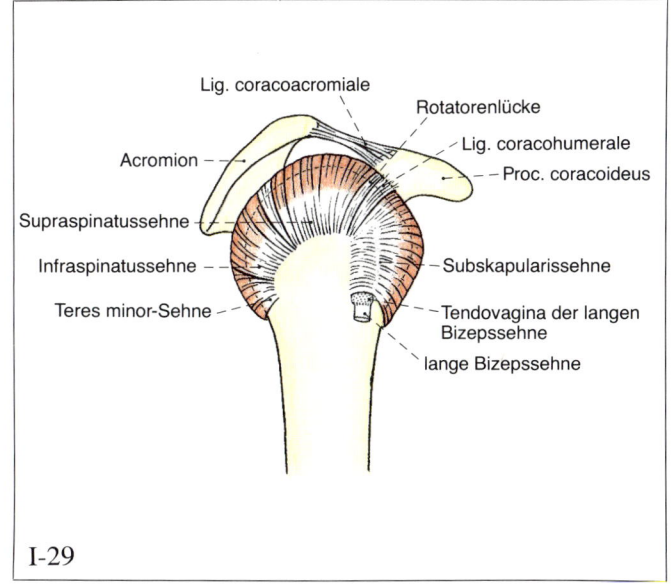

I-29

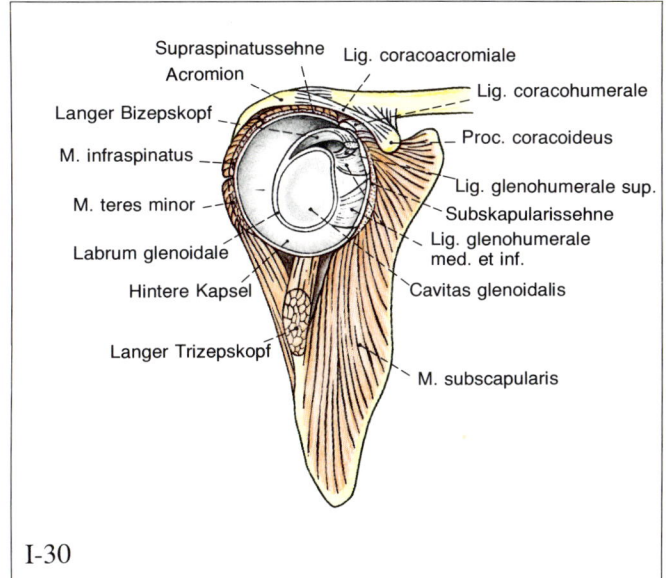

I-30

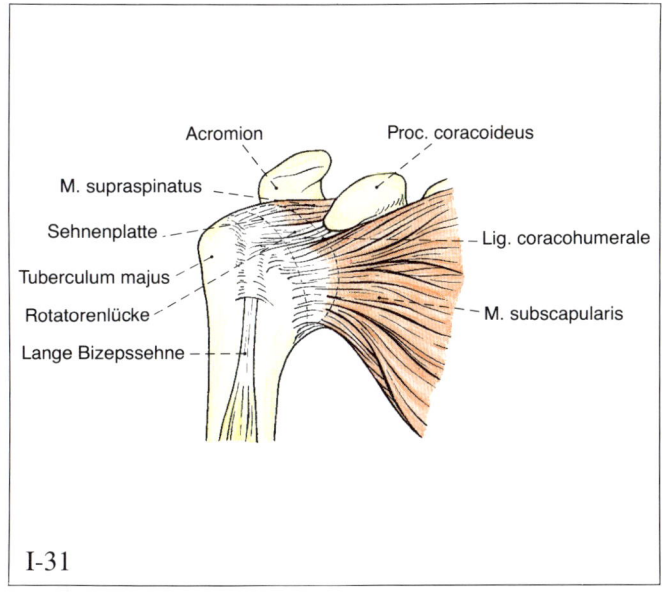

I-31

Topographie des Schultergelenkes

1. Der halbschematische Frontalschnitt (Abb. I-32) gibt die engen anatomischen Beziehungen des Schultergelenkes zur Rotatorenmanschette wieder. An der Bildung des Schulterdaches beteiligen sich das Akromion, randständige Anteile des Schultereckgelenkes, das Lig. coracoacromiale und vorne der Proc. coracoideus.
2. Unter dem Akromion liegt die Bursa subacromialis, die sich nach distal weiter unter der Fascia subdeltoidea erstreckt. Hier kann auch eine selbständige Bursa subdeltoidea gebildet werden. Die sehnigen Ausläufer des M. supraspinatus liegen direkt unterhalb der Bursa subacromialis.
3. Subkapsulärer, intraartikulärer Verlauf der langen Bizepssehne (Abb. I-33).
4. Darstellung der Pars synovialis des Schultergelenkes von vorn (Abb. I-34).
5. Praktisch wichtige Punkte sind die engen Beziehungen des Gelenkes zum Lig. coracoacromiale, die weite Ausdehnung bis zum Schultereckgelenk und die die lange Bizepssehne begleitende synoviale Ausstülpung der Gelenkkapsel.

Anmerkung

1. Die präoperative Kontrolle der Lagerung des Patienten ist bei Schulteroperationen zwingend.
2. Die bewegliche Lagerung mit der Möglichkeit, den Arm im Schultergelenk allseitig bewegen zu können, ermöglicht erst die notwendige räumliche Ausdehnung der Operationen am Schultergelenk.
3. Durch Vernachlässigung der präoperativen Lagerung scheitern manche Schulteroperationen an der korrekten Ausführung, weil es an situativem Überblick mangelt.
4. Bei partieller Schultersteife ist die Gelenkmobilisation (Brisement) in der Regel unblutig, d. h. vor dem offenen Eingriff durchzuführen.

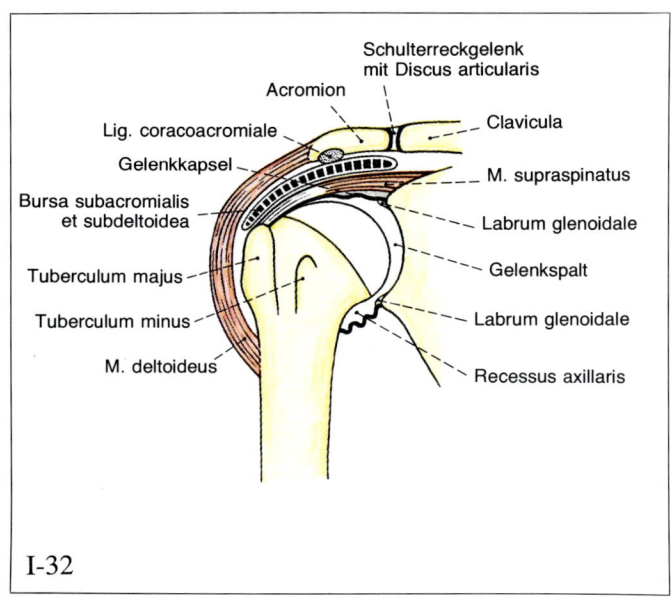

I-32

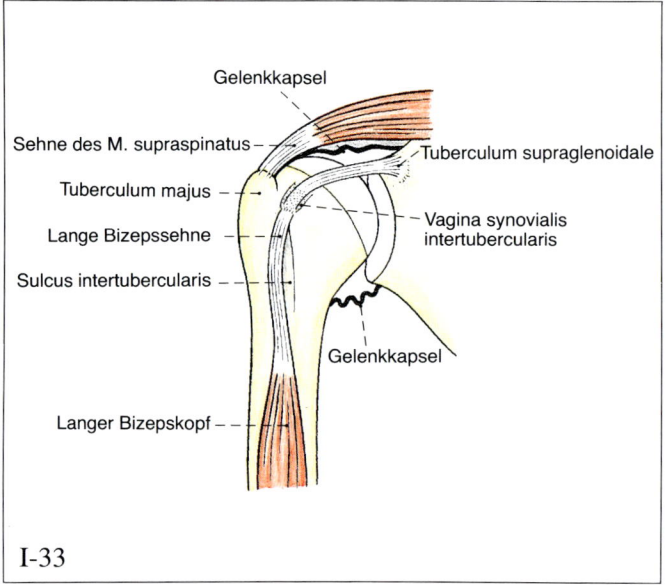

I-33

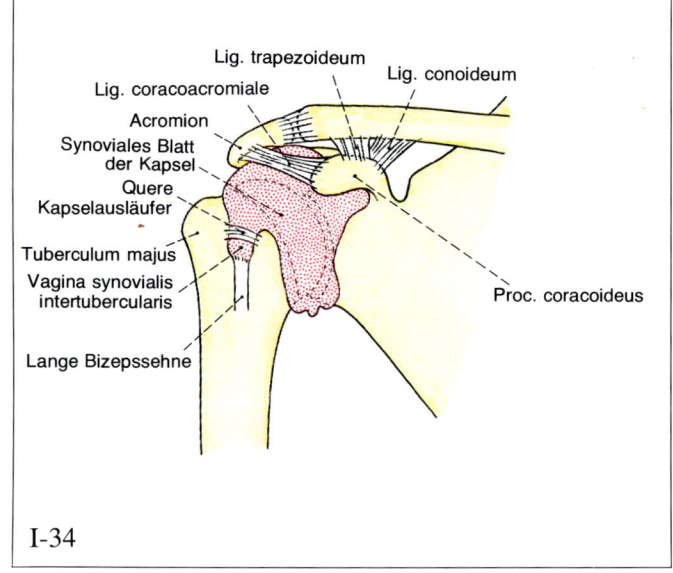

I-34

Kollateralkreislauf im Bereich des Schultergelenkes

Im Verlauf von Operationen im Bereich des Schultergelenkes können die folgenden Arterien verletzt werden (Abb. I-35).

1. A. subclavia
2. A. thoracoacromialis mit ihren beiden Ästen:
3. Ramus acromialis
4. Ramus deltoideus
5. A. circumflexa humeri posterior
6. A. circumflexa humeri anterior
7. A. axillaris
8. A. profunda brachii
9. A. subscapularis
10. A. brachialis
11. A. collateralis ulnaris superior
12. A. suprascapularis

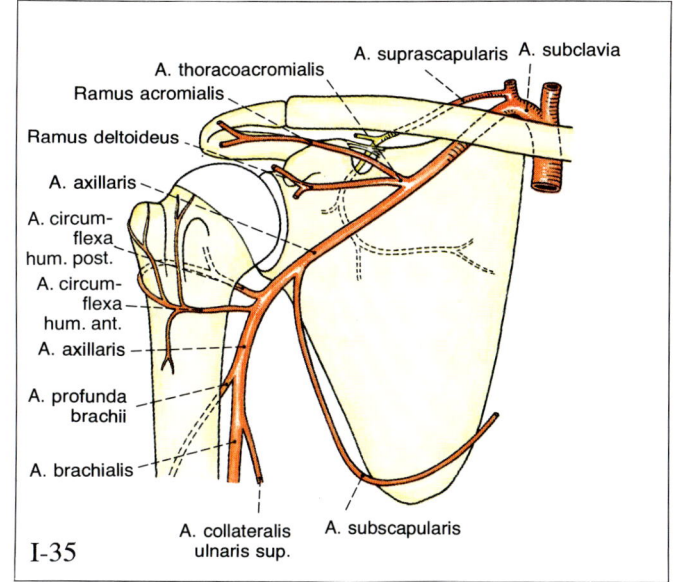

I-35

Lagerungshinweise für die Chaiselongue-Position

1. Für viele Schulteroperationen genügt eine einfache Rückenlage des Patienten. Der Arm sollte jedoch generell beweglich abgedeckt werden.
2. Ausgedehnte Operationen an der Schulter verlangen ein großzügiges Operationsfeld mit voller Bewegungsfreiheit des entsprechenden Armes, was bei der Lagerung und Abdeckung zu berücksichtigen ist.
3. Eine große Bewegungsfreiheit des Armes wird erreicht, wenn am Operationstisch die Kopfstütze etwas herausgezogen wird, so daß die Schultern nach kranial leicht überstehen (Abb. I-36).
4. Weiterhin werden die Kopfstütze und der Patient nach der Operationsseite leicht verschoben, so daß die Schulter auch am seitlichen Rand des Tisches etwas übersteht. Der Arm wird dadurch beweglicher.
5. Schließlich werden Kopf und Oberkörper in eine leichte Schräglage nach oben (halbsitzende Position) durch Anheben der oberen Tischhälfte gebracht (Abb. I-37). Diese Schräglage ermöglicht auch das dorsale Umgreifen der Schulter, was z. B. bei der Wiederherstellung einer rupturierten Rotatorenmanschette erforderlich sein kann.
6. Damit der Patient nicht wieder herunterrutscht, wird der Operationstisch auch in seiner unteren Tischhälfte gewinkelt, d. h. die Beine werden entsprechend schräg angehoben, wobei zweckmäßigerweise eine Rolle unter die Kniegelenke und ein Ringpolster unter die Fersen plaziert wird (Abb. I-37).
7. Der Anästhesist benutzt lange Beatmungsschläuche und sitzt auf der kontralateralen Seite des Patienten, so daß kopfwärts volle Bewegungsfreiheit gegeben ist. Der Kopf kann zusätzlich etwas nach der kontralateralen Seite geneigt werden. Ein Narkosebügel über dem Kopf würde stören und wird daher nicht oder nur auf der kontralateralen Seite benutzt.
8. Die Lagerung ermöglicht auch den vollen Überblick über das Dach der Rotatorenmanschette (M. supraspinatus, begrenzt auch M. infraspinatus) durch Rückführung des adduziert gehaltenen Armes (Abb. I-38), der entsprechend rotiert werden kann.
9. Die Abdeckung erfolgt so, daß die Schulter allseitig zugänglich ist und frei beweglich bleibt.
10. Bei kombinierten Eingriffen kann zeitweise eine stabile Schulterlagerung erforderlich werden. Diese wird durch ein herausstehendes, seitlich untergeschobenes Lagerungsbrett erreicht. Bei Bedarf wird das Lagerungsbrett nach oben weggezogen.

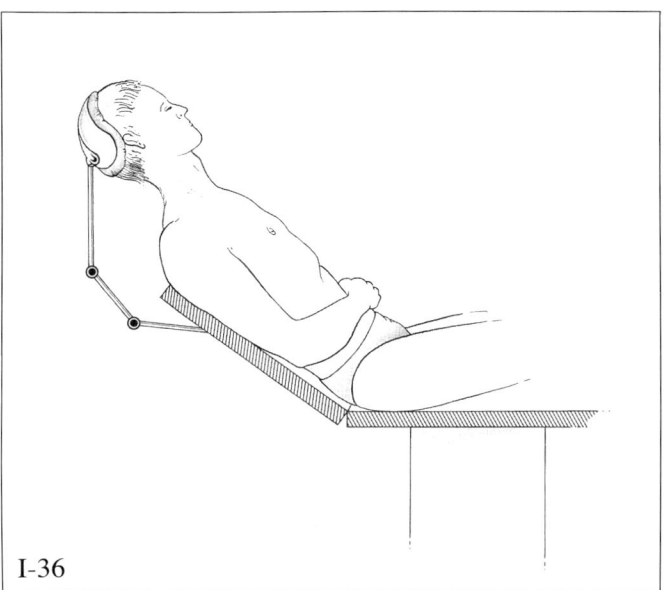

I-36

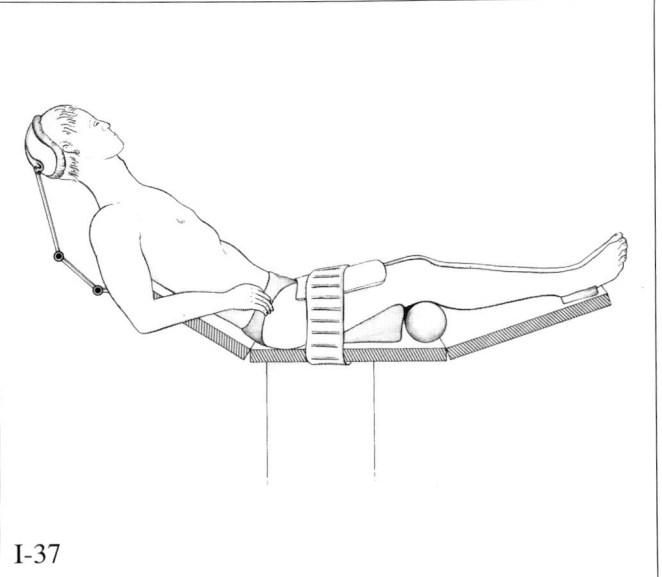

I-37

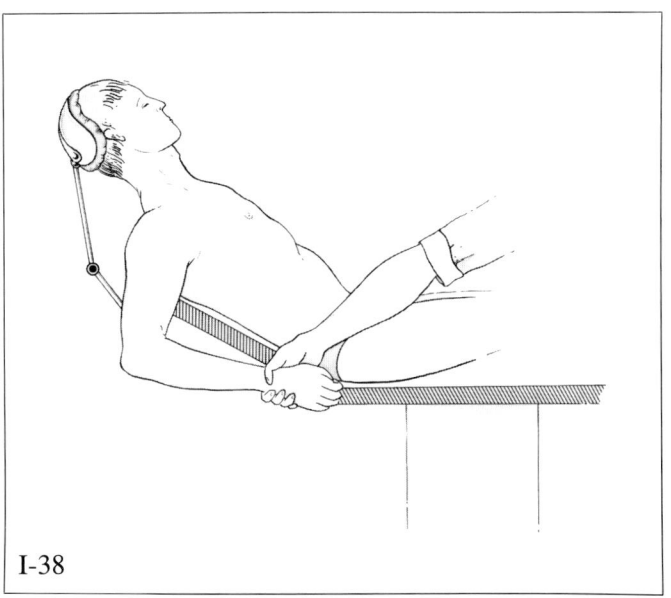

I-38

Schultergelenk anterior

Kurzer anteriorer Zugang

Kurzer ventraler Zugang

Kurzer vorderer Zugang

Standardzugang A

Indikationen

1. Revision des Schultergelenkes
2. Revision der Rotatorenmanschette
3. Ruptur der langen Bizepssehne
4. Tendinosis calcarea
5. Impingement-Syndrom (Exzision des Lig. coracoacromiale, Bursektomie)
6. Partielle Akromionektomie

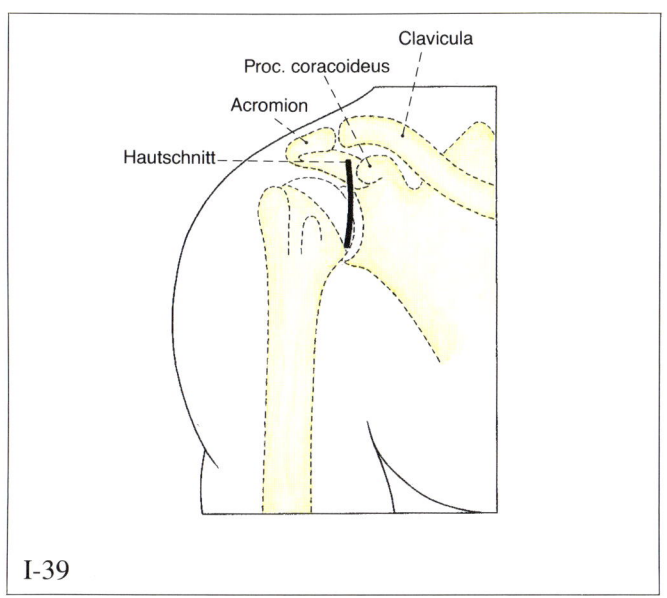

I-39

Operatives Vorgehen

1. Orientierung am gut palpablen Proc. coracoideus.
2. Kurzer Längsschnitt, beginnend ein bis zwei Querfinger unterhalb des Akromioklavikulargelenks, dicht lateral des Proc. coracoideus, weiterverlaufend in Richtung des Faserlaufes des M. deltoideus in einer Länge
   von 4–5 cm (Abb. I-39).
3. Stumpfes Hindurchgehen durch den M. deltoideus
   (Abb. I-40). Die Ränder werden seitlich nach medial
   und lateral weggehalten, bis die Bursa subacromialis
   sichtbar wird. Die Bursa wird durchtrennt, beiseitege-
   halten oder reseziert. Das Lig. coracoacromiale kann
   ebenfalls durchtrennt oder reseziert werden.
4. Durch jeweilige Rotation des Armes werden dann der
   vordere oder der laterale Gelenkkapselanteil sichtbar.
   Als Orientierungsmarke dient am Oberarmkopf der gut
   palpable Sulcus intertubercularis.

Anmerkung

Bei der Tendinosis calcarea kann das meist oberhalb des
Tuberculum majus befindliche Kalkdepot nach Innenrotation des Armes mit einer Kanüle geortet werden.

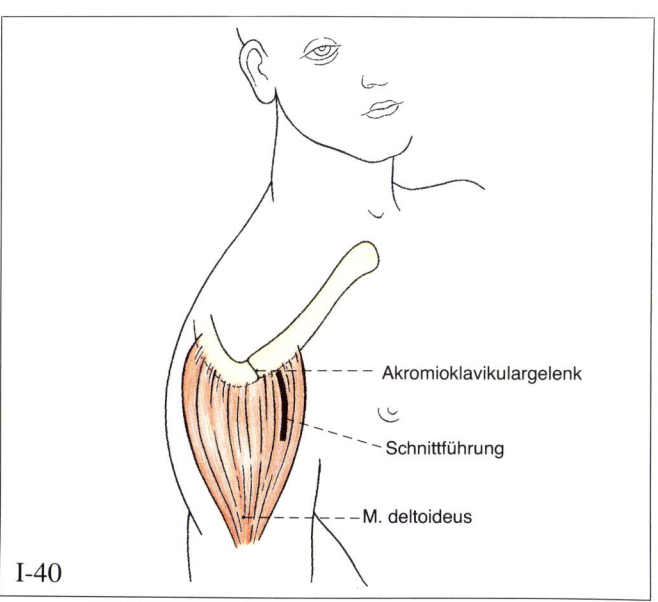

I-40

Langer anteriorer Zugang

Langer ventraler Zugang

Langer vorderer Zugang

Standardzugang B

Indikationen

1. Luxationsfraktur des Humeruskopfes
2. Vordere Schultergelenkluxation
3. Ruptur der langen Bizepssehne
4. Veraltete vordere Schulterluxation
5. Tendinosis calcarea
6. Ruptur der Rotatorenmanschette
7. Bankart-Läsion
8. Synovektomie

Lagerung

1. Rückenlage: Arm zunächst am Körper liegend, aber beweglich abgedeckt (siehe Lagerungshinweise zur Chaiselongue-Position).
2. Auf die seitliche Auslagerung von Schulter und Arm wird verzichtet, wenn eine subkapitale Osteotomie vorgesehen ist, die eine feste Tischauflage verlangt.

Operatives Vorgehen

1. Leicht geschwungener Hautschnitt, beginnend unterhalb der Klavikula in Höhe des Proc. coracoideus und nach kaudal dem Sulcus deltoideo-pectoralis folgend (Abb. I-41).
2. Stumpfes Hindurchgehen durch den M. deltoideus etwa 1 cm lateral vom Sulkus, um eine Verletzung der V. cephalica sowie des Ramus deltoideus der A. thoracoacromialis, der am oberen Teil des Schnittes zwischen M. deltoideus und M. pectoralis major sichtbar wird, zu vermeiden (Abb. I-42).
3. Die Ränder des M. deltoideus werden nach medial bzw. nach lateral gehalten, so daß der vordere Schultergelenkanteil sichtbar wird; dabei trifft man auf den Proc. coracoideus (mit kurzem Bizepskopf, M. cora-

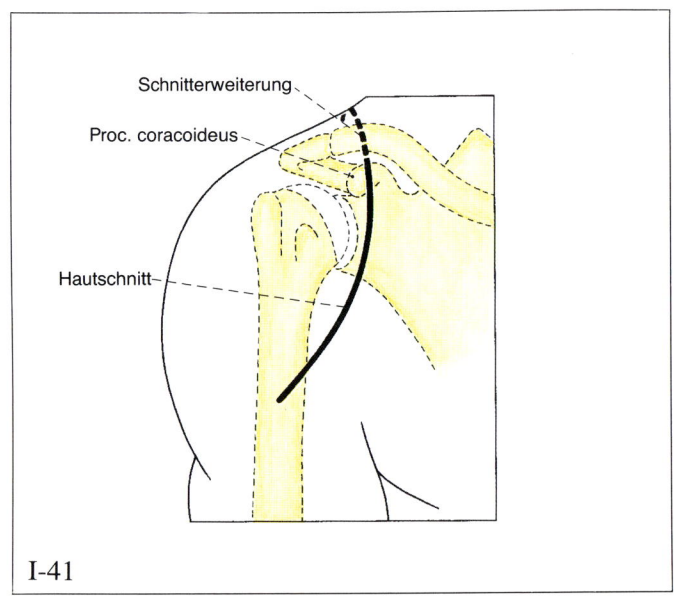

I-41

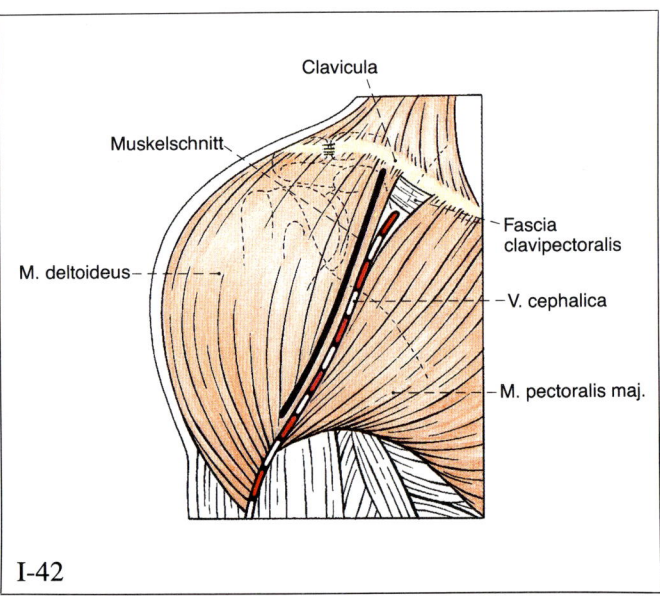

I-42

cobrachialis, M. pectoralis minor), die Sehne des langen Bizepskopfes, die Sehnen der Mm. subscapularis und pectoralis major sowie die A. circumflexa humeri anterior (Abb. I-43).

4. Als Orientierungsmarke dient der gut palpable Sulcus intertubercularis, in dem die lange Bizepssehne verläuft.

5. Bei Außenrotation kommt der M. subscapularis mit seinen sehnigen Kapselausstrahlungen zur Darstellung. Bei Innenrotation tritt das Tuberculum majus hervor, so daß ggf. ein darüber in der Rotatorenmanschette gelegenes Kalkdepot mit einer spitzen Kanüle geortet werden kann.

6. Der M. deltoideus kann weit nach lateral weggehalten werden, so daß ggf. der proximale Humerusschaft mit Hohmann-Hebeln unterfahren werden kann.

7. Durch Rückführung des Armes (siehe Lagerungshinweise) wird der M. supraspinatus dargestellt.

8. Bei narbigen Verhältnissen (veraltete Rotatorenmanschettenruptur) kann die verdickte Bursa subacromialis den Blick verstellen und eine intakte Sehnen-Kapsel-Manschette vortäuschen. In diesen Fällen ist die Bursa zu exstirpieren.

9. Das weitere Vorgehen bei Arthrotomie des Schultergelenkes ist unter Anteromedialen Zugang (S. 26) aufgeführt.

10. Für die Darstellung des subkapitalen Humerusabschnitts genügen die unteren zwei Drittel der Schnittführung.

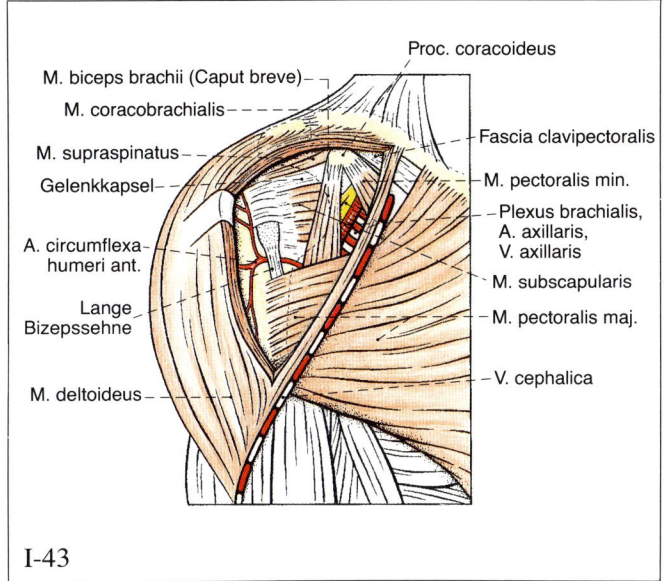

I-43

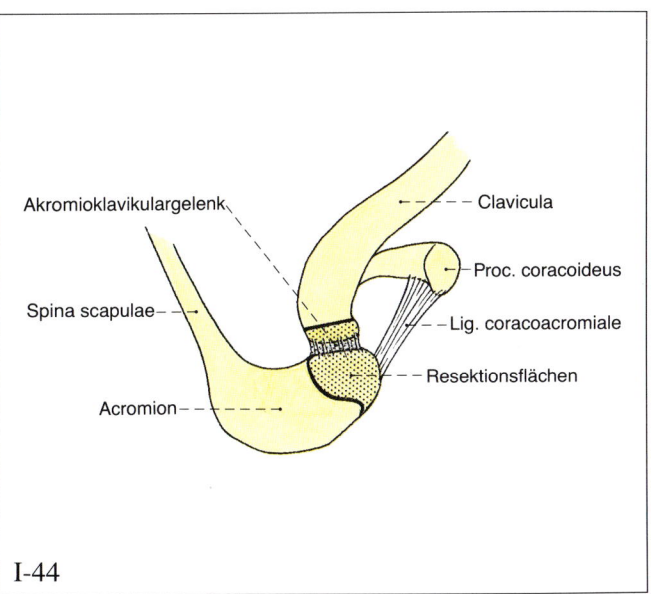

I-44

Anmerkung

1. Es handelt sich um einen nützlichen Standardzugang.
2. Verlängerung der Schnittführung über das Akromioklavikulargelenk hinweg nach dorsal um ca. 3−4 cm im Sinne des sogenannten „sabre cut", des Säbelhiebschnitts.
3. Anschließend kann bei Bedarf ein anteromedial gelegenes Segment des Akromions bis zum Akromioklavikulargelenk reseziert werden (Abb. I-44), ggf. mit Entfernung des Diskus und Resektion des lateralen Klavikulaendes um 0,5−1 cm Länge. Dabei sind die korakoklavikulären Bandverbindungen peinlichst zu schonen.
4. Eine weitergehende totale oder subtotale Akromionektomie ist in der Regel nicht wünschenswert. Es ist insbesondere der laterale Akromionanteil als Ansatz für den Deltamuskel zu schonen.
5. Bei Bedarf ist eine tangentiale vordere Teilresektion der Unterfläche des Akromions und/oder die Abtragung etwaiger Randwülste des Schultereckgelenkes möglich.

Anteromedialer Zugang
Erweiterter vorderer Zugang

Indikationen

1. Arthrotomie
2. Gelenkresektion
3. Luxationsfraktur des Oberarmkopfes
4. Offene Reposition bei vorderer Schulterluxation
5. Dislozierte Fraktur der Tuberkula
6. Veraltete Schulterluxation
7. Endoprothetik
8. Bankart-Läsion
9. Synovektomie

Operatives Vorgehen

1. Der Hautschnitt beginnt oberhalb des Akromioklavikulargelenks, verläuft nach medial, das laterale Drittel der Klavikula kreuzend, dann geschwungen in kaudaler Richtung entlang dem medialen Rand des M. deltoideus bis zu einem Punkt, dem etwa zwei Drittel des Abstandes zwischen Ursprung und Ansatz des Deltamuskels entsprechen (Abb. I-45).

2. Lokalisation des Sulcus deltoideopectoralis, in dem die V. cephalica sichtbar wird. Daselbst stumpfes Lösen des medialen Randes des M. deltoideus und Weghalten desselben nach lateral. Um die V. cephalica zu schonen, kann der Zugang etwa 1 cm lateral des medialen Randes des M. deltoideus gewählt werden (Abb. I-46).

3. Ablösen des Deltamuskels von der Klavikula (bis auf einen Rand von etwa 1 cm, um die Wiederanheftung zu erleichtern). Während dieses Vorgehens muß man darauf vorbereitet sein, bei einer Blutung aus einem größeren Ast der A. thoracoacromialis, diesen zu unterbinden (Abb. I-46).

4. Schonungsvolles Weghalten des vorderen, abgetrennten Deltamuskelanteils nach lateral, um die Gebilde in Höhe des Proc. coracoideus und den vorderen Anteil der Schultergelenkkapsel zur Darstellung zu bringen.

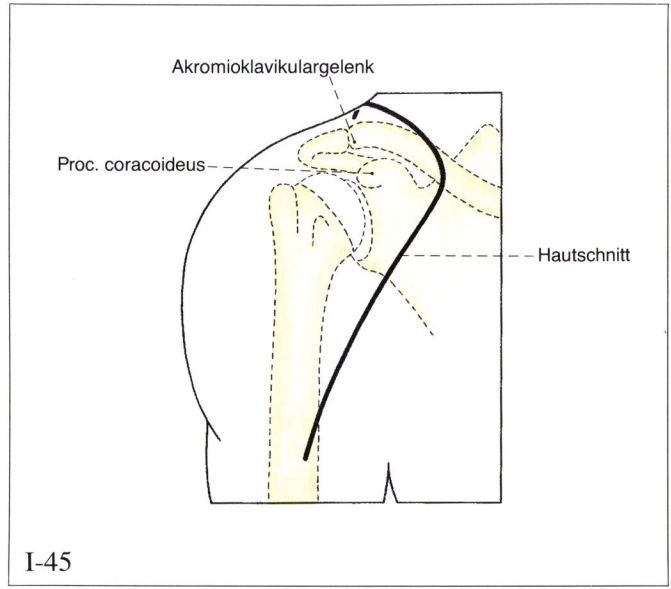

I-45

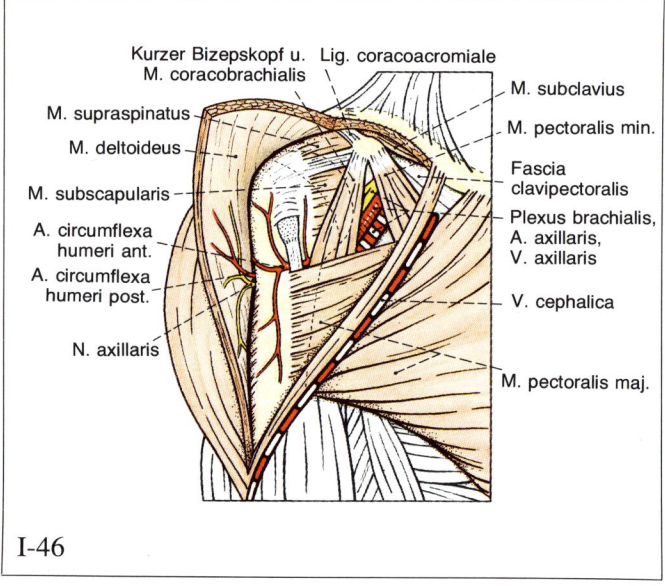

I-46

5. Weghalten des M. coracobrachialis und des Caput breve bicipitis nach medial. Falls eine weitere Darstellung der Kapsel erforderlich ist, kann der ansatzfreie laterale Rand des Proc. coracoideus abgetragen werden. Gegebenenfalls kann auch die Spitze des Proc. coracoideus mit der dort ansetzenden Muskulatur osteotomiert werden, oder die gemeinsame Sehne von M. coracobrachialis und kurzem Bizepskopf wird temporär abgetrennt. Zur Wiederbefestigung verbleibt ein etwa 1 cm langer Sehnenabschnitt am Knochen (Abb. I-47).

6. Außenrotation des Armes zur Darstellung des M. subscapularis. Stumpfes Unterfahren dieses Muskels mit den Branchen der Präparierschere und, nach Anbringen einer Haltenaht, Ablösung desselben so dicht an seinem Ansatz wie möglich. Die Haltenaht ist unerläßlich, da sich der Muskel andernfalls sofort nach medial retrahieren würde.

7. Durch Weghalten des Proc. coracoideus mit seinen Muskelansätzen oder nur der Muskelansätze nach unten und des M. subscapularis nach medial wird eine ausgedehnte Übersicht über den vorderen und unteren Kapselanteil erreicht, so daß das Gelenk durch Längsinzision eröffnet werden kann (Abb. I-47). Auch das Labrum glenoidale wird sichtbar.

8. Während des Wundverschlusses erfolgt ggf. die Wiederanheftung des M. subscapularis und das Anschrauben des Proc. coracoideus, danach die Refixation des abgetrennten Deltamuskels an dem an der Klavikula verbliebenen Muskelstumpf. Außerdem kann der Deltamuskel mit wenigen Situationsnähten am M. pectoralis major wieder angeheftet werden.

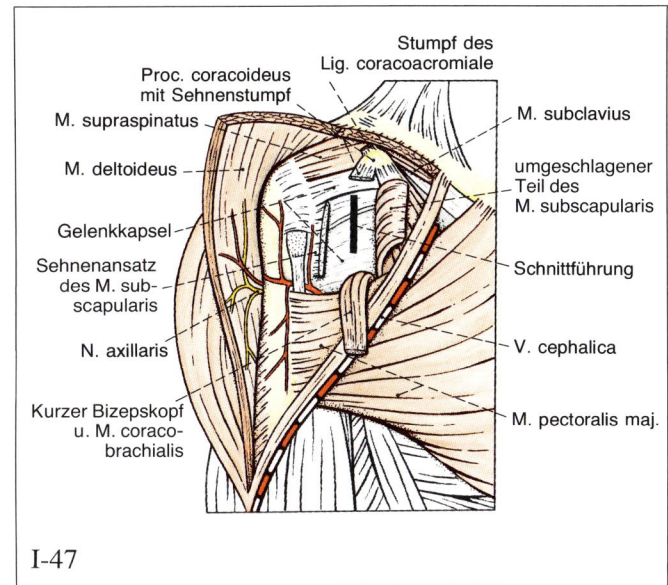

I-47

Anmerkung

1. Der Zugang ermöglicht einen breiten Überblick.
2. Wichtig sind die eingangs des Schulterabschnittes gegebenen Lagerungshinweise.
3. Die Exposition am proximalen Humerusschaft wird vergrößert (bei temporärer) Durchtrennung der Sehne des M. pectoralis major quer zur Faserrichtung und kurz vor ihrem Ansatz.
4. Das Weghalten des Deltamuskels muß unter Schonung des N. axillaris erfolgen. Das heißt, der Wundhaken wird in Höhe des Oberarmkopfes eingesetzt und nicht etwas kaudaler in Höhe des N. axillaris (vergleiche Abb. I-47).
5. Der auf der Unterfläche des M. coracobrachialis erfolgende Eintritt des N. musculocutaneus in diesen Muskel ist zu beachten.
6. Bei Wundverschluß kann der M. subscapularis zur Luxationssicherung des Oberarmkopfes an der Kapsel geringfügig nach lateral versetzt werden.

Schultergelenk transakromial

Transakromialer Zugang
nach *Kessel*

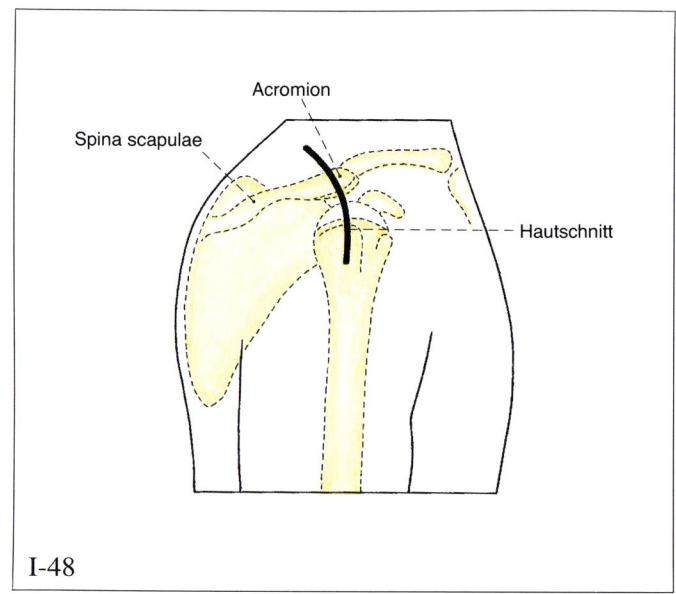

I-48

Indikationen

1. Rupturen der Rotatorenmanschette
2. Arthrodese
3. Dislozierte Frakturen des Tuberculum majus

Vorbemerkung

Bei veralteten Rupturen der dorsalen Abschnitte der Rotatorenmanschette reichen die vorderen Standardzugänge manchmal nicht aus. Es kann schwierig werden, im Bereich des Schulterdaches genügend Einblick zu gewinnen und für das therapeutische Vorgehen rumpfwärts gelegene Muskel-, Sehnen- und Kapselanteile zu mobilisieren. Als Alternative bietet sich der transakromiale Zugang an.

Operatives Vorgehen

1. Orientierungsmarke ist der lateralste Punkt der Fossa supraclavicularis zwischen Klavikula und Spina scapulae. Hier kann eine kleine Delle mit dem Zeigefinger gut palpiert werden. In dieser Höhe wird der Hautschnitt über das Akromion geführt und nach medial und lateral um etwa je 4 cm verlängert (Abb. I-48 und I-49).
2. Die Fasern des M. trapezius und des M. deltoideus werden entsprechend dem Hautschnitt in Faserrichtung stumpf getrennt und nach ventral und dorsal gedrängt. Dabei werden sie vom Akromion gelöst, ohne daß der kontinuierliche bindegewebige Übergang vom M. trapezius zum M. deltoideus getrennt wird.
3. Das Akromion wird entsprechend dem Hautschnitt in der Frontalebene mit der oszillierenden Säge oder dem Meißel gespalten.
4. Mit dem Selbsthalter werden vorderer und hinterer Anteil des gespaltenen Akromions auseinandergedrängt. Danach wird Einblick gewonnen auf die Bursa subacromialis und die Rotatorenmanschette (Abb. I-50).
5. Die Bursa subacromialis kann durchtrennt oder reseziert werden.
6. Durch Rotation des Armes gelangen die einzelnen Abschnitte des Schultergelenkes zur Darstellung.
7. Bei Operationsschluß genügt es, nach Entfernung des selbsthaltenden Wundspreizers, die beiden Akromionanteile mit der Tuchklemme zusammenzuhalten und den Weichteilmantel quer zu vernähen.

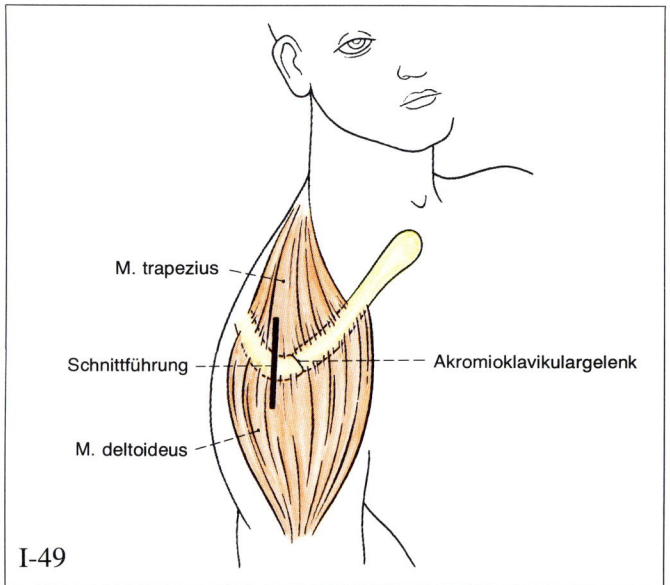

I-49

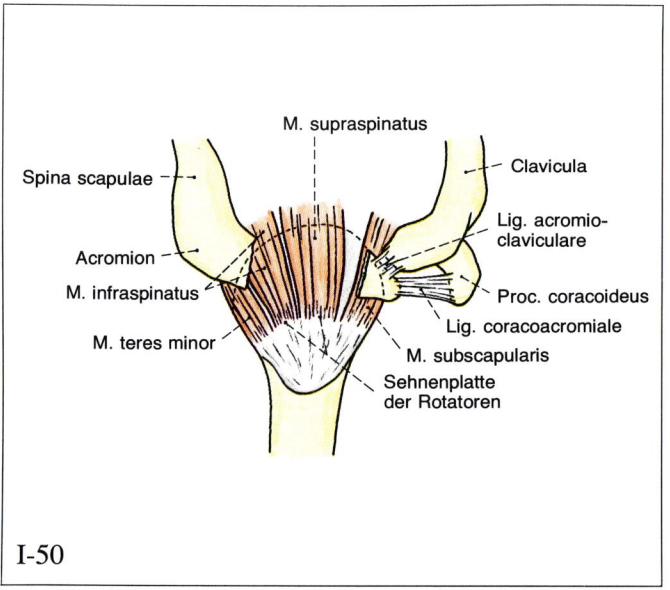

I-50

Anmerkung

1. Bei der Schnittführung unterhalb des Akromions ist zu beachten, daß in ca. 5 cm Entfernung vom Akromion der vordere Muskelast des N. axillaris verläuft.
2. Wichtig sind die eingangs zur Schulterregion gegebenen Lagerungshinweise (Chaiselongue-Position).

Erweiterter transakromialer Zugang
nach *Debeyre*

Indikation

Verlagerung des M. supraspinatus bei veralteter Ruptur

Lagerung

1. Bauchlagerung
2. Arm beweglich abgedeckt und auf einem beigestellten Armtisch abduziert gelagert.

Operatives Vorgehen

1. Der Hautschnitt beginnt 4 cm unterhalb des Akromions und führt zum Orientierungspunkt in der Fossa supraclavicularis. Der Punkt entspricht einer kleinen, mit dem Zeigefinger palpablen Grube oberhalb des winkligen Zusammenstoßes von Klavikula und Spina scapulae. Weiterer Schnittverlauf entlang der Spina scapulae (Abb. I-51).
2. Quere Spaltung des Akromions durch Sägeosteotomie wie beim transakromialen Zugang nach *Kessel*.
3. Spaltung des M. trapezius in mediodorsaler Richtung entsprechend dem Faserverlauf.
4. Danach stellt sich der M. supraspinatus dar, so daß er mobilisiert werden kann.

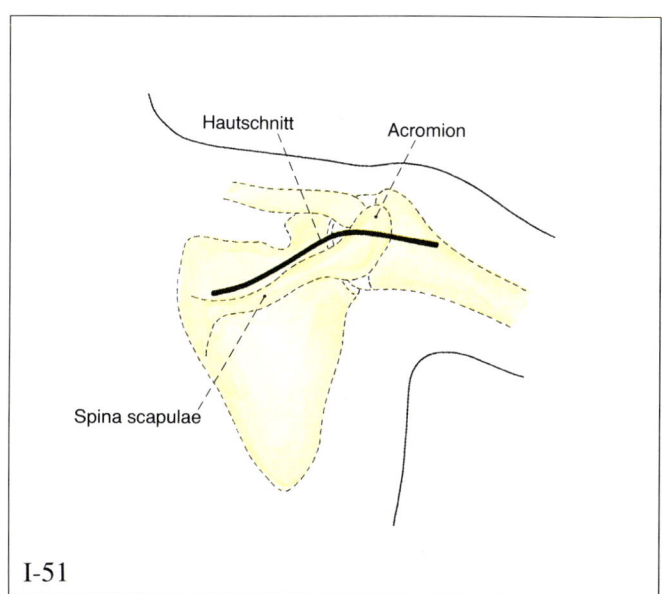

I-51

Schultergelenk lateral

Anterolateraler Zugang

Vorderer seitlicher Zugang

Indikationen

1. Operative Rekonstruktion von Läsionen der Rotatorenmanschette
2. Irreponible Frakturen des Tuberculum majus

Operatives Vorgehen

1. Der vordere Teil dieses Schnittes ähnelt dem anterioren Zugang von medial, wobei der Schnitt dann am lateralen Rand des Akromions weiterführt. Der hintere Teil des Schnittes verläuft entlang der lateralen Hälfte der Spina scapulae (Abb. I-52).
2. Ablösung des M. deltoideus von der Klavikula, dem Akromion und dem Teil der Spina scapulae, der durch den Hautschnitt freigelegt wurde (Abb. I-53).
3. Zugang zum Gelenk durch korrespondierende Kapselinzisionen vorn und hinten,
   oder:
4. Die Gelenkflächen des Schultergelenkes können durch einen kontinuierlichen Kapselschnitt, der im Bereich des vorderen Gelenkanteils einmal über den Humeruskopf hinaus nach oben und dann weiter hinter dem Humeruskopf nach unten (umgekehrtes „U") verläuft, dargestellt werden, wobei man darauf achten muß, nicht die lange Bizepssehne zu verletzen.

Anmerkung

Jeder Teilabschnitt dieses Zugangsweges kann für sich bei räumlich begrenzten Operationen benutzt werden.

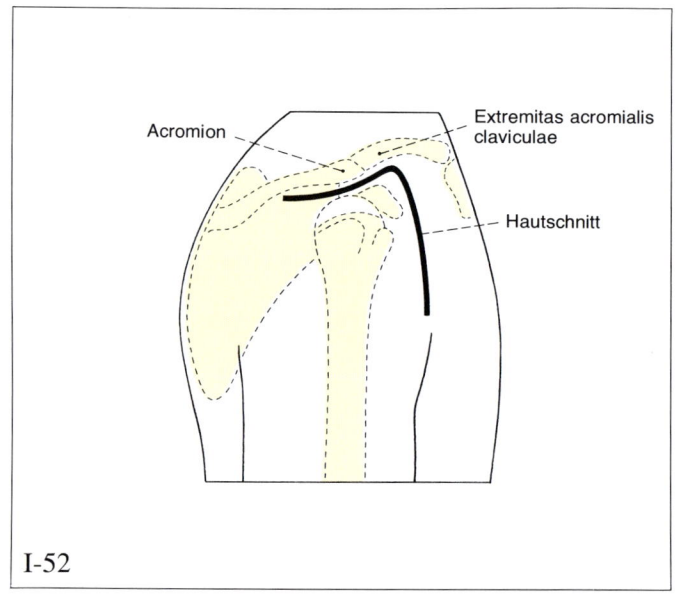

I-52

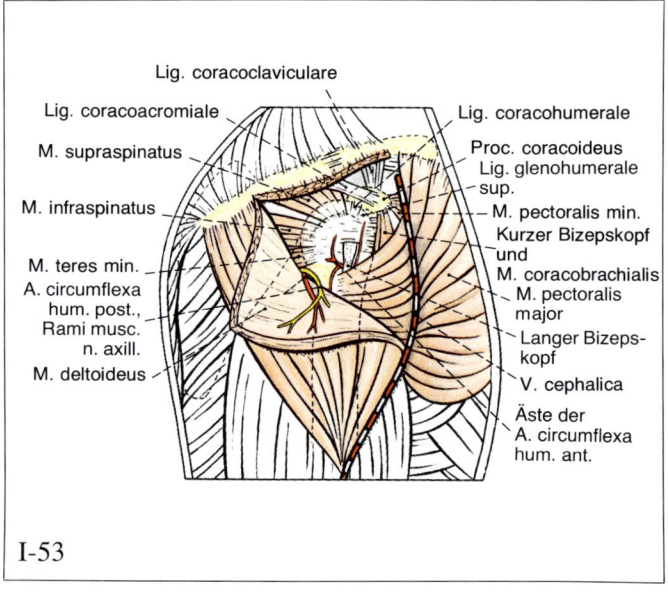

I-53

Querer lateraler Zugang

Querer seitlicher Zugang

Indikationen

1. Kalkdepot bei Tendinosis calcarea
2. Ruptur dorsaler Abschnitte der Rotatorenmanschette

Operatives Vorgehen

1. Etwa 4 cm langer transversaler Hautschnitt 1,5 cm unterhalb des Akromionrandes (Abb. I-54).
2. Längsspaltung des Deltamuskels in einer Länge von knapp 5 cm (Abb. I-55).
3. Durch Außenrotation des Humerus und 90°-Beugung im Ellenbogengelenk läßt sich der Sulcus intertubercularis tasten; das Tuberculum majus mit Ansatz der Sehnen der Mm. supraspinatus, infraspinatus und teres minor wird sichtbar (letztere bei Innenrotation).
4. Zur Vergrößerung des Blickfeldes kann der M. deltoideus in einer Breite von etwa 2,5 cm von seinem Ursprung an Akromion und Klavikula abgelöst werden (Abb. I-55).

Anmerkung

1. Bei dieser Schnittführung wird später keine Narbenverbreiterung beobachtet.
2. Es ist weiter zu beachten, daß in ca. 5 cm Entfernung vom Akromion der vordere Muskelast des N. axillaris verläuft und lädiert werden kann.

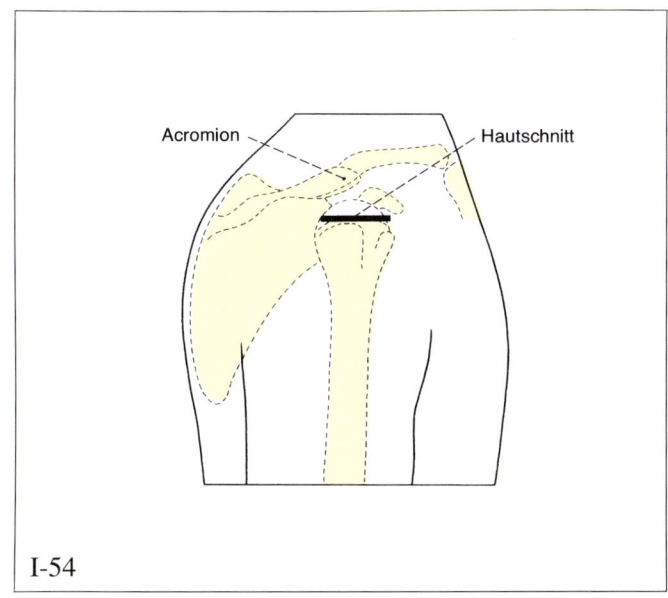

I-54

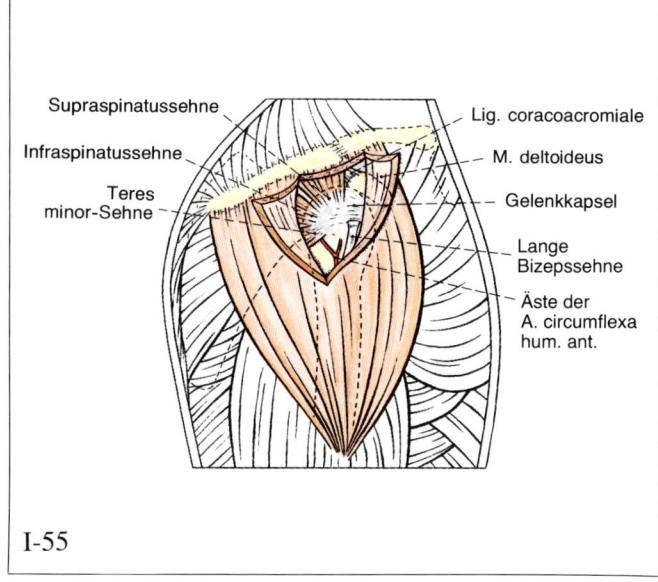

I-55

Schultergelenk axillär

Anteroinferiorer Zugang

Halbaxillärer Zugang

Indikationen

1. Vordere Schultergelenkluxation
2. Ruptur der langen Bizepssehne
3. Luxationsfraktur des Humeruskopfes

Operatives Vorgehen

1. Kaudal des Sulcus deltoideopectoralis in der vorderen Axillarlinie gelegener Hautschnitt (Abb. I-56).
2. Stumpfes Unterfahren der Haut nach kranial bis zur Klavikula.
3. Bei kräftigem Zug im oberen Wundwinkel gelingt die Darstellung bis zum Proc. coracoideus.
4. Das weitere Vorgehen ist das gleiche wie bei dem Schnitt in Abbildung I-43.

Anmerkung

1. Beim stumpfen Unterfahren der Haut ist eine Verletzung der V. cephalica zu vermeiden.
2. Dieser Schnitt bringt ein günstiges kosmetisches Ergebnis, aber der Einblick ist erschwert.
3. Da durch hautplastische Nahttechnik mit fortlaufender Intrakutannaht im Regelfall kaum sichtbare Narben entstehen, kann auf den anteroinferioren Zugang, der das Risiko der Läsion axillärer Nerven und Gefäße beinhaltet, verzichtet werden.

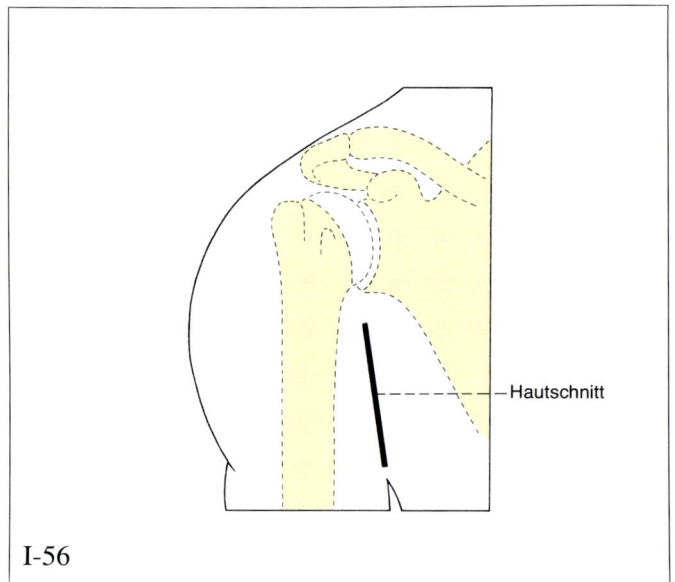

Hautschnitt

I-56

Vorderer axillärer Zugang

Indikationen

1. Habituelle vordere Schulterluxation
2. Ruptur der langen Bizepssehne

Operatives Vorgehen

1. Lagerung des beweglich abgedeckten Armes auf einem Armtisch in 90°-Abduktion und Außenrotation.
2. Beginn des Schnittes etwa in der Mitte der vorderen Achselfalte über dem M. pectoralis major und Verlängerung desselben für etwa 5 cm nach dorsal in die Axilla (Abb. I-57) bis zum Rand des M. latissimus dorsi.
3. Vom oberen Schnittwinkel aus weitgehend stumpfes Unterfahren des Hautareals bis zum Proc. coracoideus (Abb. I-58).
4. Die Haut wird nach oben und seitlich gehalten, so daß die V. cephalica und der Sulcus deltoideopectoralis sichtbar werden. Nach Darstellung des Sulkus wird der Deltamuskel nach außen, die V. cephalica nach innen zurückgehalten.
5. Die Sehne des M. pectoralis major wird temporär teilweise oder völlig von ihrem Ansatz abgetrennt und der Muskel nach innen unten weggehalten (Abb. I-59).
6. Ist eine weitergehende Darstellung erforderlich, so werden die kurze Bizepssehne sowie der M. coracobrachialis vom Proc. coracoideus abgelöst. Nach Durchtrennung und Mobilisierung der Subskapularissehne wird die Gelenkkapsel sichtbar (Abb. I-59).
7. Beim Wundverschluß werden die abgelösten Sehnen wieder angeheftet. Subkutannähte sind nicht erforderlich, da der Arm in Innenrotation am Brustkorb ruhiggestellt wird.

Anmerkung

1. Bei guter Adaptierung der Wundränder ergibt diese Schnittführung eine haarfeine Narbe und eignet sich daher besonders für weibliche Patienten.
2. Bei muskelschwacher Entwicklung kann eine Abdrängung des Pektoralismuskels nach kraniolateral genügen, so daß auf die Sehnendurchtrennung verzichtet werden kann.

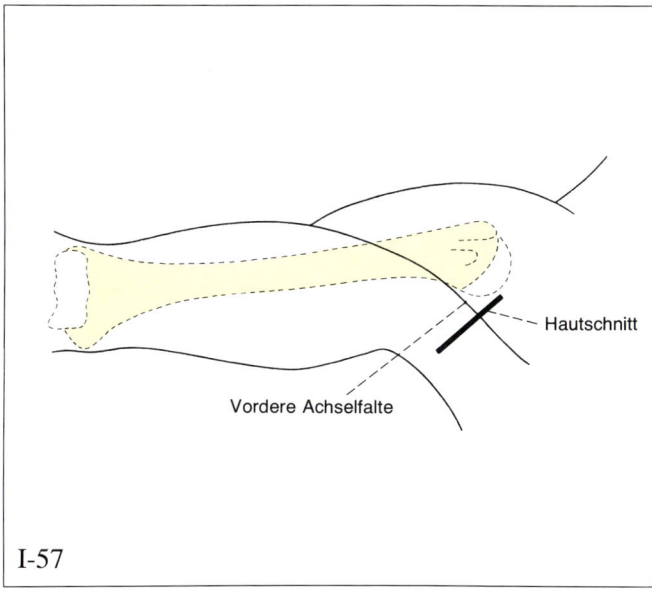

I-57

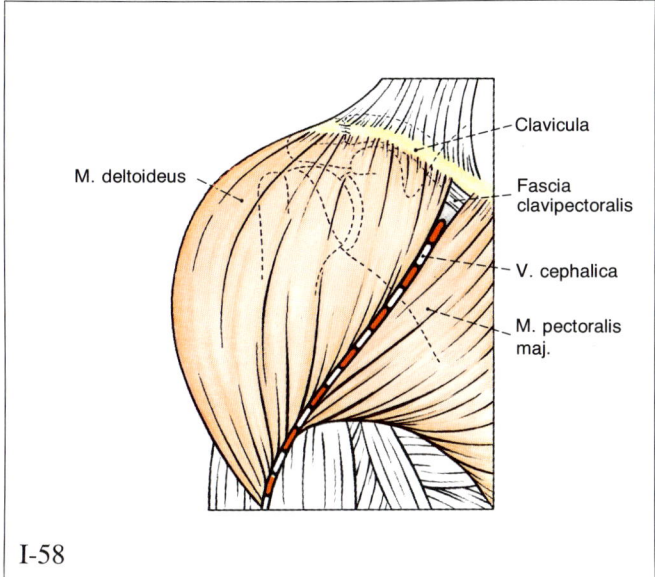

I-58

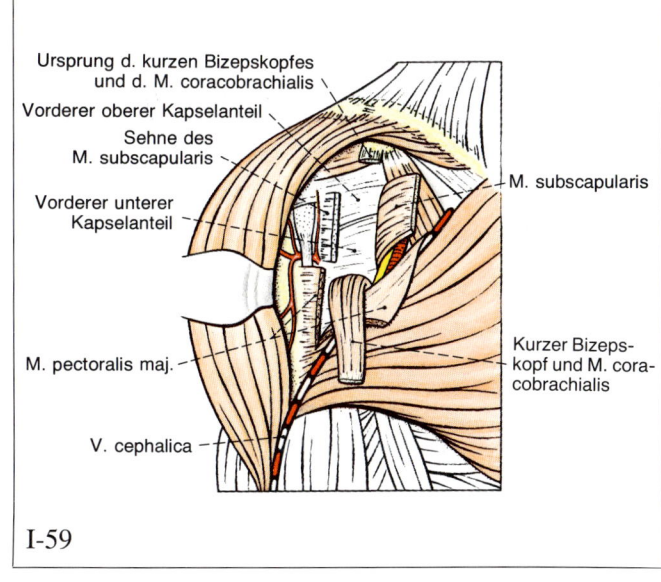

I-59

Schultergelenk anteroposterior

Superiorer Zugang

Großer bogenförmiger Zugang

„Sabre cut"

Indikationen

1. Rekonstruktion von Rupturen der Rotatorenmanschette
2. Irreponible Frakturen des Tuberculum majus
3. Arthrodese des Schultergelenkes

Operatives Vorgehen

1. Hautschnitt in Form eines umgedrehten „U" (Abb.
   I-60 und I-61).
2. An der Vorderseite beginnt der Schnitt etwa 7–8 cm
   unterhalb des Humeruskopfes. Er verläuft dann über
   dem medialen Drittel des Deltamuskels, dem Akromion und kaudalwärts über dem hinteren Drittel des
   Deltamuskels und endet etwa 5 cm unterhalb des
   Akromions (Abb. I-61).

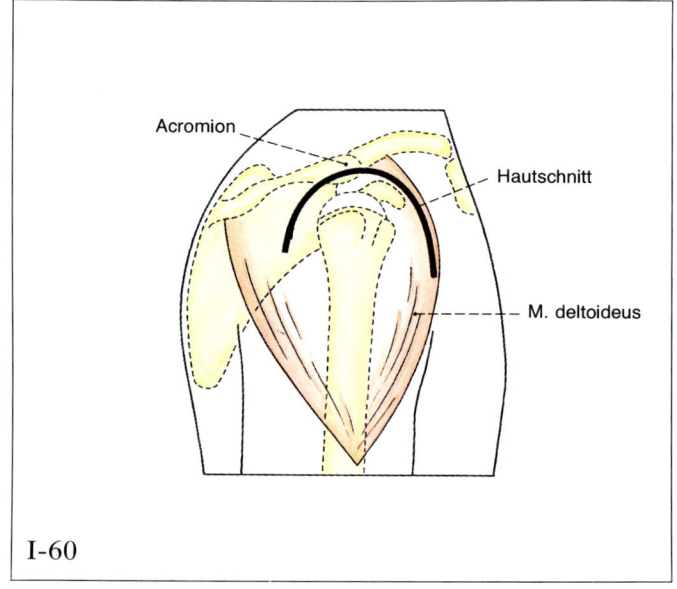

I-60

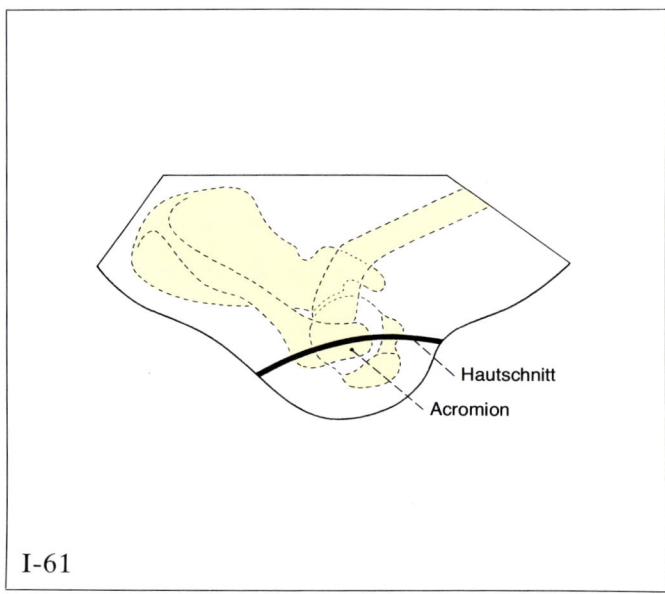

I-61

3. Spaltung der Deltamuskelfasern von kranial nach kaudal, sowohl vorne als auch hinten (Abb. I-62).

4. Abmeißelung des Akromions etwas lateral vom Akromioklavikulargelenk (Abb. I-62 und I-63).

5. Das abgeschlagene Knochenstück wird mit dem dort ansetzenden Deltamuskel nach lateral weggehalten, wobei eine Verletzung von N. suprascapularis und A. suprascapularis vermieden werden sollte. Der Nerv verläuft durch die Incisura scapulae, die Arterie oberhalb des Lig. transversum scapulae.

6. In diesem Stadium der Operation stellt sich die Muskelmanschette der Rotatoren der Schulter besonders gut dar (Abb. I-63).

7. Alternatives operatives Vorgehen zu Punkt 4, falls eine weitergehende Darstellung erforderlich ist:

8. Eröffnung des Akromioklavikulargelenkes und Abtrennung des Akromions von der Spina scapulae (Abb. I-64).

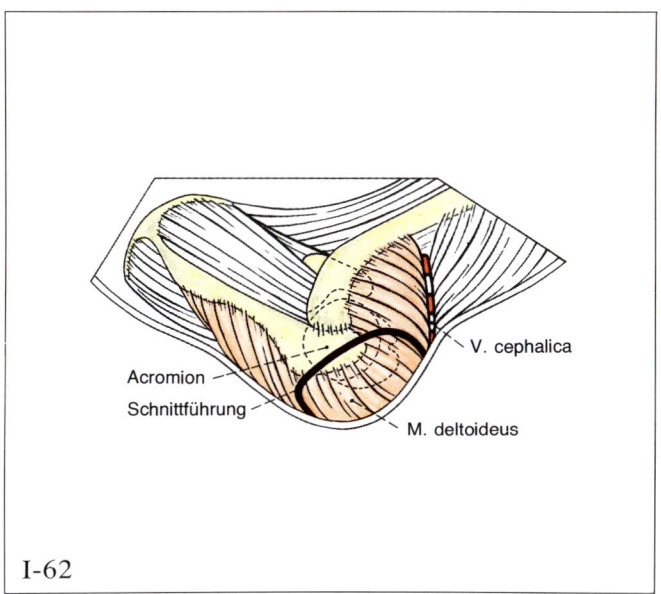

I-62

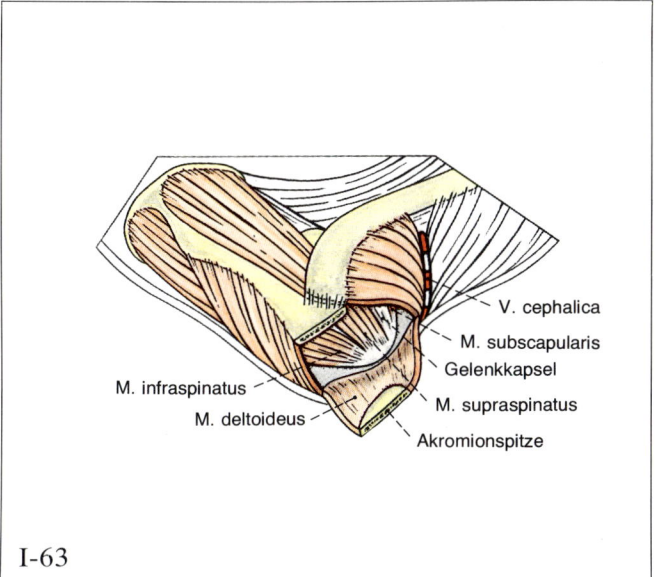

I-63

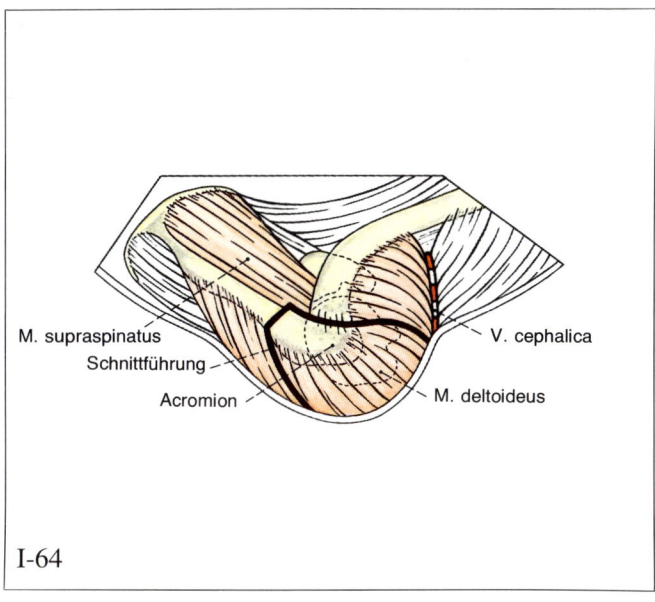

I-64

9. Das Akromion wird dann mit der ansetzenden Delta-muskulatur nach lateral gehalten. Dieses Vorgehen ergibt eine gute Übersicht über den oberen und seitlichen Gelenkanteil (Abb. I-65 und I-66).

Anmerkung

1. Der N. axillaris tritt am hinteren Rand des Deltamuskels ein und verläuft an seiner Innenfläche nach vorn. Werden die Muskelfasern mehr als 5 cm von der Akromionhöhe entfernt gespalten, so besteht die Gefahr der Verletzung des Hauptstammes des Nerven. Besonders groß ist die Gefahr der Verletzung des den vorderen Muskelanteil versorgenden Astes des N. axillaris bei Spaltung des Deltamuskels in Längsrichtung.
2. Das abgeschlagene laterale Akromionteilstück bleibt auch nach der Wiederbefestigung häufig pseudarthrotisch und kann daselbst Beschwerden verursachen.

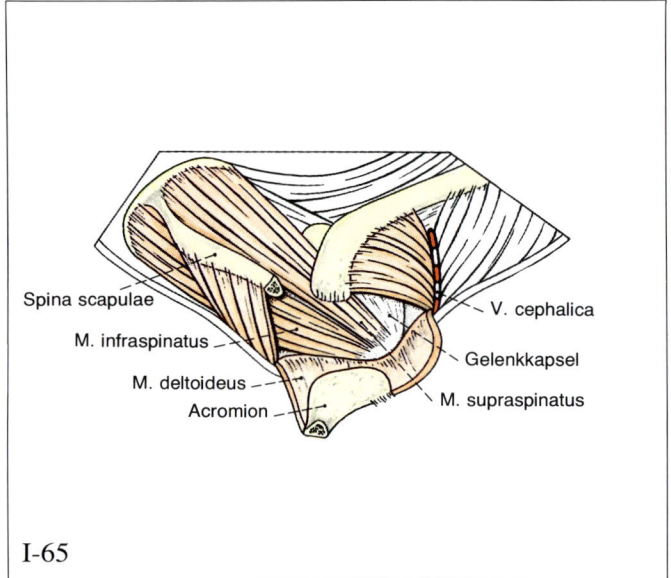

I-65

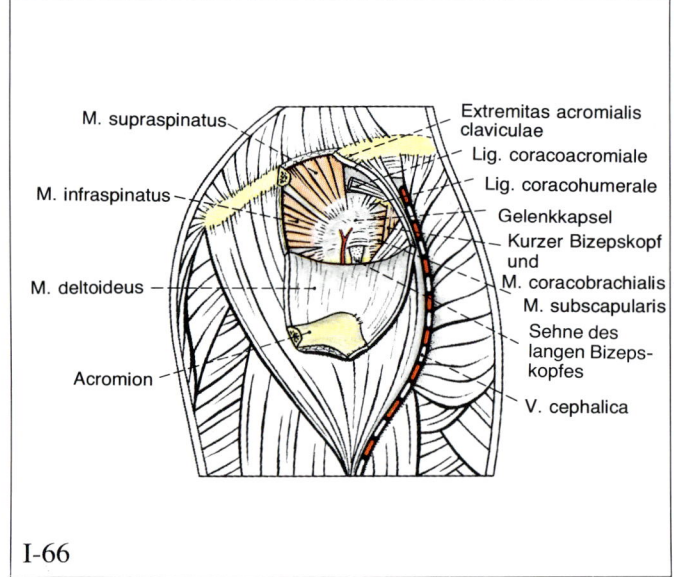

I-66

Schultergelenk posterior

Praktische Anatomie

1. Muskulärer Situs von dorsal (Abb. I-67).
2. Nervale Versorgung dorsal (Abb. I-68).

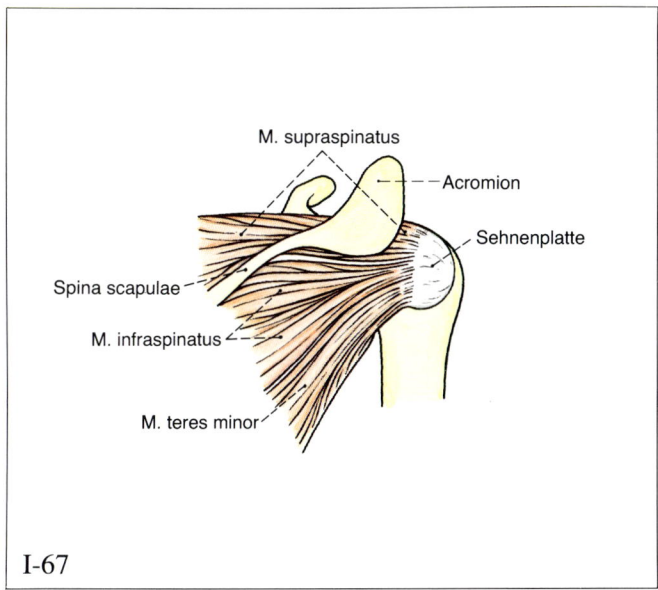

I-67

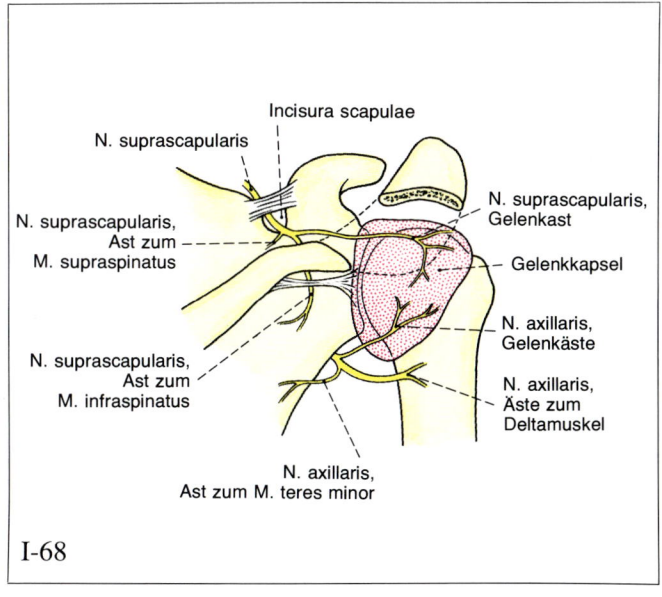

I-68

Posteriorer Zugang

Dorsaler Zugang

Hinterer Zugang

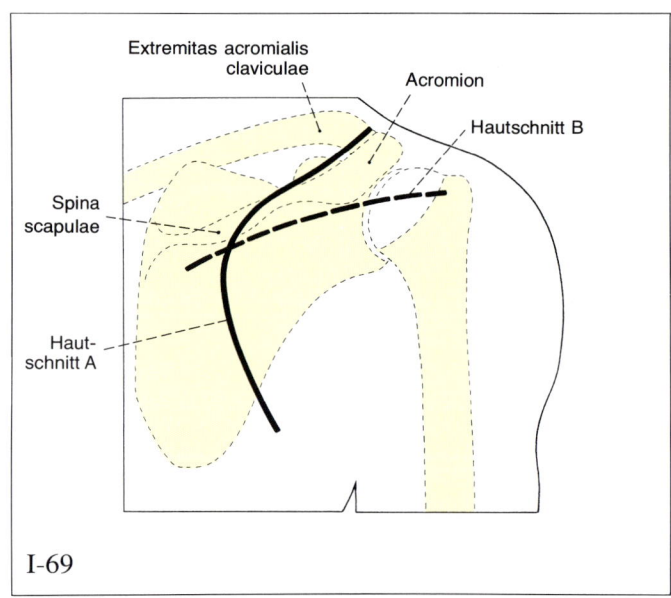

I-69

Indikationen

1. Schulterluxation nach hinten
2. Freie Gelenkkörper im hinteren Schultergelenkanteil
3. Rekonstruktion der hinteren Schultergelenkkapsel
4. Irreponible Frakturen des hinteren Anteils des Tuberculum majus
5. Arthrodese des Schultergelenkes

Lagerung

1. Stabile Seitlagerung (oder Bauchlagerung).
2. Arm beweglich abdecken.

Operatives Vorgehen

1. Beginn des Hautschnittes am Akromioklavikulargelenk und entlang der oberen Begrenzung von Akromion und Spina scapulae etwa bis zu deren Mitte und dann in geschwungener Linie nach kaudal bis etwa 3 cm oberhalb der hinteren Achselfalte weiterführend (Abb. I-69, Hautschnitt A).
2. An diesem Punkt Unterfahren des Deltamuskels mit einem Finger, um ihn von der tiefergelegenen Muskelschicht zu trennen, mit der er durch loses Bindegewebe verbunden ist.
3. Abtrennung des Deltamuskels von der Spina scapulae, ggf. bis zum Akromioklavikulargelenk, wobei etwa 1 cm des Muskels an der Spina scapulae verbleibt, so daß eine spätere Wiederanheftung des Muskels erleichtert wird (Abb. I-70).
4. Der Deltamuskel wird zurückgehalten. Eine Verletzung von N. axillaris und A. circumflexa humeri posterior wird durch vorsichtiges Weghalten der Muskulatur vermieden (Abb. I-71).
5. In diesem Stadium der Operation stellen sich die Mm. infraspinatus und teres minor sowie der seitliche und der lange Trizepskopf dar, ebenso der hintere obere Teil des Humerusschaftes.
6. Falls eine weitere Darstellung der hinteren Schultergelenkkapsel erforderlich wird, werden die Mm. supraspinatus, infraspinatus und teres minor nahe ihrem Ansatz abgelöst und nach medial weggehalten (Abb. I-71, Abb. I-72). Diese Muskeln weisen einen breit-

flächigen Ansatz an der Gelenkkapsel auf und sind eng mit dieser verbunden.

7. Bevor die Muskeln von der Kapsel abgelöst werden, sollte eine kleine Kornzange zwischen Muskulatur und Kapsel vorgeschoben oder mit der Schere entsprechend präpariert werden.
8. Falls die Gelenkhöhle dargestellt werden soll, erfolgt eine Abtrennung der Mm. supraspinatus, infraspinatus und teres minor nahe ihrem Ansatz zusammen mit Durchtrennung der Kapsel, die direkt darunter liegt.
9. Bei Wundverschluß werden Muskulatur und Kapsel mit derselben Naht vernäht.
10. Eine alternativ nach medial versetzte vertikale Kapselinzision ermöglicht bei der späteren Vernähung eine bessere Überlappung der einzelnen Schichten (Abb. I-72).

Anmerkung

1. Hier handelt es sich um einen Zugang mit der Möglichkeit breiter Darstellung des hinteren Schultergelenkanteils.
2. Die Ablösung des M. supraspinatus ist bei der hinteren Gelenkdarstellung oft nicht erforderlich.
3. Durch teilweise überlappende Vernähung von Infraspinatus und Teres minor kann eine hintere Kapselverstärkung erreicht werden.
4. Bei dorsaler Subluxations- oder Luxationstendenz vor Beginn der Operation in Narkose die Luxationsrichtung manuell überprüfen und feststellen, bei welcher Rotationsstellung des Armes die Luxationsneigung am geringsten bzw. nicht mehr gegeben ist.

Alternativ

Posteriorer Zugang nach *Kocher*

Lagerung

1. Stabile Seitlagerung.
2. Arm beweglich abdecken.

Operatives Vorgehen

1. Beginn der Schnittführung lateral und kaudal des Akromions. Weiterführung nach medial zunächst am hinteren Akromionrand, dann dicht unterhalb der Spina scapulae (Abb. I-69, Hautschnitt B).
2. Abtrennung des Deltamuskels von der Spina scapulae, wobei ein etwa 1 cm breiter Rand an der Spina verbleibt (Abb. I-70).
3. Weghalten des Deltamuskels nur bis zur Niveauhöhe des M. teres minor, da sonst die Gefahr der Läsion des N. axillaris besteht (Abb. I-68).
4. Zur Vermeidung einer Verletzung des N. suprascapularis bleibt die Durchtrittsstelle des Nerven unter dem dorsalen Akromion unberührt (Abb. I-68).
5. Darstellung der hinteren Gelenkkapsel durch Beiseitehalten des M. infraspinatus nach oben, des M. teres minor nach unten.
6. Für eine erweiterte Freilegung der hinteren Gelenkkapsel werden die beiden Muskeln etwa 1 cm vor ihrem Ansatz am Tuberculum majus nach vertikaler Inzision abgelöst (vergleiche Abb. I-71), ggf. auch der M. supraspinatus.
7. Die Kapselinzision erfolgt leicht nach medial versetzt, parallel zum Gelenkrand und etwa 1 cm von ihm entfernt (Abb. I-72).
8. Durch Überlappung der einzelnen Schichten ergibt sich bei der späteren Vernähung ein sicherer Verschluß.

Anmerkung

Der Kocher-Schnitt irritiert den N. axillaris weniger, weil die Abhebung des M. deltoideus besser dosierbar ist und in der Regel geringer ausfällt.

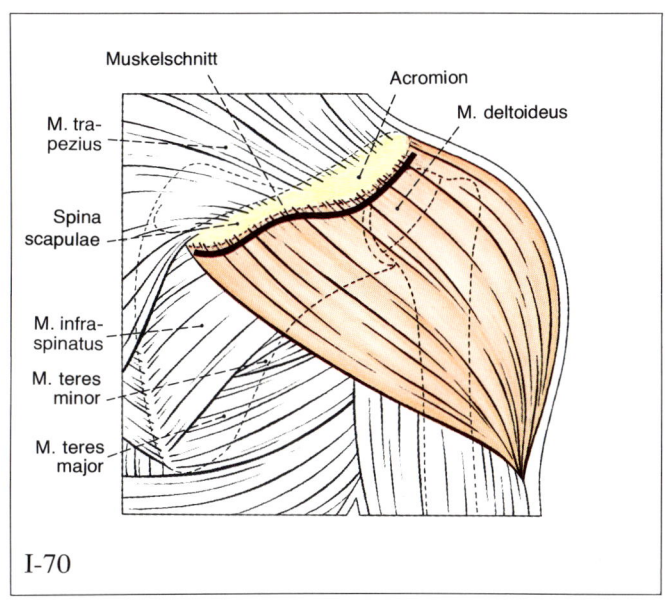

I-70

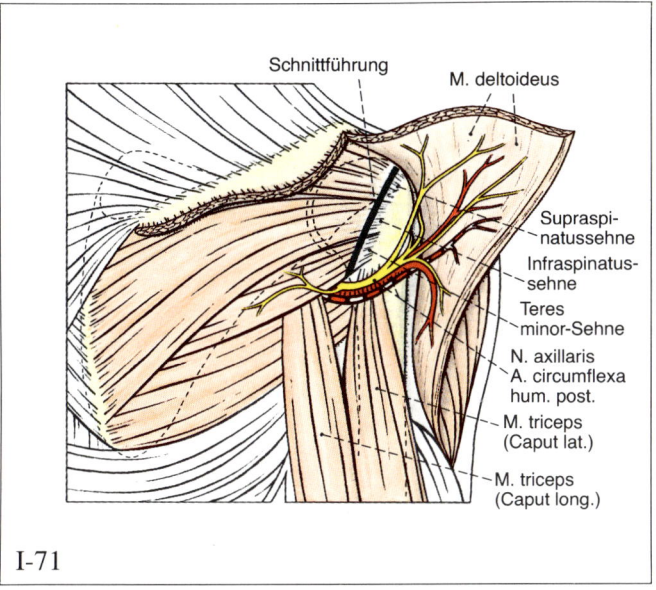

I-71

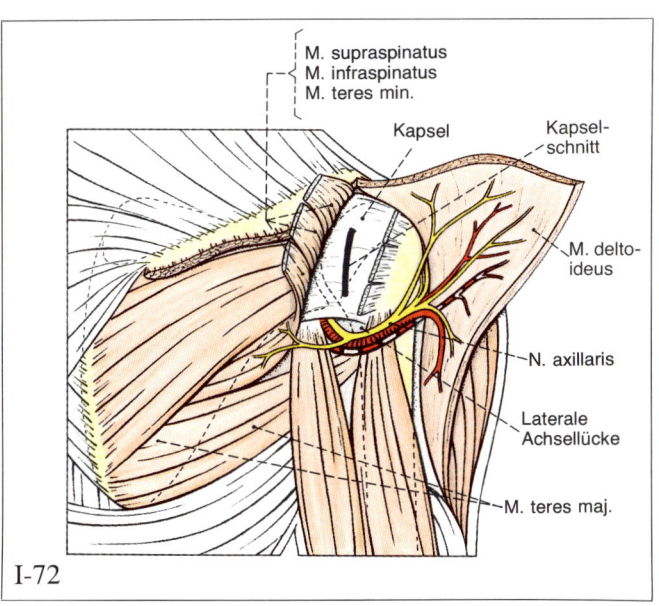

I-72

C. Oberarmregion

Oberarmschaft anterior

Anterolateraler Zugang

Ventraler Zugang

Vorderer Zugang

Indikationen

1. Irreponible Frakturen
2. Entzündliche Prozesse
3. Pseudarthrosen
4. Tumoren

Lagerung

1. Rückenlage.
2. Arm am Körper gelagert. Schulter leicht erhöht.
3. Alternativ: Oberarm abduziert auf einem Armtisch gelagert und supiniert.

Operatives Vorgehen

1. Der beste und sicherste Zugang zum oberen Drittel des Humerus erfolgt von anterolateral zwischen M. pectoralis major und M. deltoideus (Abb. I-73).
2. Die Darstellung des mittleren und unteren Drittels des Oberarmschaftes erfolgt durch einen Hautschnitt, der etwa drei Querfinger unterhalb des Korakoids beginnt oder von der medialen Begrenzung des Deltamuskels ausgeht und nach distal entlang der lateralen Begrenzung des M. biceps bis zur Mitte des oberen Drittels des Unterarmes verläuft (Abb. I-73).
3. Der Deltamuskel wird nach lateral und der Bizepsmuskel zusammen mit der V. cephalica nach medial weggehalten, so daß der M. brachialis dargestellt wird. Dieser Muskel wird in seiner Längsrichtung bis auf den Knochen gespalten (wobei man sich ventral hält) und streng subperiostal nach medial und lateral abgeschoben (Abb. I-74 und I-75). Während dieses Vorgehens wird das Ellenbogengelenk zur Entspannung des M. brachialis gebeugt.

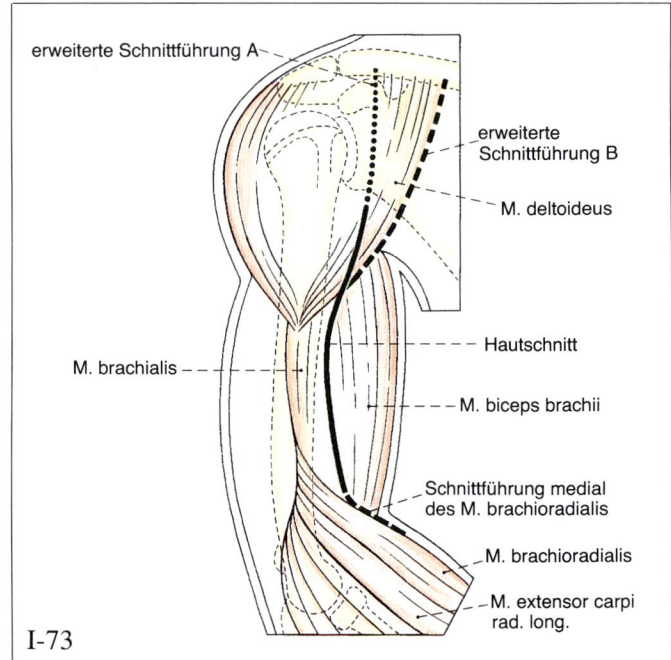

I-73

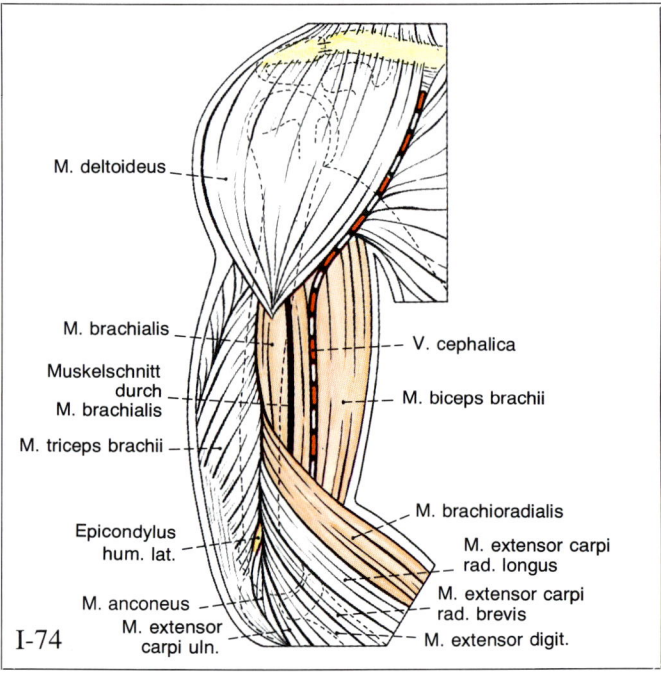

I-74

4. Der N. radialis und die laterale Hälfte des M. brachialis werden durch Unterfahren mit Hohmann-Hebeln nach dorsal weggehalten (Abb. I-75). Die A. brachialis, der N. musculocutaneus und der N. medianus liegen medial der Inzision.

5. Bei Schnitterweiterung nach proximal erfolgt die Freilegung des proximalen Humerus nach Weghalten des M. deltoideus im Sulcus bicipitalis lateralis (laterale Bizepsrinne).

6. Zur übersichtlichen Darstellung muß häufig der M. deltoideus ganz weggehalten werden. In diesen Fällen erfolgt die Schnitterweiterung im Sulcus deltoideopectoralis in Richtung auf die Klavikula bzw. dicht lateral davon zum Proc. coracoideus (Abb. I-73, Schnittführung A oder B), entsprechend den vorderen Zugängen zum Schultergelenk.

Anmerkung

1. Der M. brachialis kann mittelständig gespalten werden, weil der mediale Anteil des Muskels vom N. musculocutaneus und der laterale Teil vom N. radialis versorgt werden.

2. Im distalen Wundwinkel verdient der Hautast des N. musculocutaneus, der N. cutaneus antebrachii lateralis, Beachtung.

3. Bei Bedarf kann der Ansatz des Deltamuskels mit dem Raspatorium unterfahren und nach dorsal abgeschoben werden.

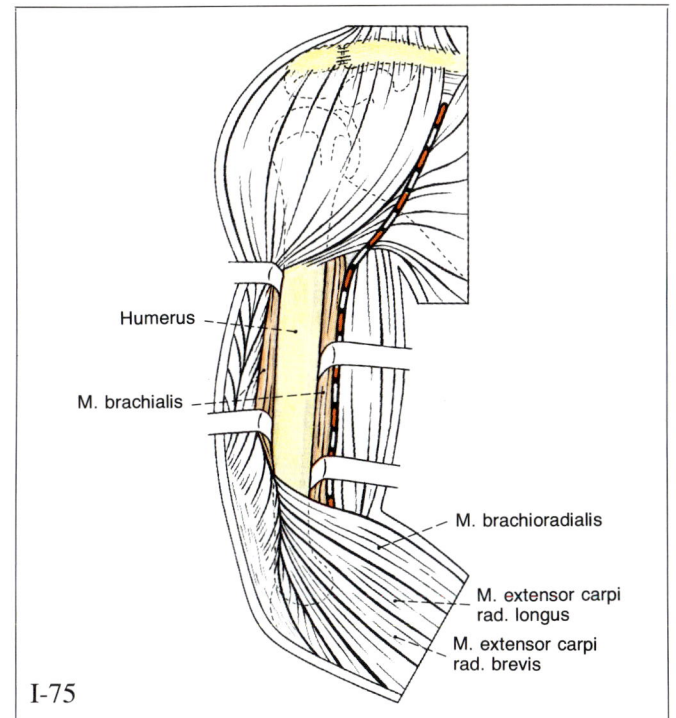

Humerus

M. brachialis

M. brachioradialis

M. extensor carpi rad. longus

M. extensor carpi rad. brevis

I-75

Anteromedialer Zugang

Indikationen

1. Posteromedial gelegene Tumoren
2. Teilresektion des Humerus

Lagerung

1. Rückenlage mit seitlichem Armtisch
2. Arm abduziert und supiniert

Operatives Vorgehen

1. Bei weniger muskulösen Patienten kann die anteromediale Schnittführung benutzt werden (Abb. I-76). Kosmetisch ist dieser Hautschnitt etwas günstiger.
2. Die Schnittführung verläuft zunächst lateral des Sulcus deltoideopectoralis am medialen Rand des M. deltoideus, dann in der vorderen Axillarlinie am medialen Rand des Bizepsmuskels weiter nach distal, ggf. bis zum Epicondylus medialis.
3. Der Faszienschnitt erfolgt medial vom M. biceps, aber ventral des Septum intermusculare. Der Oberarmschaft wird medial vom Sulcus bicipitalis medialis (mediale Bizepsrinne) zwischen M. brachialis und Septum intermusculare freigelegt.
4. Bei dieser Schnittführung verbleiben die A. und V. brachialis sowie der N. medianus ventral. Der N. ulnaris wird dorsal (des Septum intermusculare mediale) aufgesucht und geschont. Die oberflächlich gelegene V. basilica wird je nach Situation nach ventral oder dorsal weggehalten. Störende querverlaufende Gefäße werden unterbunden.
5. Abbildung I-77 gibt den Zugang am Oberarmquerschnitt in Höhe des Übergangs vom mittleren zum distalen Drittel wieder.

Anmerkung

1. Häufig genügen Teilabschnitte der Schnittführung, die nicht ungefährlich ist.
2. Der anteromediale Zugang zum Oberarmschaft birgt die Gefahr der Verletzung des N. musculocutaneus in sich, so daß ein schonendes Vorgehen mit stumpfer Präparation erforderlich ist.

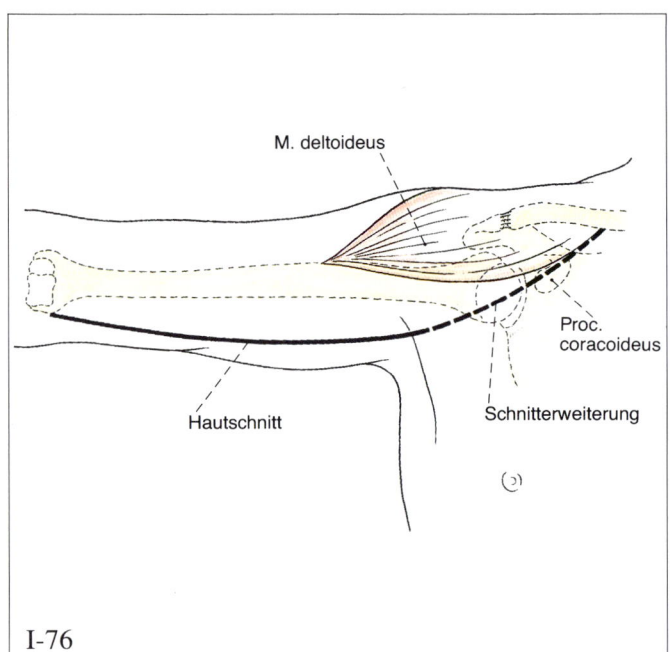

M. deltoideus

Proc. coracoideus

Hautschnitt

Schnitterweiterung

I-76

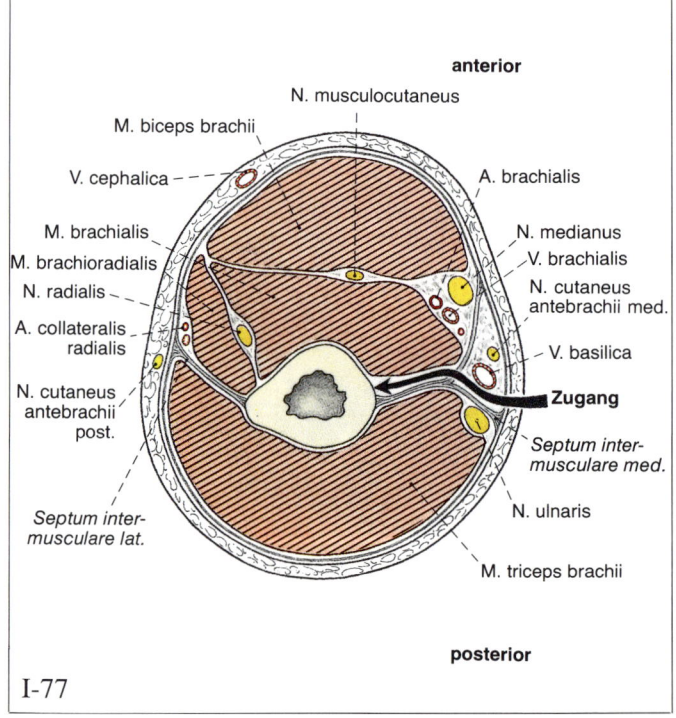

anterior

N. musculocutaneus

M. biceps brachii

V. cephalica

M. brachialis

M. brachioradialis

N. radialis

A. collateralis radialis

N. cutaneus antebrachii post.

Septum intermusculare lat.

A. brachialis

N. medianus

V. brachialis

N. cutaneus antebrachii med.

V. basilica

Zugang

Septum intermusculare med.

N. ulnaris

M. triceps brachii

posterior

I-77

Praktische Anatomie:
Nervus musculocutaneus

1. Dieser Nerv wird bei Schulter- und Oberarmoperationen leicht verletzt.

2. Er nimmt seinen Ursprung aus dem Fasciculus lateralis, um dann zwischen M. coracobrachialis und A. axillaris zu verlaufen. Er gibt Äste für den M. coracobrachialis ab, durchbohrt diesen Muskel (Abb. I-78) und verläuft weiter zwischen dem kurzen Bizepskopf und dem M. brachialis.

3. Wenn der kurze Bizepskopf und der M. coracobrachialis von ihrem Ursprung gelöst und nach distal weggehalten werden, besteht die Gefahr der Paralyse der Mm. biceps und brachialis infolge Überdehnung des Nerven. Seine Hautäste im Bereich des Unterarmes sind dann ebenfalls betroffen.

4. Die Verletzungsgefahr des Nerven ist bei der anteromedialen Schnittführung, auch bei der Faszieneröffnung medial vom M. biceps, gegeben.

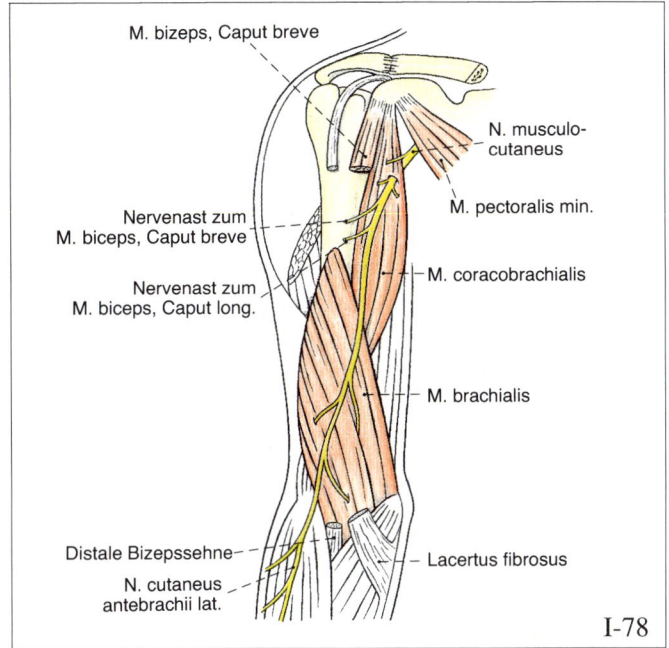

M. bizeps, Caput breve

N. musculo-
cutaneus

M. pectoralis min.

Nervenast zum
M. biceps, Caput breve

M. coracobrachialis

Nervenast zum
M. biceps, Caput long.

M. brachialis

Distale Bizepssehne

Lacertus fibrosus

N. cutaneus
antebrachii lat.

I-78

Oberarmschaft posterior

Posteriorer Zugang

Dorsaler Zugang

Hinterer Zugang

Indikationen

1. Tumoren und Entzündungen
2. Verletzungen des N. radialis
3. Humerusschaftfrakturen
4. Pseudarthrosen

Lagerung

1. Bauchlage; Arm abduziert und über einem kurzen seitlichen Armtisch im Ellenbogengelenk gebeugt gelagert.
2. Alternativ: In Bauchlage liegt der Arm gestreckt am
   Rumpf.
3. Eine weitere Möglichkeit bietet die Rückenlage mit im
   Ellenbogengelenk gebeugtem, auf dem Brustkorb mit
   Kissenunterlage gelagerten Arm.

Operatives Vorgehen

1. Beginn des Hautschnittes etwa 5 cm unter dem Akromion und Verlängerung bis zum Olekranon (Abb.
   I-79).
2. Eröffnung der tiefen Faszie durch stumpfe Spaltung
   dicht an der Außenseite des langen Trizepskopfes.
3. Einführen des Zeigefingers in die V-förmige Nische
   zwischen langem und seitlichem Muskelkopf des Tri-
   zeps (Abb. I-80, I-81, I-82).

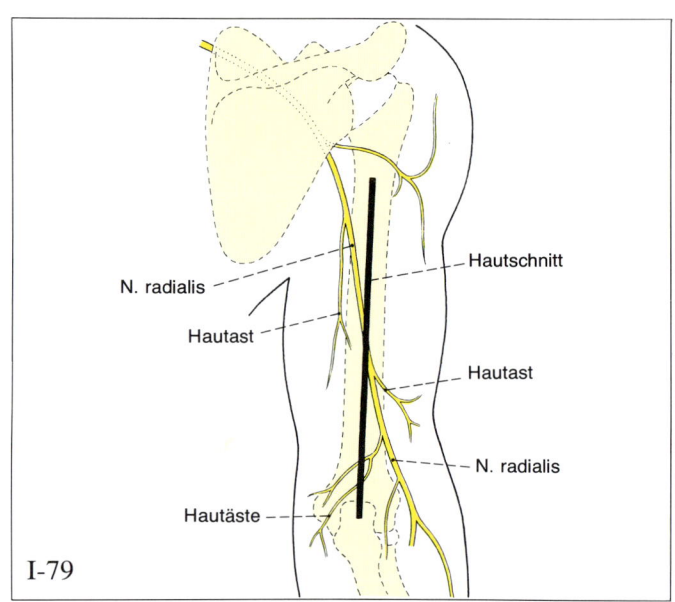

I-79

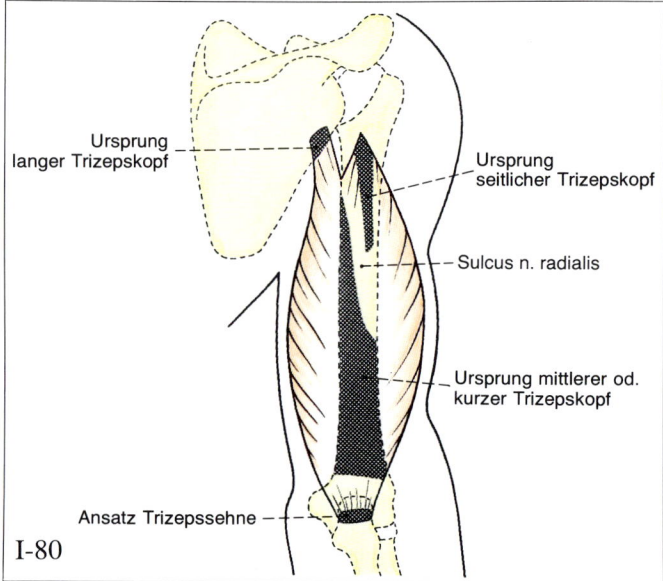

I-80

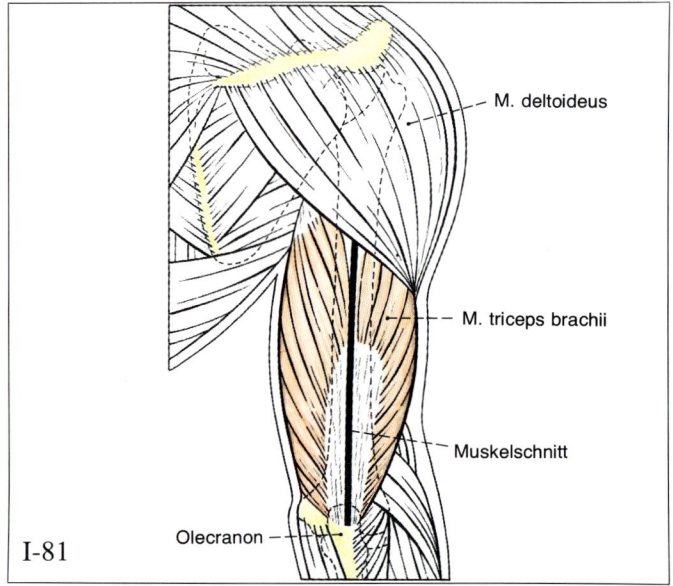

I-81

4. Abhebung des Muskels von dem darunterliegenden Gewebe und Spaltung desselben zwischen dem langen und dem seitlichen Muskelkopf bis zum Olekranon.

5. Dadurch wird das große Gefäß-Nerven-Bündel, bestehend aus dem N. radialis und den tiefen Oberarmgefäßen, sichtbar (Abb. I-83).

6. Nach Beiseitehalten dieser Gebilde kann der tiefe Trizepskopf gespalten und seitlich weggehalten werden, wodurch der Humerusschaft dargestellt wird. Während dieses Schnittes muß auf den zum seitlichen Trizepskopf ziehenden Ast des N. radialis geachtet werden, der im Vergleich zum Hauptstamm mehr quer als längs verläuft (Abb. I-83 und I-84).

7. Bei Spaltung des tiefen Trizepskopfes muß auch eine Durchtrennung des die mediale Hälfte versorgenden Astes des N. radialis vermieden werden. Die laterale Hälfte wird von einem kräftigen parallelen Ast innerviert, den man leicht schonen kann und der zusammen mit dem Muskel weggehalten wird.

8. Während der Spaltung des M. triceps in seinem distalen Anteil sollte man sich dicht am lateralen Muskelkopf halten, um eine Durchtrennung des N. ulnaris zu vermeiden.

Anmerkung

1. Die Darstellung ist für die distalen zwei Drittel des Oberarmschafts geeignet.

2. Bei diesem Zugangsweg muß die Exposition durch sorgfältige und vorsichtige anatomische Präparation erfolgen, um der Gefahr der Verletzung von Ästen des N. radialis zu entgehen.

3. Die Schnittführung kann nach proximal, entlang dem hinteren Rand des Deltamuskels, erweitert werden. Dabei ist auf den N. axillaris zu achten.

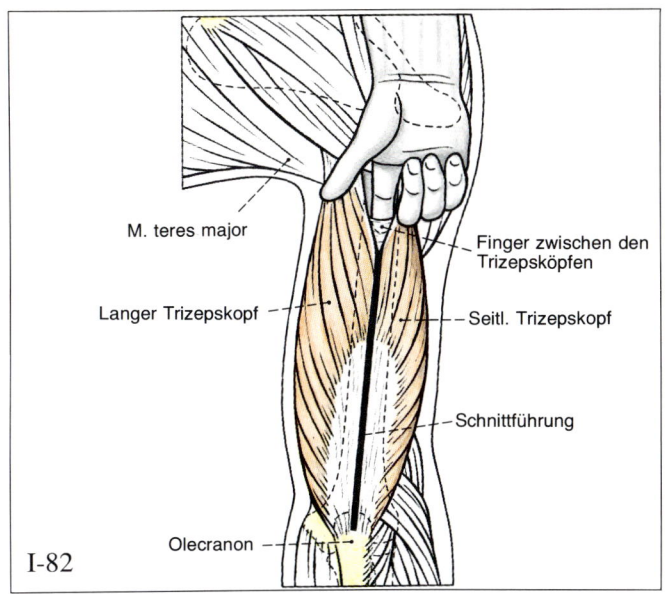

I-82

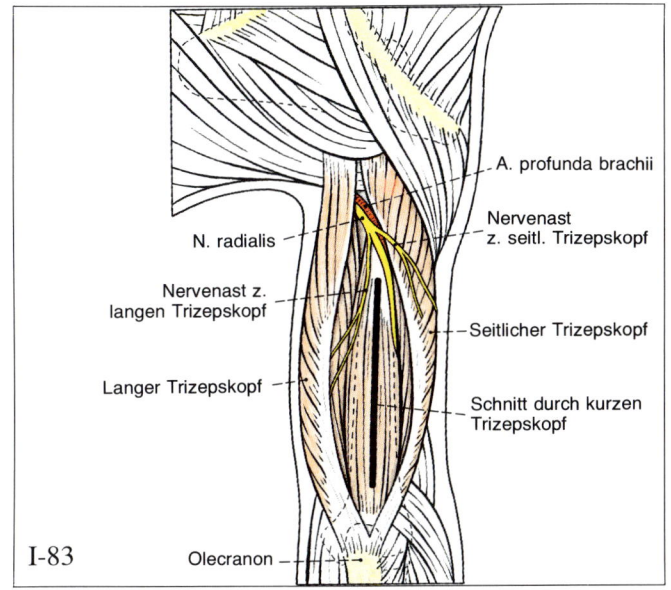

I-83

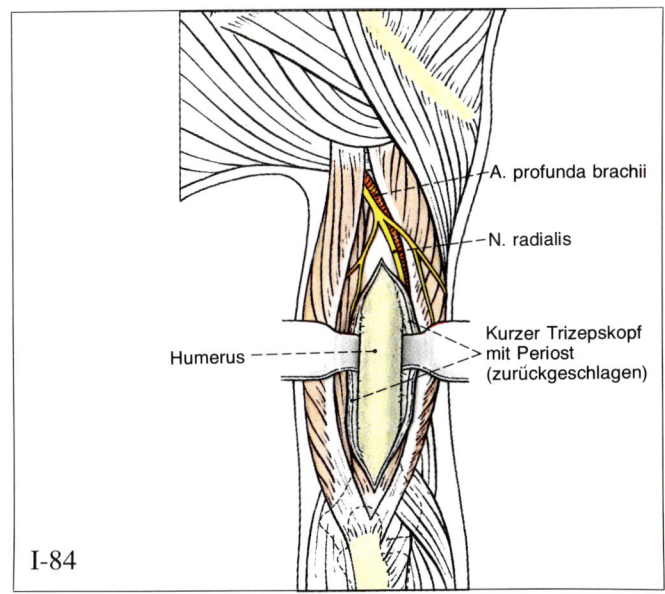

I-84

D. Ellenbogenregion

Vorbemerkung

Alle Operationen am Ellenbogengelenk sollten in Blutleere (ggf. auch in Blutsperre) mit einer pneumatischen Druckmanschette durchgeführt werden. Der erforderliche Druck beträgt, in Abhängigkeit von der Muskelentwicklung, 250 (−300) mm Hg bzw. 80–100 mm Hg über dem systolischen Druck. Vergleiche hierzu die Vorbemerkung am Anfang von Teil I (S. 5).

Ellenbogengelenk anterior

Anteriorer Zugang

Ventraler Zugang

Vorderer Zugang

Indikationen

1. Distale Bizepssehnenruptur
2. Freie Gelenkkörper im vorderen Gelenkanteil
3. Tumoren im Bereich des distalen Humerus
4. Verletzung des N. radialis

Lagerung

1. Rückenlage.
2. Arm auf einem Seitentisch, gestreckt und supiniert.

Operatives Vorgehen

1. Geschwungener vorderer Hautschnitt lateral der Mittellinie; Verlängerung des Schnittes etwa 5–8 cm proximal und 5 cm distal der Ellenbeuge (Abb. I-85).
2. Alternative Möglichkeiten zeigen die Abbildungen I-86, I-87, I-88.

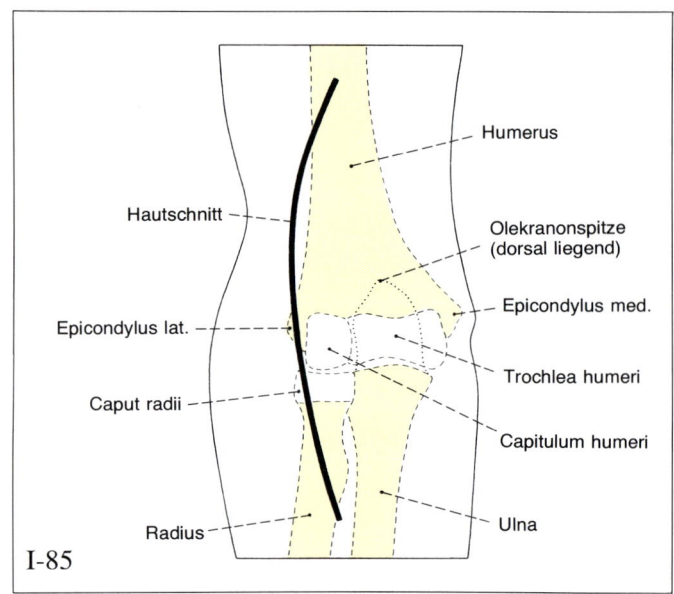

I-85

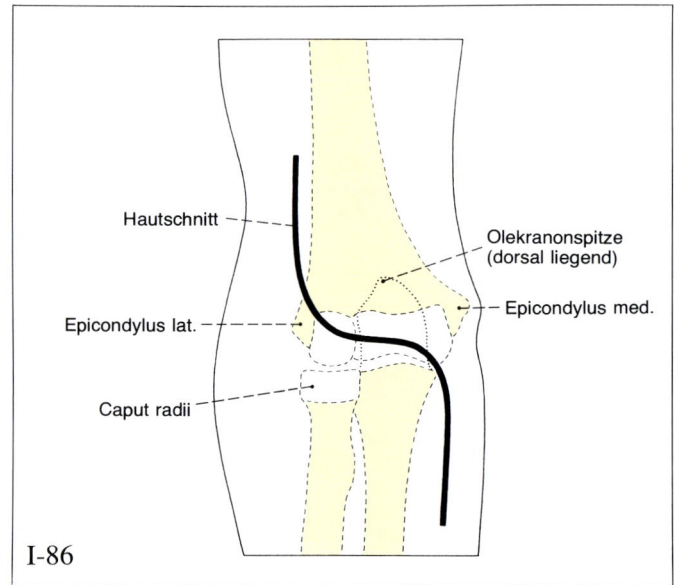

I-86

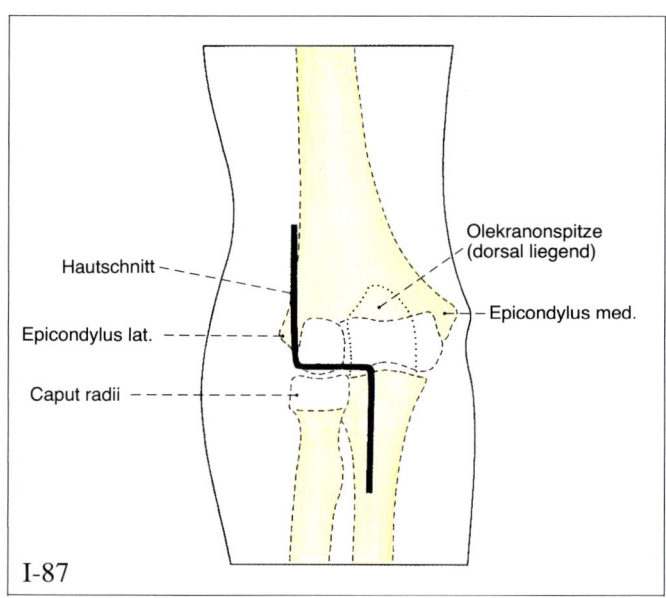

I-87

3. Die bajonettförmige mediale Schnittführung (Abb. I-87) ist besonders geeignet zur Darstellung des N. medianus und der benachbarten Gefäße.

4. Der transversale (quere) Schnitt beginnt innen lateral der Bizepssehne und verläuft entlang der queren Hautfalte der Ellenbeuge bis zum Epicondylus lateralis (Abb. I-88). Diese Schnittführung ist kosmetisch besonders günstig, verlangt aber im weiteren Vorgehen eine sehr vorsichtige Präparation.

5. Die Nerven und Gefäße werden entweder nach medial oder lateral weggehalten, je nachdem, welcher Kapselanteil dargestellt werden soll.

6. Inzision der tiefen Faszie. Aufsuchen der Muskellücke zwischen M. brachialis und M. brachioradialis dicht oberhalb des Ellenbogengelenkes (Abb. I-89). Unter Schonung des N. cutaneus antebrachii lateralis Aufspreizen der Muskellücke.

7. Durch seitliches Weghalten des M. brachioradialis gelangt der N. radialis ins Blickfeld (Abb. I-90).

8. Die querverlaufende A. recurrens radialis kann unterbunden werden.

9. Durch Weghalten der Streckmuskulatur nach lateral zusammen mit dem N. radialis stellt sich die Gelenkkapsel dar, die längs inzidiert wird (Abb. I-90).

Anmerkung

1. Bei diesem Zugang müssen querverlaufende oberflächliche Venen unterbunden werden.

2. Bei Bedarf wird der M. supinator proximal ulnarseitig abgelöst.

3. Eine Zugangserweiterung nach ulnar ist durch Ablösung oder Z-förmige Durchtrennung der Sehne des M. brachialis möglich.

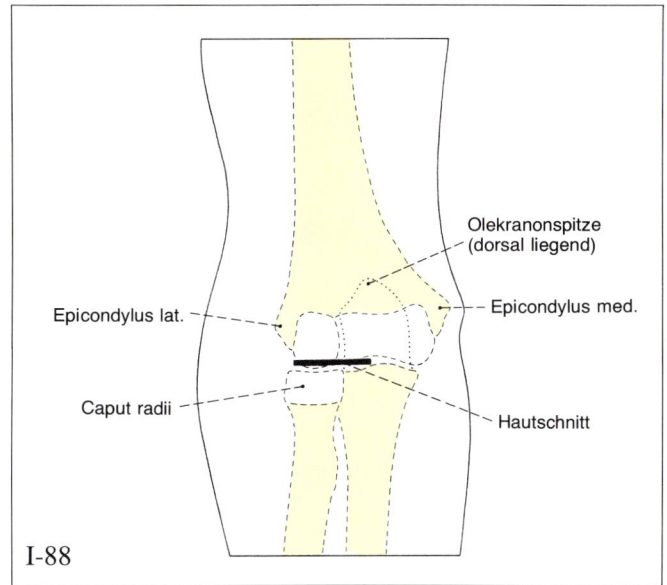

I-88

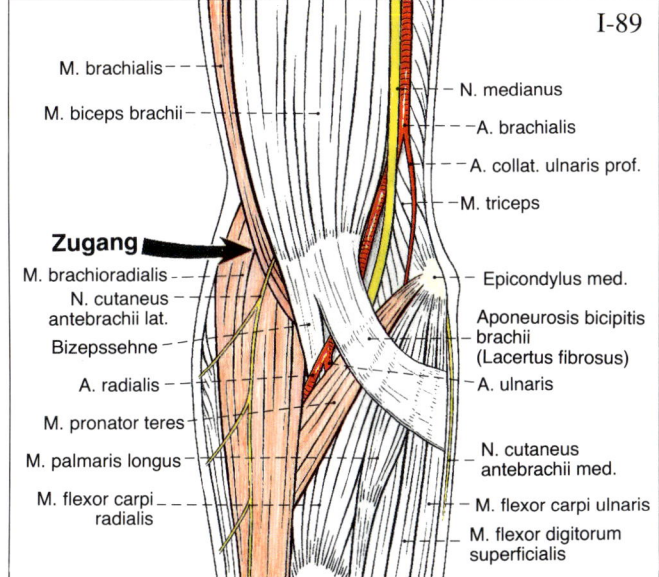

I-89

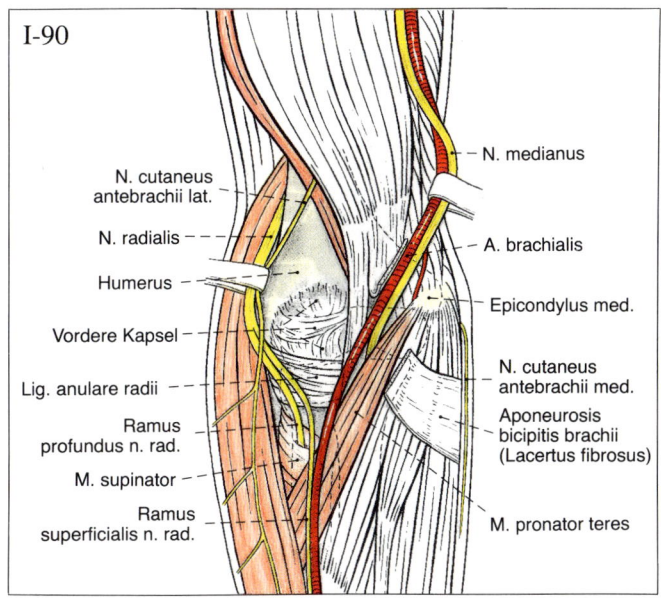

I-90

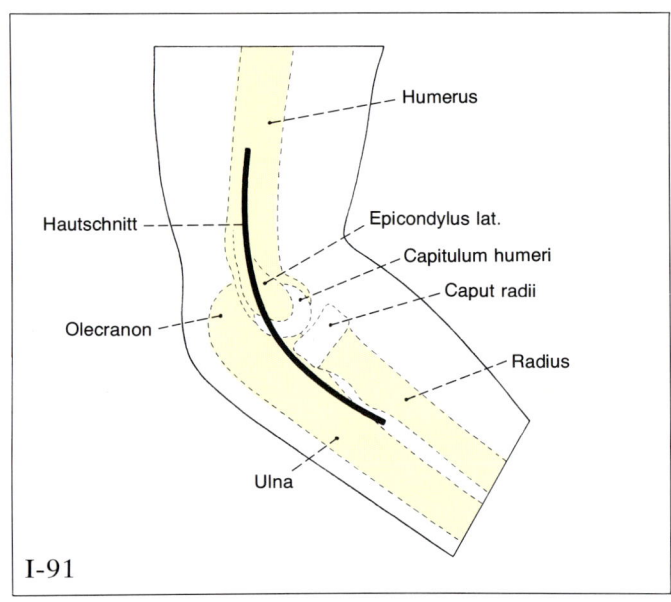

I-91

Ellenbogengelenk lateral

Lateraler Zugang

Radialer Zugang

Seitlicher Zugang

Indikationen

1. Radiushals- und Radiusköpfchenfraktur
2. Freie Gelenkkörper im vorderen oder hinteren Gelenkanteil
3. Trümmerbruch des Ellenbogengelenkes
4. Läsion des Lig. anulare radii
5. Synovektomie
6. Entzündliche Prozesse
7. Knochentumoren
8. Teilarthroplastik

Lagerung

1. Rückenlage.
2. Arm auf einem Seitentisch, im Ellenbogengelenk leicht gebeugt und proniert.

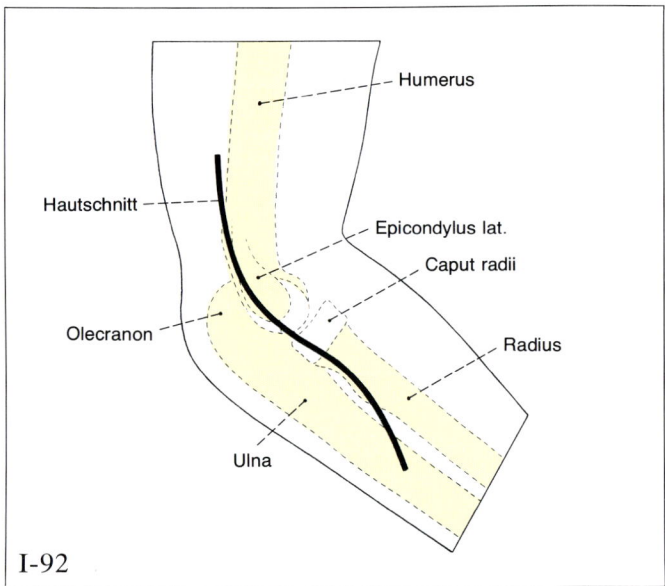

I-92

Operatives Vorgehen

1. Beginn des Hautschnittes an der Außenseite des Ellenbogengelenkes etwa 4–5 cm suprakondylär oberhalb des Gelenkspaltes. Verlängerung nach distal über dem Radiusköpfchen, dann über dem M. anconeus des Unterarmes (Abb. I-91).
2. Alternativ: geschwungene S-förmige Schnittführung (Abb. I-92).
3. Muskelschnitt zwischen M. extensor carpi ulnaris und M. anconeus (Abb. I-93).
4. Durch Aufspreizen der Muskeln zu beiden Seiten stellt sich die Gelenkkapsel dar.
5. Nach Ablösen des M. anconeus erfolgt die Inzision der Kapsel in einer Längslinie dorsal des Epicondylus lateralis.

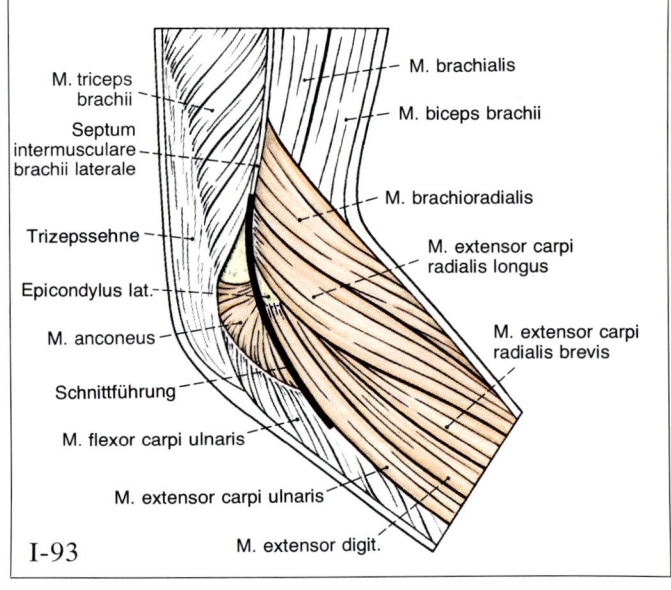

I-93

6. Damit wird Einblick gewonnen in den dorsalen Gelenkabschnitt, der durch teilweises Ablösen der Ursprünge der Streckmuskulatur am Epicondylus lateralis nach ventral erweitert werden kann.

7. Alternativ: Muskelschnitt zwischen M. extensor carpi radialis longus und M. extensor digitorum bzw. M. extensor carpi radialis brevis (Abb. I-94).

8. Mit Hilfe eines Raspatoriums wird die Muskulatur vom distalen Humerusende sowohl nach vorn als auch nach hinten dicht am Knochen abgeschoben (Abb. I-95). Damit wird eine Verletzung des tiefen Astes des N. radialis vermieden, der dicht am vorderen Gelenkkapselanteil über dem Radiusköpfchen verläuft.

9. Tiefe Kapselinzision über dem lateralen Anteil des Radiusköpfchens. Dadurch werden die Gelenkflächen von Radiusköpfchen und distalem Humerusende dargestellt (Abb. I-95). Gegebenenfalls kann auch eine Inzision des Lig. anulare erfolgen.

10. Im distalen Wundwinkel wird eine vollständige Gelenkdarstellung bei Durchtrennung des äußeren Seitenbandes durch Aufklappen des Gelenks und Weghalten des M. triceps nach dorsal möglich.
Vergleiche aber Anmerkung.

Anmerkung

1. Nach Durchtrennung von Haut und Faszie kann die Schnittführung so gewählt werden, daß die Eröffnung des Ellenbogengelenkes durch einen seitlichen Längsschnitt am lateralen Rand des M. extensor digitorum durch die Extensorensehnenplatte dicht ventral des Seitenbandes und/oder dicht dorsal des Seitenbandes nach subkutaner Hautunterminierung erfolgt.

2. Auf diese Weise erhält man einen breiten Überblick über den ventralen und dorsalen Gelenkanteil, ohne das Seitenband direkt zu tangieren.

3. Das laterale Seitenband verläuft als Kapselverstärkung fächerförmig vom Epicondylus lateralis zum Lig. anulare radii (Abb. I-96). Oft zieht ein zusätzlicher Zügel über das Ringband hinweg zur Ulna.

4. Es ist zu bedenken, daß die Fossa olecrani erst bei stärkerer Beugung des Ellenbogengelenks freigegeben wird.

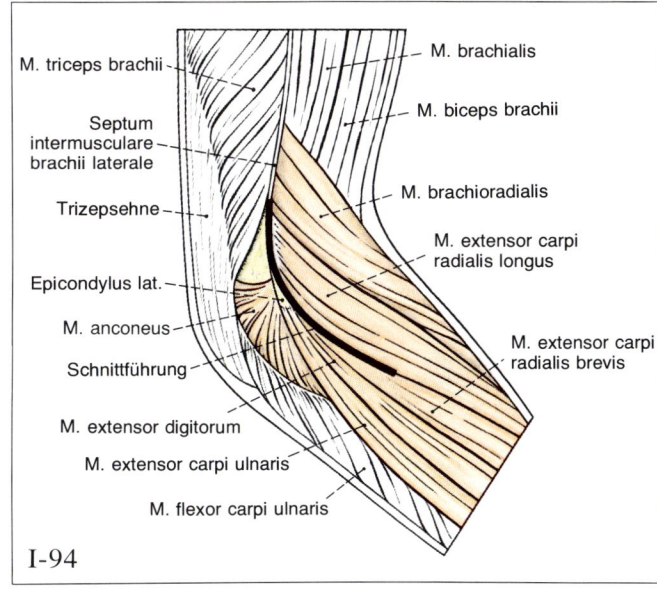

I-94

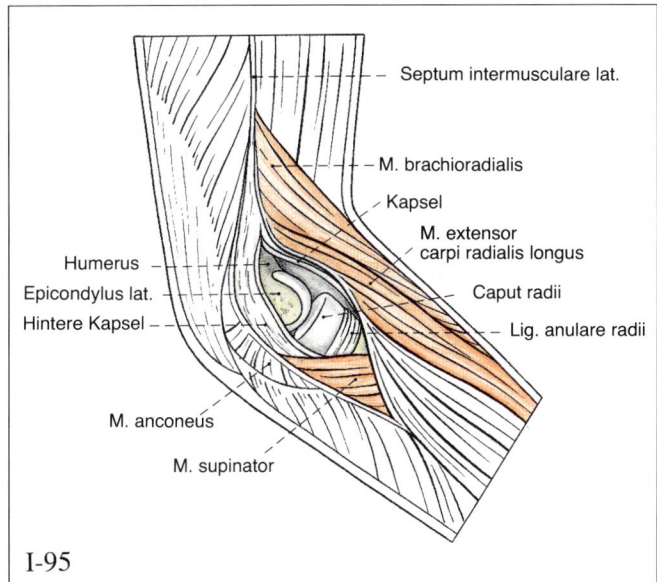

I-95

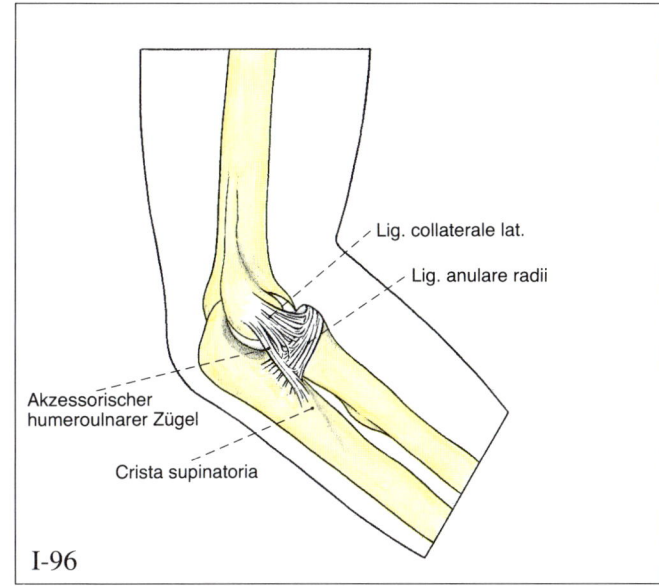

I-96

Praktische Anatomie: Nervus radialis

1. Abbildung I-97 gibt den Verlauf des N. radialis mit Topographie seiner Äste halbschematisch wieder.
2. Wichtige Besonderheiten sind die laterale Umschlingung des distalen Humerusschaftes durch den noch nicht geteilten N. radialis, die enge Nachbarschaft zum anterioren Aspekt des Radiusköpfchens und die in dieser Höhe erfolgende Teilung in die beiden Äste Ramus profundus und Ramus superficialis.
3. Der Ramus profundus tritt in den M. supinator am Supinatorschlitz, d. h. am sehnigen Bogen des Arcus Frohse ein (wo er komprimiert werden kann), um dann distal den Muskel wieder zu verlassen und auf der Membrana interossea als N. interosseus posterior weiterzulaufen.

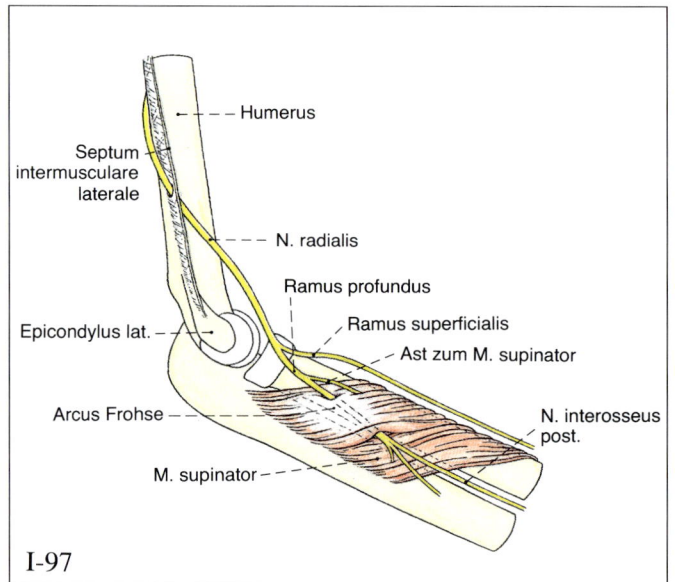

I-97

Radiusköpfchen

Posterolateraler Zugang

Dorsolateraler Zugang

Hinterer Zugang

Indikationen

1. Irreponible Radiusköpfchenfraktur
2. Radiusköpfchenresektion

Lagerung

1. Rückenlage. Arm proniert auf einem Seitentisch gelagert, Ellenbogen gebeugt.
2. Alternativ kann der Arm gebeugt über dem Brustkorb gelagert werden.

Operatives Vorgehen

1. Bei isolierter Darstellung des Radiusköpfchens genügt ein gerader Hautschnitt, der über dem radiodorsalen Aspekt des Ellenbogens verläuft. Der Hautschnitt beginnt direkt dorsal des Epicondylus lateralis und verläuft ca. 5 cm weiter nach distal, etwa 1 cm lateral der Olekranonkante (Abb. I-98).
2. Die Ausläufer der Extensorenmuskulatur der Hand werden am Epicondylus humeri lateralis längsgespalten zwischen M. extensor carpi ulnaris und M. extensor digitorum (Abb. I-99).
3. Nach Weghalten der Muskulatur erfolgt die Kapseleröffnung in Längsrichtung, dabei distal Schonung des Lig. anulare.
4. Bei weiterer Darstellungsnotwendigkeit Ablösung des M. supinator dicht am ulnaren Ursprung.

Anmerkung

Bei Punkt 4 Beachtung des Ramus profundus des Radialisnerven, der durch den Supinatorschlitz (Arcus Frohse) in den M. supinator eintritt.

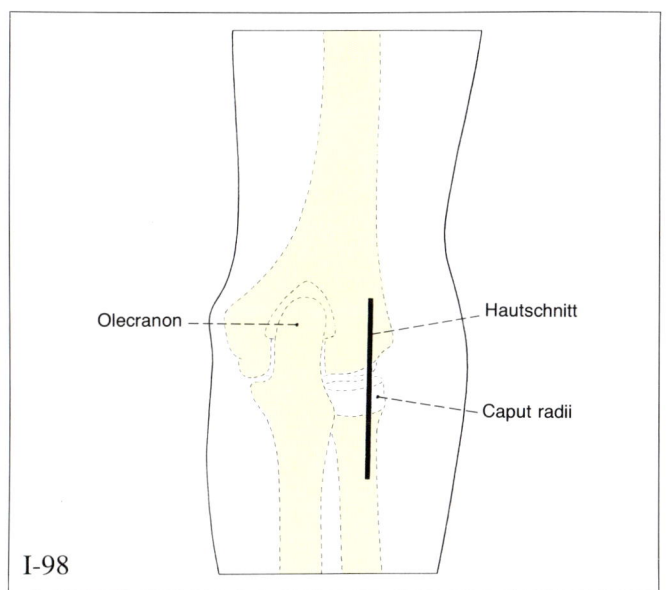

I-98

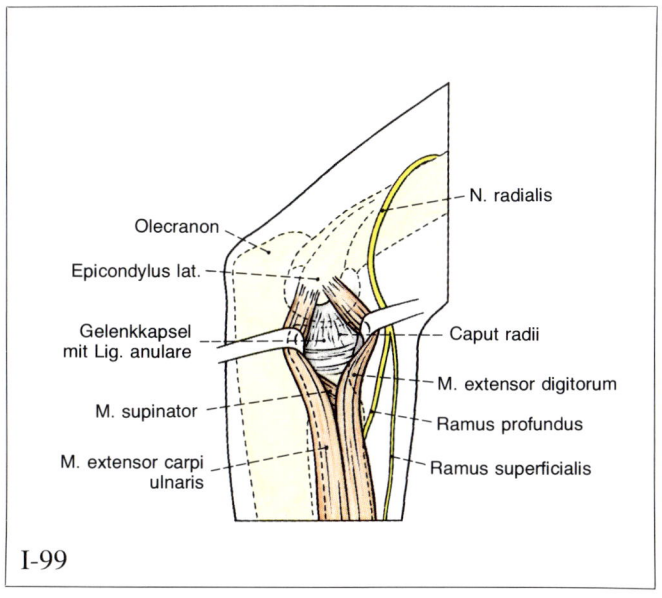

I-99

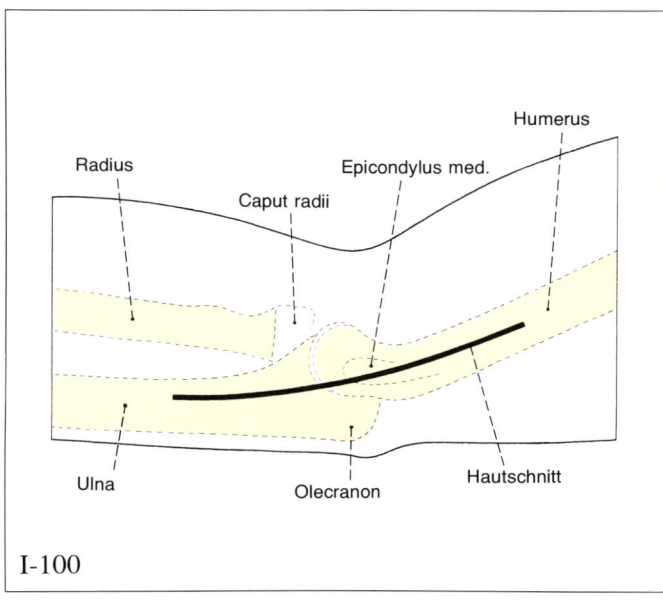

I-100

Ellenbogengelenk medial

Medialer Zugang

Indikationen

1. Inspektion aller Gelenkflächen
2. Freie Gelenkkörper
3. Synovektomie (von medial)

Operatives Vorgehen

1. Hautschnitt über dem Epicondylus medialis etwa 5 cm nach proximal sowie 5 cm nach distal (Abb. I-100). Vielfach erfolgt die Schnittführung im stumpfen Winkel bei gebeugtem Ellenbogen.
2. Vor weiterer Präparation muß Klarheit über den Verlauf des N. ulnaris bestehen. Zur Sicherheit kann es zweckmäßig sein, Teilabschnitte des Nerven sichtbar zu machen (Abb. I-101).
3. Die Notwendigkeit weiterer Freipräparation des N. ulnaris hängt vom geplanten operativen Vorgehen ab. Muß der N. ulnaris ganz weggehalten werden, auch um ihn ggf. nach ventral zu verlagern, so ist er weit genug nach proximal und distal des Sulcus nervi ulnaris freizulegen, um Knickbildungen zu vermeiden. Diese treten besonders proximal im Bereich des Septum brachii mediale auf. Daher ggf. Spaltung desselben.

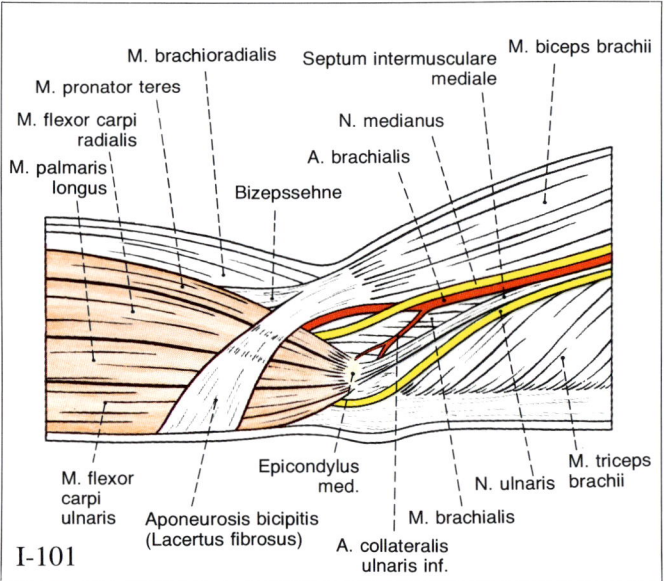

I-101

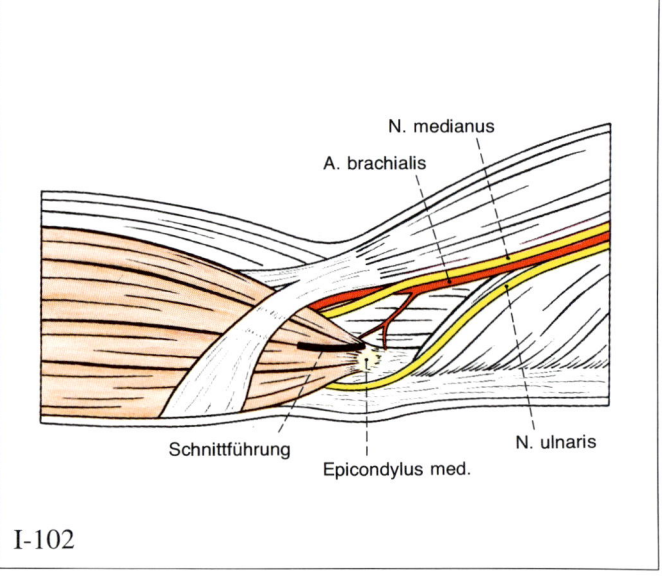

I-102

4. Ablösen des sehnigen Ursprungs der Beugemuskulatur vom Epicondylus medialis oder alternativ Ablösen des Epicondylus mit einem Meißel. Häufig genügt eine Teilablösung mit Einkerbung des Sehnenansatzes und kurzer Schnittverlängerung in Längsrichtung (Abb. I-103).

5. Bei Abmeißelung des Epicondylus wird das Knochenfragment mit der ansetzenden Muskulatur nach distal weggehalten (Abb. I-103). Bei der Ablösung achte man aber darauf, daß zum späteren Vernähen etwas vom sehnigen Ursprung stehenbleibt. Um eine Verletzung der diese Muskeln von lateral versorgenden Äste des N. medianus zu vermeiden, sollte nur ein leichter Zug ausgeübt werden.

6. Längsinzision und Weghalten der Kapsel nach vorn und hinten (Abb. I-102 und I-103).

7. Zur besseren Übersicht über das Ellenbogengelenk kann die Kapsel zusammen mit dem Periost weiter abgeschoben werden. Bei diesem Vorgehen ist auf den über den vorderen Teil des Gelenkes verlaufenden N. medianus zu achten.

8. Der dorsale Abschnitt des Gelenkes kann, bei Weghalten des N. ulnaris, durch einen Kapselschnitt dorsal des Lig. collaterale ulnare ohne Schwierigkeiten eröffnet werden.

9. Bei der dorsalen Gelenkeröffnung ist es wichtig zu beachten, daß die Fossa olecrani bei gestrecktem Ellenbogen nicht erreichbar ist, weil sie durch das Olekranon ausgefüllt wird. Sie ist erst bei Beugung, z.B. auf der Suche nach freien Gelenkkörpern, palpierbar.

10. Nach (temporärer) Durchtrennung des Lig. collaterale ulnare kann das Gelenk weiter aufgeklappt werden, wobei der äußere Kapselanteil als Angel wirkt.

Anmerkung

1. Dieser Zugang ist nützlich, aber wegen der Lokalisation des N. ulnaris im Operationsgebiet nicht ungefährlich. Der Zugang ermöglicht allerdings eine weite Darstellung des Ellenbogengelenkes von medial, sowohl ventral als auch dorsal.

2. Der ulnare Seitenbandapparat ist komplizierter als gewöhnlich angenommen wird (Abb. I-104). Er besteht aus einer anterioren Portion, die den Hauptteil ausmacht, und einem posterioren Nebenzügel. Einzelne Fasern verlaufen quer zum Olekranon.

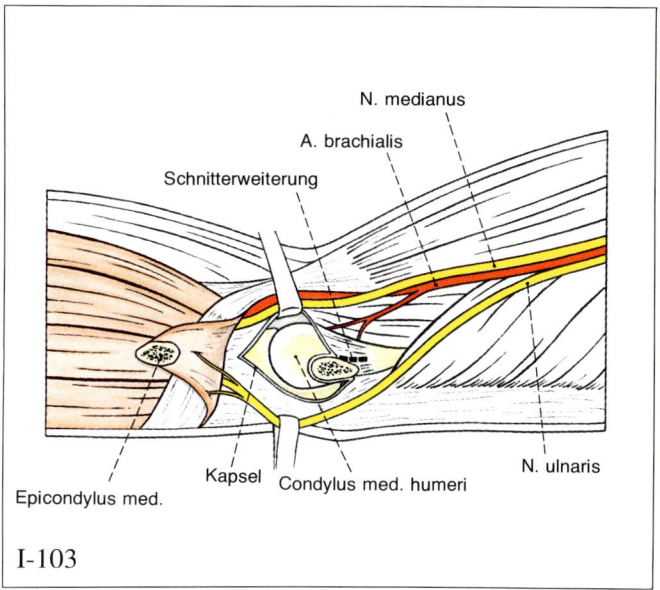

I-103

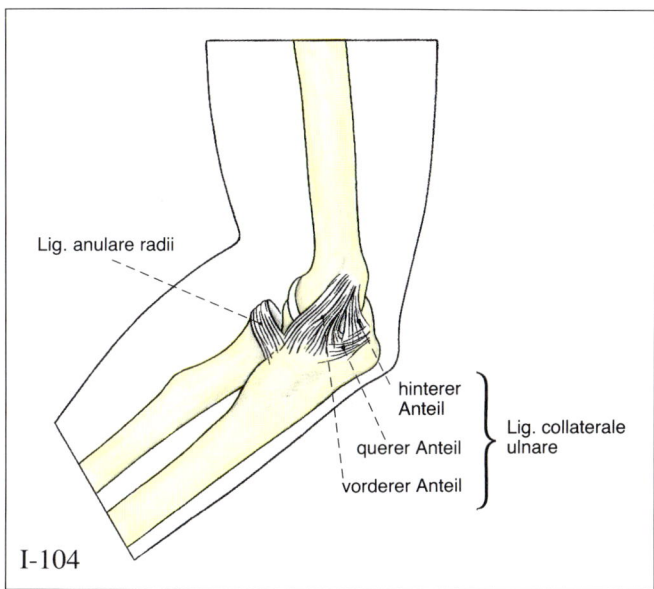

I-104

Nervus ulnaris

Medialer Zugang

Indikationen

1. Ulnarisrinnen-Syndrom
2. Luxationsneigung des N. ulnaris

Lagerung

1. Rückenlage. Arm abduziert und außenrotiert auf einem Seitentisch.
2. Ellenbogen gebeugt. Unterarm voll supiniert. Hand durch Tuchunterlage angehoben und unterstützt.

Operatives Vorgehen

1. Hautschnitt leicht bogenförmig unterhalb des Epicondylus medialis, ca. 10 cm lang (Abb. I-105). Vorsichtige Handhabung der Schnittführung, da der Ulnarisnerv bei schlanken Patienten unmittelbar unter der Haut liegt.

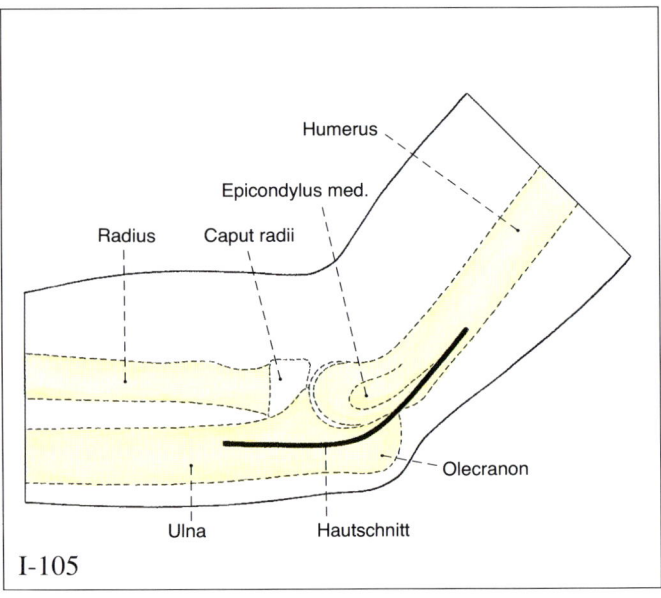

I-105

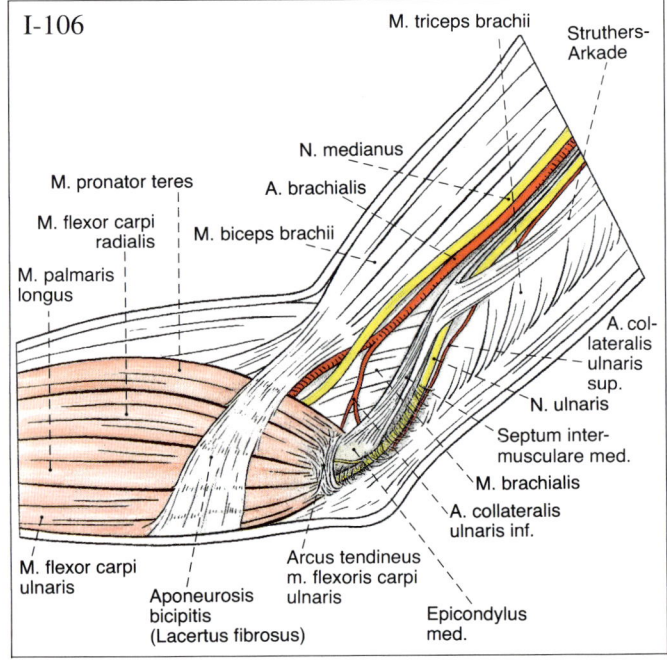

I-106

2. Darstellung des Nerven im Sulkusbereich von proximal nach distal durch Eröffnen der bandartigen Verstärkungszüge der oberflächlichen Armfaszie (Abb. I-106).

3. Nach distal wird der Nerv weiterverfolgt bis zum Eintritt unter den Sehnenbogen, den Arcus tendineus des M. flexor carpi ulnaris. Vorsichtiges Spalten des Sehnenbogens und weiteres Verfolgen des Nerven auf etwa 1–2 cm Länge unter Schonung abgehender motorischer Äste (Abb. I-107).

   Die Aufzweigung des Nerven mit Abgang motorischer Äste beginnt erst nach Eintritt unter den Sehnenbogen.

4. Nach proximal wird der Nerv ca. 5–8 cm oberhalb des Epicondylus medialis aufgesucht. Bei allfälliger Verlagerung des Nerven erfolgt die Resektion des scharfrandigen Septum intermusculare mediale, um eine Nervenabknickung zu vermeiden.

5. Im distalen Wundwinkel kann der N. cutaneus antebrachii ulnaris auftauchen, der zu schonen ist.

Anmerkung

Als Variante kommt ein bandartiger Verstärkungszug der Oberarmfaszie vor, der zum Septum intermusculare mediale zieht (Struthers-Arkade; Abb. I-106).

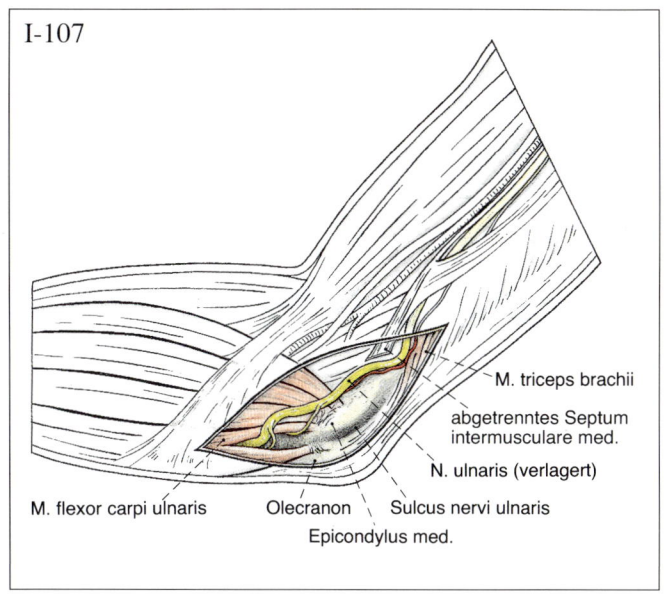

I-107

M. triceps brachii
abgetrenntes Septum intermusculare med.
N. ulnaris (verlagert)
M. flexor carpi ulnaris   Olecranon   Sulcus nervi ulnaris
Epicondylus med.

Ellenbogengelenk posterior

Posterolateraler Zugang

Dorsolateraler Zugang

Hinterer Zugang

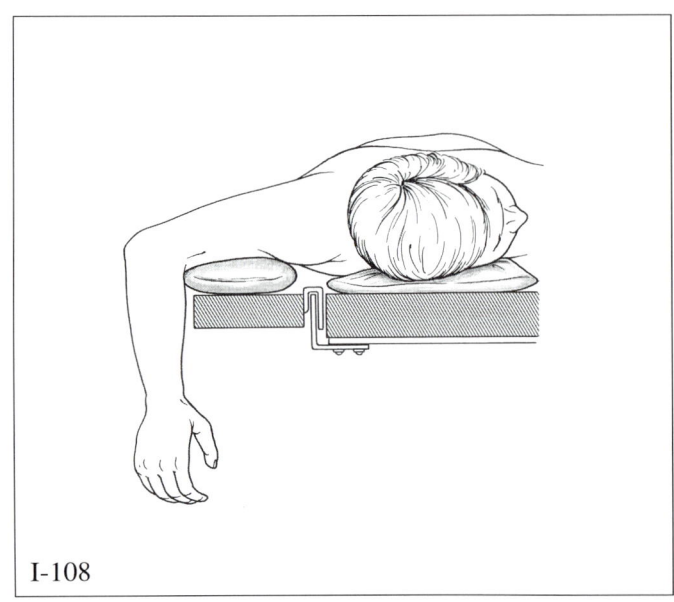

I-108

Indikationen

1. Ulnafraktur
2. Radiusköpfchenfraktur
3. Radiusköpfchenluxation
4. Fraktur des Olekranons
5. Freie Gelenkkörper im hinteren Gelenkanteil
6. Arthroplastik des Ellenbogengelenkes

Lagerung

1. Bauchlage. Arm im Ellenbogengelenk gebeugt über einem kurzen Armtisch hängend (Abb. I-108). Oder
2. Rückenlage. Arm auf kurzem Armtisch, gebeugt und proniert gelagert. Ellenbogen und Unterarm durch Kissenunterlage erhöht und unterstützt. Oder
3. Arm auf dem Brustkorb liegend, im Ellenbogengelenk gebeugt und proniert.

Operatives Vorgehen

1. Bevorzugt wird die Bauchlage des Patienten, wobei der Ellenbogen gebeugt auf einem gut gepolsterten Armtisch liegt. Die Operation ist aber auch in Rückenlage mit seitlichem Armtisch möglich.
2. Leicht geschwungener Hautschnitt, der in der hinteren Mittellinie etwa 6–7 cm oberhalb der Olekranonspitze beginnt und dann nach distal und lateral vom Olekranon für etwa weitere 5 cm verlängert wird (Abb. I-109).
3. Alternativ: Bajonettförmiger Hautschnitt (Abb. I-110).

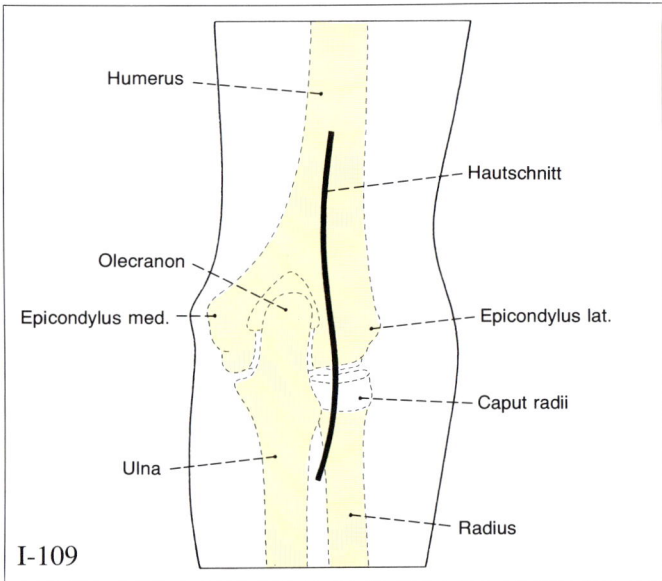

I-109

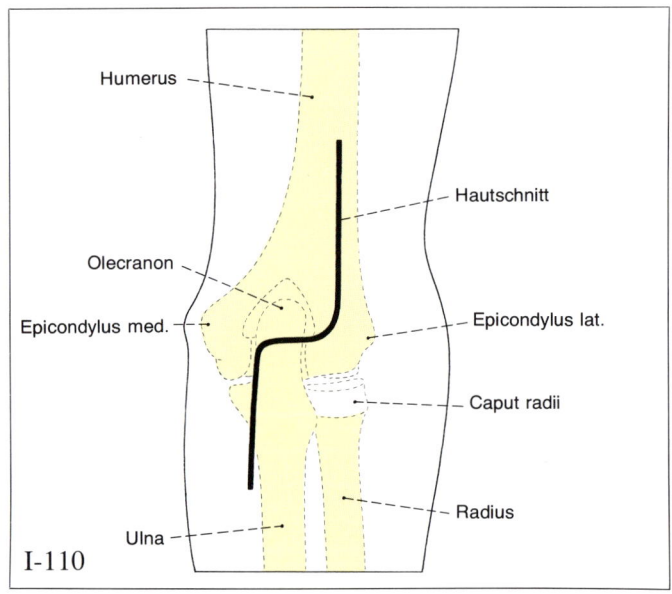

I-110

4. Nach Weghalten der Haut werden die Trizepssehne und die Olekranonspitze sichtbar (Abb. I-111).

5. Nach Spaltung der Trizepssehne in der Mitte wird sie jeweils nach medial und lateral weggehalten, wobei das distale Humerusende und die hintere Gelenkkapsel zur Darstellung gelangen (Abb. I-112).

6. Durch Ablösen des M. flexor carpi ulnaris medial und des M. anconeus lateral wird eine vollständige Übersicht über den hinteren Gelenkbereich erreicht (Abb. I-112).

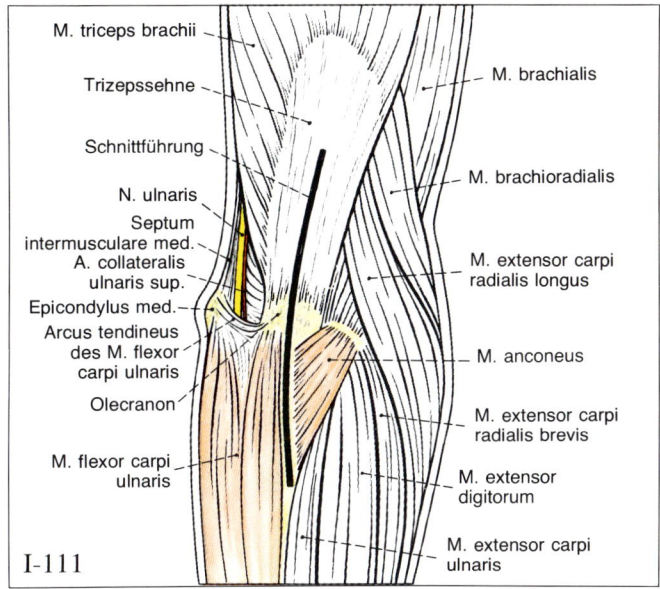

I-111

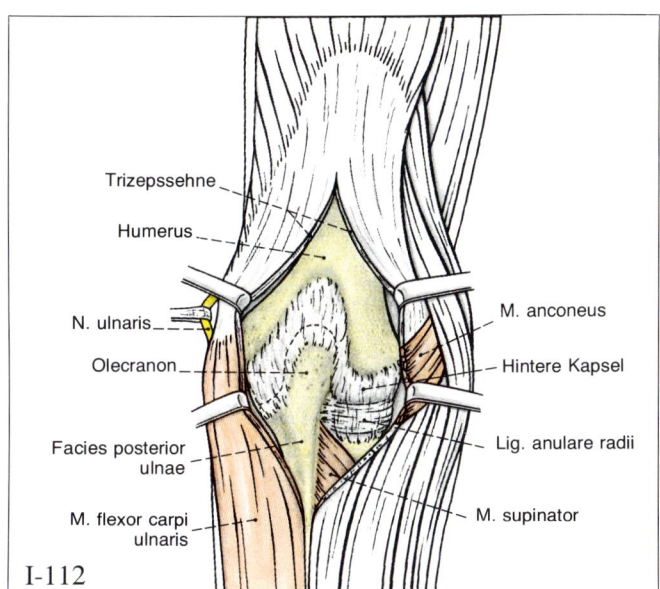

I-112

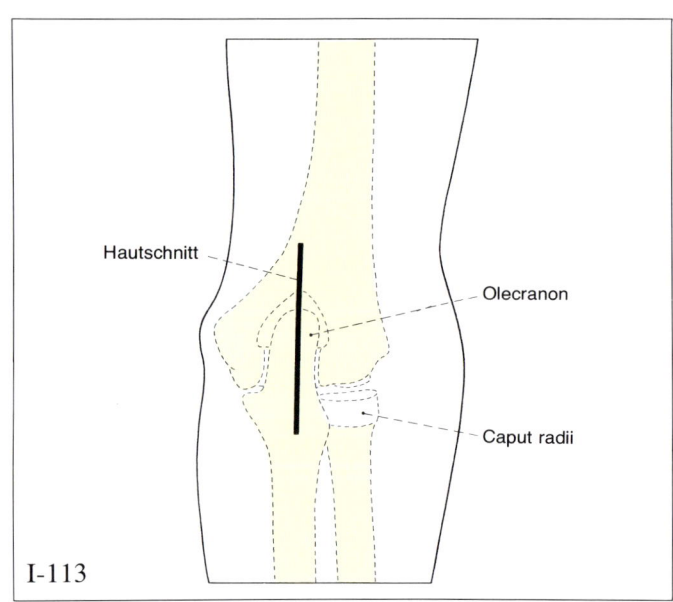

I-113

Posteromedialer Zugang
Dorsomedialer Zugang
Kurzer hinterer Zugang

Indikationen

1. Olekranonfraktur
2. Gelenkeröffnung mit temporärer Abtrennung des Olekranons

Lagerung

1. Bauchlage, Unterarm herabhängend über der Kante eines Beitisches (Abb. I-108).
2. Alternativ: In Rückenlage wird der rechtwinklig gebeugte Arm über die vordere Brustkorbwand gelegt (siehe auch dorsomedialer Zugang).

Operatives Vorgehen

1. Medianer Längsschnitt direkt über dem Olekranon (Abb. I-113).
2. Vorbereiten der Gelenkeröffnung mit Abtrennen des Olekranons. Zunächst Darstellung des N. ulnaris im Sulcus nervi ulnaris und Schutz durch Weghalten des Nerven.
3. Vorbohren von zwei parallelen Kanälen im Olekranon mit dem 1,5-mm-Bohrer zur späteren Zuggurtung nach AO-Technik (Abb. I-114).
4. Quere Durchtrennung der auslaufenden Fasern der Trizepssehne in Höhe der späteren Osteotomie des Olekranons.
5. Durchführung der queren Osteotomie des Olekranons mit der oszillierenden Säge, wobei die Osteotomie senkrecht oder leicht schräg nach distal versetzt liegen soll (Abb. I-115).

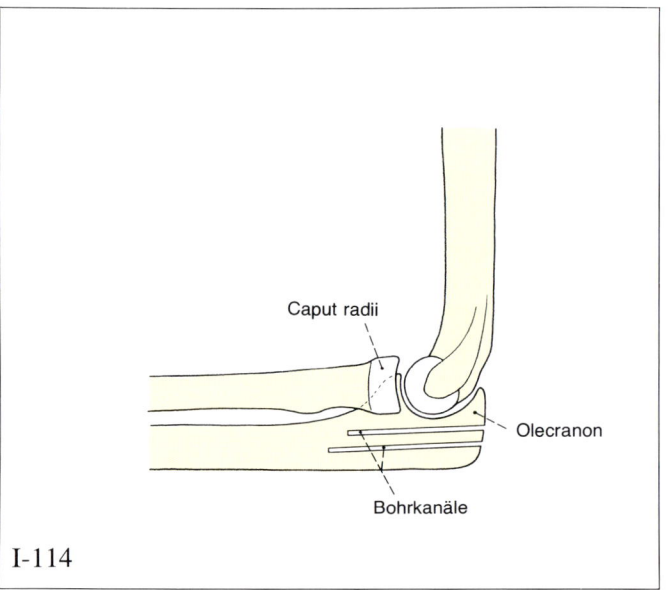

I-114

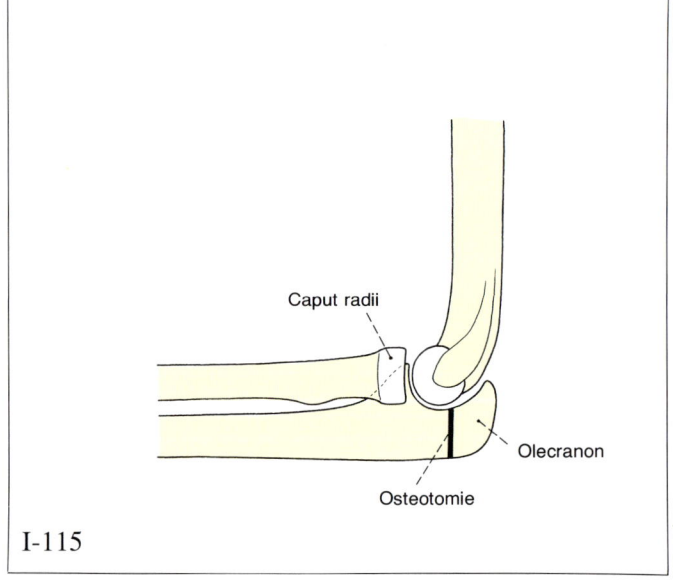

I-115

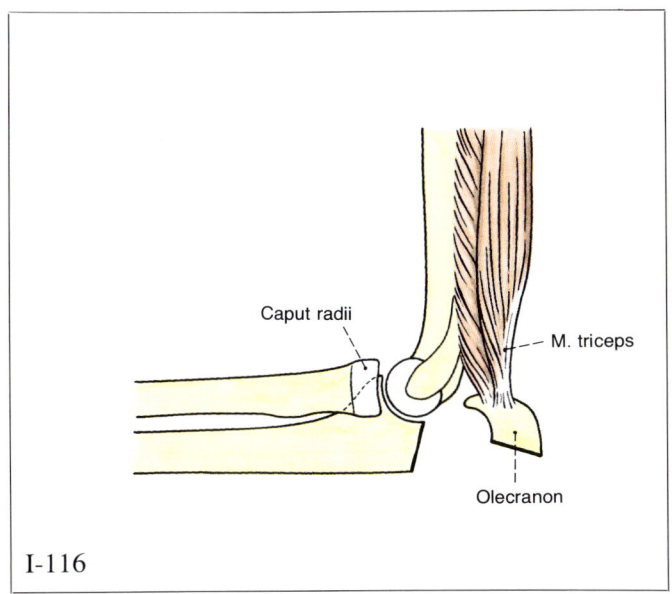

I-116

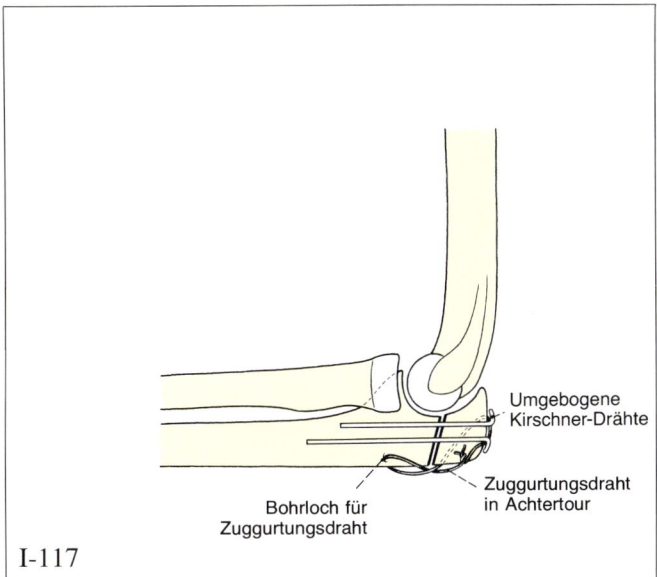

Umgebogene Kirschner-Drähte

Zuggurtungsdraht in Achtertour

Bohrloch für Zuggurtungsdraht

I-117

6. Ablösen des M. triceps von der lateralen Humeruskante.

7. Beiseitehalten des abgelösten Olekranons mit der daran ansetzenden Trizepsmuskulatur (Abb. I-116). Durch Beugung des Gelenkes um 140–150° gewinnt man nun einen guten Überblick.

8. Bei Schluß des operativen Eingriffes exakte Reposition des Olekranons. Fixation mit zwei parallelen Kirschner-Drähten (von 1,6 mm Durchmesser) entsprechend den vorgebohrten Kanälen. Vorbohren des Kanals für den Zuggurtungsdraht. Durchziehen und Anbringen des Drahtes in Achtertour. Kompression durch Anziehen des Drahtes. Umbiegen des freien Endes der Kirschner-Drähte (Abb. I-117).

9. Durch Schrägosteotomie im Olekranon außerhalb der Gelenkfläche ist ein schonender Zugang möglich (Abb. I-118). Die Refixation erfolgt mit einer Zugschraube nach AO-Technik, nachdem vor der Osteotomie vorgebohrt wurde (Abb. I-119). Das zusätzliche Anbringen eines Zuggurtungsdrahtes empfiehlt sich meistens.

Anmerkung

Der Zugang mit temporärer Abtrennung des Olekranons ist meistens entbehrlich.

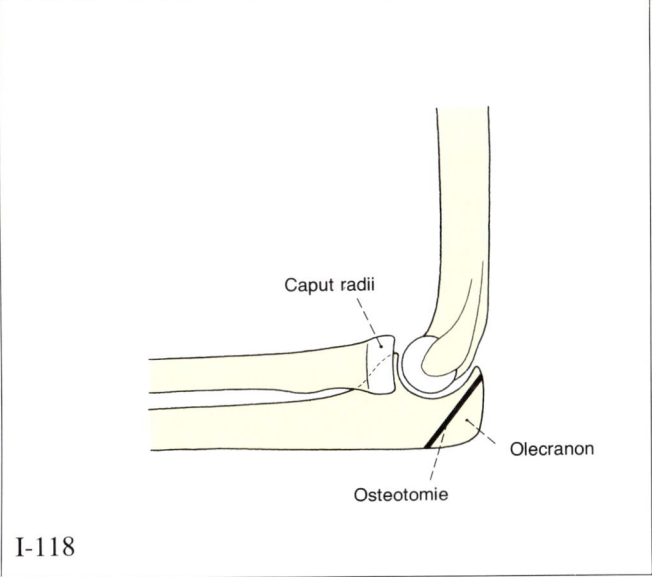

Caput radii

Olecranon

Osteotomie

I-118

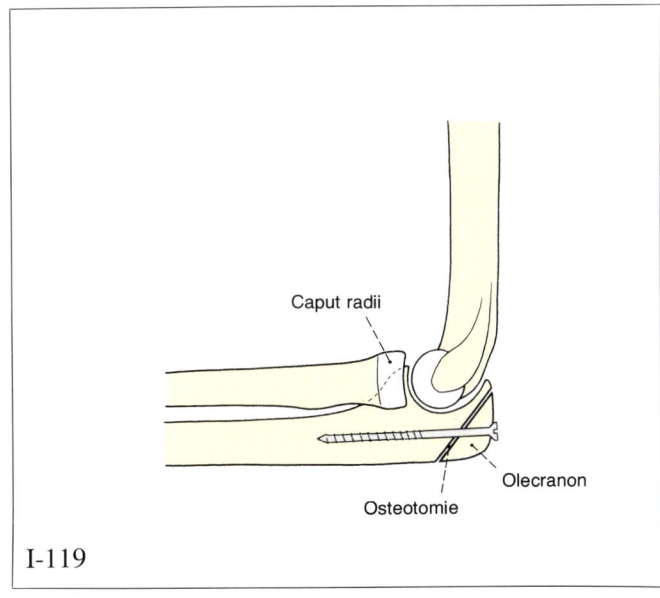

Caput radii

Olecranon

Osteotomie

I-119

Posteriorer Zugang

Dorsaler Zugang

Hinterer Standardzugang

Indikationen

1. Trümmerfraktur im Ellenbogenbereich
2. Arthroplastik
3. Gelenkresektion

Lagerung

1. Bevorzugt wird die Bauchlage des Patienten. Der Ellenbogen liegt angebeugt auf einem gut gepolsterten Armtisch.
2. Der Zugang ist auch in Rückenlage mit seitlichem Armtisch möglich.
3. Alternativ kann der Arm auch winklig gebeugt über den Brustkorb gelegt werden.

Operatives Vorgehen

1. Hautschnitt in der dorsalen Mittellinie mit Beginn etwa 12 cm oberhalb des Olekranons und Verlängerung nach distal bis zur Basis des Olekranons (Abb. I-120). Dieser Schnitt kann dadurch variiert werden, daß er lateral am Olekranon vorbeigeführt wird. Eine Schnittverlängerung nach distal ist möglich (Abb. I-120).
2. Durch Weghalten der Haut nach beiden Seiten werden der M. triceps, sein Ansatz und seine seitlichen Gewebszüge sichtbar.
3. Freipräparierung und vorsichtiges Weghalten des N. ulnaris mit einer Gummilasche (Abb. I-121).
4. Durchtrennung der Trizepssehne in Zungenform, wobei die Spitze 10 cm oberhalb des Olekranons zu liegen kommt und die Basis etwa in Höhe des Gelenkspaltes nach beiden Seiten ausläuft (Abb. I-121).

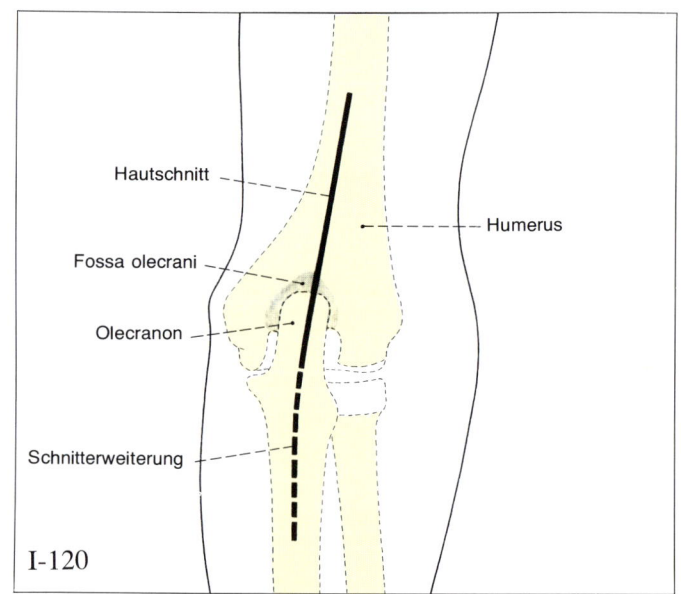

I-120

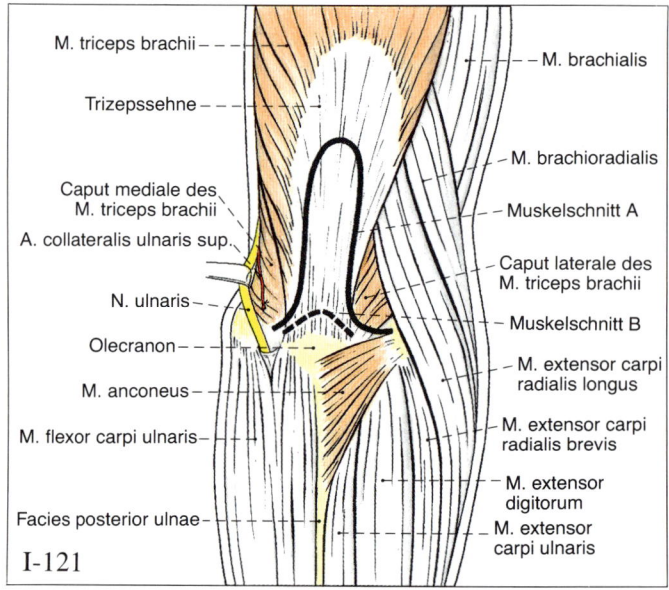

I-121

5. Der obere Anteil besteht nur aus dem Sehnenspiegel, der mittlere Teil aus Sehnenspiegel und Muskulatur, während die Basis der Zunge in voller Stärke Trizepsmuskel und -sehne enthält (Abb. I-122).

6. Darauf folgt ein weiterer mittlerer Längsschnitt durch die restliche Trizepsmuskulatur, das Periost (bis auf den Knochen) und die hintere Gelenkkapsel (Abb. I-122).

7. Muskulatur, Periost und Gelenkkapsel werden jeweils zur entsprechenden Seite weggehalten, so daß die Rückfläche des distalen Humerusendes sowie der Gelenkspalt sichtbar werden (Abb. I-123).

8. Nachdem die Operation beendet ist, werden das Periost und die tiefe Trizepsmuskelschicht mit wenigen Nähten in der Mittellinie wieder vereinigt.

9. Zurückverlagerung der Sehnenzunge in die vorgegebene Lage und Vernähung der korrespondierenden Gewebeschichten.

Anmerkung

1. Dieser Zugang ergibt ein übersichtliches Operationsfeld und ist relativ risikoarm.

2. Alternativ kann auch ein V-förmiger Muskelschnitt gewählt werden (Abb. I-121, Muskelschnitt B).

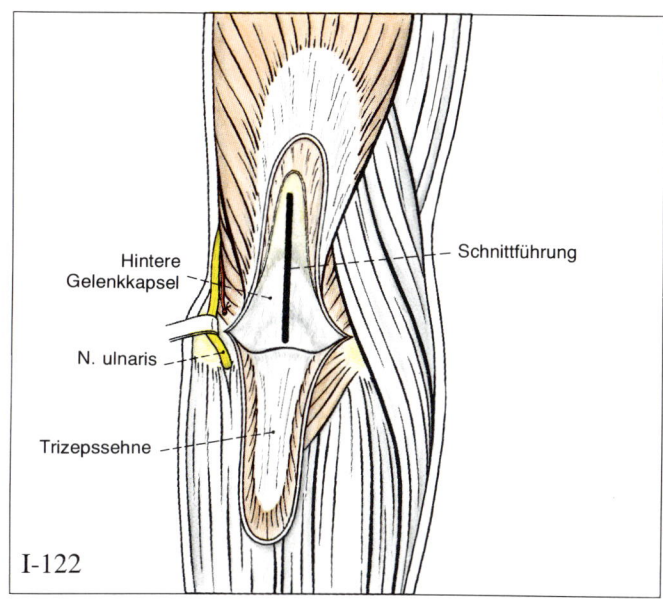

I-122

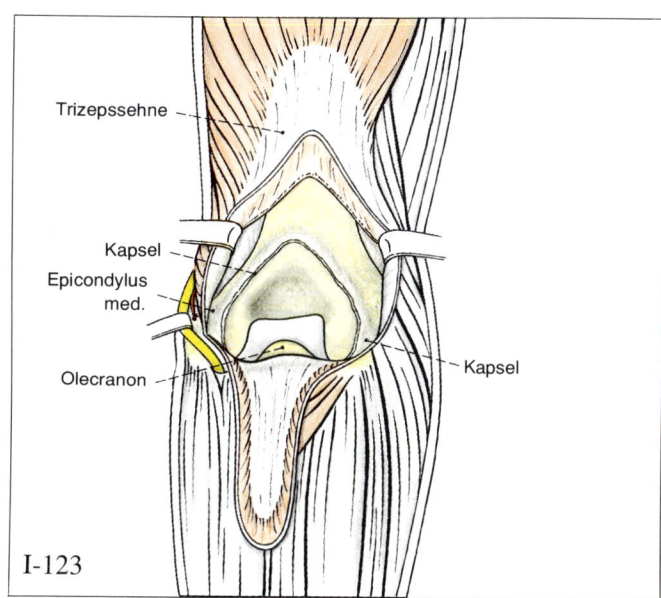

I-123

Posteriorer Bogenschnitt

Dorsaler Bogenschnitt

Hinterer Bogenschnitt

Indikationen

1. Arthroplastik
2. Komplizierter Trümmerbruch des distalen Humerusendes

Operatives Vorgehen

1. Beginn des dorsalen Hautschnittes in U-Form am Epicondylus lateralis und Verlängerung nach distal und medial, wobei die Ulna etwa 5 cm von der Olekranonspitze entfernt gekreuzt wird, dann Erweiterung des Schnittes nach proximal und medial bis zum Epicondylus medialis (Abb. I-124).
2. Der so entstandene Hautlappen wird nach proximal geschlagen und das Olekranon mit der ansetzenden Trizepssehne wird sichtbar.
3. Freipräparierung des N. ulnaris und vorsichtiges Weghalten desselben mit einer Gummilasche nach medial (Abb. I-125).
4. Quere Durchtrennung des subkutanen Gewebes und der seitlichen Gewebestränge der Trizepssehne bis auf den Knochen (Abb. I-125).

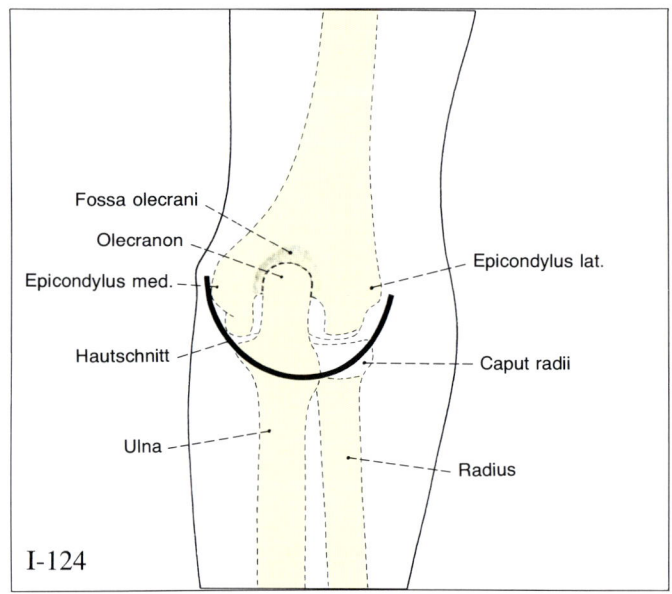

I-124

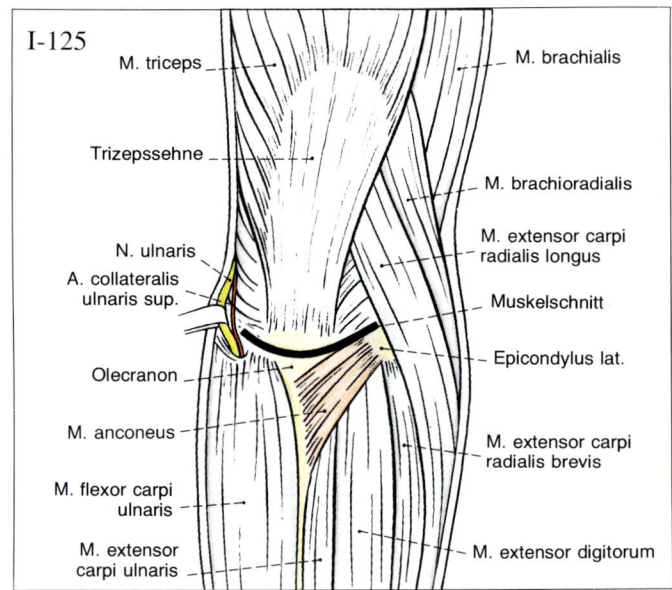

I-125

5. Abschlagen des Olekranons mit einem Meißel und Hochhalten des Knochenfragmentes mit seinem Muskelansatz (Abb. I-126).

6. Subperiostales Ablösen der lateral und medial in diesem Gebiet ansetzenden Muskulatur und Weghalten derselben. Dabei wird eine breite Darstellung des dorsalen Ellenbogenanteils erreicht.

7. Eine Schnitterweiterung nach lateral ist möglich (Abb. I-126).

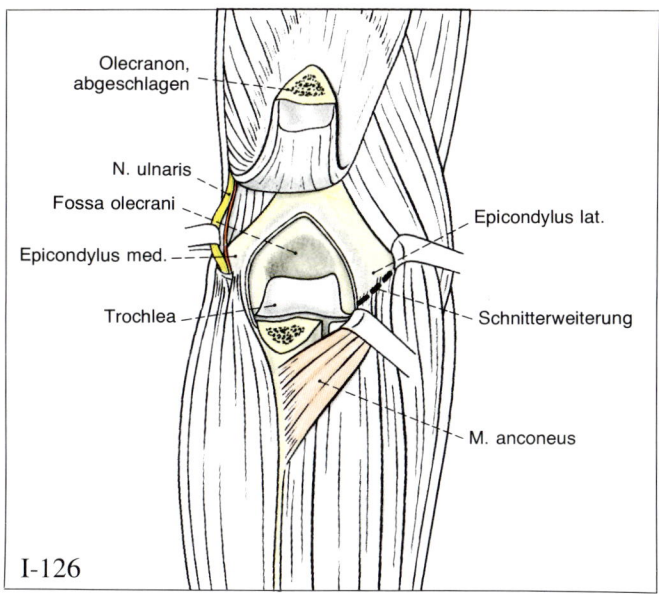

I-126

E. Unterarmregion

Proximales Radius- und Ulnaviertel
(Ellenbogengelenk posterior)

Posteriorer Zugang

Hinterer Zugang

Indikationen

1. Frakturen im Bereich des proximalen Ulnadrittels
2. Radiusköpfchenfraktur
3. Radiusköpfchenluxation

Operatives Vorgehen

1. Dorsaler Hautschnitt etwa 2–3 cm über dem Ellenbogengelenk lateral dicht an der Trizepssehne. Verlängerung des Schnittes nach distal, lateral der Olekranonspitze und entlang der lateralen Ulnakante bis etwa zum Übergang vom oberen zum mittleren Drittel dieses Knochens (Abb. I-127).
2. Am Oberarm Längsinzision der Trizepssehne, am Unterarm tiefe Inzision der Faszie zwischen Ulna, M. anconeus und M. extensor carpi ulnaris (Abb. I-128).

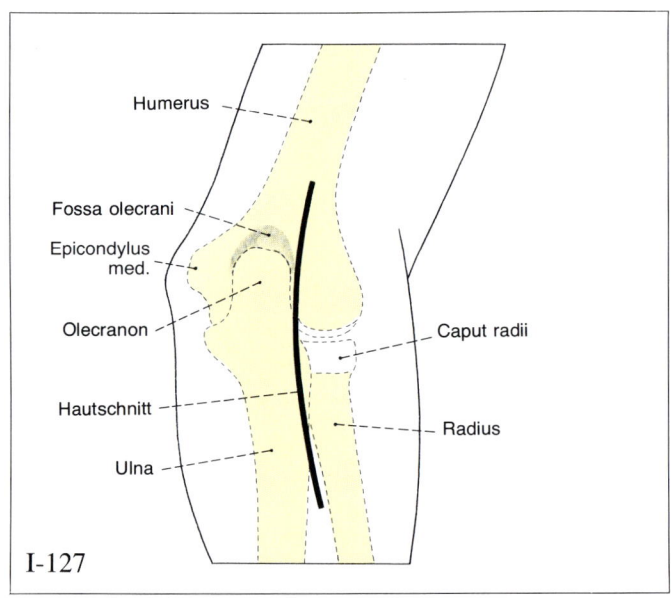

I-127

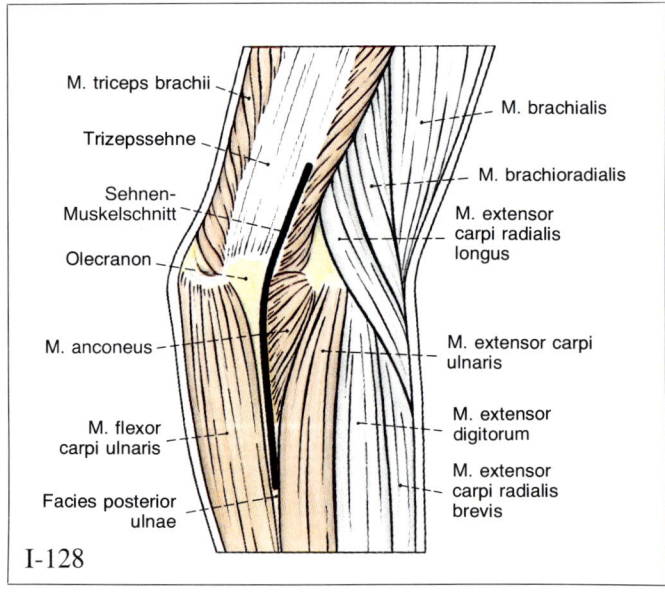

I-128

3. Ablösen des M. anconeus subperiostal vom Knochen im oberen Anteil der Inzision und Weghalten desselben nach lateral; dabei wird die feste, das Radiusköpfchen einschließende Gelenkkapsel sichtbar, ebenso wie die hintere Gelenkkapsel und der Ansatz des M. supinator an der Ulna (Abb. I-129).

4. Weghalten des M. flexor carpi ulnaris nach medial. Dadurch stellt sich das obere Drittel der Ulna dar.

5. Abtrennung des oberen Anteils des M. supinator dicht am ulnaren Ansatz (Abb. I-129). Dieser wird vorsichtig nach lateral weggehalten, wodurch die Membrana interossea sowie das obere Viertel des Radius sichtbar werden (Abb. I-130).

6. Dabei muß auf den tiefen Ast des N. radialis geachtet werden, der innerhalb des M. supinator verläuft.

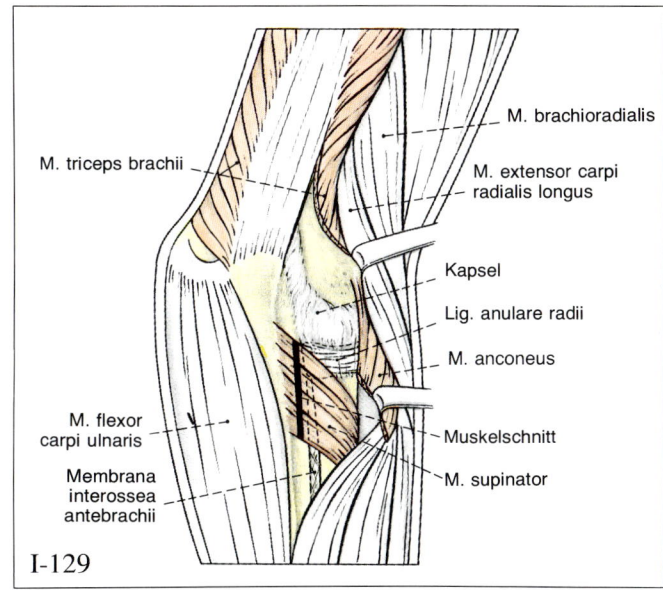

I-129

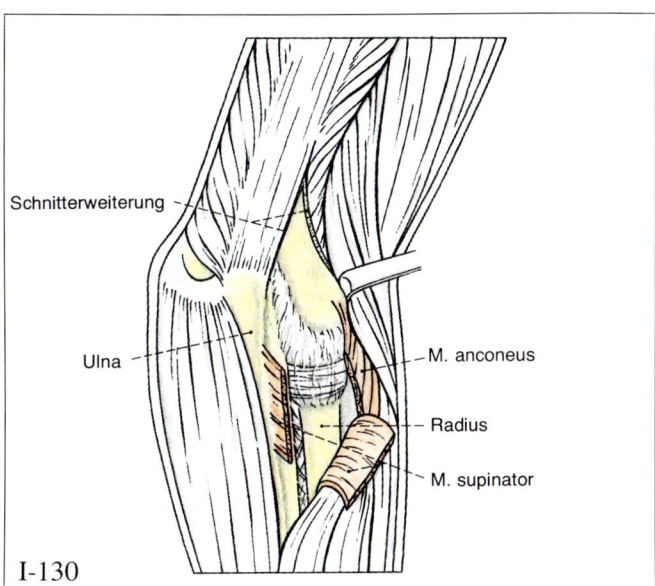

I-130

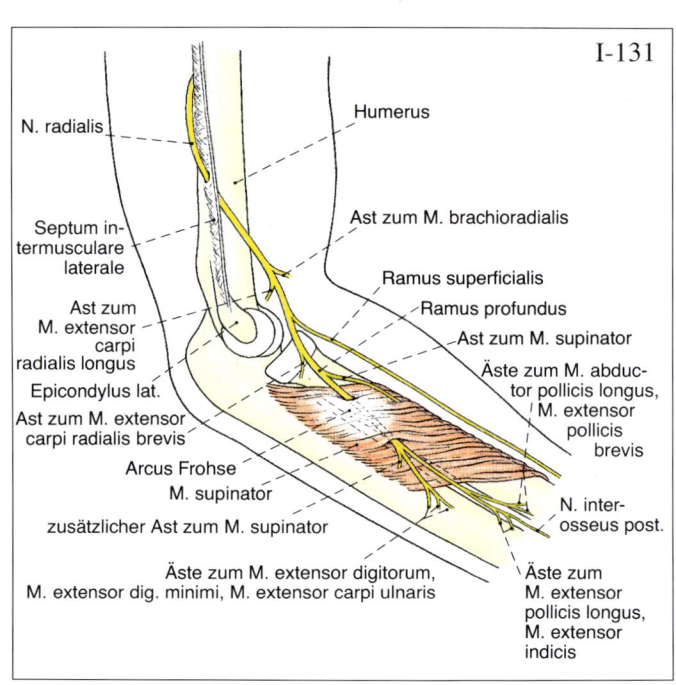

I-131

N. radialis

Humerus

Septum in-
termusculare
laterale

Ast zum M. brachioradialis

Ramus superficialis

Ramus profundus

Ast zum M. supinator

Ast zum
M. extensor
carpi
radialis longus

Äste zum M. abduc-
tor pollicis longus,
M. extensor
pollicis
brevis

Epicondylus lat.

Ast zum M. extensor
carpi radialis brevis

Arcus Frohse

M. supinator

zusätzlicher Ast zum M. supinator

N. inter-
osseus post.

Äste zum
M. extensor
pollicis longus,
M. extensor
indicis

Äste zum M. extensor digitorum,
M. extensor dig. minimi, M. extensor carpi ulnaris

Radialisnerv – Supinatorschlitz

Lateraler Zugang

Indikation

Epicondylopathia radialis mit Supinator-Syndrom –
Radialisnervenkompression

Lagerung

Rückenlage. Arm auf seitlichem Armtisch gebeugt und
proniert gelagert.

Vorbemerkung

1. Über den schematischen Verlauf des N. radialis am
   Ellenbogengelenk und proximalen Unterarm mit der in
   der Höhe variablen Teilung in die beiden Äste R. profundus und R. superficialis orientiert die Abbildung
   I-131.
2. Der Ramus profundus versorgt alle Extensoren von
   Finger und Hand, den Supinatormuskel und den M. abductor pollicis longus, aber nicht den M. extensor carpi
   radialis longus und den M. brachioradialis, deren Nervenäste oberhalb der Epikondylusebene vor der Teilung
   des N. radialis abgehen (Abb. I-131). Nicht selten
   erhalten die einzelnen Muskeln mehrere Äste.
3. Die nervale Versorgung des M. extensor carpi radialis
   brevis und des Supinatormuskels erfolgt in der Regel
   vor Eintritt in den Supinatormuskel. Die Höhe dieser
   Abgänge ist so variabel, daß es kaum möglich ist, ein
   Schema aufzustellen. So kann der M. extensor carpi
   radialis brevis bereits Äste vom noch ungeteilten
   N. radialis erhalten, meistens jedoch vom Ramus profundus, gelegentlich vom Ramus superficialis oder
   ausnahmsweise vom N. interosseus posterior. Dabei
   ist eine Abhängigkeit von der Höhe der Teilung des
   Radialisnerven gegeben. Die distalen Abgänge erfolgen meistens vom Ramus superficialis.

4. Nach Austritt aus dem Supinatormuskel gehen Äste
   für die übrigen Extensoren vom Ramus profundus in
   rascher Folge ab. Zunächst die drei oberflächlich gelegenen Äste für die Mm. extensor digitorum, Extensor
   digiti minimi und Extensor carpi ulnaris. Häufig erfolgt distal für den Extensor digitorum und den Extensor digiti minimi eine zusätzliche nervale Versorgung.
   Anschließend gehen die tiefergelegenen Äste für die
   Daumenmuskeln ab. Den längsten Weg hat der Ast
   zum M. extensor pollicis longus. Der M. abductor
   pollicis longus und der M. extensor pollicis brevis
   werden entweder von einer langen Nervenschlinge des
   Ramus profundus versorgt oder durch kurze Äste vom
   N. interosseus posterior. Das gleiche gilt für den
   M. extensor pollicis longus und den M. extensor indicis proprius. Der Endnerv des Ramus profundus ist der
   direkt auf der Membrana interossea gelegene N. interosseus posterior, der bis zur Kapsel des Handgelenkes
   verläuft.
5. In seinem Verlauf passiert der Ramus profundus kriti-
   sche Lokalisationen: a) ggf. eine anomale quere Kap-
   selbandverbindung in Höhe des Radiusköpfchens, b)
   querverlaufende Bindegewebsstränge und Gefäße auf
   halber Höhe vor Eintritt in den Supinatormuskel, c)
   den scharfen aponeurotischen Rand des M. extensor
   carpi radialis brevis, d) die fibrotendinöse Eintritts-
   stelle (Arcus Frohse) im Supinatormuskel, e) die sehnige Austrittsstelle aus dem Supinatormuskel. Diese
   fakultativen Engpässe verdienen Beachtung.

Operatives Vorgehen

1. Zur Revision des N. radialis wird ein ca. 7 cm langer Hautschnitt benutzt, der etwa 3 cm distal des Epicondylus lateralis am Unterarm beginnt und in Längsrichtung lateral neben dem M. brachioradialis verläuft. Für die richtige Plazierung der Schnittführung wird zunächst die durch die Haut palpable Lücke zwischen M. brachioradialis und M. extensor carpi radialis longus aufgesucht (Abb. I-132).

2. Durch stumpfes Eingehen zwischen M. brachioradialis und M. extensor carpi radialis longus gelangt man in der Tiefe auf die beiden Äste des N. radialis, den Ramus profundus und den Ramus superficialis, und den Supinatorschlitz (Abb. I-133).

3. Bei der Darstellung der Radialisäste stört häufig die straff gespannte aponeurotische Unterfläche des M. extensor carpi radialis brevis, die dann angehoben und quer zur Verlaufsrichtung eingekerbt werden muß.

4. Die Präparation des Ramus profundus des Radialisnerven muß sehr vorsichtig und unter Umständen mit der Lupenbrille erfolgen, damit die in der Höhe sehr variabel erfolgenden Abgänge feiner motorischer Äste zum M. extensor carpi radialis brevis und zum M. supinator nicht lädiert werden (Abb. I-133).

5. Quer über den Ramus profundus verlaufende Gefäße können freipräpariert, angehoben und mit dem Bipolator kauterisiert werden.

6. Durch Schnitterweiterung nach proximal (Abb. I-132) kann ggf. der Ursprung der Extensorenmuskulatur am Epicondylus lateralis dargestellt werden.

7. Eine zusätzliche Schnittverlängerung nach proximal bringt erneut den N. radialis zur Darstellung bis zum Durchtritt am Septum intermusculare laterale (Abb. I-133, Abschnitt B).

8. Die Schnittverlängerung nach distal ermöglicht das weitere Verfolgen des Radialisnerven nach Austritt aus dem M. supinator (Abb. I-133, Abschnitt C).

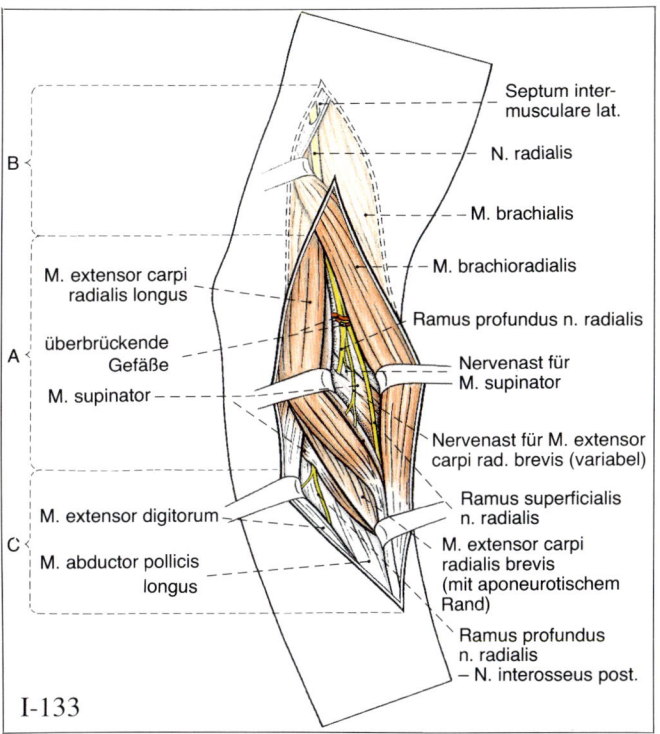

I-132

I-133

Anmerkung

1. Grundsätzlich ist auch ein anteromedialer Zugang möglich. In diesem Fall erfolgt die Schnittführung zwischen M. brachialis am proximalen medialen Rand des M. brachioradialis. Von der A. radialis abgehende, quer zum M. brachioradialis verlaufende Äste müssen unterbunden werden. Durch Weghalten des M. brachioradialis nach lateral stellen sich dann die beiden Radialisäste dar. Die wichtige topographische Beziehung zum M. extensor carpi radialis brevis und zum Arcus Frohse bleibt bei diesem Zugang oft versteckt.

2. Beim Hautschnitt ist der auf der Streckseite des Unterarms oberhalb der Unterarmfaszie gelegene, dünne Hautast, der N. cutaneus antebrachii posterior, zu beachten. Dieser verläuft oft im proximalen Winkel der Schnittführung.

Ulnaschaft

Posteriorer Zugang

Dorsaler Zugang

Hinterer Zugang

Indikationen

1. Fraktur des Ulnaschaftes
2. Entzündliche Prozesse
3. Tumoren
4. Pseudarthrose des Ulnaschaftes

Lagerung

1. Rückenlage. Arm abduziert auf einem Armtisch gelagert.
2. Alternativ wird der Arm proniert auf der vorderen Brustwand gelagert.

Operatives Vorgehen

1. Darstellung des Ulnaschaftes durch einen etwa 15 cm langen Hautschnitt, der etwa 5 cm distal vom Olekranon beginnt und parallel der Rückfläche der Ulnakante verläuft, die durch die Haut palpiert werden kann (Abb. I-134).
2. Spaltung der Unterarmfaszie und des Periosts zwischen den Mm. extensor carpi ulnaris und flexor carpi ulnaris.
3. Subperiostales Ablösen des M. flexor carpi ulnaris und Weghalten zur Seite.

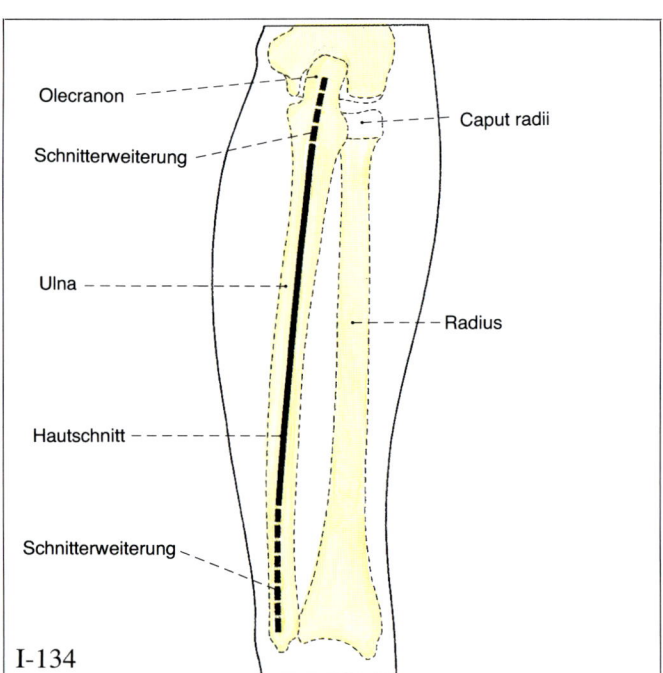

I-134

4. Danach Ablösen des M. extensor carpi ulnaris und des M. anconeus mit Hilfe eines Raspatoriums. Durch seitliches Weghalten wird der ganze Ulnaschaft dargestellt (Abb. I-135 und I-136).

5. Die Schnittführung kann proximal bis zur Olekranonspitze, distal bis zum Proc. styloideus ulnae erweitert werden.

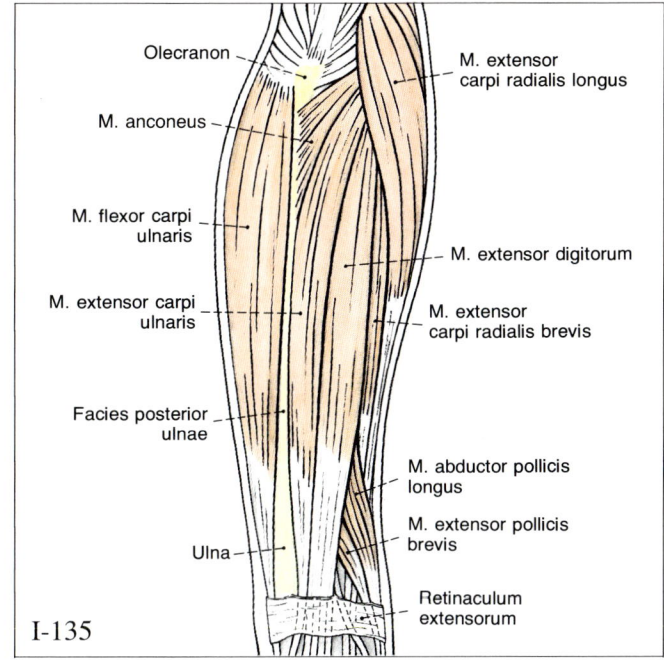

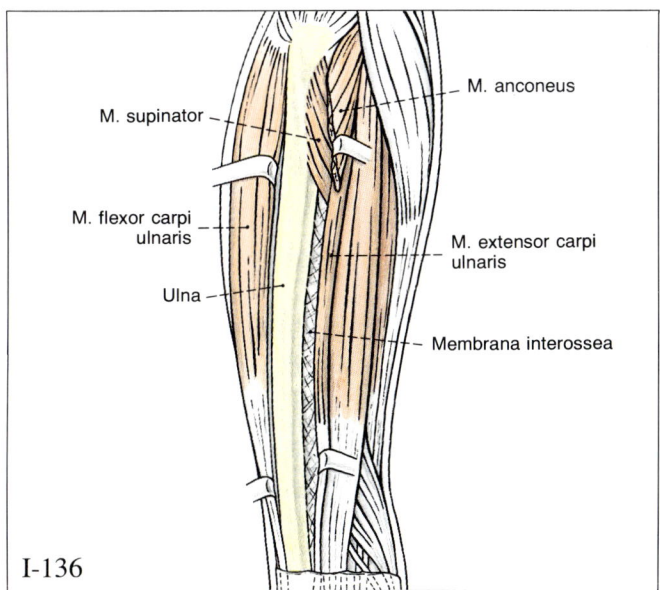

Radiusschaft

Anteriorer Zugang

Ventraler Zugang

Vorderer Zugang

Indikationen

1. Frakturen des Radiusschaftes
2. Entzündliche Prozesse
3. Tumoren
4. Pseudarthrosenbildung

Lagerung

1. Seitlicher Armtisch. Arm gestreckt gelagert.
2. Unterarm in zwei Drittel Supinationsstellung.

Operatives Vorgehen

1. Leicht geschwungene Schnittführung entlang dem Radiusschaft vom Epicondylus lateralis bis zum Proc. styloideus radii (Abb. I-137).
2. Nach Spalten der Unterarmfaszie Aufsuchen der Muskellücke zwischen M. brachioradialis und M. flexor carpi radialis (Abb. I-138). Der Ramus superficialis des N. radialis verbleibt beim M. brachioradialis.

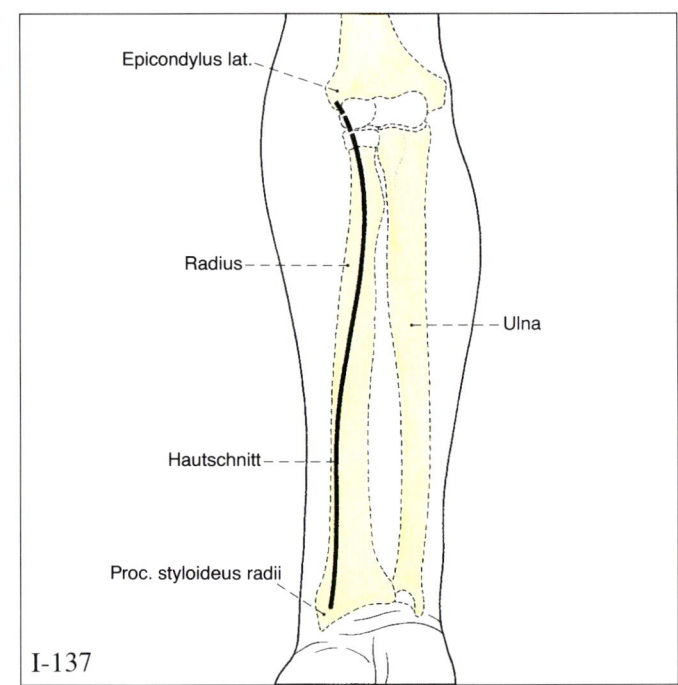

I-137

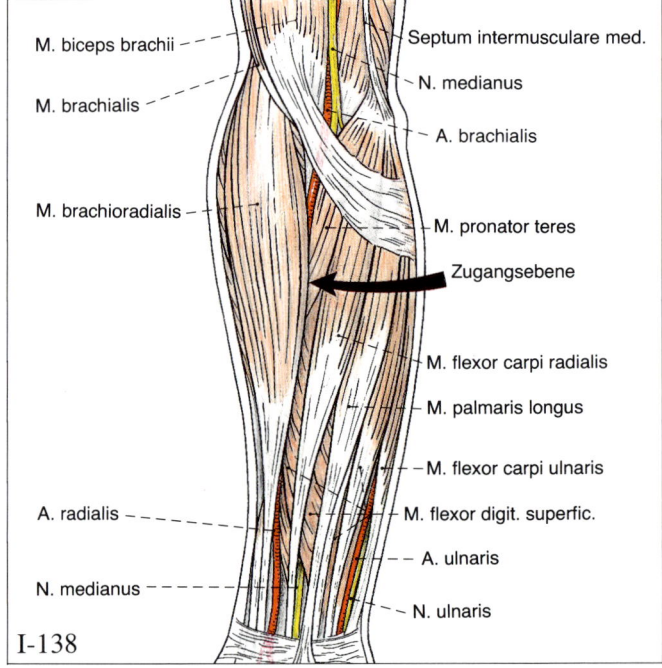

I-138

3. Der Unterarm wird voll supiniert, so daß sich die beiden Äste des N. radialis nach lateral bewegen. Danach erfolgt die subperiostale Ablösung des Ansatzes des M. supinator am Radiusschaft nach lateral, beginnend dicht lateral der Bizepssehne (Abb. I-139).

4. Bei leichter Pronation des Unterarmes subperiostales Ablösen des Ansatzes des M. pronator teres und des M. flexor digitorum superficialis nach medial (Abb. I-139) in einer gedachten Linie mit der Abtrennung des M. supinator.

5. Zur Darstellung des distalen Radius können der M. pronator quadratus und der M. flexor pollicis longus lateral am anterioren Radius abgelöst und nach medial weggehalten werden.

6. Danach liegt der Radiusschaft frei.

Anmerkung

Kritischer Punkt des Zugangs ist das vorsichtige Weghalten der „Muskelwade" des Unterarms nach lateral, um die beiden Radialisäste zu schützen.

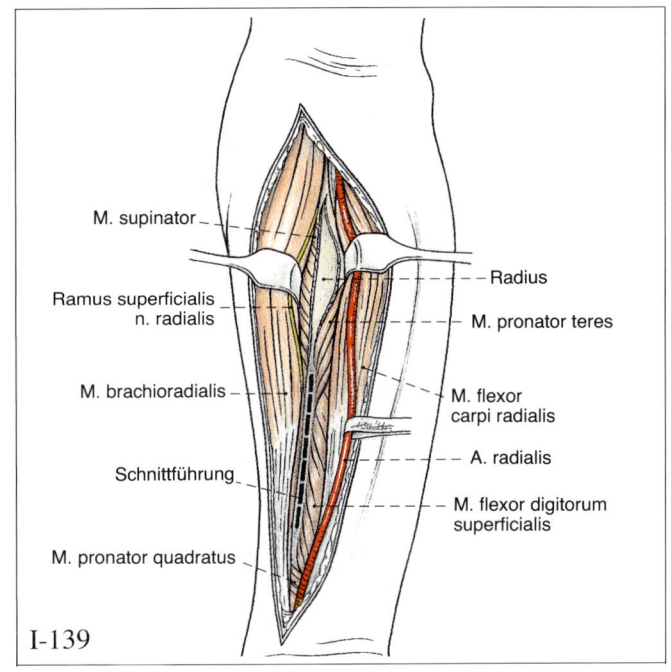

I-139

M. supinator

Ramus superficialis n. radialis

M. brachioradialis

Schnittführung

M. pronator quadratus

Radius

M. pronator teres

M. flexor carpi radialis

A. radialis

M. flexor digitorum superficialis

Posteriorer Zugang

Dorsaler Zugang

Hinterer Zugang

Indikationen

Siehe Anterioren Zugang (S. 70)

Lagerung

1. Seitlicher Armtisch bei Rückenlage des Patienten.
2. Operiert wird bei angebeugtem Unterarm mit pronierter Hand.

Operatives Vorgehen

1. Darstellung des Radiusschaftes durch einen langen Hautschnitt über dem ganzen dorsalen Unterarm, der etwa 4 cm proximal des Radiusköpfchens beginnt und nach distal entlang der Radiusrückfläche in einer gedachten Linie zwischen Epicondylus lateralis und Tuberculum Listeri bzw. Proc. styloideus radii verläuft (Abb. I-140). Der Zugang zum Radiusschaft erfolgt zwischen M. extensor carpi radialis brevis und M. extensor digitorum.
2. Nach Durchtrennung der tiefen Faszie stellt sich der M. extensor digitorum dar. Wenn er seitlich weggehalten wird, ist der tiefe Ast des N. radialis zu erkennen, der den M. supinator in seinem oberen Anteil durchbohrt (Abb. I-141).

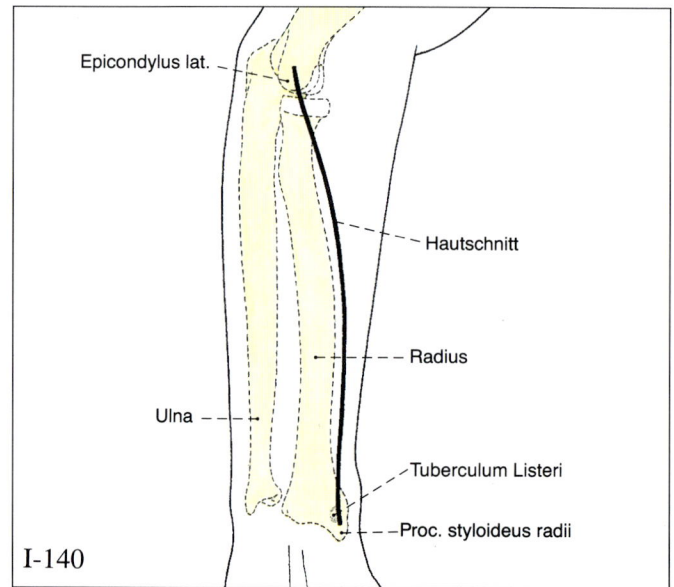

3. Zur Darstellung des proximalen Radiusanteils ist der M. supinator am Radiusschaft nach vorübergehender leichter Supination des Unterarms längs an seinem Ansatz abzutrennen und dann subperiostal abzuschieben (Abb. I-142). Dabei kann es zweckmäßig sein, den Ramus profundus des N. radialis vorher im M. supinator freizulegen.

4. Die Exposition nach distal wird durch seitliches Weghalten der Daumenmuskulatur nach ulnar erweitert (Abb. I-142). Dadurch liegt der Radiusschaft frei zwischen M. extensor carpi radialis brevis und M. extensor pollicis longus.

5. Der handgelenknahe Radiusanteil kann nach Schnitterweiterung bis zum Tuberculum Listeri zwischen M. extensor pollicis longus und den radialwärts weggehaltenen Muskelbäuchen von M. abductor pollicis longus und M. extensor pollicis brevis separat dargestellt werden (vergleiche Distalen Radius, S. 76).

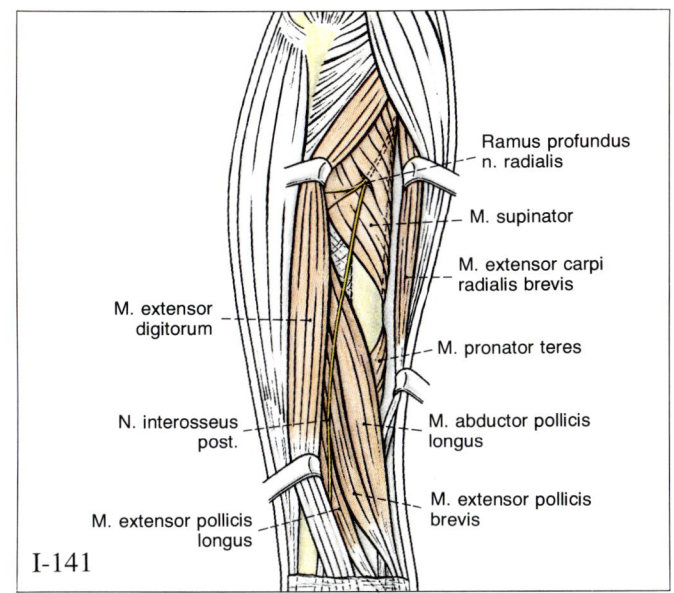

I-141

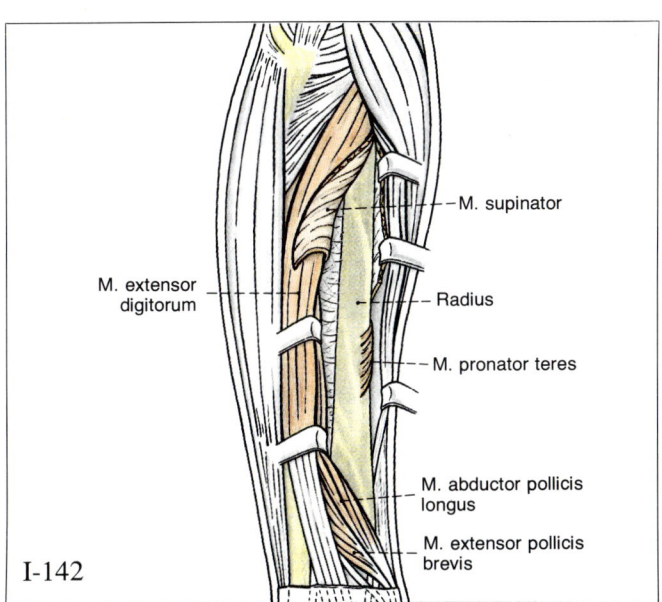

I-142

Radius- und Ulnaschaft

Posteriorer Zugang

Dorsaler Zugang

Hinterer Zugang

Indikation

Mehrfachfrakturen

Operatives Vorgehen

1. Der gleichzeitige Zugang zum Radius- und Ulnaschaft gelingt durch einen großzügigen bogenförmigen Schnitt über dem dorsalen Aspekt des Unterarmes.
2. Der Hautschnitt beginnt hinter dem Epicondylus lateralis, verläuft am lateralen Olekranonrand, zieht dann zum medialen Rand der Ulna etwa in Schaftmitte. Die weitere Schnittführung erfolgt nach radial bis zum Proc. styloideus radii (Abb. I-143).
3. Proximal erfolgt die Darstellung zwischen M. flexor carpi ulnaris und der Extensorengruppe (Abb. I-144). Bei weiterem Vorgehen teilweise Ablösung des M. anconeus und des M. supinator am ulnaren Ansatz bzw. Ursprung (Abb. I-144).
4. Der distale Radiusschaft wird zwischen M. extensor digitorum und M. carpi radialis brevis dargestellt (Abb. I-144). Der M. abductor pollicis longus und der M. extensor pollicis brevis werden dabei nach ulnar weggehalten.
5. Mögliche Erweiterungsschnitte siehe Abbildung I-144.

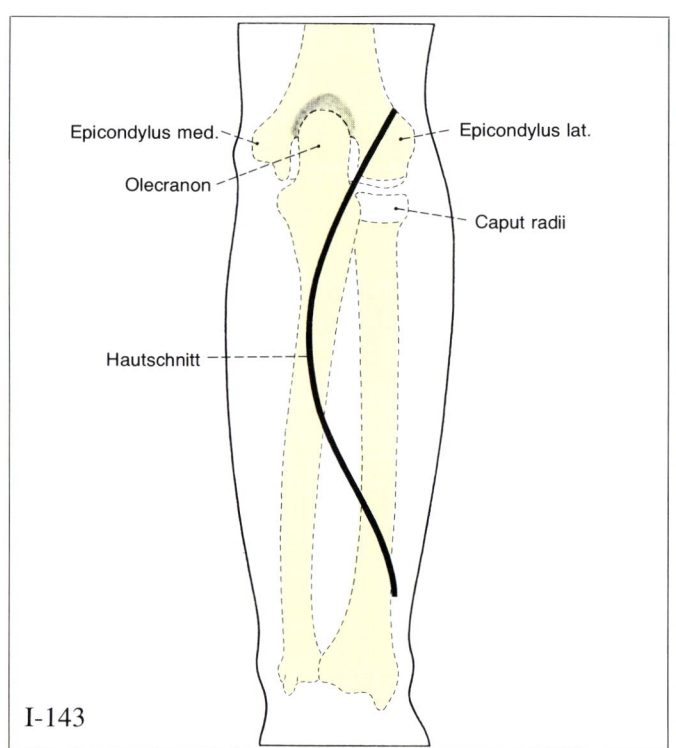

I-143

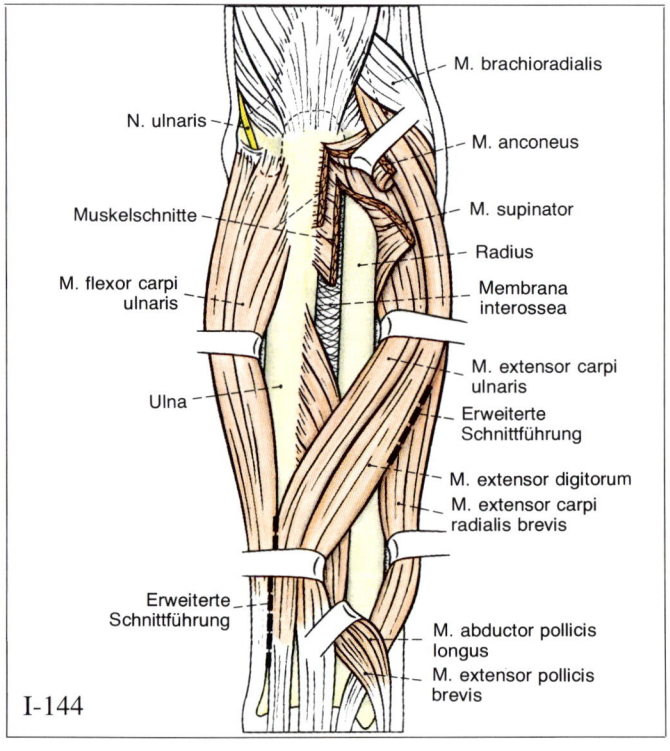

I-144

Nervus medianus – Exposition am Unterarm

Palmarer Zugang

Indikation

Revision des N. medianus

Operatives Vorgehen

1. Hautschnitt auf der palmaren Seite des Unterarmes dicht neben dem Epicondylus medialis beginnend und in gerader Verlaufsrichtung auf der Ulnarseite nach distal ziehend bis etwa zwei Querfinger proximal des Handgelenkes (Abb. I-145).
2. Proximal und distal kann die Schnittführung für die komplette Medianusexposition Anschluß gewinnen an die entsprechende Darstellung der Ellenbeuge bzw. des Handgelenkes.
3. Aufgesucht wird ulnar die Trennlinie zwischen oberflächlicher und tiefer Muskelschicht, so daß der M. flexor digitorum superficialis nach radial, der M. flexor carpi ulnaris nach ulnar weggehalten werden kann (Abb. I-145).
4. In der Tiefe auf dem M. flexor digitorum profundus stellt sich der N. medianus dar.
5. Am ulnaren Rand der Exposition unter dem M. flexor carpi ulnaris ist der N. ulnaris zu finden, der von der A. ulnaris begleitet wird (Abb. I-145).

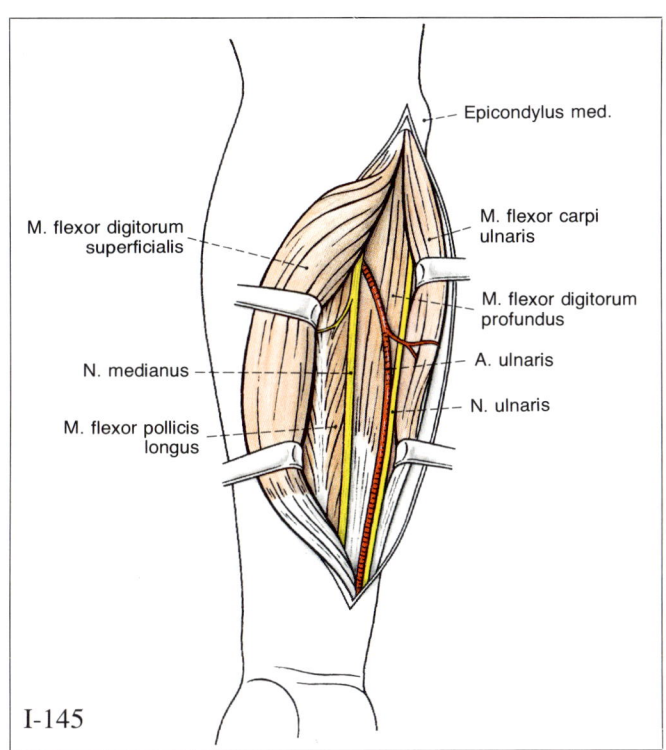

I-145

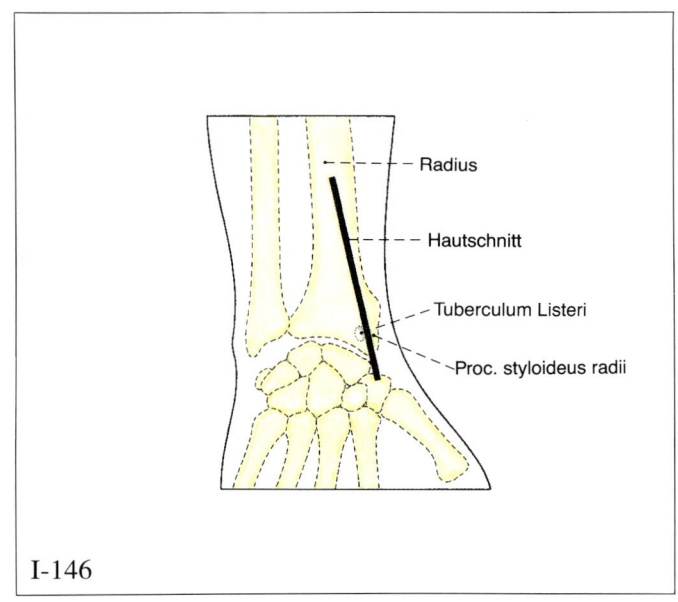

I-146

Distaler Radius

Posteriorer Zugang

Dorsaler Zugang

Indikationen

1. Distale Frakturen des Radius
2. Korrekturosteotomie
3. Entzündliche Prozesse
4. Tumoren

Operatives Vorgehen

1. Etwa 7–8 cm langer dorsaler Hautschnitt, der am Proc. styloideus radii beginnt und nach proximal und medial entlang dem Radius verlängert wird (Abb. I-146).
2. Inzision der tiefen Faszie und des Retinaculum extensorum (Lig. carpi dorsale), wodurch der M. extensor digitorum, die Sehne des M. extensor pollicis longus, ein kleiner Anteil des Radius, der M. abductor pollicis longus, der M. extensor pollicis brevis sowie die Sehne des M. extensor carpi radialis brevis dargestellt werden (Abb. I-147).
3. Weghalten der Mm. abductor pollicis longus und extensor pollicis brevis nach radial. Die Sehnen des M. extensor pollicis longus, der Mm. extensor carpi radialis longus et brevis und des M. extensor digitorum werden nach ulnar beiseite gehalten. Dadurch wird das distale Viertel des Radiusschaftes dargestellt (Abb. I-148).

Anmerkung

Auf die auslaufenden Äste des Ramus superficialis des N. radialis ist zu achten.

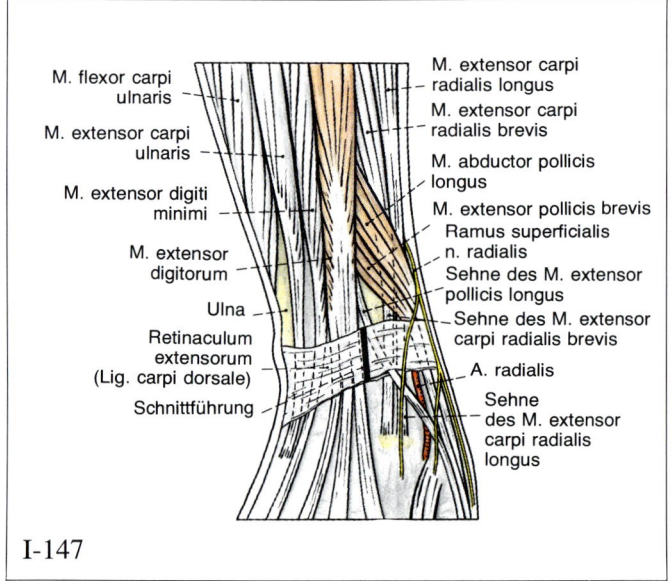

I-147

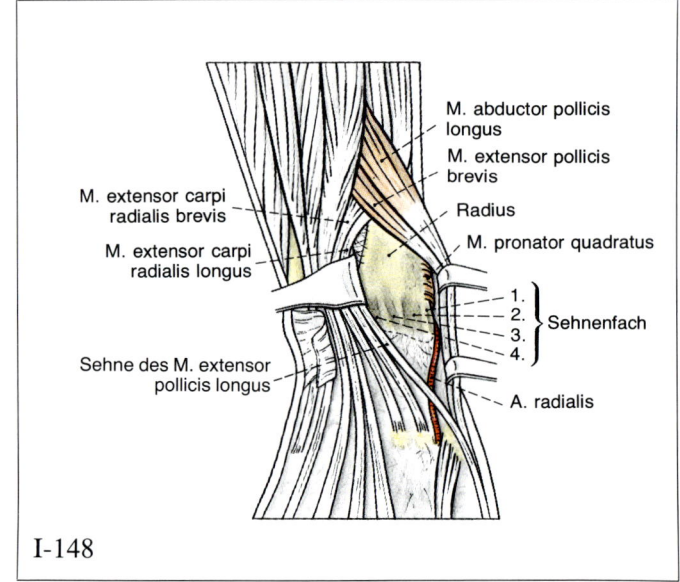

I-148

Anteriorer Zugang

Palmarer Zugang

Lagerung

1. Rückenlage des Patienten mit Seitentisch.
2. Arm abduziert und gestreckt. Unterarm supiniert.

Operatives Vorgehen

1. Radiopalmarer Längsschnitt radial der Sehne des M. flexor carpi radialis, der sich von der queren Handgelenkfalte bis ca. 8 cm nach proximal erstreckt (Abb. I-149).
2. Nach Spaltung der Unterarmfaszie werden die Sehnen der Mm. flexor carpi radialis brevis et longus und des M. flexor pollicis longus nach ulnar, die A. radialis mit Begleitvenen nach radial weggehalten.
3. Darstellung des M. pronator quadratus, der am radialen Ursprung quer durchtrennt, vom Radius abgelöst und nach ulnar weggehalten wird (Abb. I-150).
4. Danach stellt sich das distale Radiusviertel dar.

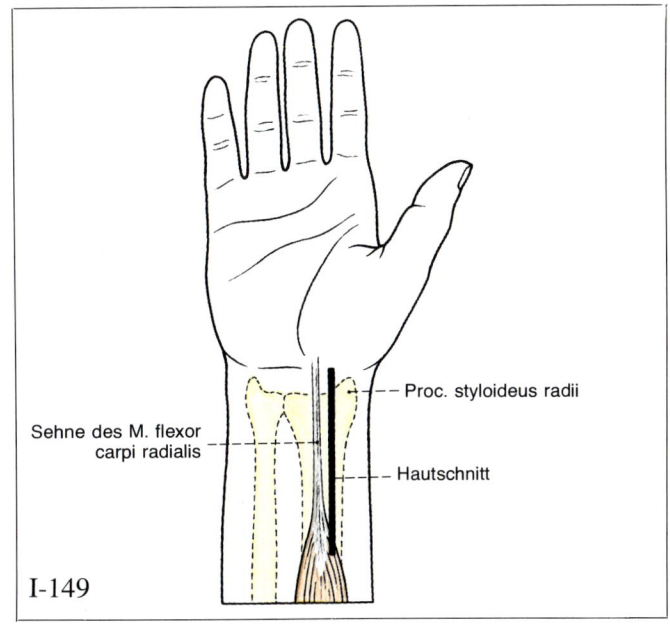

Sehne des M. flexor carpi radialis

Proc. styloideus radii

Hautschnitt

I-149

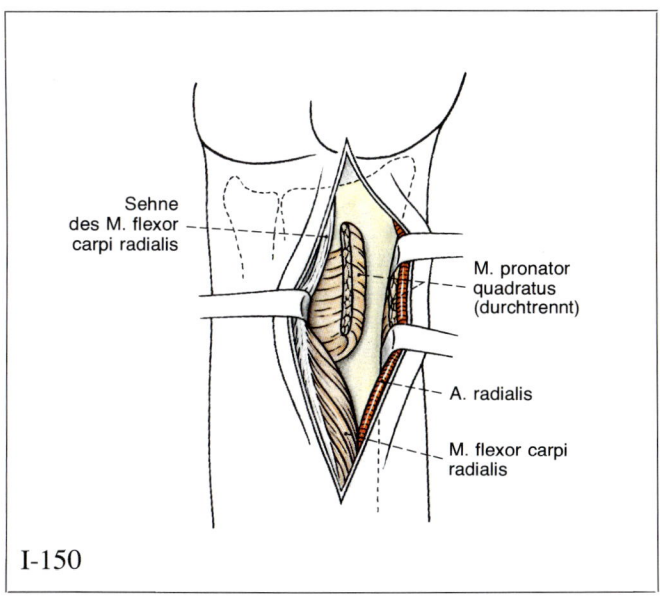

Sehne des M. flexor carpi radialis

M. pronator quadratus (durchtrennt)

A. radialis

M. flexor carpi radialis

I-150

Distale Ulna
(Sogenanntes Ulnaköpfchen)

Lateraler Zugang

Seitlicher Zugang

Indikationen

1. Ulnavorschub
2. Caput-ulnae-Syndrom bei chronischer Polyarthritis
3. Madelungsche Deformität

Operatives Vorgehen

1. Längsschnitt am seitlichen Oberrand der Ulna, etwa 2 cm distal des Proc. styloideus ulnae beginnend und ca. 5 cm nach proximal verlaufend (Abb. I-151).
2. Aufsuchen des Ramus dorsalis des N. ulnaris, der im distalen Wundwinkel von palmar nach dorsal überwechselt (Abb. I-152).
3. Längsspaltung der Unterarmfaszie und der Ausläufer des Retinaculum extensorum.
4. Nach Exposition und Weghalten der Sehne des M. extensor carpi ulnaris stellt sich die distale Ulna, das Ulnaköpfchen, dar, so daß die Unterfahrung mit Hohmann-Hebeln erfolgen kann.

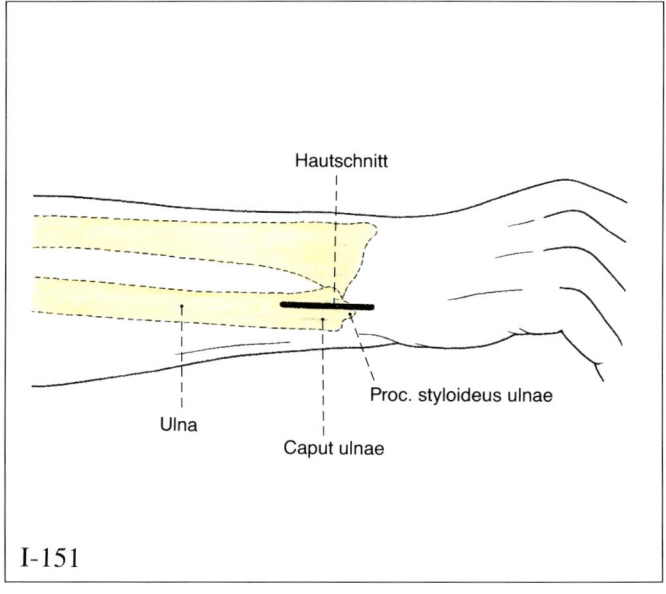

I-151

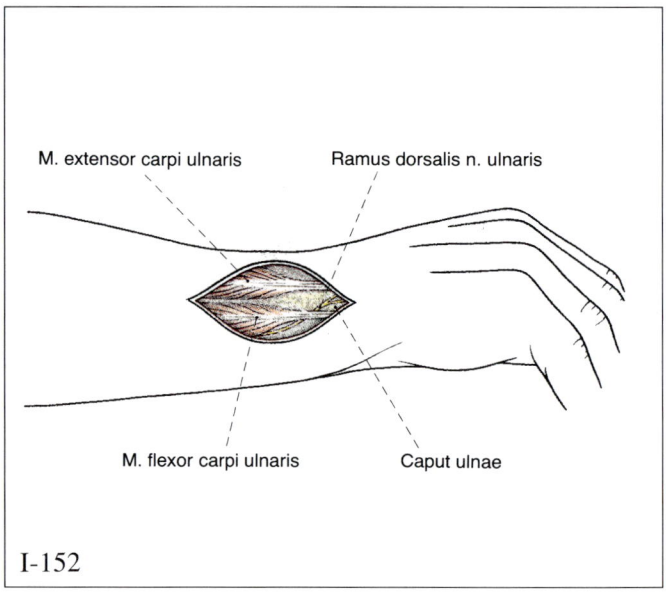

I-152

Palmarissehne
(Sehne des M. palmaris longus)

Palmarer Zugang

Indikation

Entnahme der Palmarissehne für Transplantationszwecke

Operatives Vorgehen

1. Die Palmarissehne liegt dicht ulnar neben der Sehne des M. flexor carpi radialis (Abb. I-153).
2. Beginnend an der palmaren Handgelenkfalte wird die Palmarissehne durch oberflächliche quere Hautschnitte im Abstand von ca. 5 cm, die über dem Sehnenverlauf liegen, aufgesucht (Abb. I-153).
3. Von den kurzen Hautschnitten aus kann die Sehne freipräpariert und nach distaler Abtrennung durchgezogen werden (Abb. I-154).

Anmerkung

1. Der M. palmaris longus entspringt am Epicondylus medialis. Die Sehnenlänge ist variabel.
2. Es kann nahezu der gesamte Verlauf des Palmaris longus sehnig ausgebildet sein.

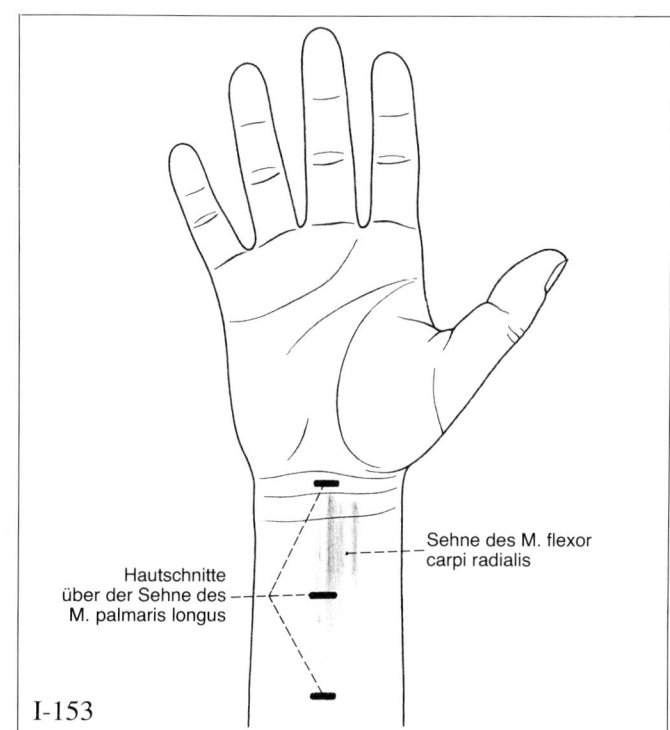

Sehne des M. flexor carpi radialis

Hautschnitte über der Sehne des M. palmaris longus

I-153

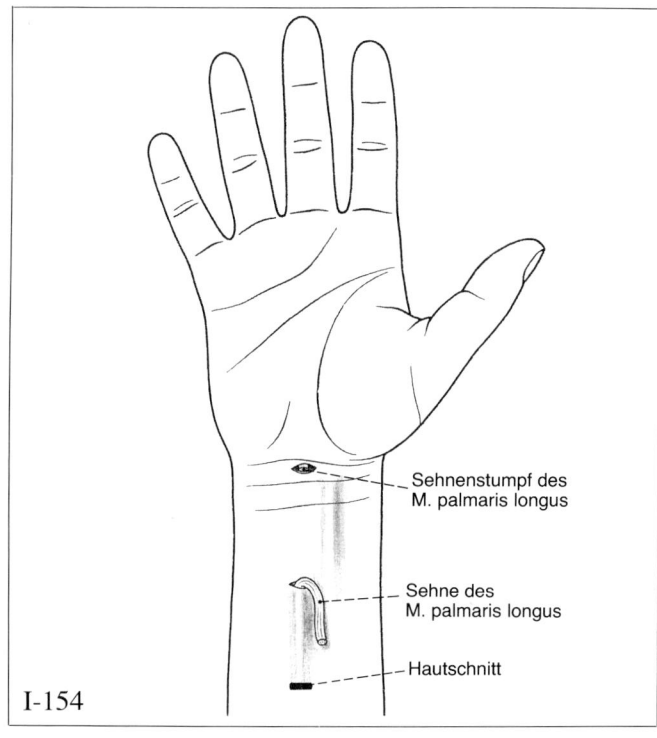

Sehnenstumpf des M. palmaris longus

Sehne des M. palmaris longus

Hautschnitt

I-154

F. Handgelenkregion

Praktische Anatomie

1. Dorsaler Aspekt der Topographie der knöchernen Elemente des Handgelenkes und der Handwurzel sowie der wichtigsten Bänder (Abb. I-155).
2. Dorsaler Aspekt der sensiblen Nervenversorgung des Handrückens und der Finger (siehe auch Abb. I-159).

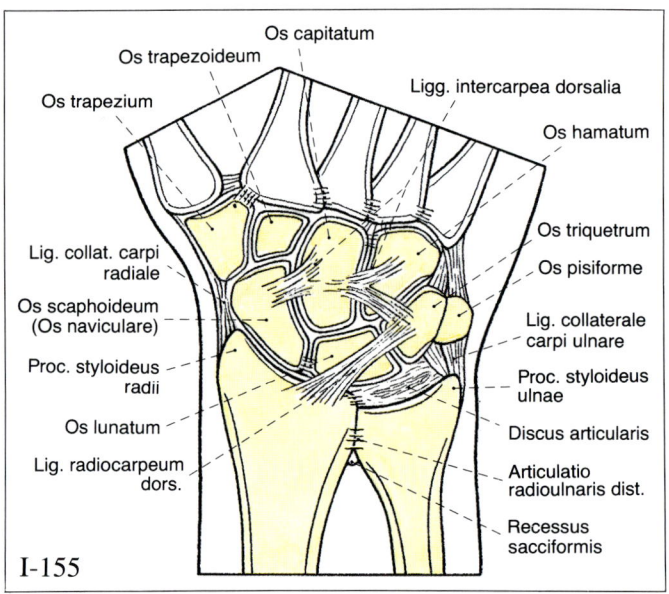

Handgelenk

Posteriorer Zugang

Dorsaler Zugang

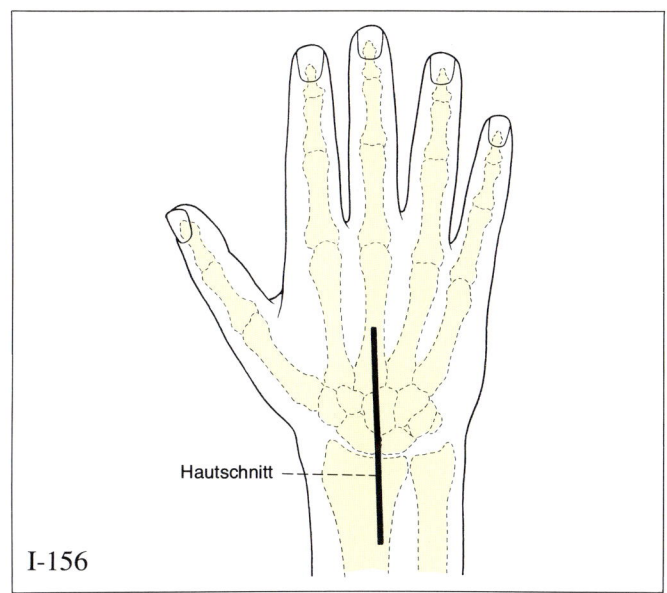

Hautschnitt

I-156

Indikationen

1. Synovektomie des Handgelenks
2. Tenosynovektomie der Strecksehnen
3. Handgelenkarthrodese
4. Frakturen und Luxationen der Handwurzelknochen
5. Pseudarthrosen der Handwurzelknochen
6. Entzündliche Prozesse
7. Tumoren
8. Handgelenkarthroplastik

Lagerung

1. Rückenlage mit seitlichem Armtisch.
2. Gestreckter Arm, pronierter Unterarm.

Operatives Vorgehen

1. Das Handgelenk kann vom Handrücken her durch einen mittelständigen, geraden, ca. 8 cm langen Hautschnitt (Abb. I-156), durch einen flach S-ähnlichen Hautschnitt (Abb. I-157, Hautschnitt A) oder durch einen Transversalschnitt (Abb. I-158) dargestellt werden. Die Hautnerven sind dabei zu beachten (Abb. I-159).
2. Als Variante mit breiter Expositionsmöglichkeit ist eine Abwandlung des Transversalschnittes mit Längsausläufern möglich (Abb. I-157, Hautschnitt B).

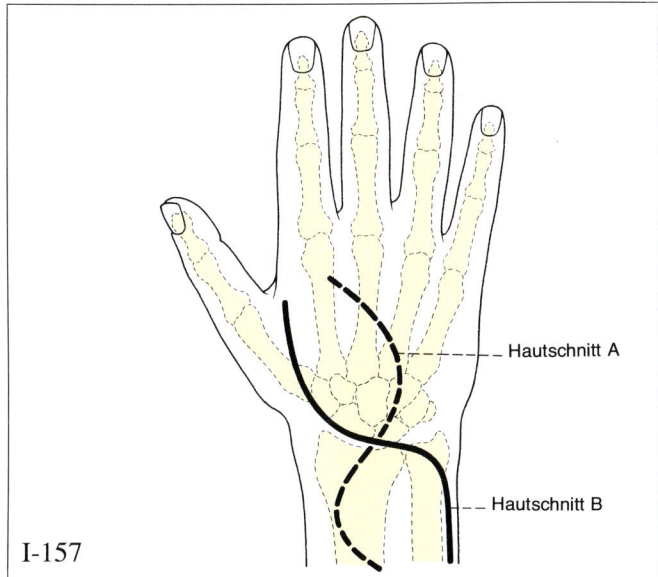

Hautschnitt A

Hautschnitt B

I-157

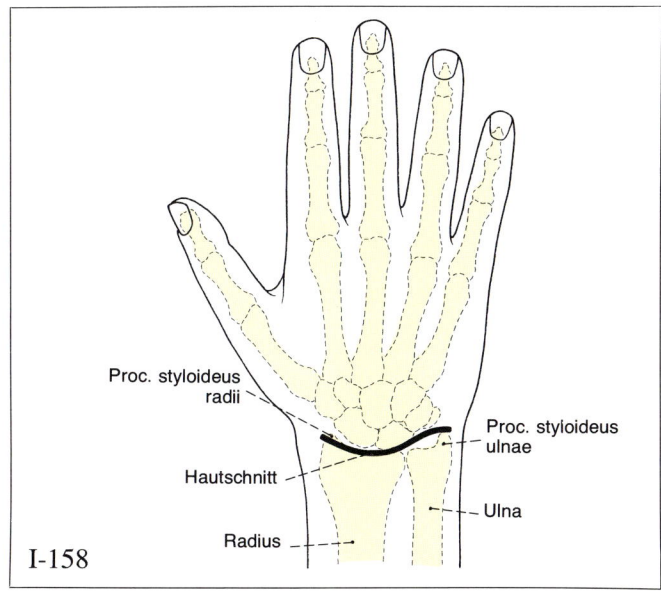

Proc. styloideus radii

Proc. styloideus ulnae

Hautschnitt

Ulna

Radius

I-158

3. Bei begrenzter radialer oder ulnarer Darstellung sind längsorientierte radial oder ulnar gelegene Schnittführungen mit Erweiterungsmöglichkeiten sinnvoll (Abb. I-159, Hautschnitt A und B).

4. Der S-ähnliche Hautschnitt beginnt über dem Handrücken, kreuzt das Handgelenk und endet im distalen Unterarmbereich (Abb. I-157, Hautschnitt A).

5. Der transversale Hautschnitt verläuft entsprechend den Hautfalten, um eine auffällige Narbenbildung zu verhindern. Schnittbeginn etwa 1½ cm proximal vom Proc. styloideus radii, leicht bogenförmig nach distal bis zum Proc. styloideus ulnae verlaufend (Abb. I-158).

6. Der mittelständige gerade Hautschnitt ist als Standardzugang anzusehen (Abb. I-156). Er verläuft als 7–8 cm langer Längsschnitt über Handgelenk und Handwurzel in Verlaufsrichtung des 3. Fingerstrahles.

7. Nach Zurückhalten der Haut stellen sich die tiefe Faszie und das Retinaculum extensorum (Lig. carpi dorsale) dar (Abb. I-160). Diese werden in Längsrichtung über dem darzustellenden Knochen bzw. rand- oder mittelständig inzidiert (Abb. I-160).

8. Die darunterliegenden Sehnen des M. extensor digitorum werden nach ulnar, und die Sehnen der Mm. extensor pollicis longus, extensor pollicis brevis und abductor pollicis longus nach radial weggehalten (Abb. I-161). In der Tiefe wird der N. interosseus posterior sichtbar, und die dorsale Handgelenkkapsel stellt sich dar. Je nach Operationsziel wird die Kapsel radiokarpal, interkarpal oder karpometakarpal inzidiert, zunächst in Längsrichtung.
Bei der vollen Darstellung der Handgelenkspalte wird die Kapsel U-förmig umschnitten, so daß ein distal gestielter Kapsellappen entsteht.

Anmerkung

1. Der mittelständige Längsschnitt wird allgemein bevorzugt, weil er die Handrückenvenen schont.

2. Häufig wird die ulnare oder radiale Ablösung des Retinaculum extensorum gewählt. Dadurch entsteht ein querer Bandstreifen, der bei Wundverschluß unter den Strecksehnen durchgezogen wird und so eine ideale Gleitfläche bildet, z. B. gegenüber den knöchernen Unregelmäßigkeiten bei der chronischen Polyarthritis.

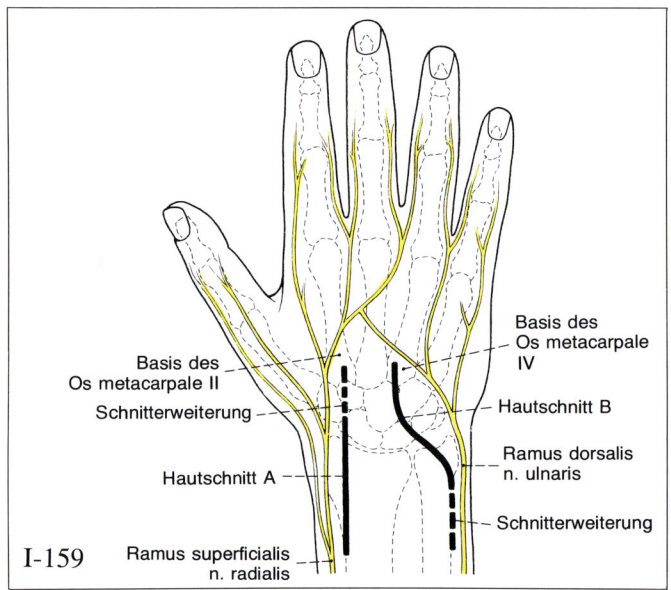

I-159

Basis des Os metacarpale II
Schnitterweiterung
Hautschnitt A
Ramus superficialis n. radialis
Basis des Os metacarpale IV
Hautschnitt B
Ramus dorsalis n. ulnaris
Schnitterweiterung

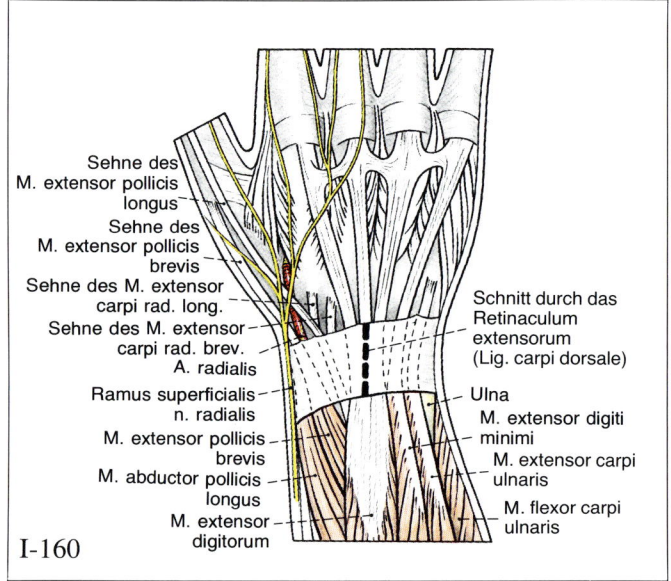

I-160

Sehne des M. extensor pollicis longus
Sehne des M. extensor pollicis brevis
Sehne des M. extensor carpi rad. long.
Sehne des M. extensor carpi rad. brev.
A. radialis
Ramus superficialis n. radialis
M. extensor pollicis brevis
M. abductor pollicis longus
M. extensor digitorum
Schnitt durch das Retinaculum extensorum (Lig. carpi dorsale)
Ulna
M. extensor digiti minimi
M. extensor carpi ulnaris
M. flexor carpi ulnaris

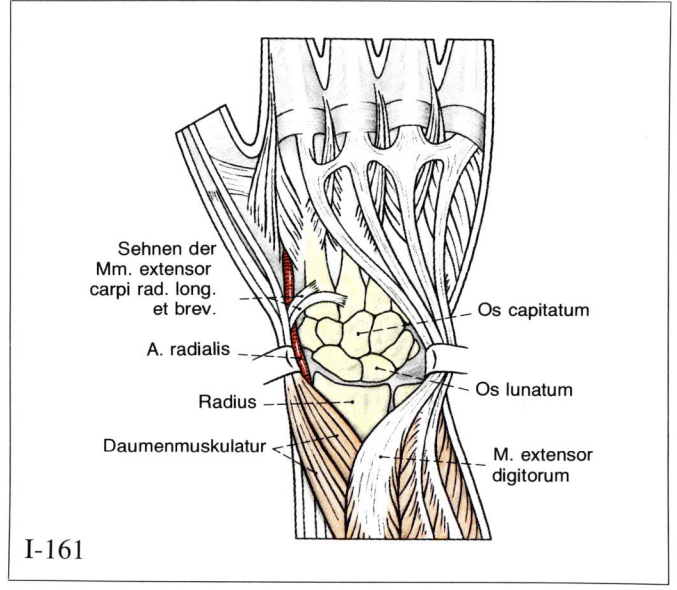

I-161

Sehnen der Mm. extensor carpi rad. long. et brev.
A. radialis
Radius
Daumenmuskulatur
Os capitatum
Os lunatum
M. extensor digitorum

Handgelenk – Hohlhand

Praktische Anatomie

Topographie und Bezeichnungen

1. Der Handgelenkspalt entspricht ungefähr der Restricta (Abb. I-162), während sich die distale Handgelenkfalte, die Rascetta, an die proximale Begrenzung des Os pisiforme und des Tuberculum ossis scaphoidei anschließt (Abb. I-163).
2. Wichtige, äußerlich palpable Markierungspunkte sind das Os pisiforme auf der Ulnarseite und das Tuberculum ossis scaphoidei auf der Radialseite (Abb. I-163).
3. Die Linea stomachica hat viele Bezeichnungen und wird auch Linea fortunae oder Linea axialis genannt. Sie verläuft in Richtung des 3. Strahles (Abb. I-162). Der Linie kommt in der praktischen Anatomie keine weitere Bedeutung zu.

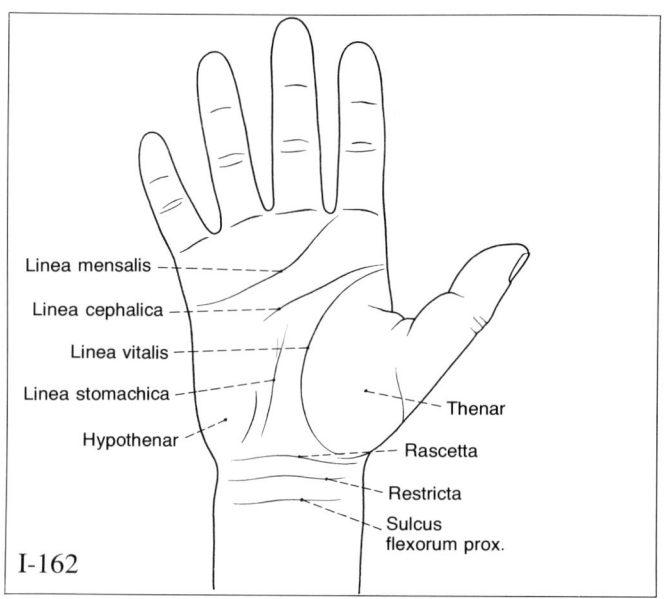

Linea mensalis
Linea cephalica
Linea vitalis
Linea stomachica
Hypothenar
Thenar
Rascetta
Restricta
Sulcus flexorum prox.

I-162

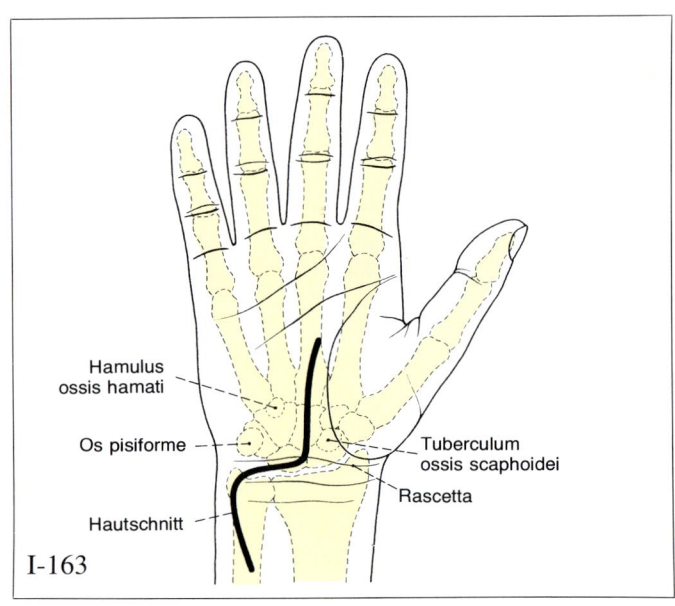

I-163

Karpaltunnel – Handgelenk anterior

Palmarer Zugang

Indikationen

1. Karpaltunnelsyndrom
2. Tenosynovitis der Beugesehnen
3. Luxation der Handwurzelknochen
4. Frakturen von Handwurzelknochen
5. Tumoren
6. Entzündliche Prozesse

Operatives Vorgehen

1. **Bajonettförmiger Hautschnitt,** der zwischen Hypo-thenar und Thenar auf der Radialseite beginnt, dann parallel zur Handgelenkfalte verläuft und von dort wieder in leicht geschwungener Richtung auf der Ulnarseite endet (Abb. I-163). Oder:
2. Sogenannter **Möwenkopfschnitt,** der peripher dicht parallel zur Daumenballenfalte verläuft und dieser nach radial folgt; dann bogenförmiger Verlauf zur Ulnarseite (Abb. I-164). Der Schnitt ist besonders für das Karpaltunnelsyndrom zur Revision des N. media-nus, zur evtl. Tenosynovektomie sowie zur gleichzei-tigen Revision des N. ulnaris geeignet. Oder:
3. Etwa 4–5 cm langer Hautschnitt (nach *Phalen*) in Längsrichtung zwischen Thenar und Hypothenar mit ulnarem Schwenk um den Hypothenar und proxima-ler Erweiterungsmöglichkeit am Unterarm (Abb. I-165).

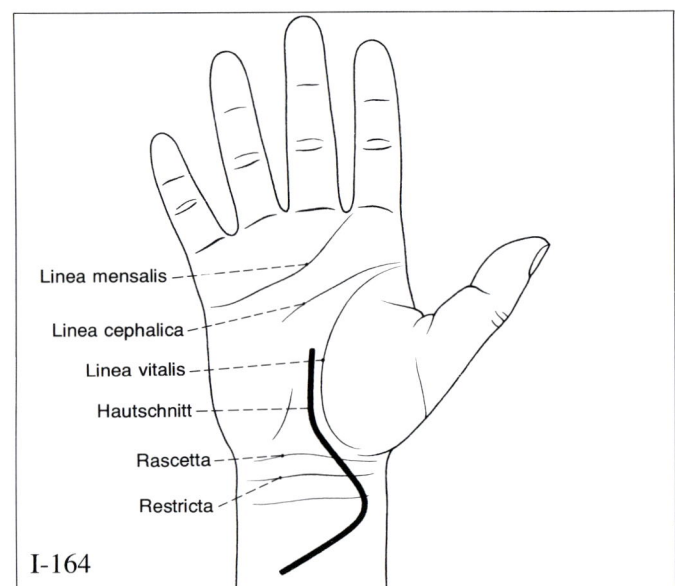

I-164

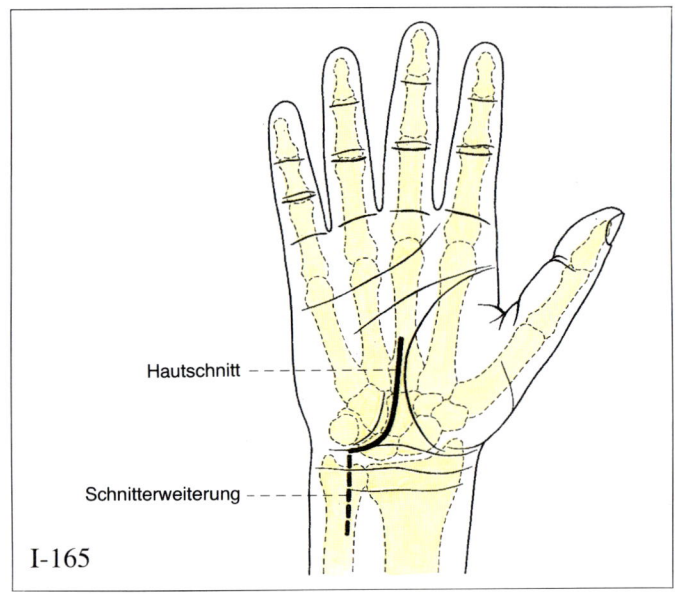

I-165

4. Transversalschnitt in der distalen Handgelenkfalte. Er verläuft vom Proc. styloideus radii zum Proc. styloideus ulnae (Abb. I-166). Oder:

5. Annähernd S-förmige Schnittführung (Abb. I-167).

6. Nach Zurückhalten der Haut werden die tiefe Unterarmfaszie und die Palmaraponeurose ulnarwärts der Sehne des M. palmaris longus gespalten. Danach wird das Retinaculum flexorum (Lig. transversum, Querband) sichtbar.

7. Das Retinaculum flexorum wird mit der Flachsonde unterfahren und vorsichtig in Längsrichtung durchtrennt, ggf. bis zum Arcus palmaris superficialis (Abb. I-168 und I-169), wobei man sich ulnarwärts hält, um eine Läsion des Ramus palmaris und des N. medianus zu vermeiden. Der Ramus palmaris (siehe S. 87) durchzieht mit seinen Ästen die radialen Anteile des Retinaculum flexorum. Nach Durchtrennung des Retinaculums weichen die Ränder von selbst auseinander. Danach stellt sich der Karpaltunnel mit dem N. medianus und den Sehnen der Flexoren dar.

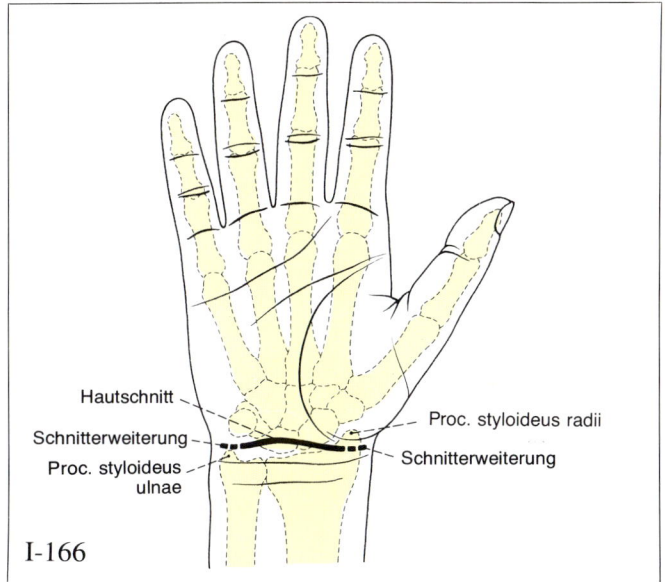

I-166

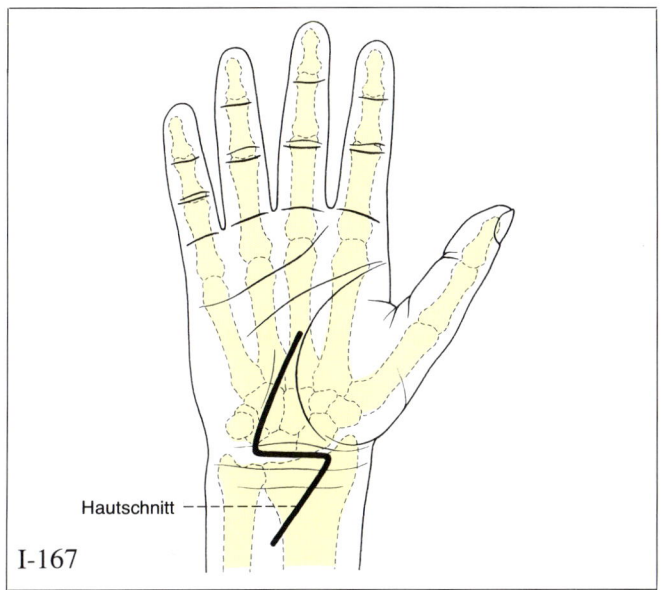

I-167

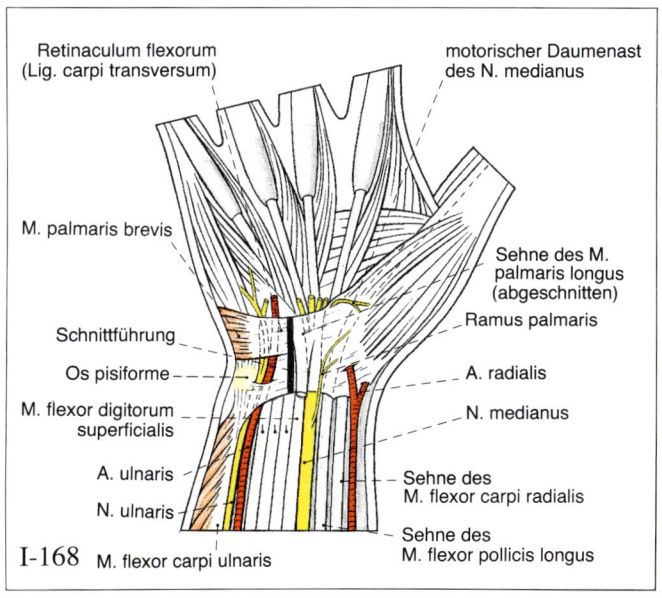

I-168

8. Situs des Nerven und der arteriellen Gefäße der Hohlhand (Abb. I-169).

9. Besondere Beachtung verdient der motorische Daumenast, der recht variabel verläuft. Er verläßt den Karpaltunnel zumeist selbständig durch eine eigene radial gelegene Austrittspforte am distalen Rand des Retinaculum flexorum.

10. Die Sehnen des M. flexor digitorum superficialis werden nach ulnar, der N. medianus und ggf. die lange Beugesehne des Daumens nach radial weggehalten (Abb. I-170). Dadurch werden die tiefen Flexorensehnen (M. flexor digitorum profundus) dargestellt, welche, nach radial (oder ulnar) weggehalten, den Blick auf die palmare Handgelenkkapsel freigeben.

11. Bei Bedarf wird die palmare Handgelenkkapsel im Verlaufe des 3. Strahls in Längsrichtung gespalten. Durch seitliches Abpräparieren werden Os capitatum, Os lunatum und Os scaphoideum frei. Über den Verlauf der palmaren Bänder orientiert Abbildung I-171.

12. Bei vorsichtiger subkutaner Präparation stellt sich auf der Ulnarseite, außerhalb des Karpaltunnels, nach Durchtrennung der Ausläufer der Fascia antebrachii, der N. ulnaris mit seinen Ästen in der Loge de Guyon dar (siehe Distalen Ulnarisnerv, S. 88).

Anmerkung

1. Der bajonettförmige Hautschnitt oder der Möwenkopfschnitt sind Standardzugänge. Sie ermöglichen eine breite Darstellung und sind im Regelfall anzuwenden, da Längsschnitte Narbenkontrakturen hervorrufen.

2. Bei der Schnittführung bzw. der Präparation ist der sensible Ramus palmaris des Medianusnerven zu berücksichtigen (siehe Ramus palmaris, S. 87).

3. Bei Wundverschluß sind im Hand- und Fingerbereich Subkutannähte generell verpönt.

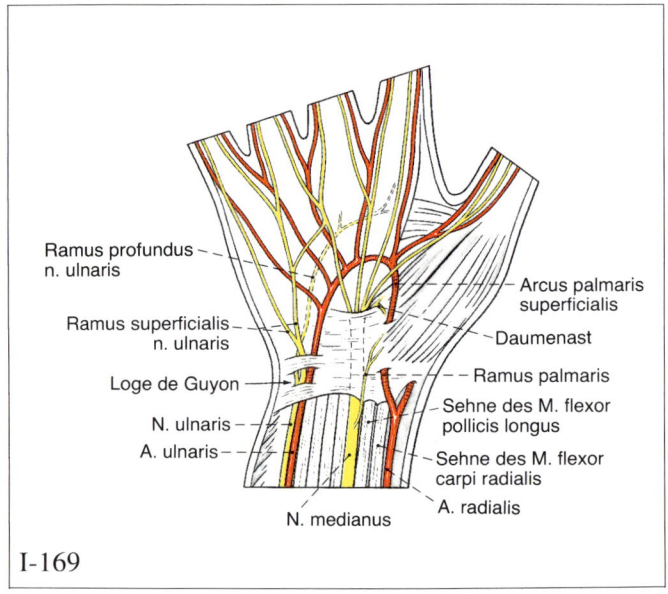

I-169

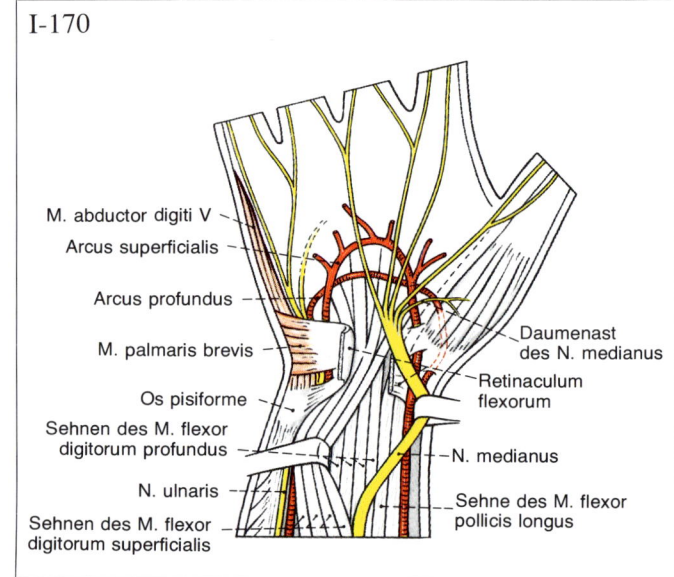

I-170

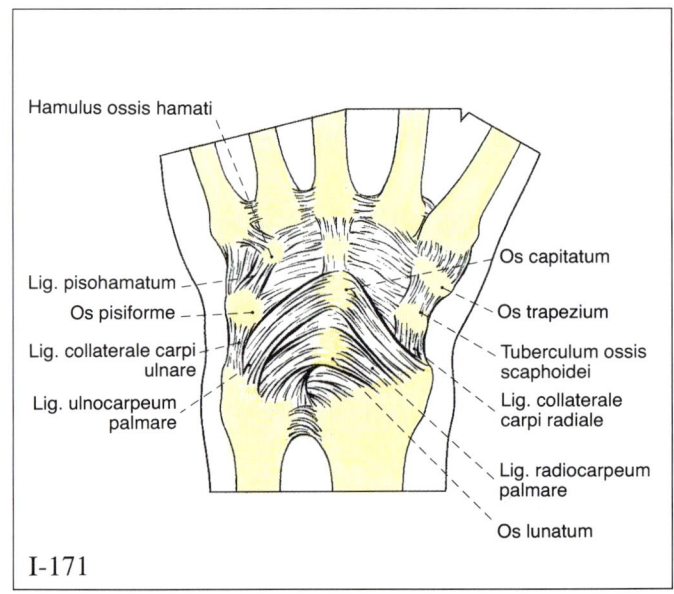

I-171

Retinaculum flexorum

1. Die übliche Darstellung des Retinaculum flexorum (palmares Querband) ist zu schematisch und daher irreführend, was jeder Operateur bestätigen kann.
2. Das „Retinaculum flexorum" des Karpaltunnels besteht im Grunde genommen aus zwei queren Verbindungszügen, die ineinander übergehen.
3. In der älteren Anatomie wurden die beiden Abschnitte des Retinaculum flexorum auch getrennt bezeichnet und dargestellt, was in operativer Hinsicht didaktisch günstiger war.
4. Proximal des Os pisiforme liegt dann der ringförmige Verstärkungszug der Fascia antebrachii, das frühere Lig. carpi volare, das sich radial an der Radiusaußenfläche und ulnar am Proc. styloideus ulnae festsetzt. Es führt die Sehnen der Beugemuskeln. Das Lig. carpi volare ist angedeutet zweischichtig (Stratum profundum und Stratum superficiale).
5. An die Querfasern der tiefen Schicht des Lig. carpi volare schließt sich distal das eigentliche Lig. carpi transversum an.
6. Das Lig. carpi transversum ist proximal ausgespannt zwischen Tuberculum ossis scaphoidei und Os pisiforme und distal zwischen Tuberculum ossis trapezii und Hamulus ossis hamati.
7. Bei der Darstellung des Karpaltunnels sind natürlich alle Abschnitte des Retinaculum flexorum zu durchtrennen.

Ramus palmaris des Medianusnerven

1. Der zarte Ramus palmaris (Abb. I-168, Abb. I-169) versorgt ein Hautareal der proximalen Hohlhand. Bei der Hautinzision wird der Nervenast leicht verletzt. Die Folge kann eine störende kleine Neurombildung sein, die eine Dysästhesie der Hohlhand hervorruft.
2. Eine überlegte Schnittführung kann das Risiko der Verletzung des Ramus palmaris vermindern. Über dem Retinaculum flexorum kann daher der Hautschnitt leicht ulnarwärts (dann etwa in der Achse des Ringfingers) erfolgen. Entsprechende Inzision der Faszie und am ulnaren Rand des Retinaculum flexorum. In diesem Fall liegt der Ramus palmaris im intakten radialen Hautlappen mit Subkutangewebe und Retinakulumanteil.
3. Ebenso leicht verletzt wird der Ramus palmaris bei einer meist unnötigen Resektion des radialen Anteils des Querbandes oder bei Ablösung der Sehne des M. palmaris longus am Übergang zur Palmaraponeurose.
4. Alternativ kann der Ramus palmaris proximal der Handgelenkfalte dargestellt, weiter verfolgt und geschont werden. Sein Abgang erfolgt palmar radial (allerdings variabel) vom Hauptstamm des N. medianus ca. 1–1½ cm vom proximalen Rand des Retinaculum flexorum entfernt. Bei Unkenntnis kann eine Verwechslung mit dem später abgehenden und ebenfalls zu schonenden motorischen Daumenast erfolgen (Abb. I-168 und I-169).
5. Sollte sich im Einzelfall eine Läsion des Ramus palmaris nicht vermeiden lassen, dann ist eine scharfe Abtrennung direkt distal des Abganges vom N. medianus vorzuziehen. Auf diese Weise wird eine oberflächlich in der Hohlhand liegende Neurombildung vermieden.

Distaler Ulnarisnerv – Loge de Guyon

Palmarer Zugang

Indikation

Kompressionssyndrom des N. ulnaris und seiner Äste in der Loge de Guyon

Vorbemerkung

Im Bereich der Loge de Guyon bilden die Ausläufer des Retinaculum flexorum und das Lig. pisohamatum den Boden der Loge. Die Überdachung erfolgt durch quere Ausläufer der Fascia antebrachii (früheres Lig. carpi volare) bzw. durch den variablen M. palmaris brevis.

Operatives Vorgehen

1. Orientierungsmarke ist das gut palpable Os pisiforme.
2. Bajonettförmiger Hautschnitt radial des Os pisiforme (Abb. I-172).
3. Danach vorsichtiges Präparieren des Gefäß-Nerven-Bündels unter Durchtrennung der Ausläufer der Fascia antebrachii (früheres Lig. carpi volare), während das Retinaculum flexorum den Boden der Loge bildet (Abb. I-173).
4. Der Ulnarisnerv wird dargestellt bis zur Aufzweigung in die beiden Äste. Der Ramus profundus liegt frei nach Spaltung der sehnigen Ausläufer des M. opponens digiti V.

Anmerkung

1. Gegebenenfalls ist bei der Präparation der feinen Äste des Ulnarisnerven eine Lupenbrille zu benutzen.
2. Die Präparation des distalen Ulnarisnerven in der Loge de Guyon im Zusammenhang mit einem Karpaltunnelsyndrom bedarf keines zusätzlichen Hautschnittes.

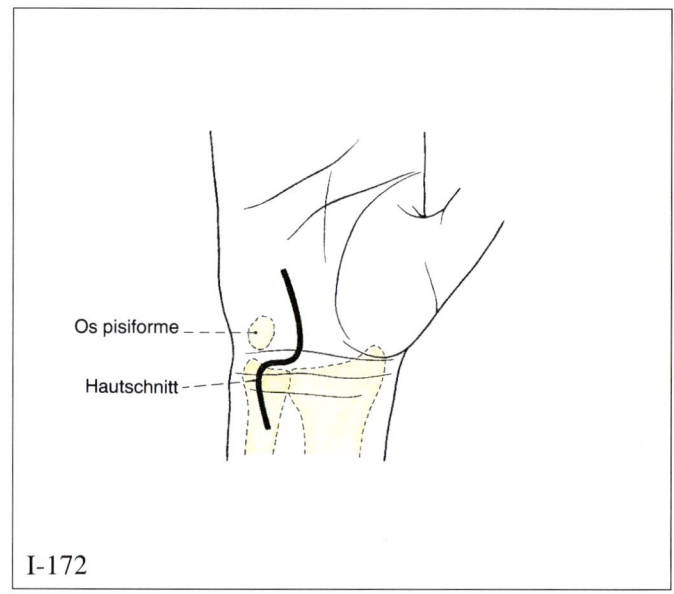

Os pisiforme

Hautschnitt

I-172

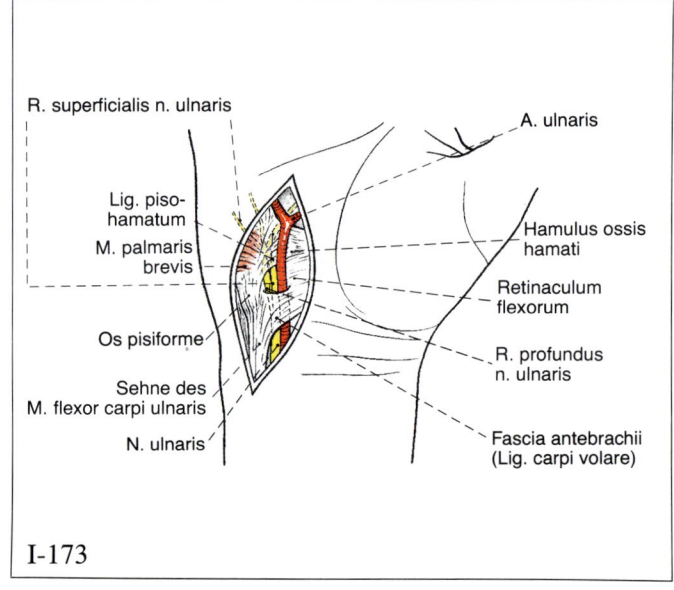

R. superficialis n. ulnaris

A. ulnaris

Lig. pisohamatum

M. palmaris brevis

Hamulus ossis hamati

Retinaculum flexorum

Os pisiforme

R. profundus n. ulnaris

Sehne des M. flexor carpi ulnaris

N. ulnaris

Fascia antebrachii (Lig. carpi volare)

I-173

Radialer Handgelenkbereich – Tabatière (Fovea radialis)

Praktische Anatomie

Situative Topographie mit Darstellung der wichtigen differenten Strukturen im radialen Handgelenkbereich (Abb. I-174).

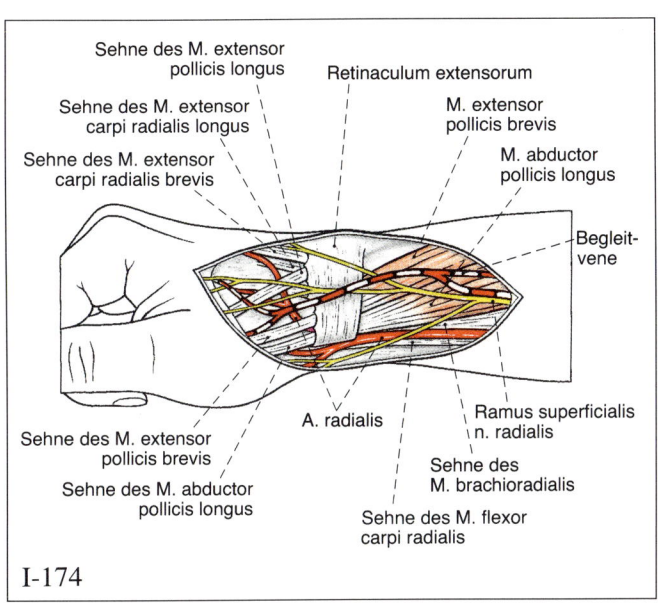

I-174

Tabatière – Daumenstrecksehnen

Indikationen

1. Tendovaginitis stenosans de Quervain
2. Tendovaginitis des M. extensor pollicis longus
3. Sehnenruptur

Operatives Vorgehen

1. Radialer Hautschnitt über dem distalen Radius in Längsrichtung entsprechend dem Verlauf der Daumensehnen (Abb. I-175, Hautschnitt A).
2. Alternativ quer verlaufender Hautschnitt in Höhe der radialen Ausläufer des Retinaculum extensorum (Abb. I-175, Hautschnitt B).
3. Zunächst Aufsuchen des Ramus superficialis des N. radialis.
4. Spaltung des Retinaculum extensorum in Längsrichtung (Abb. I-176). Darstellung der Daumensehnen, die durch passiven Sehnenzug identifiziert werden können.

Anmerkung

1. Vielfach wird der quere Hautschnitt bevorzugt. Dabei muß die Haut nach beiden Seiten unterminiert werden.
2. Im ersten Sehnenfach verlaufen die Sehnen des M. abductor pollicis longus und des M. extensor pollicis brevis. Hier kommen Anomalien vor, z. B. eine zusätzliche Septierung. Wichtig ist, daß ggf. alle Abschnitte des ersten Sehnenfachs eröffnet werden. Die variabel vorkommende Verdopplung der Sehne des M. abductor pollicis longus darf nicht irreführen.
3. Die Sehne des M. extensor pollicis longus verläuft im dritten Sehnenfach. Sie verläßt häufig das Retinaculum extensorum durch eine separate Austrittspforte, kurz nach ihrer Umbiegung am Tuberculum Listeri (anatomisch: Tuberculum dorsale), der läsionalen Prädilektionsstelle der Sehne.
4. Keine Subkutannähte, die die feinen Radialisäste verletzen könnten.

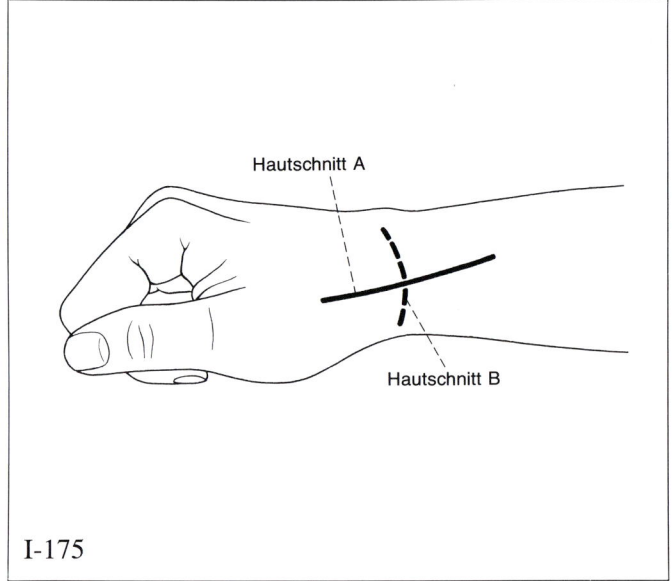

Hautschnitt A

Hautschnitt B

I-175

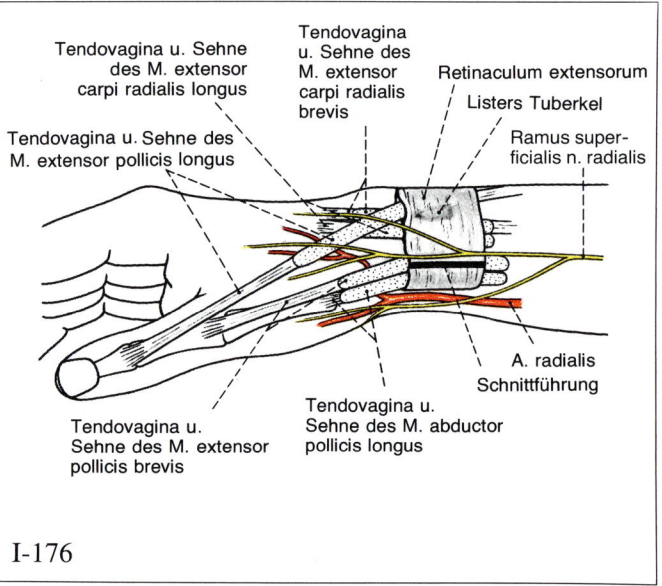

Tendovagina u. Sehne des M. extensor carpi radialis longus

Tendovagina u. Sehne des M. extensor carpi radialis brevis

Retinaculum extensorum

Listers Tuberkel

Ramus superficialis n. radialis

Tendovagina u. Sehne des M. extensor pollicis longus

A. radialis
Schnittführung

Tendovagina u. Sehne des M. extensor pollicis brevis

Tendovagina u. Sehne des M. abductor pollicis longus

I-176

G. Handregion

Handwurzel

Praktische Anatomie

Dorsaler Aspekt der Topographie der knöchernen Elemente des Handgelenkes und der Handwurzel (Abb. I-177).

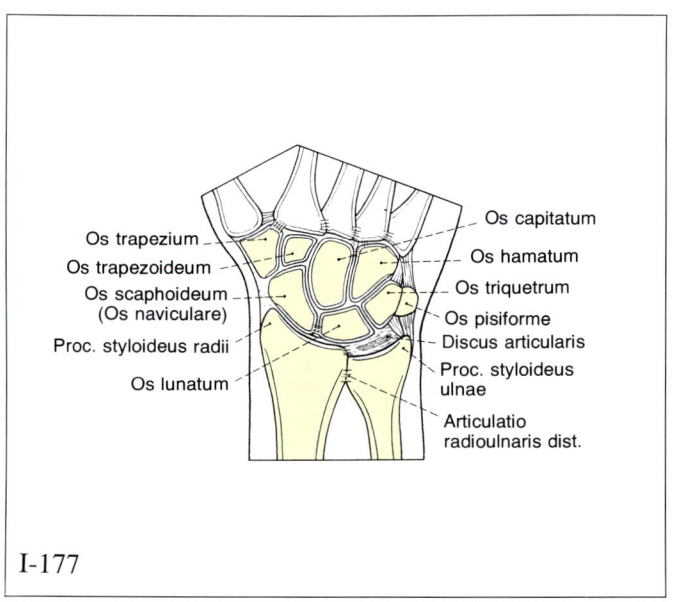

I-177

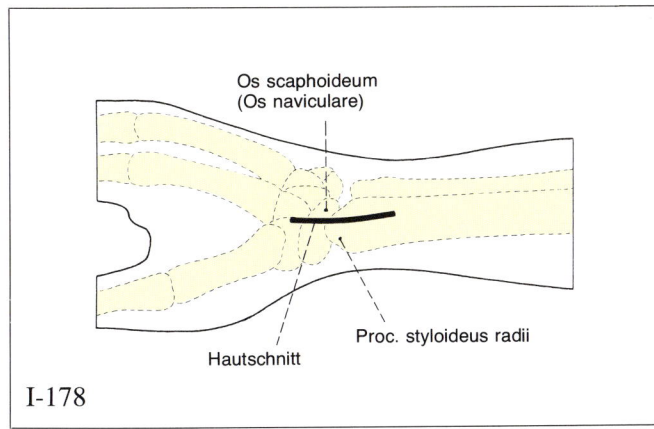

I-178

Kahnbein – Os scaphoideum (Os naviculare)

Radialer Zugang

Indikationen

1. Frakturen
2. Luxationen
3. Pseudarthrosen

Operatives Vorgehen

1. Hautschnitt von etwa 5 cm Länge an der Radialseite des Handgelenkes zwischen den Sehnen des M. extensor pollicis longus und des M. extensor pollicis brevis in der Tabatière. Der Schnittmittelpunkt soll über dem Tuberculum ossis scaphoidei liegen (Abb. I-178).
2. Alternativ kann ein bogenförmiger Schnitt in der Tabatière mit einer queren radiusnahen Weiterführung gewählt werden (Abb. I-179).
3. Nach Zurückhalten der Haut stellen sich die tiefe Faszie und das Retinaculum extensorum (Lig. carpi dorsale) dar (Abb. I-180). Diese werden längs durchtrennt; dabei werden die darunterliegenden Sehnen der Mm. extensor pollicis brevis und abductor pollicis longus sichtbar.
4. Diese sowie die A. radialis werden nach palmar weggehalten (Abb. I-181). Die Sehne des M. extensor pollicis longus wird nach dorsal gehalten (Abb. I-181).
5. Dann wird durch Längsdurchtrennung der Kapsel der laterale Teil des Handgelenkes dargestellt.
6. Identifikation des Skaphoids (evtl. mit Röntgenkontrolle).

Anmerkung

1. In der Tabatière Schonung der sensiblen Ausläufer des Ramus superficialis des N. radialis.
2. Der Hautschnitt kann auch als dorsoradialer Randschnitt geführt werden.

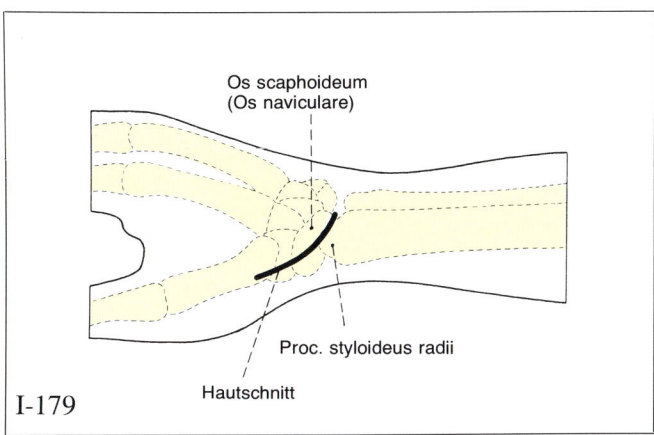

I-179

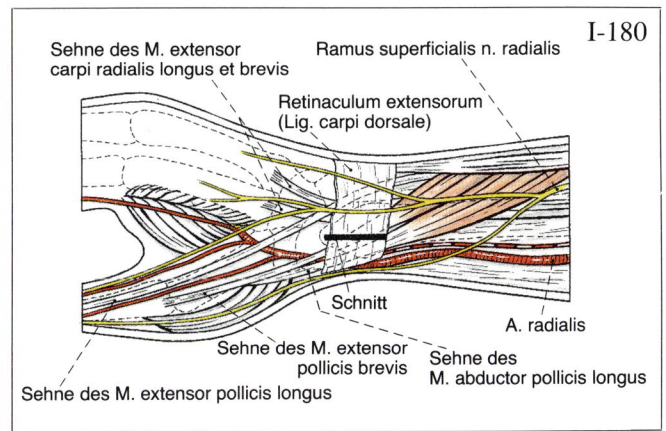

I-180

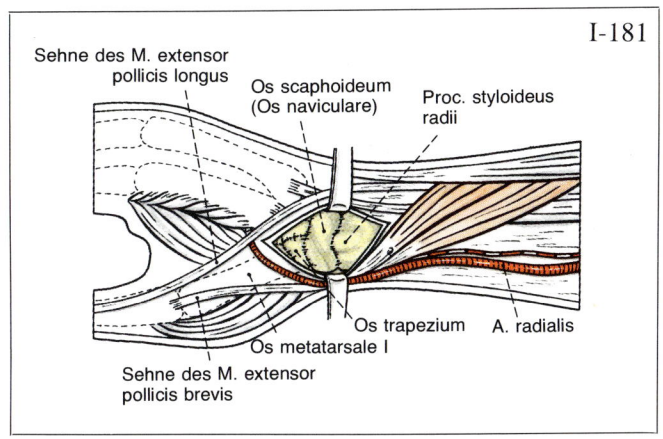

I-181

Palmarer Zugang

Indikationen

Dieselben wie beim radialen Zugang

Lagerung

1. Hand auf seitlichem Armtisch.
2. Handgelenk durch Tuchunterlage leicht überstreckt.

Operatives Vorgehen

1. Kurze gerade Schnittführung über dem palmaren Handgelenkspalt radial des M. flexor carpi radialis, die dann hakenförmig nach ulnar umbiegt und zwischen Thenar und Hypothenar endigt (Abb. I-182).
2. Die Sehne des M. flexor carpi radialis wird isoliert nach ulnar oder zusammen mit der A. radialis nach radial weggehalten, die Fingerbeugesehnen und der N. medianus nach ulnar (Abb. I-183). Vorher werden die proximalen Ausläufer des Retinaculum flexorum gespalten.
3. Eröffnung der Kapsel des Handgelenkes durch Schnittführung in Längsrichtung. Gegebenenfalls Erweiterung nach radial in querer Richtung.
4. Identifikation und Darstellung des Os scaphoideum. Im Zweifelsfall erfolgt eine Röntgenkontrolle mit Markierung.

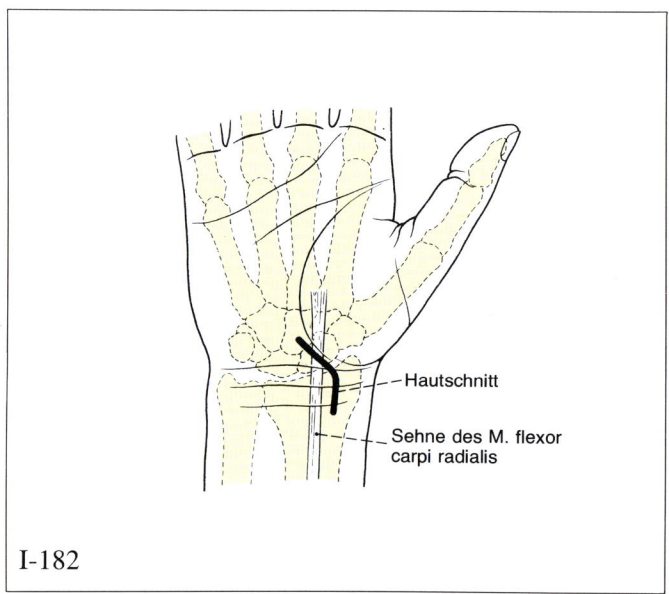

Hautschnitt

Sehne des M. flexor carpi radialis

I-182

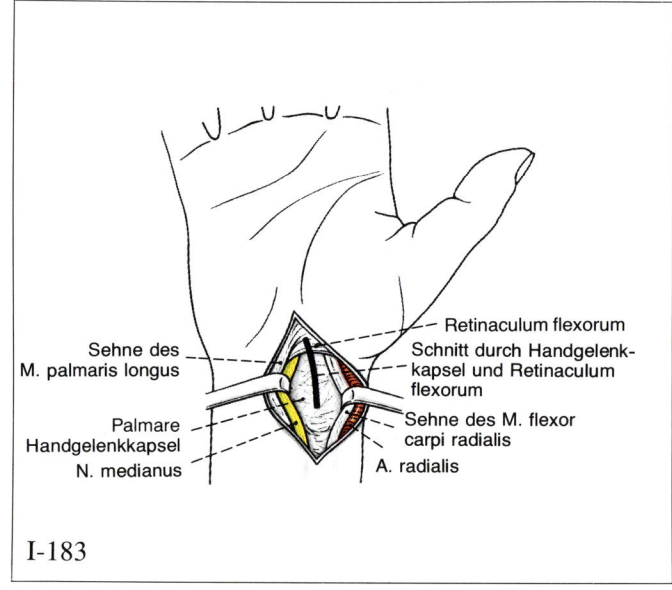

Sehne des M. palmaris longus

Retinaculum flexorum

Schnitt durch Handgelenkkapsel und Retinaculum flexorum

Palmare Handgelenkkapsel

N. medianus

Sehne des M. flexor carpi radialis

A. radialis

I-183

Alternativ

Querer Zugang

1. Zur Darstellung des Os scaphoideum kann auch ein querer Hautschnitt benutzt werden, der in Höhe der Spitze des Proc. styloideus radii liegt (Abb. I-184).
2. Die Sehne des M. flexor carpi radialis wird Z-förmig durchtrennt (Abb. I-184).
3. Die Kapsel des Handgelenkes wird vom Proc. styloideus radii bis zum Kahnbein abgelöst.
4. Gegebenenfalls kann der Proc. styloideus radii abgetragen werden. Vorher wird das Lig. collaterale radiale gelöst, und die Sehnen des M. abductor pollicis longus und des M. extensor pollicis brevis werden nach Eröffnung des ersten Sehnenfaches beiseite gehalten.

Anmerkung

Bevorzugter Zugang bei Pseudarthrosen des Os scaphoideum.

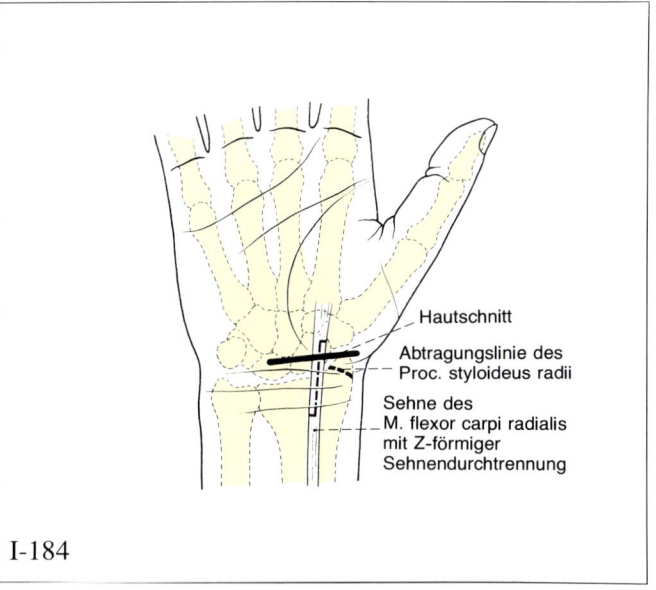

Hautschnitt

Abtragungslinie des Proc. styloideus radii

Sehne des M. flexor carpi radialis mit Z-förmiger Sehnendurchtrennung

I-184

Mondbein – Os lunatum

Dorsaler Zugang

Indikationen

1. Lunatummalazie
2. Endoprothetik des Os lunatum
3. Verschiebeplastik des Os capitatum

Operatives Vorgehen

1. Etwa 5 cm langer Längsschnitt zwischen dem 3. und 4. Strahl (Abb. I-185), entsprechend dem dorsalen Handgelenkzugang.
2. Beiseitehalten der Strecksehnen und Eingehen zwischen M. extensor pollicis longus und M. extensor digitorum.
3. Quere Kapselinzision mit türflügelartiger Erweiterung nach distal. Später Kapselverdoppelung bei der Vernähung.

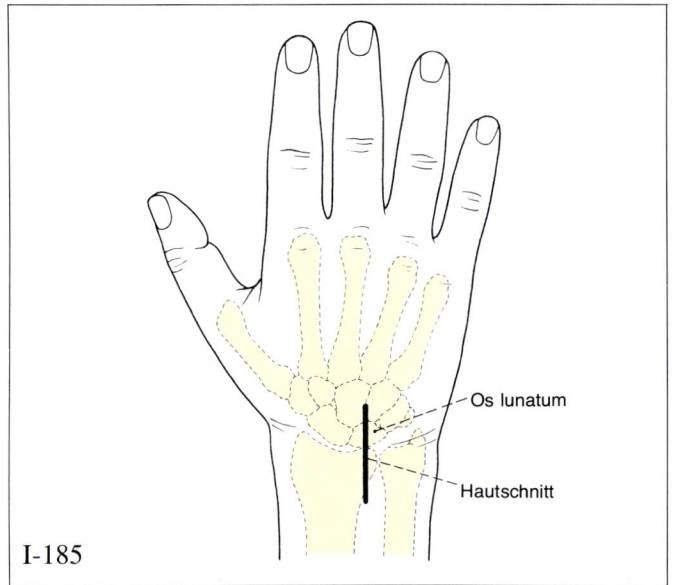

I-185

Os lunatum

Hautschnitt

Alternativ

Palmarer Zugang

Indikationen

1. Siehe Dorsalen Zugang (S. 96)
2. Perilunäre Luxation

Operatives Vorgehen

1. Querer gerader oder leicht geschwungener querverlaufender Hautschnitt in der distalen Handgelenkfalte
   (Rascetta) zwischen Proc. styloideus ulnae und Proc.
   styloideus radii (Abb. I-186).
2. Spalten der Unterarmfaszie. Weghalten der Sehne des
   M. flexor carpi radialis und des M. palmaris longus
   sowie des N. medianus nach radial, der Fingerbeugesehnen nach ulnar, nach erfolgter proximaler Spaltung
   des Retinaculum flexorum.
3. Nach Eröffnung der palmaren Gelenkkapsel stellt sich
   das Os lunatum dar.

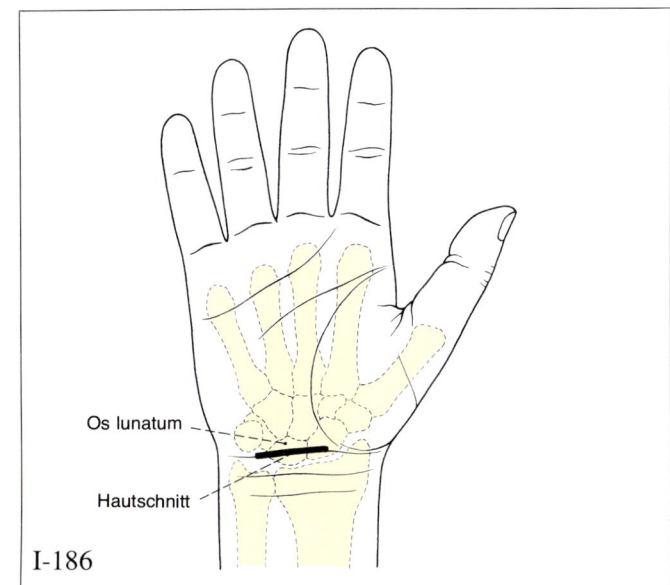

Anmerkung

Vergleiche Zugang zum Karpaltunnel.

Daumensattelgelenk – Os trapezium

Dorsaler Zugang

Indikationen

1. Arthrodese
2. Resektionsarthroplastik
3. Endoprothetik

Operatives Vorgehen

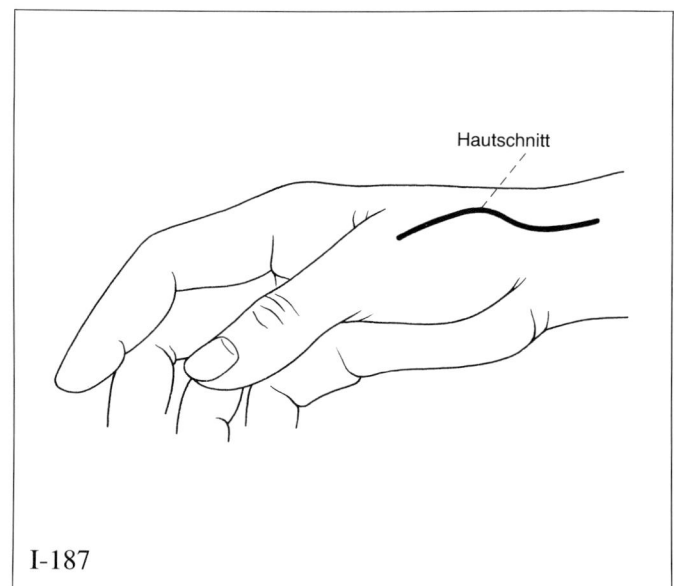

I-187

1. Etwa 5 cm langer, flach S-förmiger Hautschnitt in der Tabatière parallel zum Verlauf der Sehnen der Mm. abductor pollicis longus et extensor pollicis brevis (Abb. I-187).
2. Sorgfältige Identifikation und Schonung der Ausläufer des Ramus superficialis des N. radialis und der kleinen Gefäße.
3. Nach Spaltung der Sehnenscheiden wird die Sehne des M. abductor pollicis longus nach palmar, die des M. extensor pollicis brevis nach dorsal weggehalten.
4. Kapselinzision des Daumensattelgelenks in Längsrichtung nach Darstellung und Weghalten der A. radialis nach dorsal bzw. proximal.
5. Zur Topographie vergleiche den Zugang zur Tabatière (S. 89 und 90).

Daumensattelgelenk – Metakarpale I

Palmarer Zugang

Indikationen

1. Fraktur des Os metacarpale I
2. Bennettsche Fraktur
3. Tumoren
4. Rhizarthrose (Arthrodese, Endoprothetik)
5. Revision des Thenars

Operatives Vorgehen

1. Bogenförmige palmarradiale Schnittführung entsprechend Abbildung I-188.
2. Erweiterungsmöglichkeit nach distal.
3. Zur Ablösung der Daumenmuskulatur längsgerichteter radial randständiger Periostschnitt am Metakarpale I. Abschieben der Daumenmuskulatur hohlhandwärts (Abb. I-189).
4. Am dorsoradialen Rand werden die Sehnen der Mm. abductor pollicis longus und pollicis brevis sichtbar.

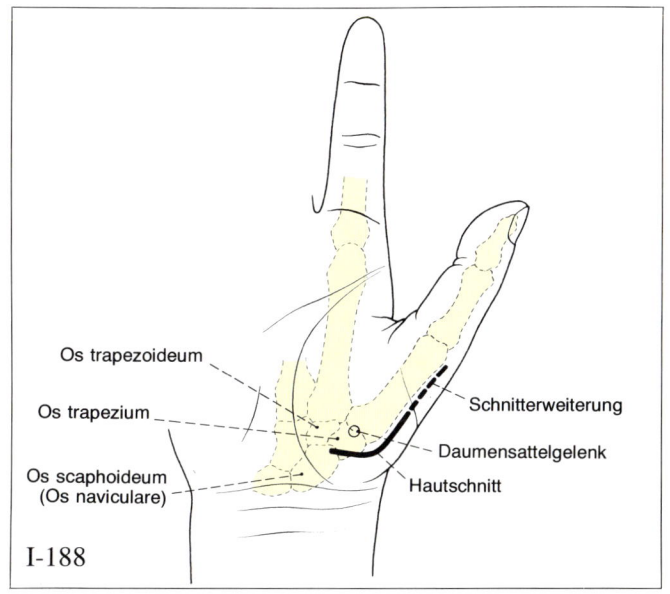

Os trapezoideum
Os trapezium
Os scaphoideum (Os naviculare)
Schnitterweiterung
Daumensattelgelenk
Hautschnitt

I-188

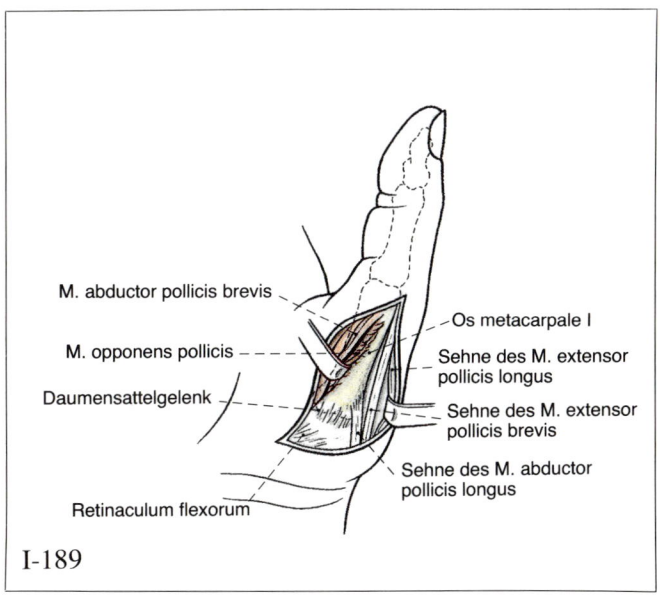

M. abductor pollicis brevis
M. opponens pollicis
Daumensattelgelenk
Retinaculum flexorum
Os metacarpale I
Sehne des M. extensor pollicis longus
Sehne des M. extensor pollicis brevis
Sehne des M. abductor pollicis longus

I-189

Lange Daumenbeugersehne

Palmarer Zugang

Indikationen

1. Schnellender Daumen (Trigger-Daumen)
2. Pollex rigidus

Operatives Vorgehen

1. Kurzer querer Hautschnitt in Höhe der palmaren Ge-
   lenkfalte des Daumengrundgelenkes (Abb. I-190),
   möglichst über dem meist zu palpierenden Sehenkno-
   ten der Sehne des M. flexor pollicis longus.
2. Die Schnittführung muß sehr oberflächlich liegen, da
   sonst bereits beim Hautschnitt das benachbarte radiale
   oder ulnare Gefäßnervenbündel verletzt werden kann
   (Abb. I-191). Daher zunächst Aufsuchen desselben.
   Besonders gefährdet ist das ulnare Gefäß-Nerven-Bündel.
3. Spaltung der ringförmigen Verstärkungszüge (Lig.
   anulare; anatomisch: Pars anularis vaginae fibrosae)
   der fibrösen Sehnenscheide in Längsrichtung.

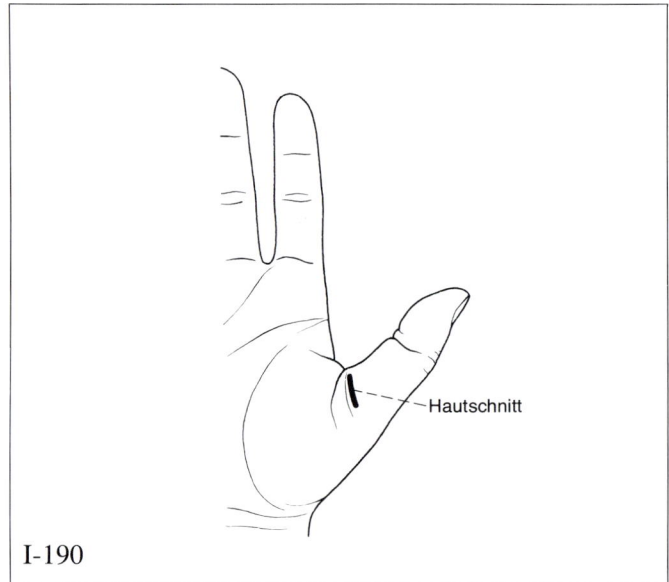

I-190

Hautschnitt

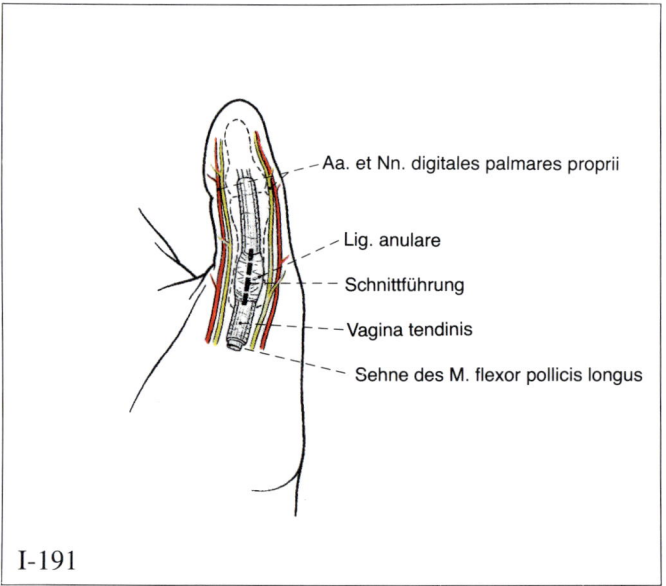

Aa. et Nn. digitales palmares proprii

Lig. anulare

Schnittführung

Vagina tendinis

Sehne des M. flexor pollicis longus

I-191

Hohlhand
Spannungslinien der Haut

1. Der Hautschnitt erfolgt in der Hohlhand nach Möglichkeit in der Spannungsrichtung der Haut. Über die Spannungslinien orientiert die Abbildung I-192. Noch wichtiger sind die Beugefalten der Hohlhand und der Finger.

2. Die Berücksichtigung der Spannungslinien führt zu kosmetisch unauffälligen Narben, die auch bei der natürlichen späteren Narbenschrumpfung keine unerwünschte Kontrakturneigung hervorrufen. Am günstigsten ist eine Schnittführung, die parallel zu den Spannungslinien verläuft.

3. Bei der nicht vermeidbaren Überkreuzung der Spannungslinien (und der Beugefalten der Finger und der Hohlhand) soll die Schnittführung diese nicht senkrecht, sondern schräg wie bei dem Zickzackschnitt überqueren.

4. Die vom Hautschnitt in der Richtung abweichende Präparation in der Tiefe darf nicht dazu führen, daß bei der Unterminierung, die ohnehin nur sehr begrenzt erfolgen darf, das subkutane Fettgewebe von der Haut abgelöst wird, d. h. auf dem Hautbett verbleibt. In diesem Fall bestände Nekrosegefahr für die Haut.

5. Bei Wundverschluß sind im Hand- und Fingerbereich Subkutannähte generell nicht erwünscht.

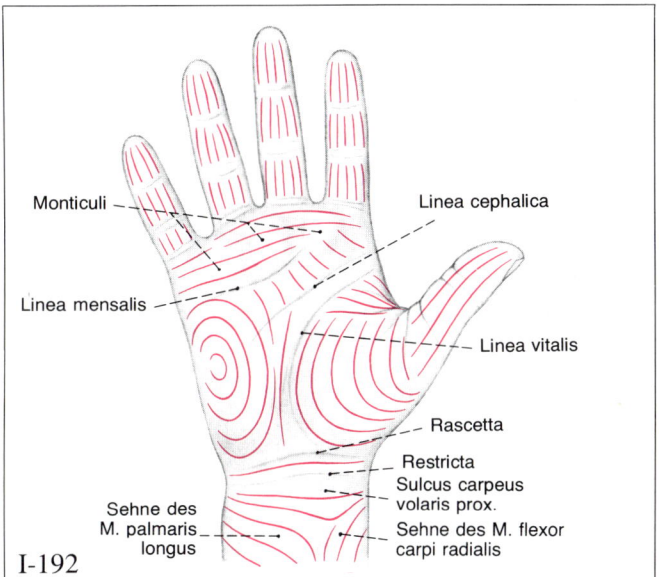

I-192

Monticuli

Linea cephalica

Linea mensalis

Linea vitalis

Rascetta

Restricta

Sulcus carpeus volaris prox.

Sehne des M. palmaris longus

Sehne des M. flexor carpi radialis

Palmaraponeurose

Praktische Anatomie

1. Die situative Topographie der zweiten Schicht gibt die Abbildung I-193 wieder.
2. Äußere Orientierungslinie ist die Sehne des M. palmaris longus, die ulnar der Sehne des M. extensor carpi radialis palpable ist.
3. Das Retinaculum flexorum liegt eine Ebene unter der Sehne des M. palmaris longus bzw. der Palmaraponeurose.
4. Das Retinaculum flexorum besteht eigentlich aus zwei Abschnitten, deren getrennte Bezeichnung in der neuen anatomischen Nomenklatur fallengelassen wurde zu Lasten der operativ didaktischen Bedeutung. (Siehe Retinaculum flexorum in Zusammenhang mit dem Karpaltunnel, S. 87, und der Loge de Guyon, S. 88)
5. Proximal ist es der ringförmige Verstärkungszug der Fascia antebrachii, das frühere Lig. carpi volare, deren oberflächliche Schicht Verbindungszüge zur Sehne des M. palmaris longus aufweist, und distal das Lig. carpi transversum, das von radial zum Os pisiforme bzw. Hamulus ossis hamati zieht (Abb. I-193).

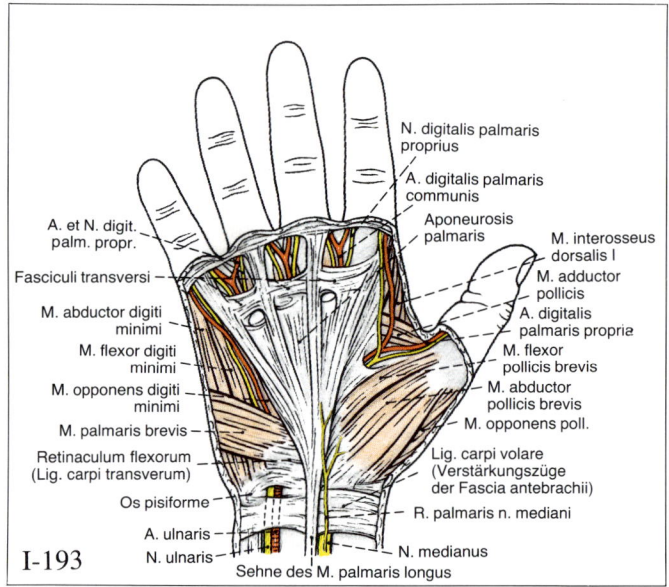

I-193

N. digitalis palmaris proprius
A. digitalis palmaris communis
Aponeurosis palmaris
M. interosseus dorsalis I
M. adductor pollicis
A. digitalis palmaris propria
M. flexor pollicis brevis
M. abductor pollicis brevis
M. opponens poll.
Lig. carpi volare (Verstärkungszüge der Fascia antebrachii)
R. palmaris n. mediani
N. medianus

A. et N. digit. palm. propr.
Fasciculi transversi
M. abductor digiti minimi
M. flexor digiti minimi
M. opponens digiti minimi
M. palmaris brevis
Retinaculum flexorum (Lig. carpi transverum)
Os pisiforme
A. ulnaris
N. ulnaris
Sehne des M. palmaris longus

Digitopalmarer Zickzackschnitt nach *Bruner*

Indikationen

1. Dupuytrensche Krankheit – partielle oder radikale Fasziektomie
2. Revision der Beugesehnen

Operatives Vorgehen

1. Der longitudinale Zickzackschnitt ist der Standardzugang (Abb. I-194).
   Diese „VW-Inzision" berücksichtigt die Langerschen Spannungslinien der Haut (Abb. I-192) und ermöglicht einen breiten Überblick auf die Palmaraponeurose und deren digitale Ausläufer (Abb. I-193).
2. Im Fingerbereich ist an der Stelle der Richtungsänderung der Schnittführung das jeweilige palmare Gefäß-Nerven-Bündel zu beachten und zu schonen.
3. Die Abwinkelung der Schnittführung liegt jeweils am Ende einer Beugefalte. Vergleiche hierzu den Abschnitt Finger seitlich, mediolateralen Zugang (S. 120).
4. Für die begrenzte Darstellung genügen Teilabschnitte der Schnittführung.
5. Eine Erweiterungsmöglichkeit nach proximal bietet die Fortsetzung der Schnittführung über dem Karpaltunnel als Bajonettschnitt (Abb. I-195).

Anmerkung

1. Der Zickzackschnitt vermittelt einen übersichtlichen Zugang, der bei Beachtung der palmaren seitlichen Gefäßnervenstränge am Finger später keine Gefühlsstörungen und auch keine Narbenkontrakturen hervorruft.
2. Der Zickzackschnitt kann nach *Bruner* winkelig oder nach *Littler* mit gerundeten Ecken angelegt werden.

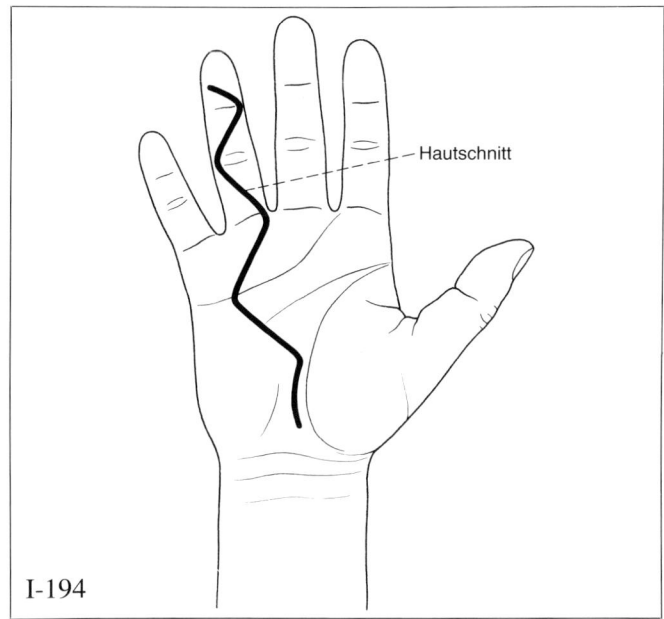

I-194

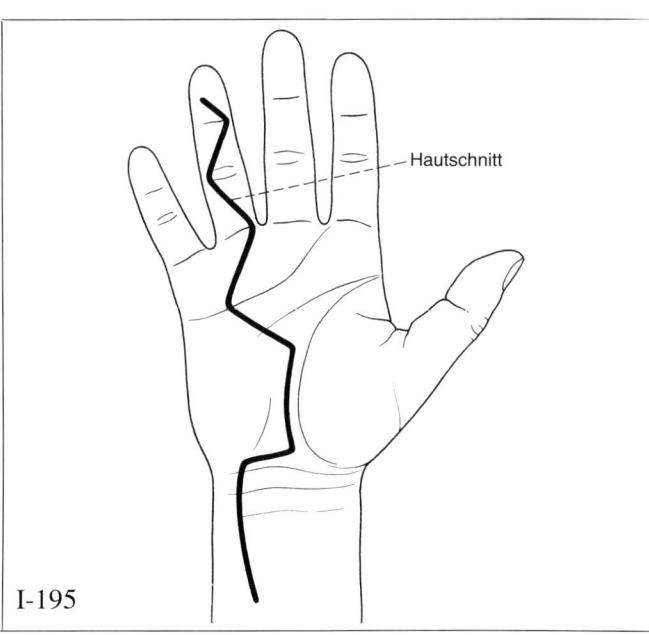

I-195

Alternativ

Y-Schnitt nach *Millesi*

Operatives Vorgehen

1. Im Bereich der Hohlhand ist der Y-Schnitt (Abb. I-196) eine Alternative. Diese Schnittführung berücksichtigt, daß die Gefäßversorgung der Haut der Hohlhand von der Peripherie herkommt. Damit verringert sich insbesondere bei schlechten Hautverhältnissen die Gefahr der Hautnekrose.
2. Die digitale Erweiterung ist durch Zickzackschnitte möglich (Abb. I-197).

Anmerkung

1. In der Hohlhand konkurriert der Y-Schnitt mit dem VW-Schnitt und mit den multiplen Z-Schnittplastiken.
2. Z-Schnittplastiken sind in der Hohlhand eher selten angezeigt. Sie können aber an den Fingern, besonders über den Gelenken bei Kontrakturen, sinnvoll sein. Eine Voraussetzung ist die gute Hautqualität.

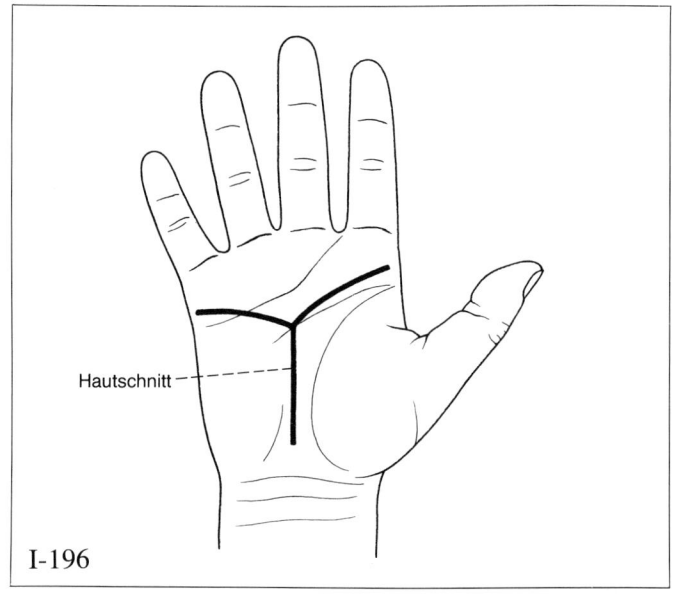

I-196

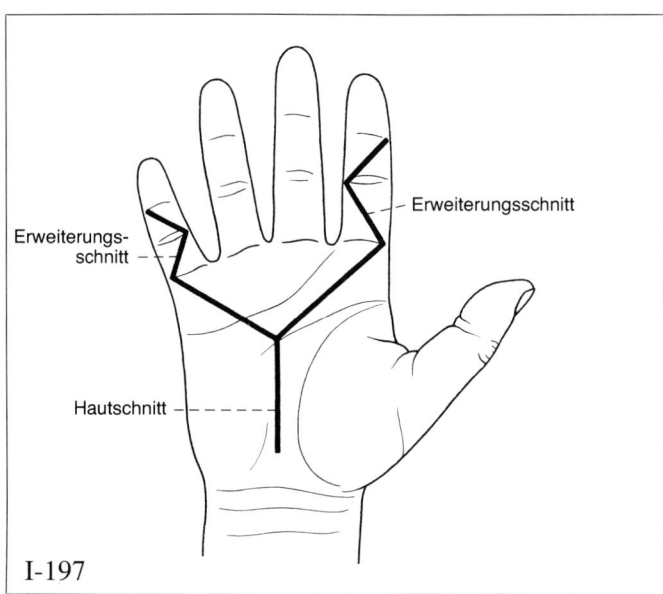

I-197

Weitere palmare Zugangswege

Übersicht: Abbildung I-198, Nr. *1–7*

1. Schnittführung an der Daumenbasis.
2. Radialständiger mediolateraler Hautschnitt am Daumen (siehe auch Fingerschnitte).
3. Hautschnitt zur Darstellung der Beugesehnenscheide des Daumens, z. B. beim schnellenden Daumen.
Man beachte den seitlichen Gefäß-Nerven-Verlauf.
(Siehe auch lange Daumenbeugersehne, S. 100.)
4. Hautschnitt zur Darstellung von Strukturen im Bereich des Daumenballens.
5. Hautschnitt zur Darstellung von Strukturen im Bereich der mittleren Handfläche.
6. Bajonettschnitt mit distaler Weiterführung zur ausgedehnten Darstellung von Hohlhand und Karpaltunnel.
7. Querverlaufender Hautschnitt zur Darstellung der distalen Palmaraponeurose. Bei der Dupuytrenschen Krankheit nur noch berechtigt in der „open palm"-Technik, d. h. wenn der Schnitt bei Kontrakturneigung nicht vernäht wird, sonst Verwendung des digitopalmaren Standardzugangs (siehe Finger seitlich, mediolateralen Zugang, S. 120).

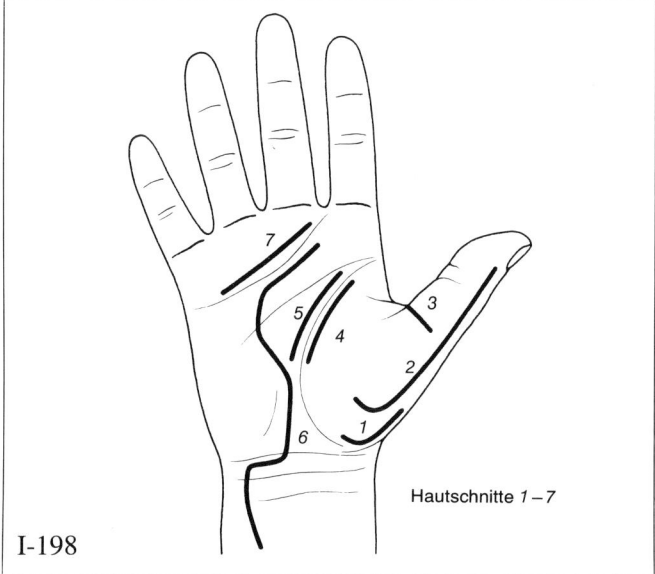

I-198

Hautschnitte *1–7*

Breiter palmarer Zugang
nach *Kanavel*

Indikationen

1. Bakterielle Tendovaginitis
2. Tuberkulöses Zwerchsackhygrom

Operatives Vorgehen

1. Eine extensive Darstellung mit breiter Übersicht wird durch den besonderen Bajonettschnitt ermöglicht, der distal in einen leicht schrägen Querschnitt übergeht (Abb. I-199).
2. Auf diese Weise werden zwei Lappen gebildet, proximal ein radialständiger und distal ein ulnarständiger Lappen, die jeweils in Pfeilrichtung (Abb. I-199) mobilisiert und umgeschlagen werden. Der distale Lappenzipfel darf nicht zu schmal ausfallen.
3. Die Hautlappen dürfen nicht ausgedünnt werden. Das Subkutangewebe verbleibt am Hautlappen, was besonders bei größerer Entfernung vom Hautschnitt notwendig ist. Es besteht sonst Nekrosegefahr für die Haut.

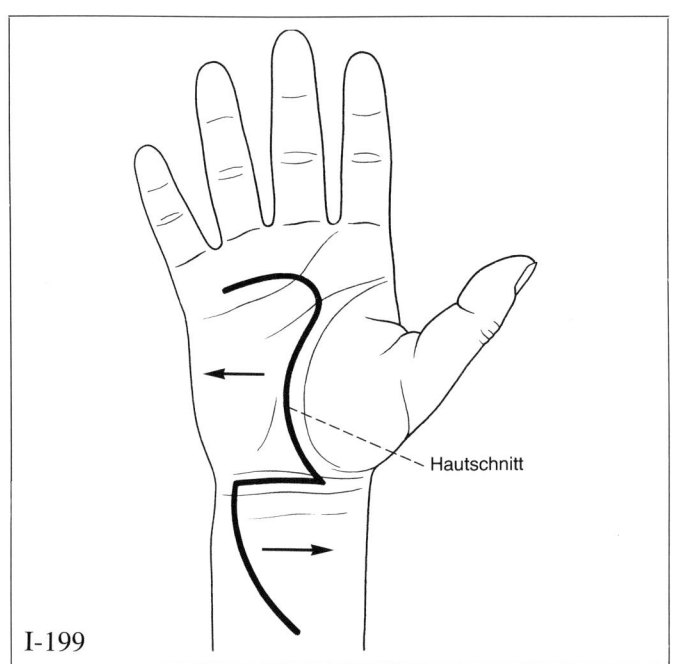

I-199

Distale Hohlhand

Querer Zugang

Indikationen

1. Schnellender Finger
2. Sogenanntes Anularligamentganglion

Operatives Vorgehen

1. Querer Hautschnitt auf halber Höhe zwischen der proximalen Fingerbeugefalte und der distalen Beugefalte der Hohlhand, der Linea mensalis (siehe Abb. I-200, Hautschnitt A).
2. Vorsichtige Präparation des Lig. anulare (Ringband) der Sehnenscheide der Fingerbeugesehnen, da das Gefäß-Nerven-Bündel zu beiden Seiten dicht benachbart ist (Abb. I-201).
3. Spaltung des Lig. anulare entsprechend Abbildung I-201. Häufig sind in der unmittelbaren Nachbarschaft weitere ringförmige Faserstrukturen der Pars anularis vaginae fibrosae der Sehnenscheide vorhanden, die auch einengen können.

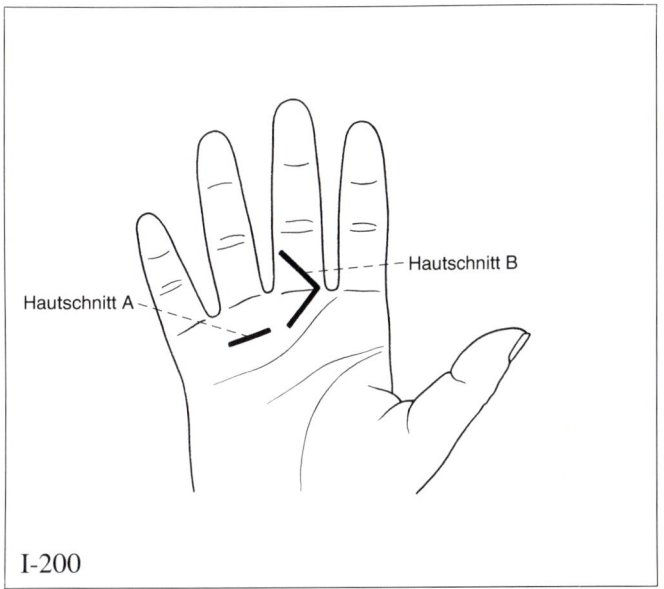

I-200

Alternativ
Winkelschnitt

Für die ausgedehnte Darstellung ist ein Winkelschnitt zweckmäßig, der medial oder lateral die Beugefalte kreuzt (Abb. I-200, Hautschnitt B).

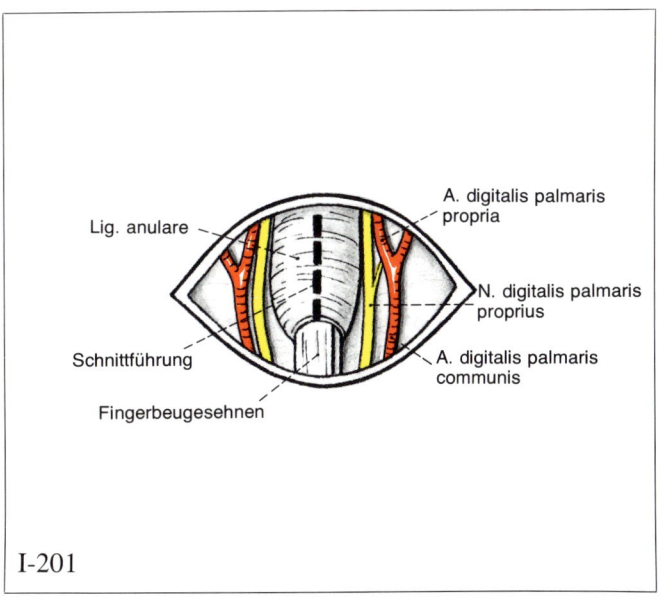

I-201

Handrücken

Spannungslinien der Haut

1. Verlauf der Spannungslinien der Haut entsprechend der Abbildung I-202.
2. Bei der Schnittführung am Handrücken sind die Spannungslinien nach Möglichkeit zu berücksichtigen.
3. Parallel zu den Spannungslinien verlaufende Schnittführungen ergeben unauffällige Narbenverhältnisse.
4. Eine notwendige Überkreuzung der Spannungslinien erfolgt nicht rechtwinklig, sondern schräg.

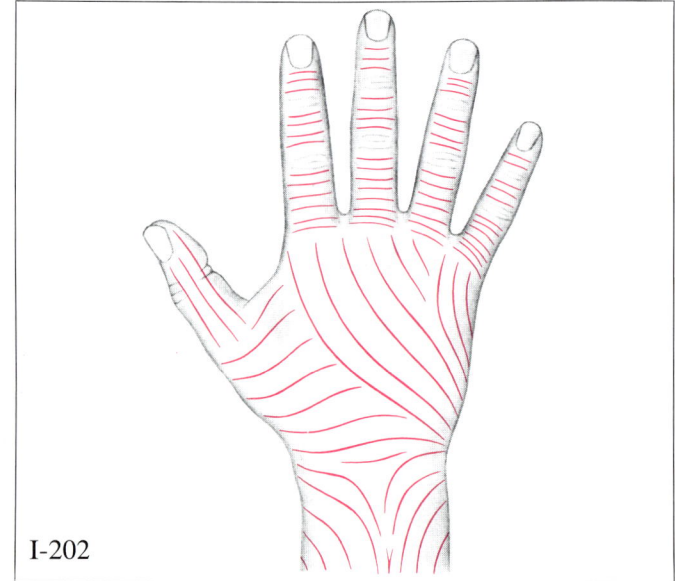

I-202

Dorsale Zugangswege

Übersicht
Abbildung I-203, Nr. *1–6*

1. Medioaxialer ulnarer Hautschnitt am Daumen.
2. Hautschnitt an der Basis des Zeigefingers.
3. Kurzer radialer Querschnitt zur Darstellung der Daumenstreckersehnen und der Sehne des M. abductor pollicis longus.
4. Geschwungener querer Hautschnitt zur Darstellung der Metakarpophalangealgelenke. Für ein Gelenk kommt dagegen ein C-förmiger Schnitt in Frage. Die Lokalisation der queren Schnittführung über dem Hals der jeweiligen Metakarpalia (also subkapital) gelingt am besten bei der „Fausthand".
5. Längsschnitt zur Darstellung eines Os metacarpale.
6. Zickzackschnitt.

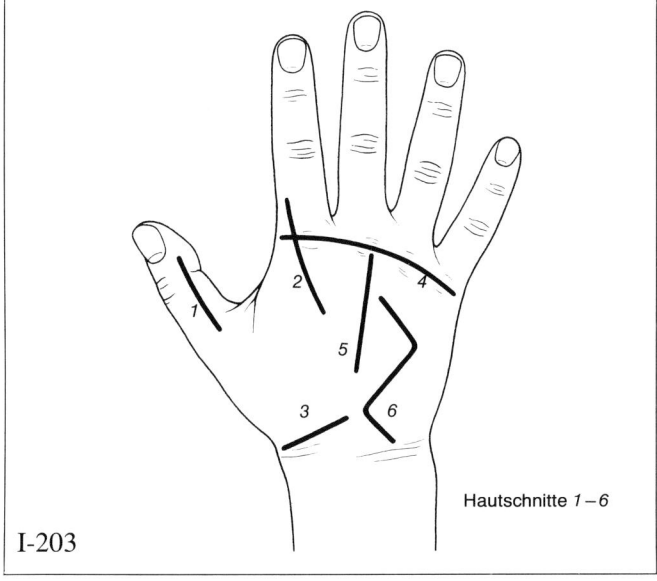

I-203   Hautschnitte *1–6*

Mittelhand – Metakarpalia II–V

Dorsaler Zugang

Indikation

Frakturen der Metakarpalia

Operatives Vorgehen

1. Auf dem Handrücken längsverlaufende Schnittführungen entsprechend Abbildung I-204.
2. Der einzelne Längsschnitt erlaubt die Darstellung von jeweils zwei Metakarpalia.
3. Zur Darstellung des Metakarpophalangealgelenkes ist eine winkelförmige türflügelartige Schnitterweiterung möglich.

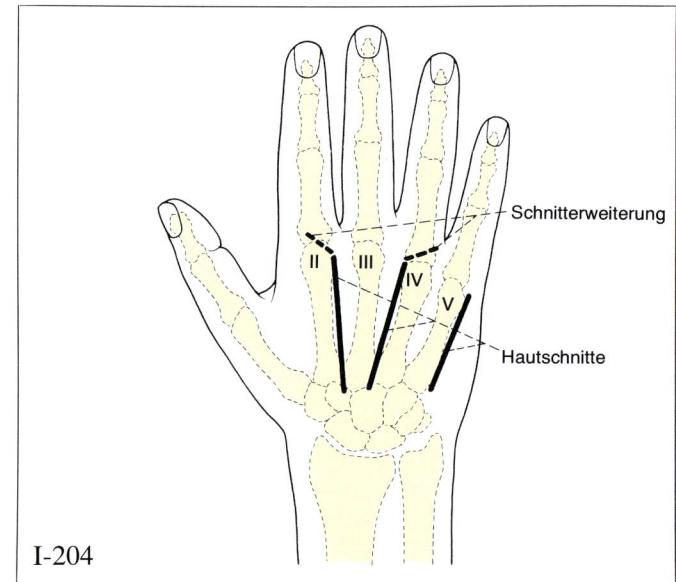

I-204

H. Fingerregion

Fingergrundgelenk – Metakarpalgelenk (MCP-Gelenk)

Posteriorer Zugang

Dorsaler Zugang

Indikationen

1. Arthritis – Synovektomie
2. Endoprothetik

Lagerung

Fingerhaltung leicht gebeugt durch Tuchunterlage, so daß die Mittelhandköpfchen (Metakarpalgelenke) den höchsten Punkt darstellen.

Operatives Vorgehen

1. C-förmige Schnittführung über dem betreffenden Metakarpophalangealgelenk, radial oder ulnar (Abb. I-205, Dig. III).
2. Die von der Strecksehne seitlich zur Intrinsic-Muskulatur ziehenden Faserzüge (Lamina intertendinea) werden dicht (ca. 2 mm) neben der Sehne parallel zum Sehnenverlauf durchtrennt (Abb. I-205, Dig. IV).
3. Danach kann die Gelenkkapsel durch Längsinzision eröffnet werden.

Anmerkung

Die gemeinsame Darstellung aller Fingergrundgelenke II–IV erfolgt über einen queren Hautschnitt (siehe Handrücken, dorsale Zugangswege, S. 109). Weiteres Vorgehen wie oben angeführt.

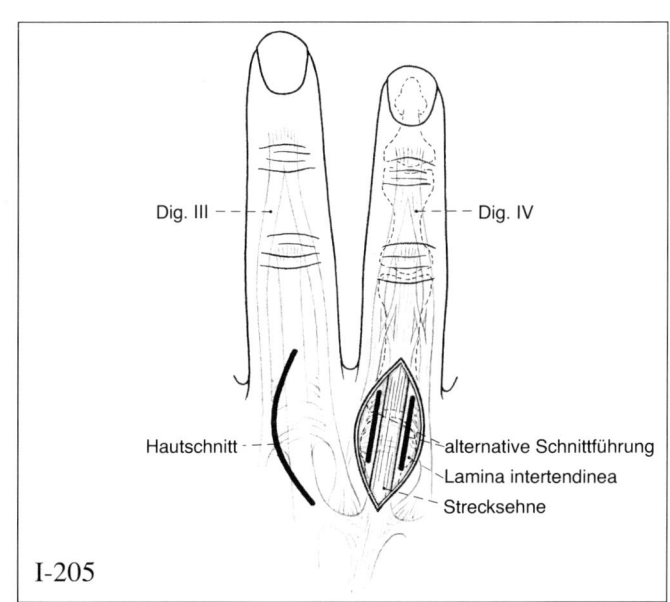

I-205

Dig. III

Dig. IV

Hautschnitt

alternative Schnittführung

Lamina intertendinea

Strecksehne

Finger palmar

Palmarer Zugang

Zickzackschnitt

Indikationen

1. Tendovaginitis – Tenosynovektomie
2. Beugesehnenrevision
3. Digitalbetonte Dupuytrensche Krankheit

Operatives Vorgehen

1. Standardzugang ist der digitale Zickzackschnitt (Abb. I-206), ggf. mit palmarer Weiterführung im Bereich der distalen Hohlhand.
2. Die seitlich verlaufenden Gefäß-Nerven-Stränge stellen sich nach Weghalten der Haut dar.
3. Nach Spaltung der Sehnenscheide werden die oberflächliche und die tiefe Beugesehne sichtbar.

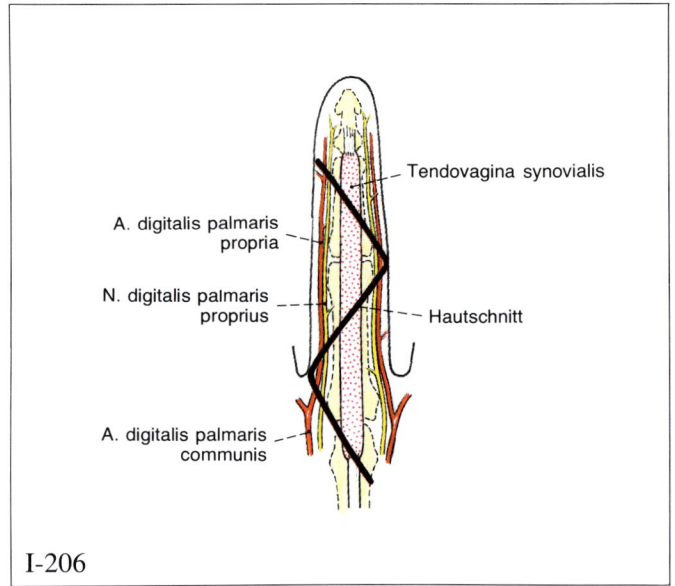

I-206

Alternativ

Digitopalmare Z-Schnittplastik

Indikation

Digitalbetonte Dupuytrensche Kontraktur

Operatives Vorgehen

1. Auf der Höhe der palpablen Strangbildung mittelständige Längsschnittführung (Abb. I-207).
2. Für die Z-Schnittführung Plazierung der vom Hauptschnitt abgehenden kleinen Schrägschnitte, die im Winkel von etwa 60° liegen, entsprechend Abbildung I-207.
3. Das Ende der seitlichen Schrägschnitte liegt nach Möglichkeit in Höhe einer Gelenkbeugefalte, damit beim späteren Austausch der Hautzipfel der quere Schenkel in der Beugefalte zu liegen kommt.
4. Mobilisierung der Hautzipfel mit dem gefäßversorgenden Subkutangewebe.
5. Beachtung des zu beiden Seiten randständig verlaufenden Gefäß-Nerven-Stranges.
6. Modifizierte Z-Schnittführung, wobei die Endpunkte genau an der palmaren Beugefalte liegen (Abb. I-208).

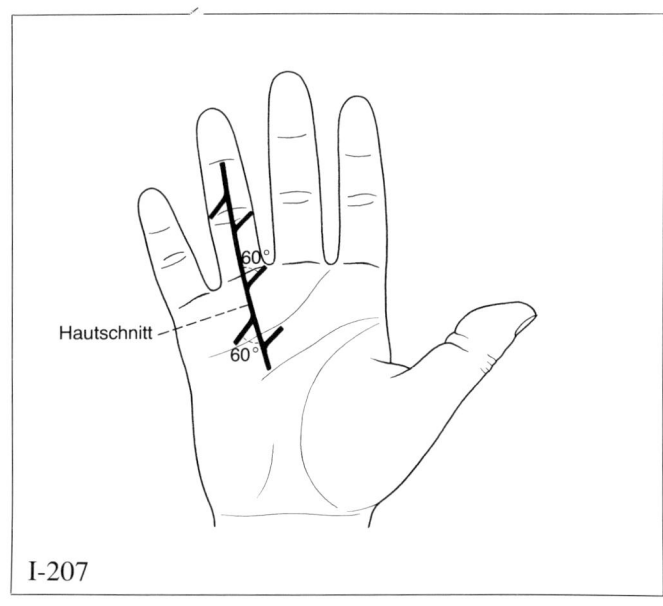

I-207

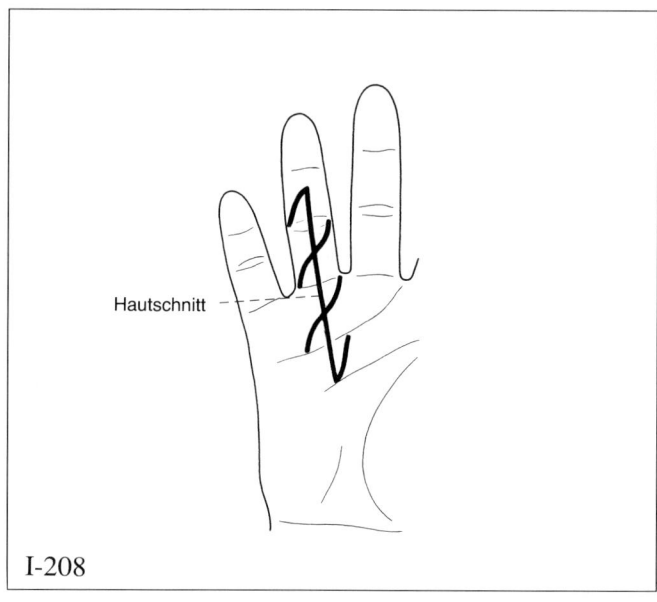

I-208

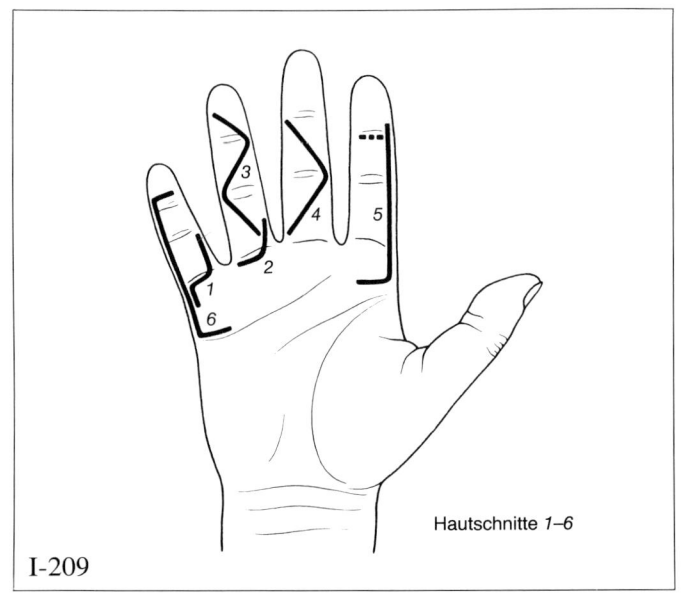

I-209

Hautschnitte 1–6

Palmardigitale Zugangswege

Übersicht

a) Abbildung I-209, Nr. *1–6*

1. S-förmiger Hautschnitt an der Fingerbasis.
2. L-förmiger Winkelschnitt an der Fingerbasis.
3. *u. 4.* Zickzackschnitt über den Phalangen (nach *Bruner*).
5. *u. 6.* Mediolaterale Schnittführung zur Freilegung des Fingerkanals, die proximal oder distal der Beugefalte des Endgliedes beginnt und am Zeige- und Kleinfinger bis zur distalen Hohlhandfalte führt. Am Mittel- und Ringfinger reicht der Schnitt nur bis zur proximalen Fingerbeugefalte (Abb. I-210, Nr. 4), um die Schwimmhaut zu schonen.

b) Abbildung I-210, Nr. *1–6*

1. Z-Plastik.
2.–6. Weitere mediolaterale Schnittführungen, zum Teil mit Erweiterungen.

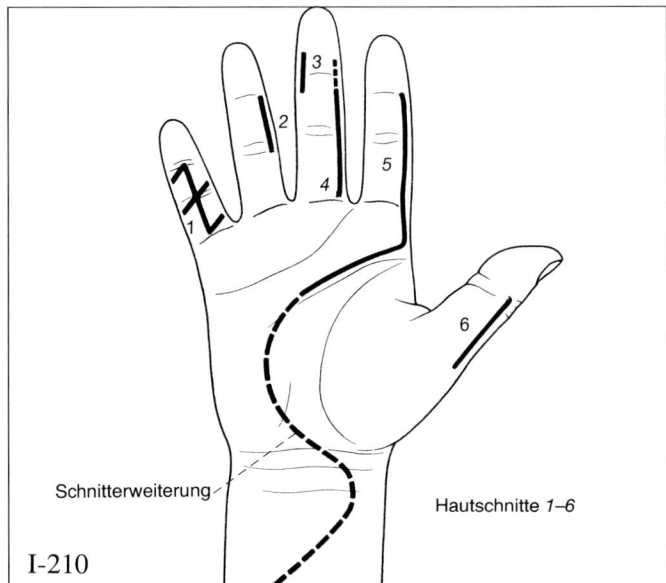

Schnitterweiterung

I-210

Hautschnitte 1–6

Anmerkung (zu a und b)

Die exakte Lokalisation der jeweiligen seitlichen (medioaxialen) Schnittführung verläuft am Finger als Verbindungslinie der seitlichen Enden der Gelenkbeugefalten, was auf den Übersichtsabbildungen nur ungenügend zur Darstellung kommt. Vergleiche hierzu den Abschnitt Finger seitlich, mediolateralen Zugang (S. 120).

c) Abbildung I-211, Nr. *1–5*

1. Lange digitopalmare Schnittführung nach *Tubiana*.
2. Kurzer S-förmiger Schnitt.
3. Kurze schräge Schnittführung zwischen zwei Beugefalten mit Erweiterung nach *Littler*.
4. Kurzer Z-Schnitt. Der spitze Winkel beträgt jeweils etwa 60°.
5. Radialständige Schnittführung am Daumen.

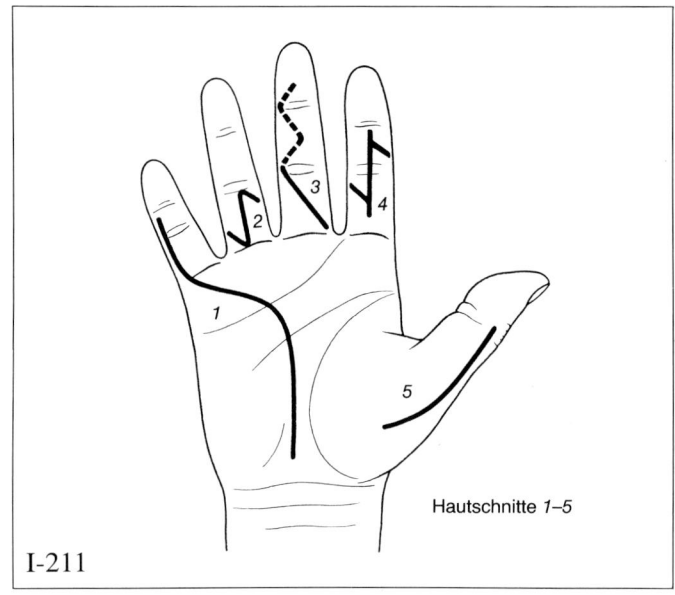

I-211

Hautschnitte 1–5

d) Abbildung I-212, Nr. *1–6*

1. Kurzer Winkelschnitt.
2. S-förmige Schnittführung mit Schnitterweiterung in der Hohlhand.
3. Kurze quere Schnittführung in der proximalen Finger-beugefalte.
4. Kurzer Z-Schnitt.
5. Kurzer Ausschnitt der Zickzack-Schnittführung.
6. Breite palmare Darstellung des Daumens.

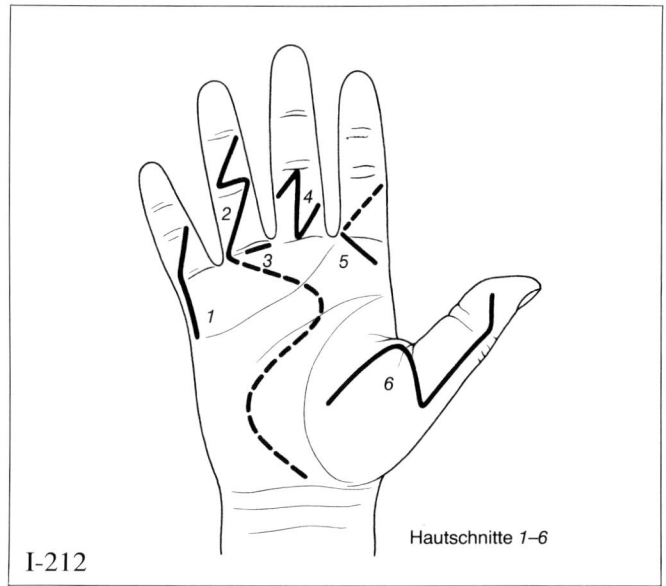

I-212   Hautschnitte *1–6*

Finger dorsal

Dorsale Zugangswege

Übersicht

a) Abbildung 1-213, Nr. *1–6*

1. C-förmiger Schnitt zur Synovektomie der Fingerge-lenke.
2. Umgekehrter V-Schnitt für die Arthrodese des distalen Interphalangealgelenkes.
3. Bajonettförmiger Schnitt zur Darstellung des distalen Endes der Strecksehne.
4. Bajonettförmiger Schnitt zur Darstellung der Strecksehnenaponeurose.
5. Zickzackschnitt zur breiten Darstellung des Streckseh-nenapparates.
6. Kurzer Schrägschnitt über einer Phalanx.

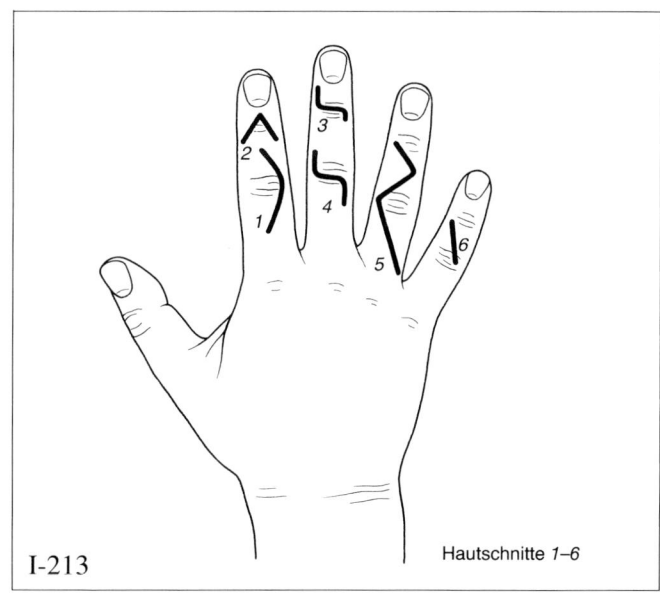

I-213   Hautschnitte *1–6*

b) Abbildung I-214, Nr. *1–6*

1. Türflügelschnitt am Daumen.
2. Zickzackschnitt mit gerundeten Ecken zur kompletten Darstellung des Strecksehnenapparates am Finger.
3. Türflügelschnitt über einer Phalange.
4. C-förmiger Schnitt zur Darstellung eines Metakarpo-phalangealgelenkes.
5. C-förmiger Schnitt zur Darstellung des proximalen Interphalangealgelenkes.
6. Türflügelschnitt am Kleinfinger.

Anmerkung

Beim Türflügelschnitt verbleibt der seitliche Gefäß-Ner-ven-Strang auch bei der Mobilisierung des Lappens am Finger.

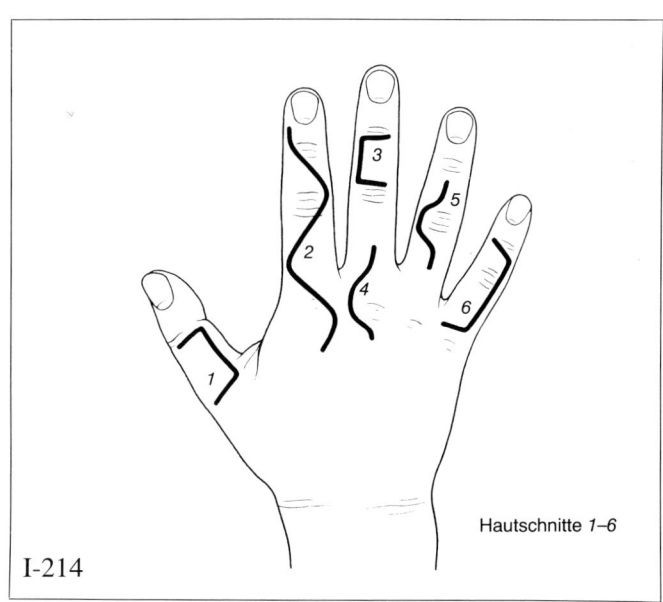

I-214   Hautschnitte *1–6*

Dorsolateraler Zugang

1. Radial- oder ulnarständiger Seitenschnitt mit türflügel-artiger Schnitterweiterung (Abb. I-215, Hautschnitt A).
2. Alternativ: S-förmig geschwungene Schnittführung (Abb. I-215, Hautschnitt B).
3. Mobilisierung des Hautlappens. Das dorsolaterale Ge-fäßnervenbündel verbleibt am Finger.
4. Längsspaltung des Strecksehnenapparates und Darstel-lung der Phalange durch Unterfahren mit Hohmann-Hebeln (Abb. I-216).

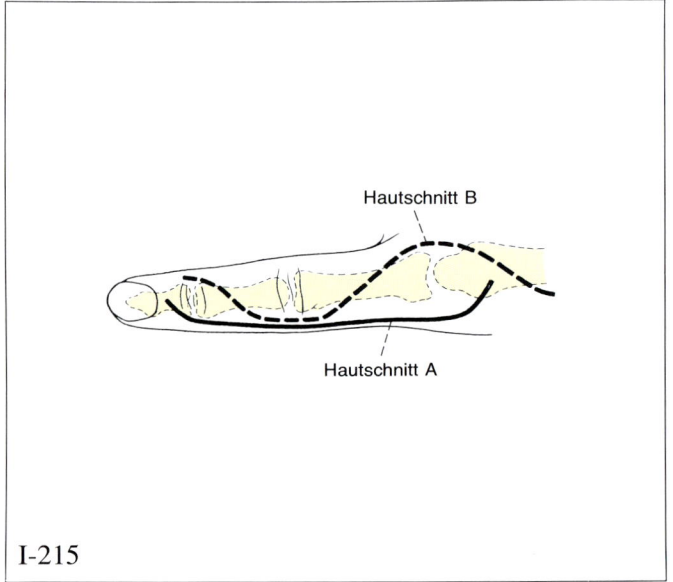

I-215

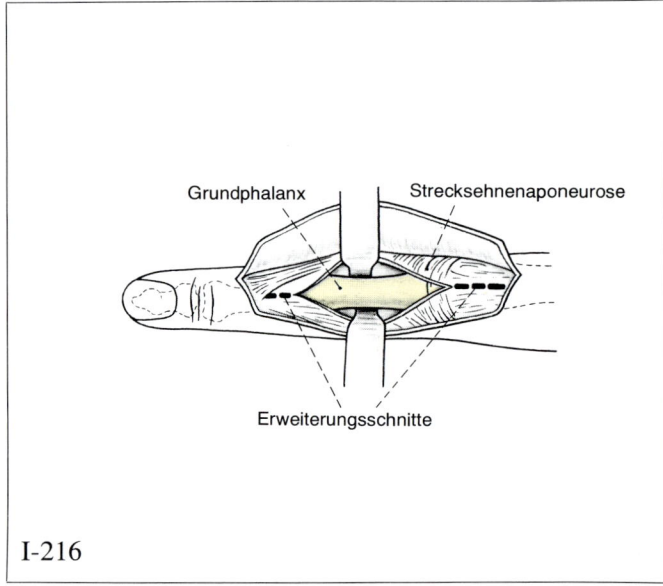

I-216

Fingermittelgelenke – Proximales Interphalangealgelenk (PIP-Gelenk)

Posteriorer Zugang

Dorsaler Zugang

Indikationen

1. Arthritis – Synovektomie
2. Endoprothetik

Lagerung

Fingerhaltung leicht gebeugt, so daß die proximalen Interphalangealgelenke (PIP-Gelenke) den höchsten Punkt darstellen.

Operatives Vorgehen

1. C-förmiger Hautschnitt dorsoulnar oder dorsoradial, jeweils über dem Mittelgelenk (Abb. I-217).
2. Längsinzision zwischen Mittel- und Seitenzügel des Strecksehnenapparats (Abb. I-218).
3. Freipräparieren des Strecksehnenapparats von der Gelenkkapsel auf der Ulnarseite.
4. Gleiches Vorgehen auf der Radialseite mit Längsinzision zwischen Mittel- und Seitenzügel des Strecksehnenapparats (Abb. I-218).
5. Durch Extension und Beugung kann man zumeist Einblick in den palmaren Kapselrezessus gewinnen.
6. Ist eine erweiterte palmare Übersicht erforderlich, so wird das Seitenband eingekerbt oder nötigenfalls temporär durchtrennt und das Gelenk aufgeklappt.

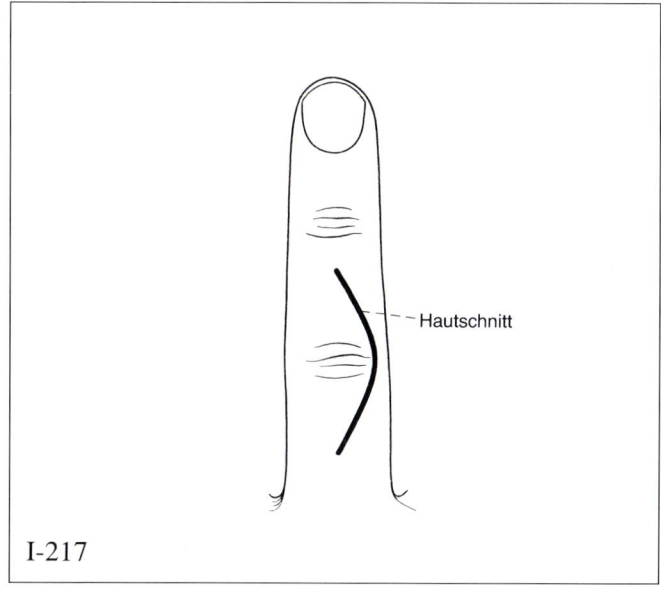

I-217

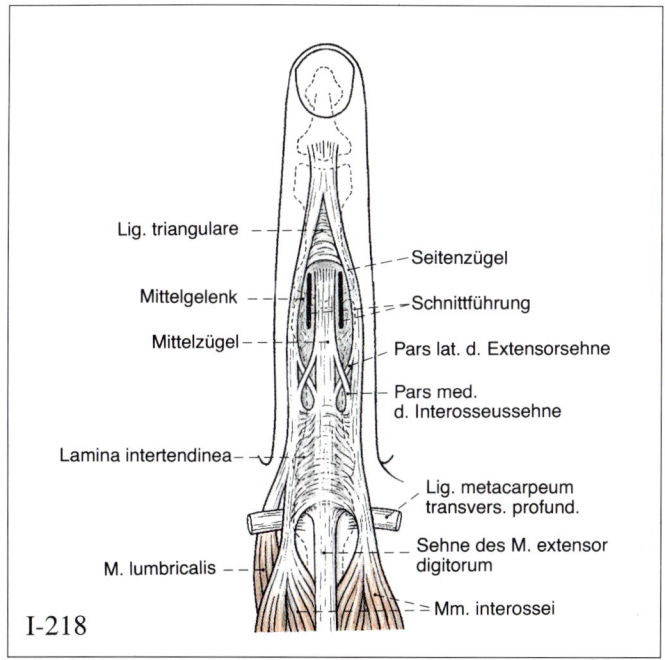

I-218

Fingerendglied – Nagelbett

Dorsale Zugangswege

Hautschnitte A bis C bei Paronychie (Abb. I-219).

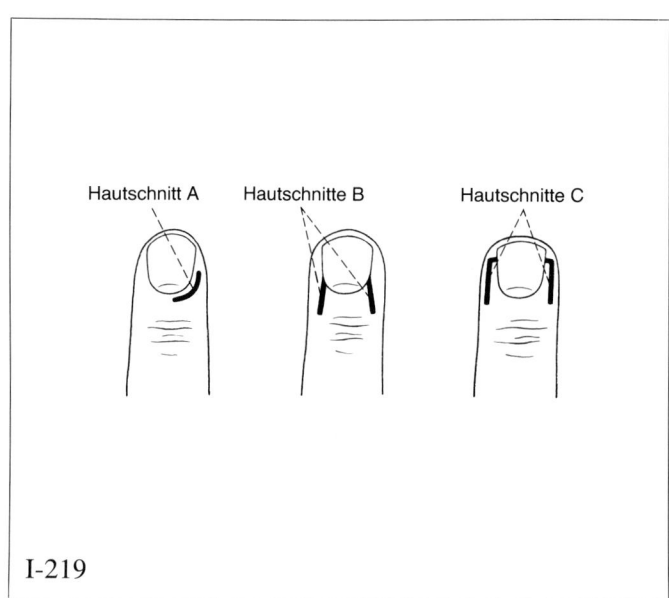

I-219

Fingerkuppe

Laterale Zugangswege

Hautschnitte A und B beim Panaritium der Fingerkuppe
(Abb. I-220).
A. Seitlicher Hockeyschlägerschnitt.
B. Hockeyschlägerschnitt bis in die Fingerkuppe.
C. Hockeyschlägerschnitt mit Klaffen der Wundränder.

Anmerkung

1. Die Ähnlichkeit mit einem Hockeyschläger ergibt sich
   erst beim Klaffen der Wundränder.
2. Wichtig ist, daß der Schnitt im Bereich der Fingerkuppe nahe am Fingernagel verläuft. Sonst kann eine
   berührungsempfindliche Narbe entstehen.
3. Froschmaulschnitte sind an der Fingerkuppe obsolet
   geworden.

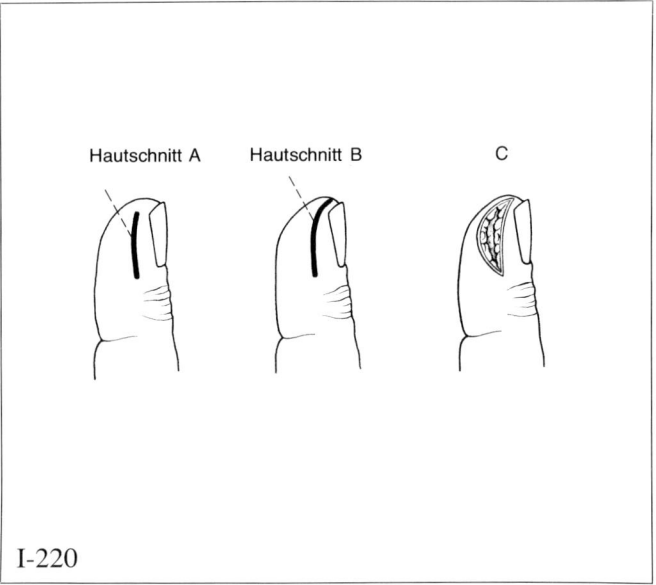

I-220

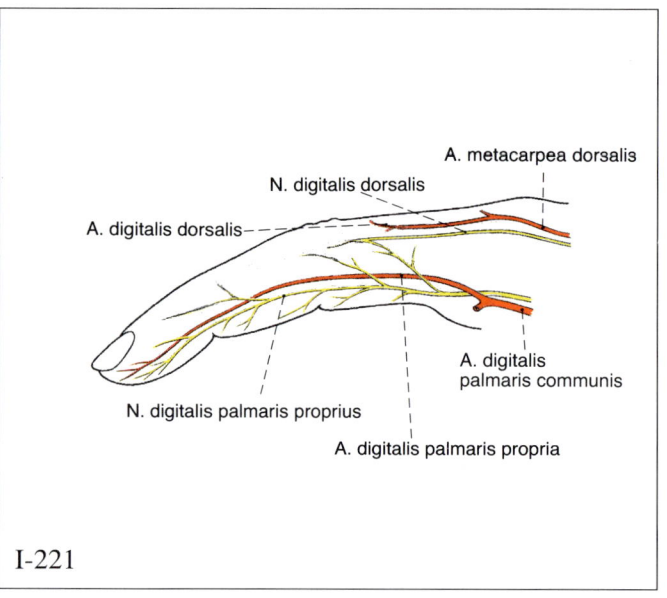

I-221

Finger seitlich

Mediolateraler Zugang

Medioaxialer Zugang

Mittseitiger Zugang

1. Der palmare und dorsale Verlauf des seitlichen Gefäß-Nerven-Stranges läßt die seitliche Fingerpartie bis auf feine Nervenausläufer frei, so daß ein seitlicher Mittelschnitt möglich ist (Abb. I-221).
2. Der axiale Querschnitt orientiert über die Lage der Gefäß-Nerven-Stränge (Abb. I-222) in Höhe der Grundphalanx.
3. An der Mittel- und Endphalanx erfolgt die dorsale Versorgung über den palmaren Gefäß-Nerven-Strang, dessen Äste geschont werden müssen.
4. Der Mediolateralschnitt liegt in der seitlichen Neutralzone und verläuft an den Enden der Fingerbeugefalten. Die Schnittführung ist also leicht nach dorsal versetzt (Abb. I-223 und Abb. I-224).

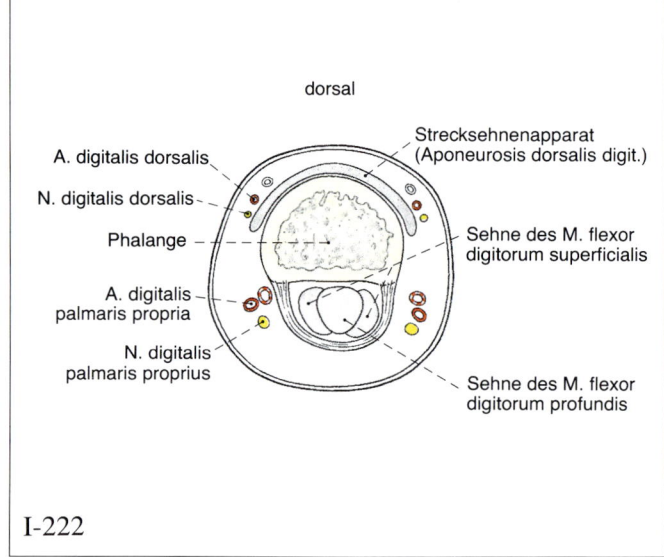

I-222

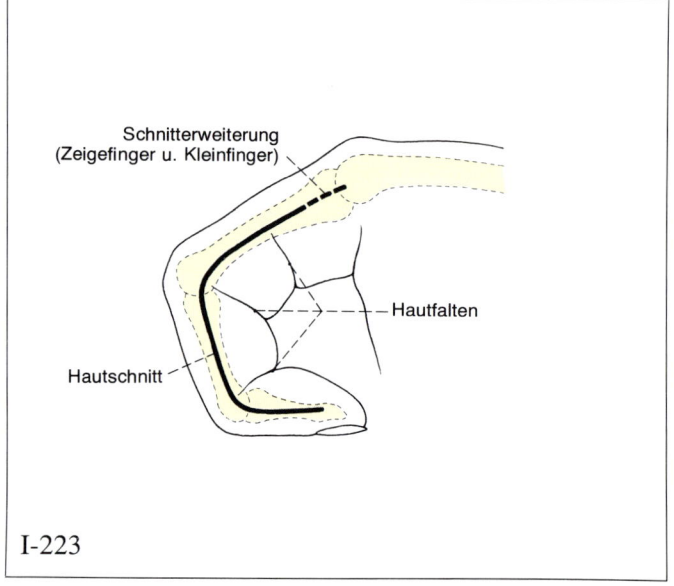

I-223

5. Über die situative Topographie orientiert die Abbildung I-225.
6. Zugang zur Mittelphalanx (Abb. I-226).
7. Bei Verlängerung der Schnittführung in die Hohlhand (z. B. entsprechend Abb. I-209, Nr. 5) muß zuerst das Gefäß-Nerven-Bündel aufgesucht werden, um es zu schonen.

Anmerkung

Bei dieser Schnittführung sind die vom palmaren Gefäß-Nerven-Bündel nach dorsal ziehenden feinen Äste nach Möglichkeit zu schonen.

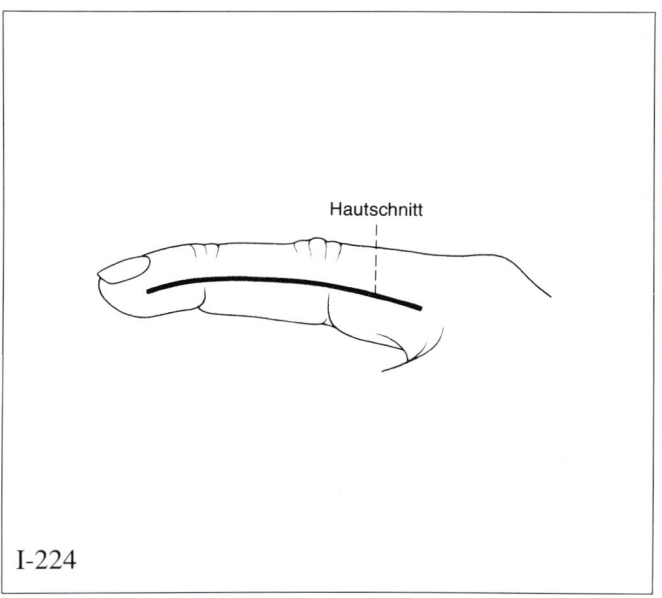

I-224

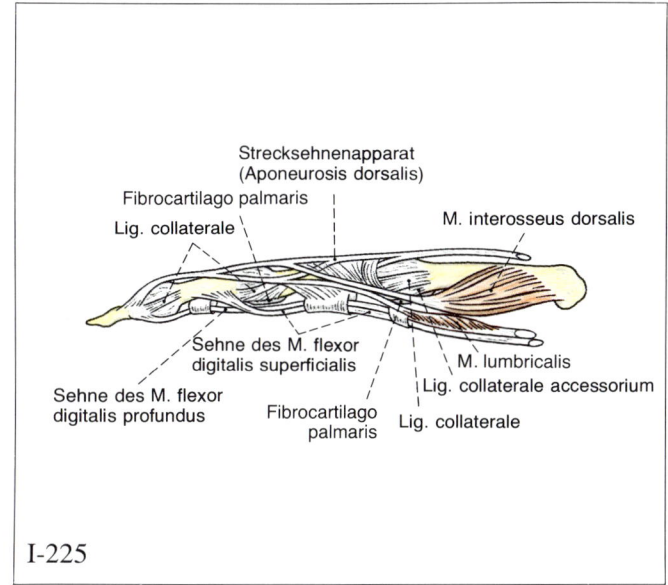

I-225

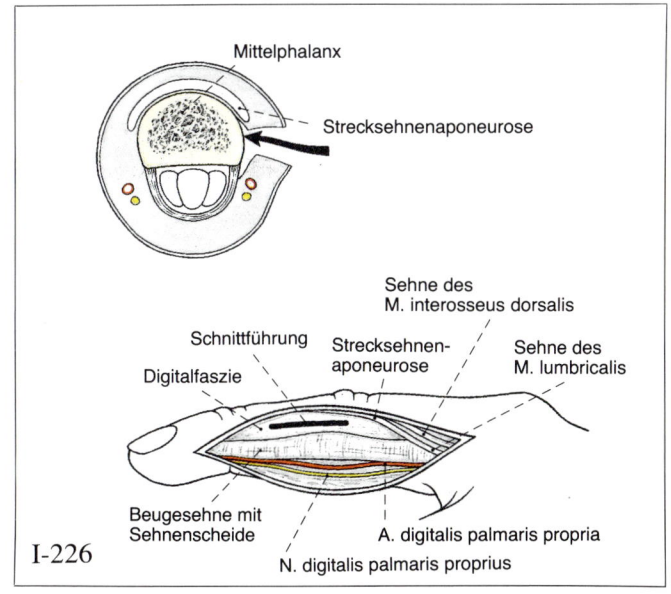

I-226

Mediolateraler palmarer Zugang

Medioaxialer palmarer Zugang

1. Diese Schnittführung ermöglicht den Zugang zu den Beugesehnen (Abb. I-227). Das Gefäß-Nerven-Bündel verbleibt dabei im palmaren Hautlappen.
2. Im allgemeinen ist der digitopalmare Zickzackschnitt nach *Bruner* vorzuziehen.

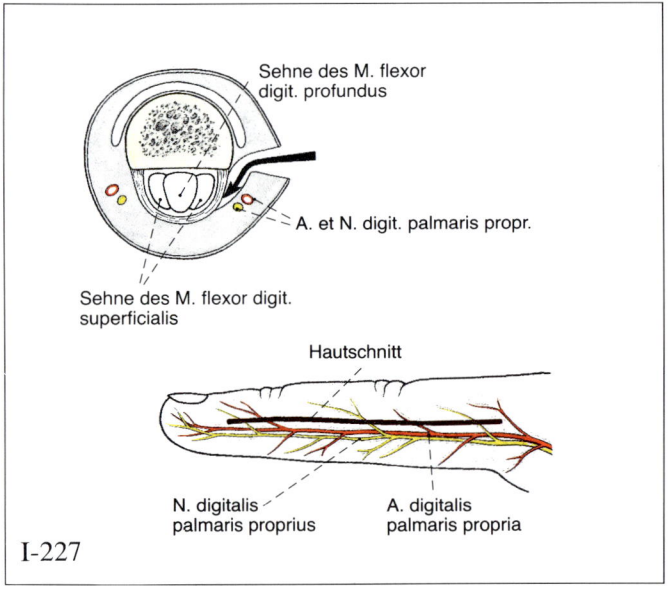

Sehne des M. flexor digit. profundus

A. et N. digit. palmaris propr.

Sehne des M. flexor digit. superficialis

Hautschnitt

N. digitalis palmaris proprius

A. digitalis palmaris propria

I-227

Syndaktylie

Zickzackschnitt
nach *Blauth*

1. Dorsal und palmar zickzackförmige Schnittführung unter Berücksichtigung der Funktion und der späteren Deckung (Abb. I-228).
2. An der Fingerbasis erfolgt palmar eine sattelförmige Schnittführung zur Deckung der Kommissur (Abb. I-228b).

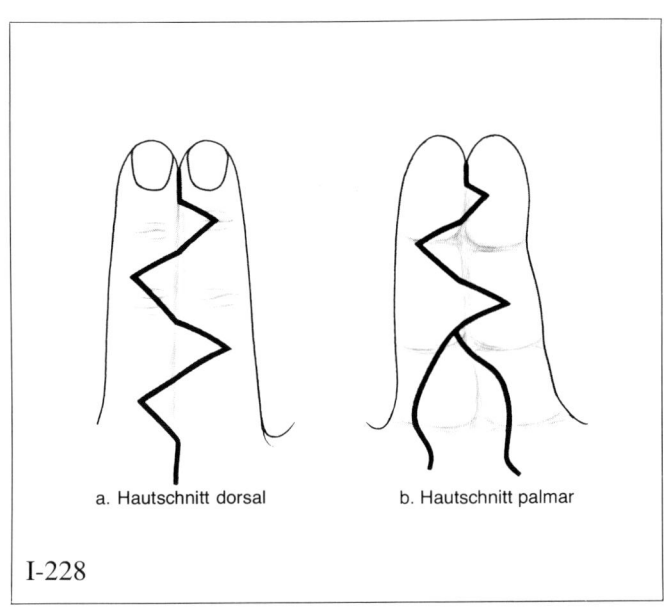

a. Hautschnitt dorsal   b. Hautschnitt palmar

I-228

Amniotische Schnürfurche

Z-Schnittplastik
nach *Iselin*

1. Das Aneinanderreihen multipler Z-Plastiken ermöglicht das Ausschneiden der Schnürfurche bis zur Faszie mit Verminderung des Rezidivrisikos (Abb.
   I-229).
2. Die Schnittführung ist auch für Schnürfurchen anderer
   Lokalisation geeignet.

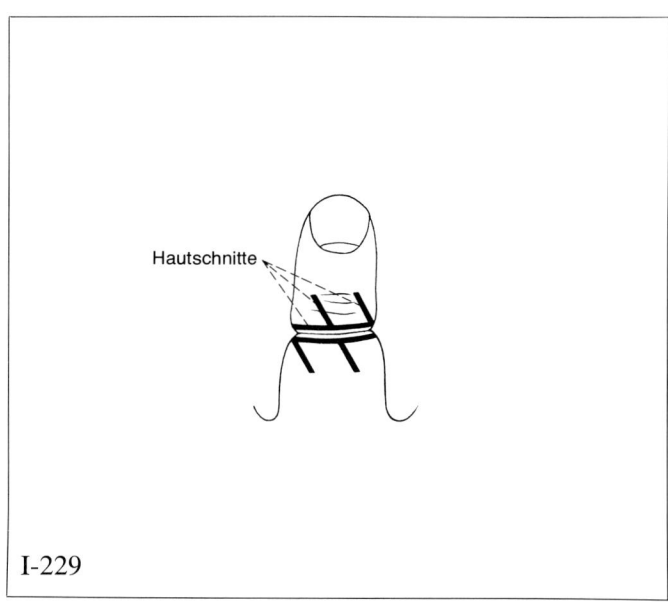

Hautschnitte

I-229

Teil II
Hals und Rumpf

Inhaltsverzeichnis Teil II

Hals und Rumpf

A. Allgemeines 128
    Praktische Anatomie 128
    Lagerungshinweise bei Bauchlagerung 128

B. Hals-Nacken-Region 129
    Gesamte Halswirbelsäule 129
    Extension am Kopf 129
    Obere Halswirbelsäule 130
    Atlas-Axis-C3 130
    Transoraler Zugang 130
    Okziput bis 1. Brustwirbel 132
    Posteriorer Zugang 132
    3. Halswirbel bis 2. Brustwirbel 135
    Anteromedialer Zugang 135
    Variante für A. vertebralis – Spinalner-
    venwurzel 138
    Laterales Halsdreieck – Oberflächliche Hals-
    lymphknoten 139
    Querer Zugang 139
    Halsrippe 140
    Vorderer Zugang 140

C. Thorakalregion 142
    Brustwirbelsäule anterior 142
    Anterolateraler Zugang 142
    Brustwirbelsäule posterior 144
    Posteromedialer Zugang 144
    Brustwirbelsäule posterolateral 146
    Kostotransversektomie 146
    Paraspinaler Bogenschnitt 147

D. Lumbalregion 148
    Lendenwirbelsäule posterior 148
    Posteromedialer Zugang 148

Interspinaler Zugang 152
Plastische Laminektomie 153
Lendenwirbelsäule posterolateral 154
    Posterolateraler Zugang 154
Lendenwirbelsäule anterior 156
    Retroperitonealer Zugang 156
    Lumbosakraler Übergang 158
    Anteriorer Zugang 158
    Transversalschnitt 159
Iliosakralgelenk 160
    Posterolateraler Zugang 160
Wirbelbogengelenk – Iliosakralgelenk 161
    Unilateral 161
    Posteriorer Zugang 161
    Bilateral 162
    Querer Zugang 162
    Längsschnitt 162

E. Beckenregion 163
Darmbein – Os ilium 163
    Außenfläche 163
    Lateraler Zugang 163
    Fossa iliaca 164
    Beckenrandschnitt 164
    Crista iliaca – Darmbeinkamm 166
    Anterolateraler Zugang 166
    Posteriorer Zugang 167
    Zugang nach *Louis* 168
Sitzbein – Os ischii 170
    Perinealer Zugang 170
Symphyse 172
    Anteriorer Zugang 172

F. Steißbein 174
Steißbein – Os coccygis 174
    Posteriorer Zugang 174

A. Allgemeines

Praktische Anatomie

Die Topographie der oberflächlichen Muskelschicht des Rückens zeigt Abbildung II-1.

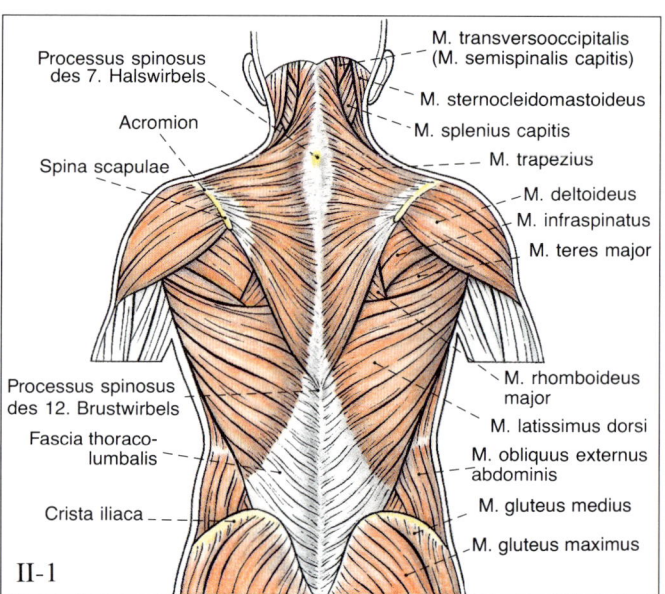

II-1

Lagerungshinweise bei Bauchlagerung

1. Bei Bauchlagerung ist auf das kompressionsfreie Abdomen zu achten, um venöse Stauungen zu vermeiden.
2. Die leichte Schräglage des Operationstisches verbessert den venösen Abfluß des Operationsfeldes. Bei Operationen an der Hals- und Brustwirbelsäule wird der Tisch kopfwärts angehoben, umgekehrt bei Operationen an der Lendenwirbelsäule.
3. Durch Unterlegen einer Rolle unter den Thorax dicht unterhalb der Schultern ist die Exkursionsfreiheit des Rippenkorbs zu erhalten.
4. Der endotracheale Tubus ist präoperativ gegen ein Herausrutschen zu sichern, da er intraoperativ bei

Operationen an der Hals- und Brustwirbelsäule nur schwer zugänglich ist.
5. Die Stirnlagerung auf der Kopfstütze muß genügend gepolstert sein. Das gilt bei Anteflexionshaltung auch für das Kinn.
6. Die Augen sind vor dem Austrocknen durch präoperative Salbenapplikation zu schützen.
7. Die Druckfreiheit der Augen ist präoperativ zu kontrollieren.
8. Die Lagerung muß die häufig notwendige intraoperative Röntgenkontrolle oder Durchleuchtung ermöglichen.

B. Hals-Nacken-Region

Gesamte Halswirbelsäule

Extension am Kopf
a) mit der Crutchfield- oder Gardner-Well-
   Klammer
b) mit dem Halo-Ring

Indikationen

1. Zervikale Luxationen
2. Zervikale Luxationsfrakturen
3. Präoperative Extensionsbehandlung bei Skoliosen

Operatives Vorgehen

a) Der Lokalisationspunkt für die Durchbohrung der Lamina externa der Schädelkalotte (mit dem Spezialboh-
   rer) liegt in Äquatorhöhe des Kopfes oberhalb des
   äußeren Gehörganges auf einer gedachten Linie, die
   1–1½ Querfinger oberhalb der Augenbrauen verläuft
   (Abb. II-2). Das entspricht etwa 6 – 8 cm über dem
   äußeren Gehörgang.

b) Die ideale Plazierung des Halo-Ringes erfolgt unterhalb des größten Kopfdurchmessers (des „Äquators").
   Die anterioren Fixationsschrauben liegen oberhalb der
   lateralen Hälfte des knöchernen Wulstes des Augen-
   brauenbogens, zur Vermeidung der Nervenaustritts-
   punkte und des Sinus frontalis.

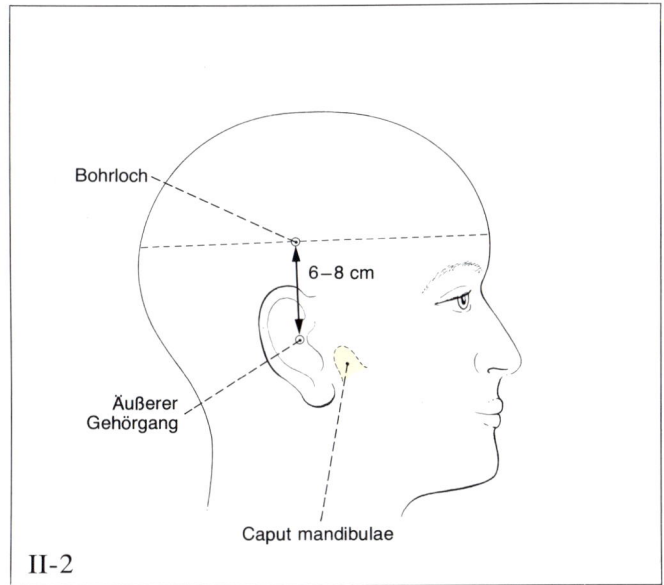

Bohrloch

6–8 cm

Äußerer
Gehörgang

Caput mandibulae

II-2

Obere Halswirbelsäule

Atlas-Axis-C 3

Transoraler Zugang

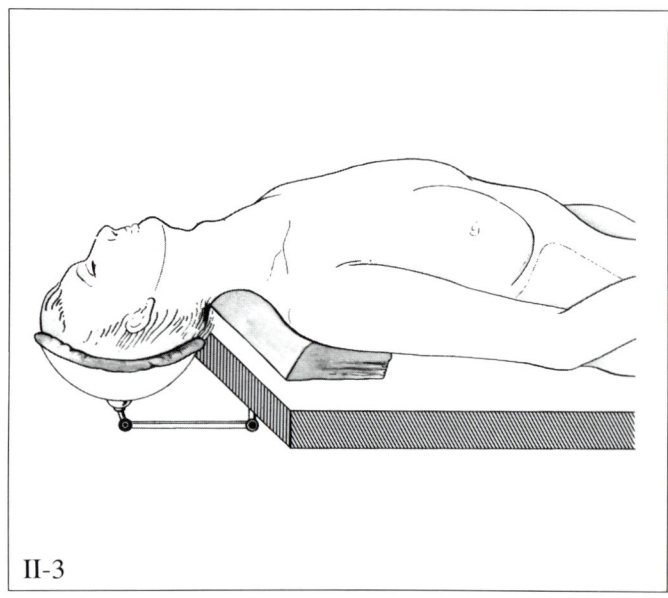

II-3

Indikationen

1. Tumoren
2. Entzündliche Prozesse
3. Fusionierungsoperation
4. Anteriore Dekompression der Medulla oblongata und des Rückenmarks

Operatives Vorgehen

1. Plazierung des Kopfes in leichter Hyperextension (Abb. II-3).
2. Zum Offenhalten des Mundes wird ein selbsthaltender HNO-Retraktor benutzt, der sich am Ober- und Unterkiefer jeweils an der Zahnreihe abstützt und gleichzeitig mit einem spatelförmigen Blatt die Zunge herunterdrückt (Abb. II-5).
3. Der Oropharynx wird durch Betupfen mit PVP-Jodlösung vorbereitet.
4. Durch einen schmalen Gummischlauch, der durch die Nase eingeführt und durch den Mund wieder herausgeleitet wird, kann der weiche Gaumen hochgehalten werden. Zum Weghalten kann ebenso ein Haken benutzt werden.
5. Über die topographischen Beziehungen orientiert die Abbildung II-4.
6. Der Hypopharynx wird mit Gazestreifen abgestopft, damit Blut und Spülflüssigkeit nicht in die Trachea laufen. Der Nasopharynx kann mit Fibrinschaum abgestopft werden.
7. Die Übersicht wird durch Inzision des weichen Gaumens in der Medianebene vergrößert. Dabei wird die Uvula nicht gespalten, sondern paramedian umfahren, verbleibt also auf einer Seite. Die Eckzipfel des gespaltenen Gaumensegels werden mit Haltefäden noch vorne-lateral temporär vernäht oder durch Anziehen des nasooralen Gummischlauches (für jedes Nasenloch) weggehalten.
8. Nach Palpation des Tuberculum anterius des vorderen Atlasbogens als Ausgangspunkt strikt mittelständige Längsinzision der hinteren Pharynxwand mit der Kauterspitze von etwa 5 cm Länge bis C 2, ggf. bis C 3 (Abb. II-5). Dabei werden die vier Schichten (1) Schleimhaut (mit Bindegewebs- und Muskelschicht

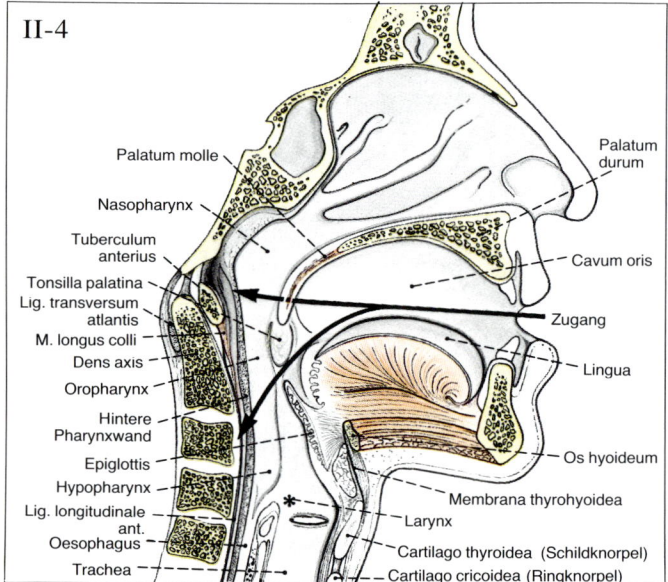

II-4

Palatum molle
Nasopharynx
Tuberculum anterius
Tonsilla palatina
Lig. transversum atlantis
M. longus colli
Dens axis
Oropharynx
Hintere Pharynxwand
Epiglottis
Hypopharynx
Lig. longitudinale ant.
Oesophagus
Trachea

Palatum durum
Cavum oris
Zugang
Lingua
Os hyoideum
Membrana thyrohyoidea
Larynx
Cartilago thyroidea (Schildknorpel)
Cartilago cricoidea (Ringknorpel)

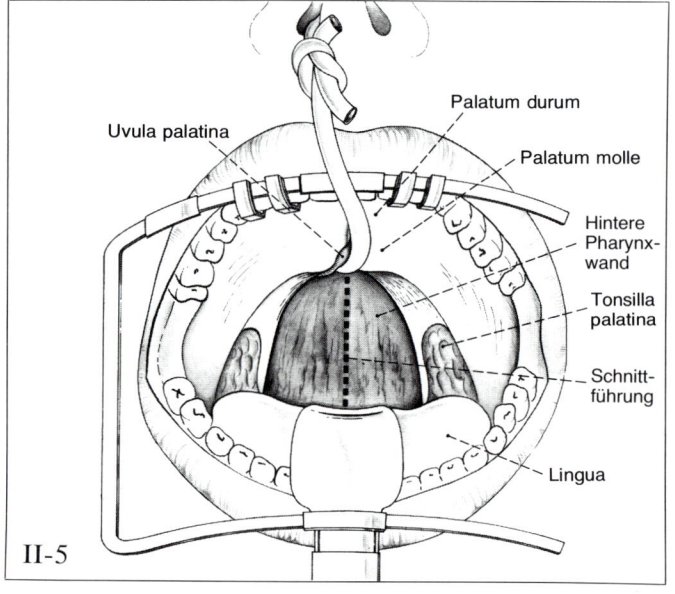

II-5

Uvula palatina
Palatum durum
Palatum molle
Hintere Pharynxwand
Tonsilla palatina
Schnittführung
Lingua

der hinteren Pharynxwand), (2) M. constrictor pharyngis superior, (3) prävertebrale Faszie und (4) Lig. longitudinale anterius durchtrennt, in Höhe des kraniozervikalen Überganges die Fascia atlantooccipitalis.

9. Stumpfes Beiseiteschieben der Weichteile nach links und rechts. Eine allfällige Blutung an der Basis des Dens axis wird mit dem Mikrokauter (Bipolator) kontrolliert.

10. Die Darstellung kann bis zu 2 cm nach lateral, d. h. bis zu den lateralen Atlantoaxialgelenken erfolgen (Abb. II-6).

11. Der M. longus colli inseriert am Tuberculum anterius des vorderen Atlasbogens und kann dort abgelöst werden.

12. Durch Haltefäden, die oberflächlich liegen sollen, oder durch schmale Haken wird die Pharynxwand zu beiden Seiten weggehalten.

13. Der Wundverschluß der hinteren Pharynxwand erfolgt in zwei Schichten mit resorbierbarem Nahtmaterial.

Anmerkung

1. Eine präoperative Erhebung des Zahnstatus im Hinblick auf kariöse, sanierungsbedürftige Zähne ist nützlich.

2. Aus Sicherheitsgründen kann zwei Tage vor der Operation und intraoperativ vor dem eigentlichen Eingriff mit dem Wattestäbchen eine Kultur von der Mundhöhle, der Pharynxwand und dem Nasenraum abgenommen werden.

3. Häufig wird für den transoralen Eingriff eine Tracheotomie für erforderlich gehalten. Tatsächlich kann man jedoch neben dem liegenden Tubus operieren; das gilt besonders für den endonasalen Trachealtubus.

4. Der Gazestreifen im Hypopharynx darf nicht vergessen werden. Aus Sicherheitsgründen ist er mit einem herausgeleiteten und armierten Faden stets sichtbar.

5. Präoperativ können Mundhöhle und Oropharynx mit Hexoral®-Spülungen vorbereitet werden. Ob die Resultate dadurch günstiger sind, ist nicht entschieden.

6. Eine perioperative systemische Antibiotikaprophylaxe (bis zu einer Woche postoperativ) ist zu erwägen.

7. Die intraoperative Röntgenkontrolle der Höhenlokalisation mit dem Bildverstärker muß vorbereitet sein.

8. Vor der Inzision der hinteren Pharynxwand ist die submuköse Injektion eines handelsüblichen Lokalanästhetikums (0,5–1%) mit Epinephrinzusatz zur Blutungskontrolle sinnvoll.

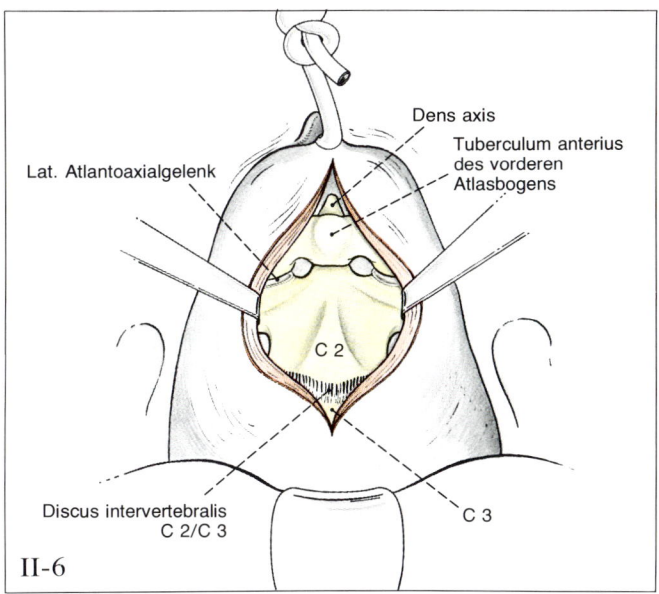

II-6

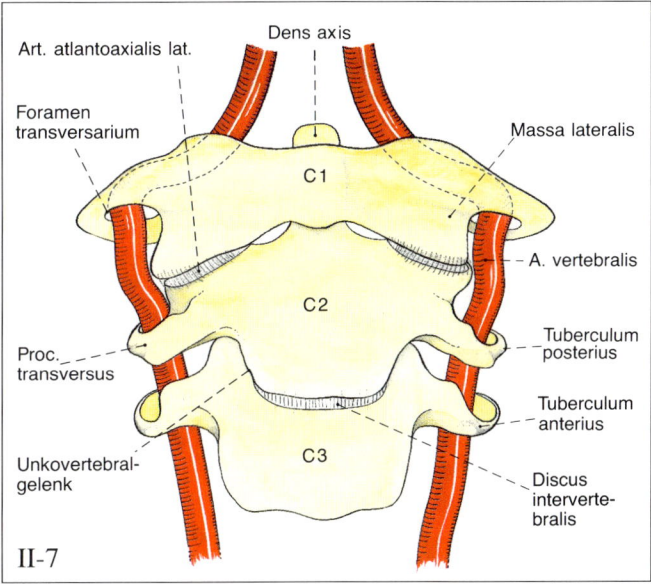

II-7

9. In Höhe der Bodenplatte von C 2 und bei C 3 ist es ratsam, nicht weiter als 10 mm nach lateral zu präparieren, um eine Läsion der A. vertebralis zu vermeiden (Abb. II-7), am Atlas bis zu 20 mm nach lateral.

10. Bei transpalatinaler Schnitterweiterung durch den weichen Gaumen ist dieser postoperativ exakt in drei Schichten zu nähen. Als Komplikation kommen Velumverkürzungen vor, die Sprachstörungen nach sich ziehen können.

11. Zur Darstellung des Klivus muß meistens der knöcherne Gaumen osteotomiert bzw. temporär reseziert werden (transpalatinaler Zugang).

12. Nach größeren transoralen Eingriffen wird für zwei bis drei Tage parenteral ernährt; sonst genügt in den ersten postoperativen Tagen zunächst Flüssig- und anschließend Breikost.

Okziput bis 1. Brustwirbel

Posteriorer Zugang

Dorsaler Zugang

Hinterer Zugang

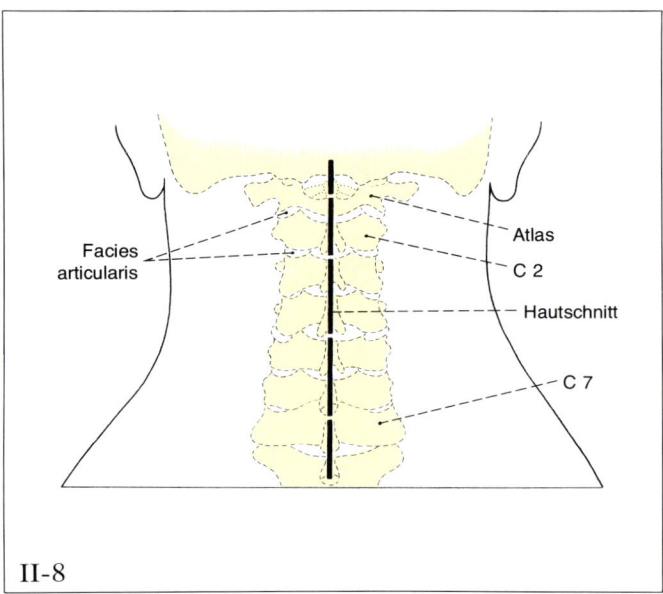

II-8

Indikationen

1. Posteriore Fusionierungsoperation
2. Operation des Diskusprolapses
3. Hemilaminektomie – Laminektomie
4. Revision bei Frakturen und Luxationen

Lagerung

1. Im Regelfall erfolgt die Lagerung zur Entfaltung der Dornfortsätze und Wirbelbögen in mittlerer bis maximaler Anteflexion (Kyphosierung) des Kopfes („Kinn an die Brust"), entweder in Bauchlage oder in sitzender Position.
2. Im Liegen wird eine Schräglage des Tisches mit angehobenem Kopf und Oberkörper zur Verbesserung des venösen Abflusses bevorzugt. Im Sitzen besteht die Gefahr positionsbedingter zerebraler Minderdurchblutung, besonders bei Älteren (hypostatische Kreislaufdysregulation).
3. Bei Kopflagerung über der Horizontalen, also über der Herzebene, kann der fortgeleitete intrakraniell negative venöse Druck zur Luftembolie führen. Das Risiko ist besonders bei sitzender Position gegeben.
4. Zur Risikoausschaltung der Luftembolie ist es bei gegebenen Lagerungsverhältnissen erforderlich, die Herztöne mit einem Doppler-Monitor zu registrieren. Damit kann eine Luftembolie von weniger als 0,5 ml entdeckt werden. Als Ersatz für das Doppler-Monitoring kann das weniger empfindliche Ösophagusstethoskop zur Kontrolle benutzt werden.
Ein Venenkatheter ist vor dem rechten Vorhof zu plazieren, um ihn ggf. in den Vorhof vorzuschieben und Luft abzusaugen.

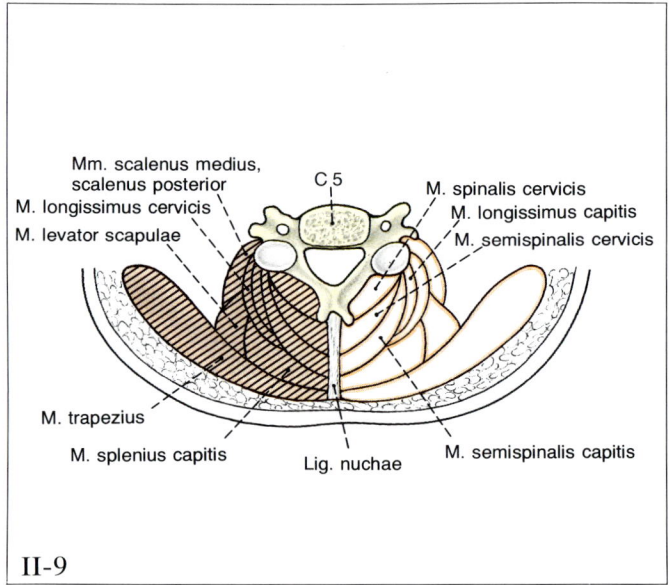

II-9

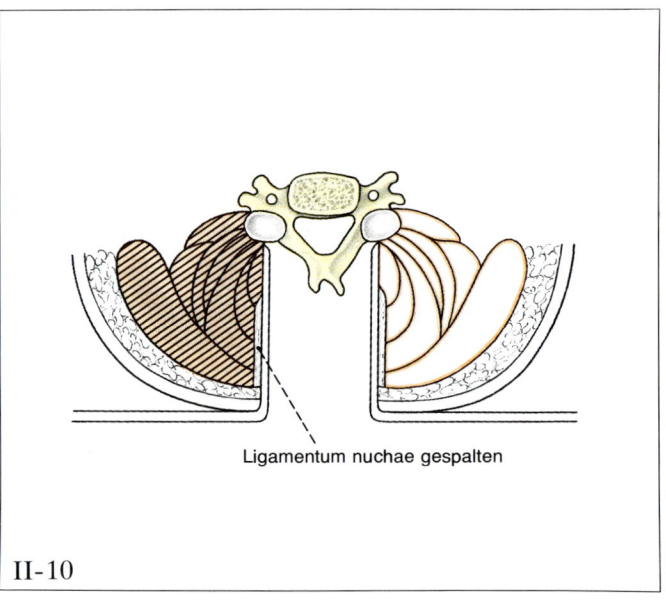

II-10

Operatives Vorgehen

1. Etwa 12 cm langer Längsschnitt in der Mittellinie über den Dornfortsätzen, der an der Basis des Hinterhauptes beginnt und bis zum prominenten Dornfortsatz des 7. Halswirbels verläuft (Abb. II-8).

2. Bei Bedarf werden nur Teilabschnitte der Schnittführung benutzt, die durch punktförmige Unterbrechung des Hautschnitts auf der Abbildung II-8 angedeutet werden.

3. Durch Weghalten der Haut stellt sich die das Lig. nuchae bedeckende Faszie dar, die durchtrennt wird (Abb. II-9).

4. Das Lig. nuchae wird bis auf die Dornfortsätze gespalten. Danach Abschieben der Halsmuskulatur zu beiden Seiten der Dornfortsätze und der Wirbelbögen mit breitem Raspatorium oder geradem Meißel.

5. Durch Weghalten der Muskulatur wird eine breite Darstellung der Wirbelbögen einschließlich der seitlich gelegenen Wirbelbogengelenke erreicht (Abb. II-10), deren Gelenkfacetten jeweils dachziegelartig angeordnet sind.

6. Das weitere Vorgehen richtet sich nach der Operationsintention.

7. Zur Darstellung der Nervenwurzel werden die benachbarten Wirbelbögen nahe am Wirbelbogengelenk gefenstert (Hemilaminotomie). Das geschieht durch vorsichtiges Stanzen vom interlaminaren Raum aus, soweit die Wirbelbögen genügend voneinander entfernt sind, oder durch Setzen kleiner Bohrlöcher in Kreisform mit dem Air-Drill (Diamantkugelfräse), die durch Stanzung der Knochenbrücken zum erwünschten Fenster erweitert werden. Das (gestanzte) Loch umfaßt etwa ⅓ des kranialen und ⅓ des kaudalen Bogens (Abb. II-11). Es wird mit dem oberen Bogen begonnen.

8. Das darunterliegende dünne gelbe Band (Lig. flavum) wird angehoben und nach vorsichtiger querer Inzision mit dem spitzen Messer mit der Stanze entfernt (siehe Anmerkung 2). Damit ist die Fenestration beendet (Abb. II-11).

9. Durch Beiseitehalten des epiduralen Fettgewebes (mit epiduralen Venen) kommen Dura mater und Spinalnervenwurzel zur Darstellung (Abb. II-11).

10. Die Dura wird mit einem Krayenbühl-Häkchen nach medial weggehalten. Die Nervenwurzel kann meist eher nach kranial als nach kaudal mobilisiert werden. Danach Inzision des hinteren Längsbandes und ggf. Entfernung des Bandscheibensequesters. Keine Ausräumung des Bandscheibenraumes von dorsal.

11. Durch Hemilaminektomie, Foraminotomie und (partielle) Facettektomie sowie Laminektomie kann ggf. der Eingriff und damit die Darstellung erweitert werden (Abb. II-12 und II-13).

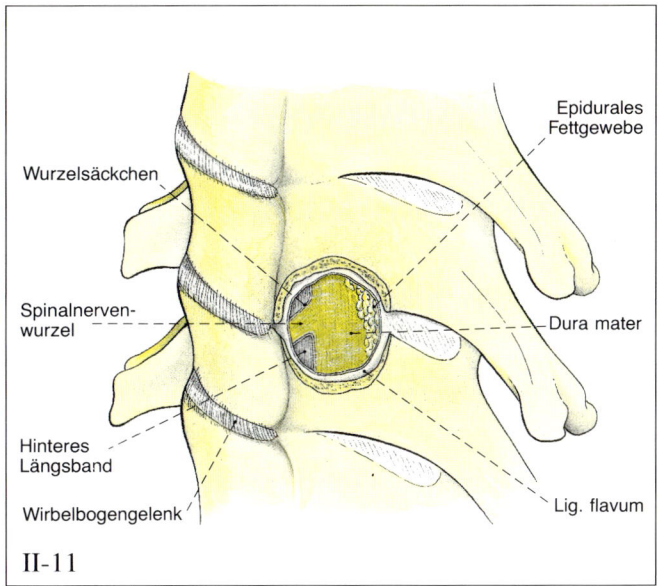

II-11

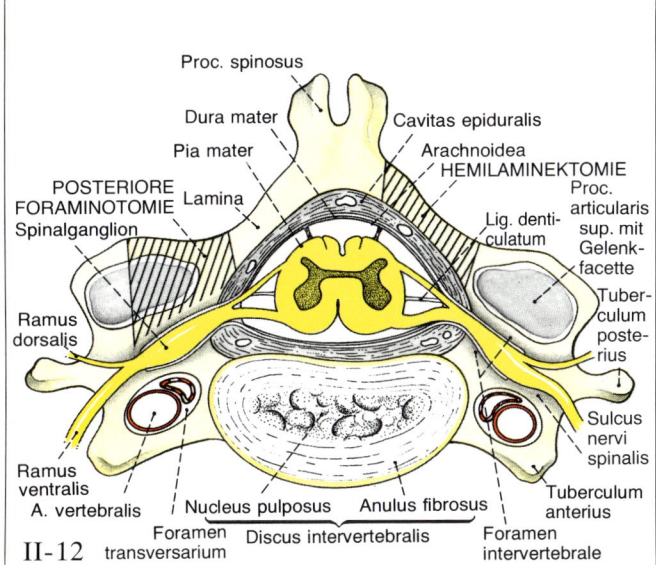

II-12

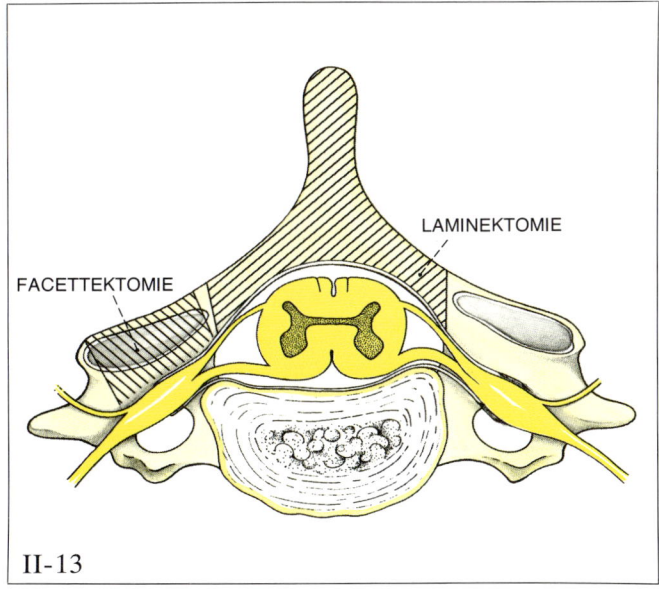

II-13

Anmerkung

1. Zur Erinnerung: Zervikal gibt es acht spinale Nervenwurzeln (C 1–C 8). C 1 erscheint mit seinem dorsalen Ast als N. suboccipitalis bereits zwischen Okziput und hinterem Atlasbogen.

2. In jedem zervikalen Bewegungssegment überlappt der Unterrand des oberen Bogens den Oberrand des unteren Bogens, so daß mit der Laminotomie am Unterrand des oberen Bogens begonnen wird. Meistens wird damit auch das gelbe Band entfernt, das an der Halswirbelsäule sehr dünn entwickelt ist.

3. Die Nervenwurzel liegt in Höhe des medialen Randes der oberen Gelenkfacette des unteren Bogens, so daß daselbst mit der Stanze weggeknabbert werden muß.

4. Wenn der Kopf bzw. der Nacken in Neutralposition gelagert ist, so liegt die Nervenwurzel näher an der unteren Bogenwurzel als an der oberen Bogenwurzel und dann in direktem Kontakt mit dem posterolateralen Diskusprolaps.

5. Bei Lagerung in stärkerer Anteflexion ist die Nervenwurzel gespannt. Sie wandert mehr in Richtung der oberen Bogenwurzel. Diese Lagerung reduziert Sondierungsmöglichkeiten ventral der Nervenwurzel.

6. Der mediale Diskusprolaps kann bei diesem Zugang nur transdural erreicht werden. Das Rückenmark wird nach Duraeröffnung nach medial weggehalten.

7. Ein wichtiger Faktor ist die richtige Höhenlokalisation, die im Zweifelsfall mit einer seitlichen Röntgenaufnahme erfolgt. Dabei ist der Dornfortsatz mit einer Tuchklemme markiert.

8. Bei sorgfältiger Analyse der präoperativen a.p.- und seitlichen Röntgenaufnahme gelingt die Identifikation der Höhe regelhaft ohne neue Röntgenaufnahme. Die Dornfortsätze von C 2, C 3 und C 4 sind fast immer schwalbenschwanzartig gespalten, meistens auch noch bei C 5.

9. Der Dornfortsatz von C 6 ist inkonstant gespalten sowie kürzer und zarter als der Dornfortsatz von C 7. Letzterer ist meist rund ausgebildet und entspricht in der Formausprägung regelhaft Th 1. Notfalls muß vom markanten C 2-Dornfortsatz ausgehend abgezählt werden.

10. Die mediane Schnittführung ist auch zur Revision des okzipitozervikalen Übergangs (Okziput-Atlas-Axis) geeignet, ggf. mit winkel- oder T-förmiger seitlicher Erweiterung am Hinterhaupt zur Ablösung der Nackenmuskulatur.

11. Bei einseitiger Darstellung genügt an der Halswirbelsäule ein paraspinaler Längsschnitt. Dementsprechend werden auch die Weichteile nur einseitig abgeschoben und weggehalten.

12. Die Verwendung eines zu schmalen Raspatoriums zum Abschieben der Weichteile kann zu einem interlaminaren Abrutschen der Instrumentenspitze führen mit Verletzungsgefahr differenter Strukturen.

13. Bei einer Fusionierungsoperation, insbesondere wenn mehretagig geplant, ist auf die später erwünschte Funktionsstellung zu achten. Zur Vermeidung intraoperativer Umlagerung ist daher die primäre Lagerung in leichter Anteflexion des Kopfes sinnvoll. Es ist am günstigsten, wenn die erwünschte und vom Patienten vertragene Position präoperativ ausprobiert und festgehalten wird. Das gelingt mit einem bandförmigen Gipsabdruck, der bei der präoperativen Lagerungskontrolle angelegt wird.

3. Halswirbel bis 2. Brustwirbel

Anteromedialer Zugang

Indikationen

1. Entzündliche oder tumoröse Prozesse der Halswirbelkörper
2. Degenerative Veränderungen (Diskusprolaps, Randwülste, Kompression der A. vertebralis)
3. Anteriore Fusionierungsoperationen
4. Revision bei Frakturen und Luxationen

Lagerung

1. Der Kopf wird auf einer Kopfstütze in leichter bis mäßiger Hyperextension gelagert, wobei das Kinn leicht von der Operationsseite weggedreht wird.
2. Die Vorbereitung des Operationsgebietes erfolgt von der Unterkieferfläche bis weit unterhalb der Klavikulae.

Operatives Vorgehen

1. Im allgemeinen ist es vorzuziehen, den Zugang von der linken Halsseite aus zu wählen, da auf diese Weise die Möglichkeit der Verletzung des N. recurrens geringer ist.
2. Querer Hautschnitt von 8–10 cm Länge etwa in Höhe des Krikoids (Ringknorpel) in einer Hautfalte, und zwar vom lateralen Rand des M. sternocleidomastoideus bis zur Mittellinie oder 1 cm darüber hinaus (Abb. II-14, Hautschnitt A). Siehe hierzu Anmerkung. Bei klaren Verhältnissen mag für den Erfahrenen eine Schnittlänge von 3 cm genügen. In diesem Fall Beginn des Schnittes in der Mittellinie und Verlängerung bis zum Muskelbauch des Sternocleidomastoideus. Die V. jugularis anterior und ihre Queranastomosen sind zu beachten.

3. Alternativ kann der Hautschnitt auch in Längsrichtung am medialen Rand des M. sternocleidomastoideus erfolgen. Kosmetisch ist diese Schnittführung später allerdings auffälliger (Abb. II-14, Hautschnitt B).

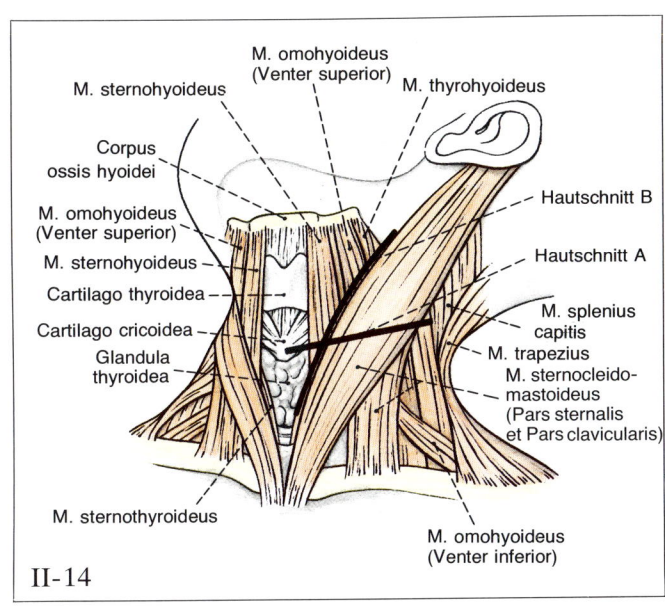

II-14

135

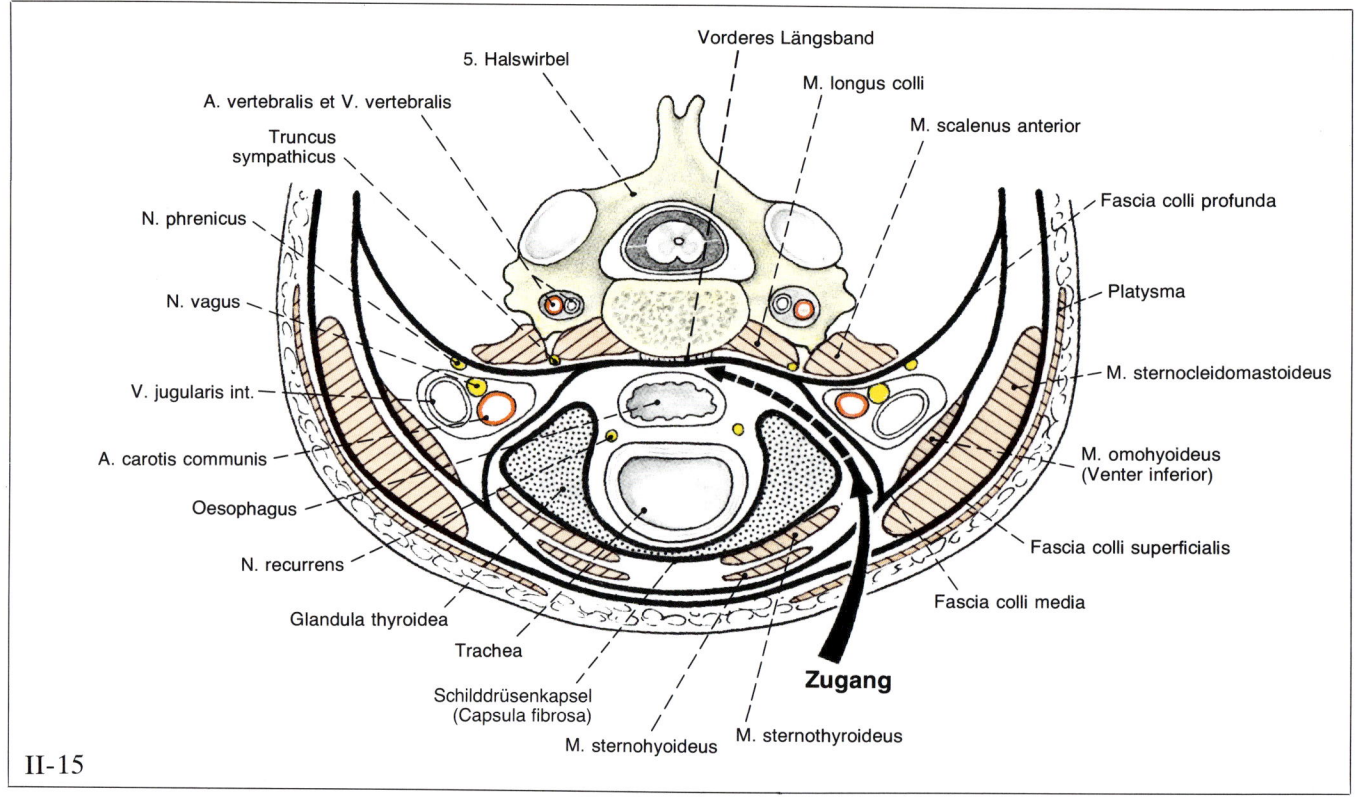

5. Halswirbel
A. vertebralis et V. vertebralis
Truncus sympathicus
Vorderes Längsband
M. longus colli
M. scalenus anterior
N. phrenicus
Fascia colli profunda
N. vagus
Platysma
V. jugularis int.
M. sternocleidomastoideus
A. carotis communis
M. omohyoideus (Venter inferior)
Oesophagus
N. recurrens
Fascia colli superficialis
Glandula thyroidea
Fascia colli media
Trachea
Zugang
Schilddrüsenkapsel (Capsula fibrosa)
M. sternohyoideus
M. sternothyroideus

II-15

4. Quere Durchtrennung des Platysmas entsprechend dem Hautschnitt. Der Eingang erfolgt medial vom M. sternocleidomastoideus (Abb. II-15).

5. Längsdurchtrennung der prätrachealen Faszie (Fascia colli media) etwas lateral von der Mittellinie neben den Mm. sternohyoideus und sternothyroideus, großzügig nach oben und unten, medial vom Gefäß-Nerven-Bündel verlaufend. Das Gefäß-Nerven-Bündel mit der A. carotis läßt sich leicht tasten, ebenso wie der vordere Anteil der Halswirbelkörper. Weiteres stumpfes Vorgehen mit Hilfe eines Spreizers, wobei ein Finger den Karotispuls fühlt und die Gefäßscheide schützt.

6. Der N. recurrens verläuft mit seinem absteigenden Ast entlang dem Gefäß-Nerven-Bündel und mit seinem aufsteigenden Ast in der Furche zwischen Trachea und Ösophagus.

7. Trachea, Ösophagus und Schilddrüse werden vorsichtig nach medial, das Gefäß-Nerven-Bündel vorsichtig nach lateral weggehalten (Abb. II-16).

8. Palpation der Wirbelkörper medial des Gefäß-Nerven-Bündels. Schonend ist das Freipräparieren mit einer tupferbewehrten Klemme.

9. Zur Höhenlokalisation kann das Chassaignac-Tuberkel (Tuberculum caroticum) des Querfortsatzes von C 6, das ventral weiter vorspringt, palpiert werden.

10. Längsspaltung der Fascia colli profunda mit den Scherenbranchen über den Wirbelkörpern.

11. Längsschnitt in das vordere Längsband mit einem Skalpell. In der Mittellinie findet sich keine Muskelbedeckung der Wirbelkörper. Lateral werden die Wirbelkörper sowie die Querfortsätze vom M. longus colli bedeckt. Die Fasern dieses Muskels sollten nicht verletzt werden, da in dem Gebiet das sympathische Nervengeflecht (Truncus sympathicus) verläuft.

12. Lokalisation des Wirbelkörpers durch seitliche Röntgenaufnahmen. Das Krikoid (Ringknorpel) liegt meist in Höhe des 6. Halswirbelkörpers.
Lokalisation der Bandscheibenhöhe mit einer liegenden Punktionskanüle.

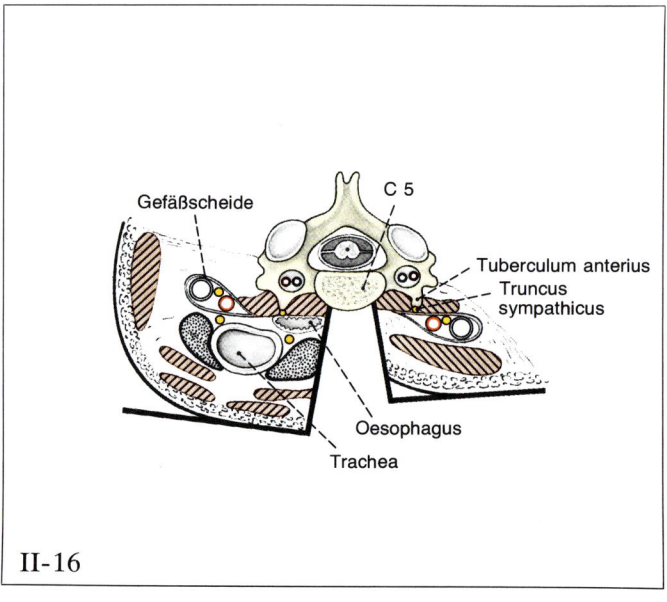

Gefäßscheide
C 5
Tuberculum anterius
Truncus sympathicus
Oesophagus
Trachea

II-16

Anmerkung

1. In der Höhenlokalisation des queren Hautschnittes kann man sich wie folgt orientieren:
   Inzision im oberen Halsdrittel für C 3–C 4, Inzision im mittleren Halsdrittel für C 5 und C 6, Inzision im unteren Halsdrittel für C 7–Th 2.

2. Lagerungshinweise:
   Ein kleines Kissen quer unter den Schultern entfaltet den Hals besser. Der Tisch ist kopfwärts leicht erhöht, also leicht schräggestellt. Das verbessert den venösen Abfluß und verringert die Blutungsneigung.

3. Die Vertikalinzision in Längsrichtung (Hautschnitt B der Abb. II-14) wird in erster Linie für die mehretagige Darstellung benutzt.

4. Die Platysmainzision in Faserrichtung ist kosmetisch günstiger.

5. Ist es erforderlich, den M. omohyoideus zu teilen, so erfolgt dies zwischen zwei Haltefäden, um die spätere Wiedervereinigung zu erleichtern. Schluckstörungen können auftreten, wenn die Wiedervereinigung unterbleibt.

6. Die V. thyroidea medialis (Abb. II-17) muß häufig unterbunden werden, ggf. auch die Vv. thyroideae mediales. Der Verlauf der V. thyroidea inferior ist inkonstant.

7. Im unteren Halsbereich kann die A. thyroidea inferior bei Bedarf mobilisiert und kaudalwärts weggehalten oder notfalls doppelt unterbunden werden. Im oberen Halsdrittel ist es gelegentlich erforderlich – im Regelfall aber zu vermeiden – die Äste der A. carotis externa, die A. thyroidea superior, die A. lingualis (unter Umständen sogar die A. facialis) zu unterbinden. Über den rechtsseitigen Arterien- und Venenverlauf orientiert die Abbildung II-17.

8. Der wichtigste Schritt der anteromedialen Darstellung ist der Zugang *medial* vom M. sternocleidomastoideus, also nach klarer Identifikation des medialen Randes des Muskels.

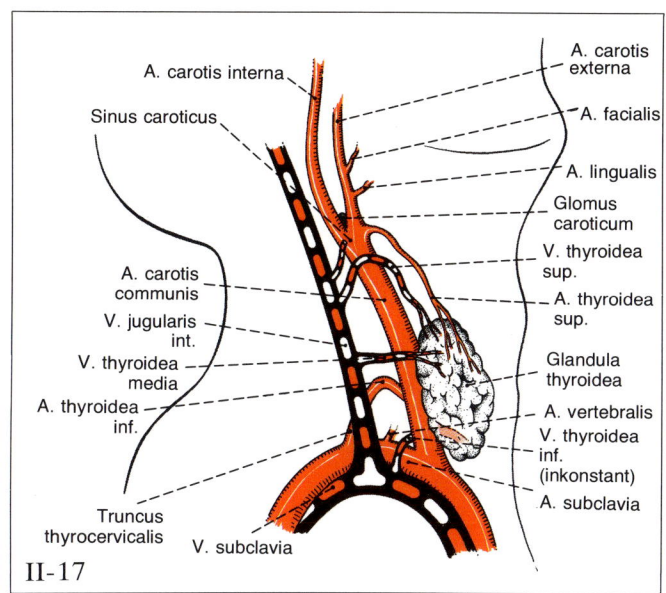

II-17

Variante für
A. vertebralis – Spinalnervenwurzel

Indikationen

1. Dekompression der A. vertebralis
2. Revision der Spinalnervenwurzel

Operatives Vorgehen

1. Vorgehen wie bei dem anteromedialen Zugang, medial des M. sternocleidomastoideus. In der Tiefe hält man sich jedoch etwas lateral.
2. Richtungsziel ist das Tuberculum anterius (Abb. II-18b) des Querfortsatzes.
3. Zur Höhenlokalisation dient im unteren Halsbereich das im Regelfall sehr prominente Tuberculum anterius des 6. Halswirbels, das Tuberculum caroticum.
4. Der Zugang zur A. vertebralis erfolgt (nach *Jung* und *Kehr*) durch Transversotomie und partielle Transversektomie (Abb. II-18a), ggf. auch durch zusätzliche vordere Unkusresektion (II-18a).
5. Die Darstellung der Nervenwurzel von vorn (nach *Verbiest*) gelingt durch Unkoforaminotomie mit Resektion des Processus uncinatus (Abb. II-18b).

Anmerkung

1. Der Truncus sympathicus liegt vor dem Querfortsatz entweder in der hinteren Scheide des Gefäß-Nerven-Bündels mit der A. carotis oder zwischen der Gefäßscheide und dem M. longus colli (Abb. II-15). Zusammen mit der längsverlaufenden Portion des M. longus colli wird der Truncus sympathicus nach medial weggehalten. Die Schrägportion des M. longus colli wird am Tuberculum anterius abgelöst.
2. Der M. scalenus anterior wird am Tuberculum anterius von C 5 und C 6 abgetrennt.
3. Blutungen aus dem venösen Begleitplexus der A. vertebralis werden nur durch Kompression und Fibrinschaumauflagen gestillt.

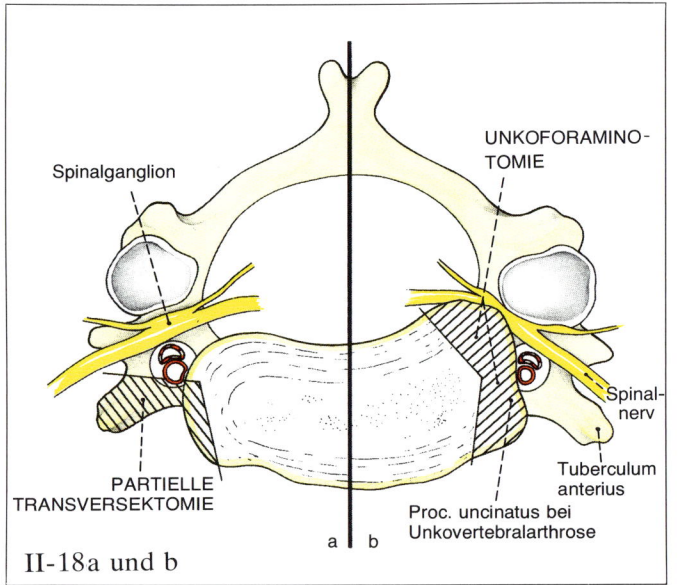

Spinalganglion
UNKOFORAMINO-TOMIE
Spinalnerv
Tuberculum anterius
Proc. uncinatus bei Unkovertebralarthrose
PARTIELLE TRANSVERSEKTOMIE

II-18a und b

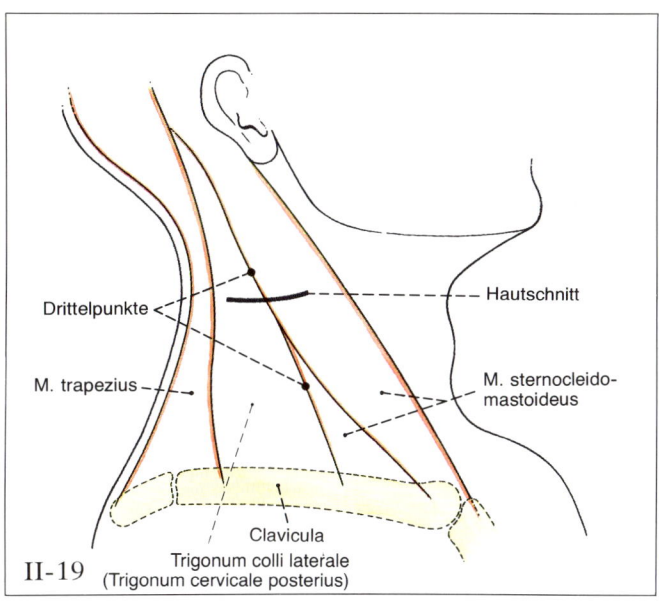

II-19

Drittelpunkte

M. trapezius

Hautschnitt

M. sternocleido-
mastoideus

Clavicula
Trigonum colli laterale
(Trigonum cervicale posterius)

Laterales Halsdreieck – Oberflächliche Halslymphknoten

Querer Zugang

Indikationen

1. Probeexstirpation von Lymphknoten
2. Revision des N. accessorius

Operatives Vorgehen

1. Kurzer, knapp 5 cm langer querer Hautschnitt dicht unterhalb des oberen Drittelpunktes vom M. sternocleidomastoideus ausgehend und sich nach dorsal erstreckend (Abb. II-19).
2. Weiteres Vorgehen mit vorsichtiger Präparation der Lymphknoten *unter Sicht* und mit exakter Blutstillung (Abb. II-20).

Anmerkung

1. In Nachbarschaft der V. jugularis zieht der N. accessorius im Trigonum caroticum kaudalwärts und gibt dabei Äste zur Innenseite des M. sternocleidomastoideus ab. Variabel, aber etwa in Höhe dicht unterhalb des oberen Drittelpunktes tritt der Nerv dann in das seitliche Halsdreieck in unmittelbarer Nachbarschaft zur Gruppe der oberflächlichen Halslymphknoten. Danach zieht der Nerv weiter schräg abwärts zur Innenseite des M. trapezius (Abb. II-20).
2. Äste der Zervikalnerven (C2–C4) beteiligen sich variabel an der Versorgung des M. trapezius (Abb. II-20). Teilweise gehen sie vorher eine Verbindung zum N. accessorius ein (Plexus accessoriocervicalis).
3. Bei der Präparation der oberflächlichen Halslymphknoten im seitlichen Halsdreieck entsteht leicht als typische Komplikation eine Läsion des N. accessorius und/oder der zarten Äste der Zervikalnerven, die sich an der Versorgung des M. trapezius beteiligen.

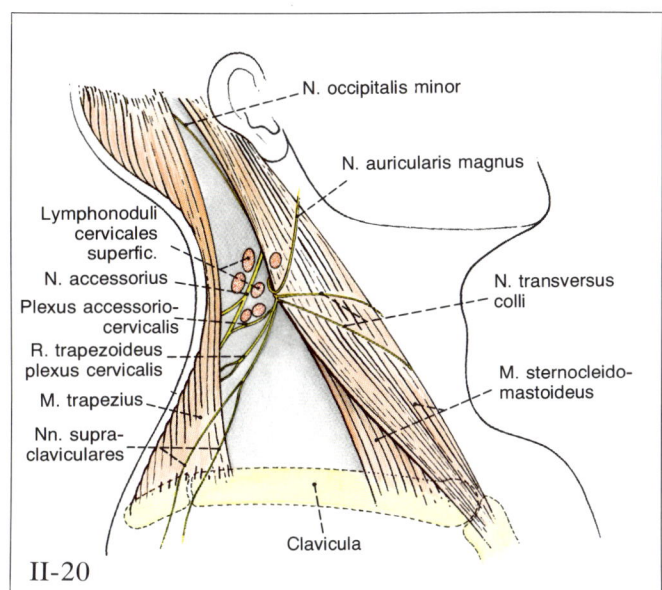

II-20

N. occipitalis minor

N. auricularis magnus

Lymphonoduli
cervicales
superfic.

N. accessorius

Plexus accessorio-
cervicalis

R. trapezoideus
plexus cervicalis

M. trapezius

Nn. supra-
claviculares

N. transversus
colli

M. sternocleido-
mastoideus

Clavicula

4. Bei der Läsion des N. accessorius im Trigonum caroticum entsteht eine Parese des M. sternocleidomastoideus und eine Lähmung des M. trapezius. Die Schädigung des N. accessorius im seitlichen Halsdreieck und/oder der motorischen Äste der Zervikalnerven ruft eine isolierte Trapeziuslähmung von unterschiedlichem Ausmaß hervor, die sich klinisch u. a. in der aufgehobenen oder gestörten Abduktion des Armes über die Horizontale äußert.
5. Der N. accessorius endigt gelegentlich schon im M. sternocleidomastoideus.

Halsrippe

Vorderer Zugang

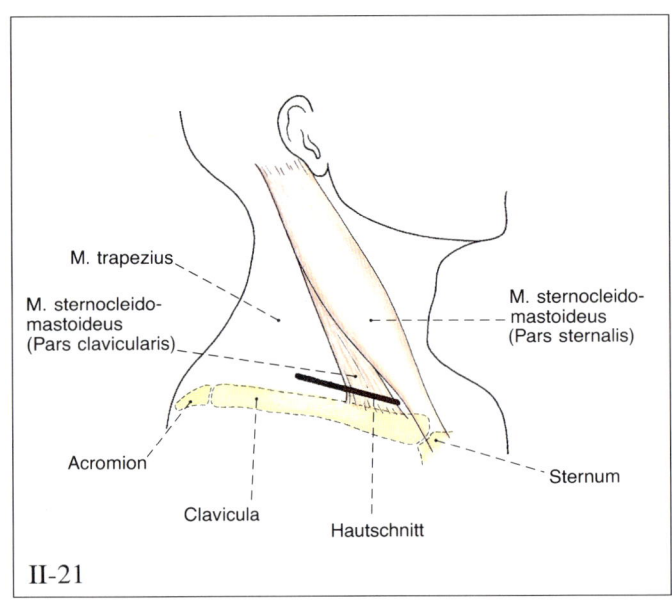

Indikationen

1. Exstirpation einer Halsrippe
2. Skalenus-Syndrom

Lagerung

1. Lagerung des Kopfes auf dem Tisch, nicht auf der Kopfstütze. Kopf etwas zur kontralateralen Seite gedreht.
2. Den ipsilateralen Arm beweglich abdecken zur Kontrolle einer eventuellen kostoklavikulären Enge bei Hyperabduktion.
3. Zur Orientierung ein ausreichend großes Feld abdecken. Ein wichtiger knöcherner Orientierungspunkt ist die gut palpable Incisura jugularis des Sternums.
4. Tisch etwas schräg stellen, d. h. kopfwärts leicht angehoben, zur Blutungsminderung.

Operatives Vorgehen

1. Der Hautschnitt beginnt in der Fossa supraclavicularis (als Teil eines Kragenschnitts) und verläuft vom vorderen Rand des M. trapezius bis zum sternalen Ansatz des M. sternocleidomastoideus. Der Schnitt folgt etwa derselben Richtung wie die Hautfalte des Halses (Abb. II-21).
2. Das sich nach Weghalten der Haut darstellende Platysma wird etwas kaudalwärts des Hautschnittes, jedoch in gleicher Richtung wie dieser durchtrennt. Nach Zurückhalten des Platysmas werden die darunterliegenden Muskeln, Nerven und Gefäße sichtbar.
3. Einkerbung der lateralen Hälfte des klavikulären Ansatzes des M. sternocleidomastoideus (Abb. II-22) zwischen zwei Klemmen. Die Blutungsneigung wird dadurch reduziert.
4. Dann wird dieser Muskel nach medial weggehalten. Der M. scalenus anterior wird vom Danielschen Fettpfropf bedeckt, was wenig bedacht wird. Nach der Freipräparierung stellen sich der M. omohyoideus sowie der sehnige Ansatz des M. scalenus anterior an der Rippe dar (Abb. II-23).

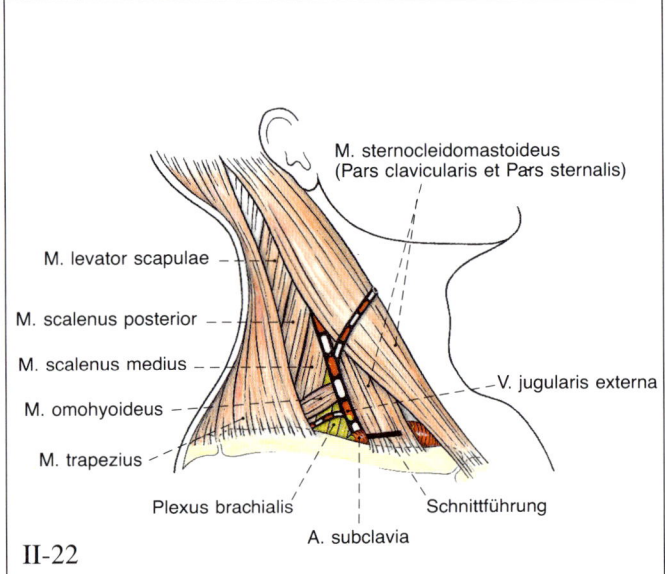

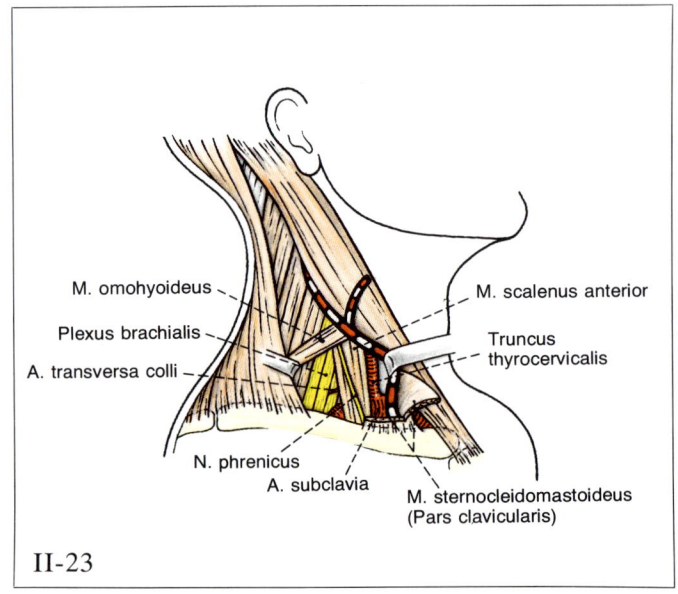

5. Der N. phrenicus kreuzt diesen Muskel von lateral nach medial, aber der Verlauf ist variabel.

6. Durch Weghalten des M. omohyoideus nach kranial wird der M. scalenus anterior besser dargestellt. Eine Verletzung des N. phrenicus muß vermieden werden.

7. Die Pleura, das Gefäß-Nerven-Bündel und die Vertebralarterie liegen medial vom M. scalenus anterior.

8. Bevor der N. phrenicus nach medial weggehalten wird, muß er freipräpariert werden. Gelegentlich liegt auch ein Nebenphrenicus vor.

9. Durchtrennung des M. scalenus anterior zwischen zwei Klemmen. Auf die A. subclavia sowie die Pleura, die hinter und medial dieses Muskels auf einer tieferen Ebene liegen, muß geachtet werden (Abb. II-24 und II-25).

10. Nach Durchtrennung des M. scalenus anterior bzw. Resektion der Halsrippe fällt die A. subclavia, zusammen mit den kaudalen Strängen des Plexus brachialis, etwas nach vorn (Abb. II-26). Dadurch gelangt die Halsrippe zur Darstellung. Der Plexus brachialis wird nach dorsolateral abgedrängt.

11. Dieser vordere Zugang zur Halsrippe ist dem lateralen oder posterioren Zugang vorzuziehen, da er operativ einfacher ist und weniger leicht zu einer Verletzung des Plexus brachialis führt.

Anmerkung

1. Bei linksseitigem Zugang ist der Ductus thoracicus zu beachten, der im Angulus venosus in die V. subclavia sinistra mündet.

2. Ein elektrisches Messer sollte nicht benutzt werden, da der Strom bis zum N. phrenicus durchschlagen und ihn schädigen könnte.

3. Man bedenke, daß der M. scalenus anterior von der Halswirbelsäule entspringt und daher relativ tief liegt.

4. Man beachte, daß die Stränge des Plexus brachialis nicht wie periphere Nerven aussehen, sondern eher wie Bindegewebsstränge.

5. Meistens endigt die Halsrippe vor dem Erreichen des Sternums.

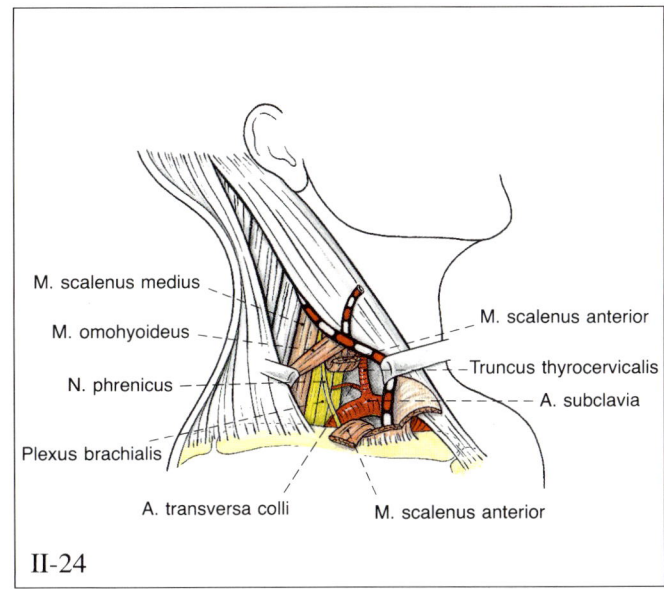

II-24

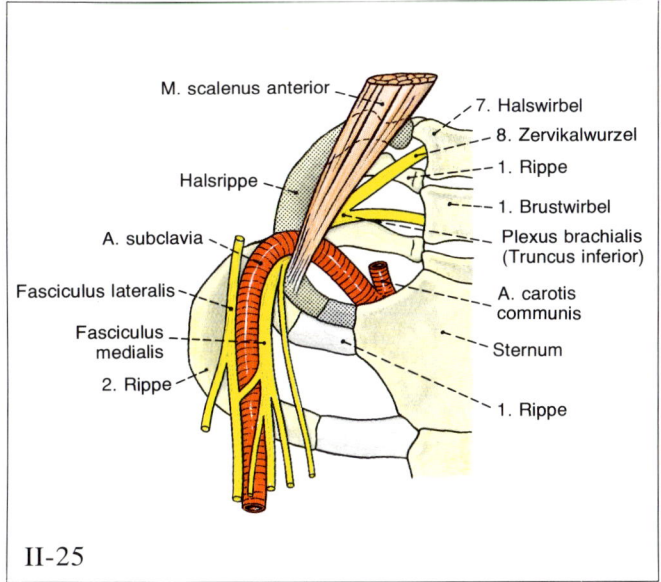

II-25

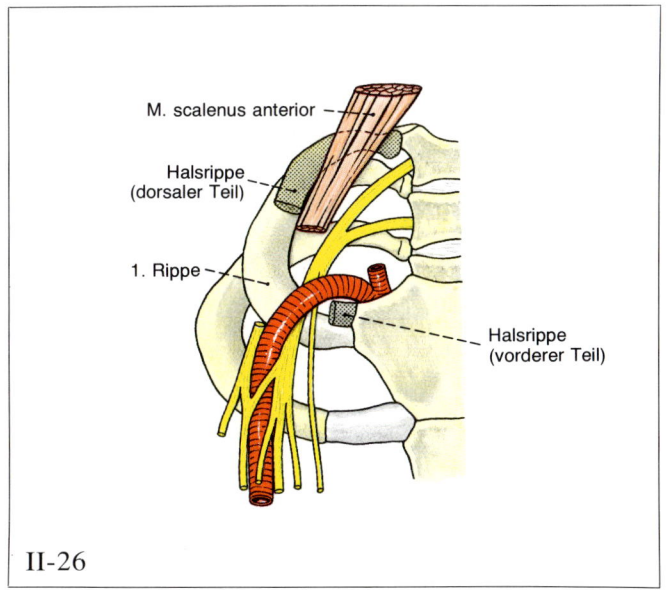

II-26

C. Thorakalregion

Brustwirbelsäule anterior

Anterolateraler Zugang

Transthorakaler Zugang

Axilläre Thorakotomie

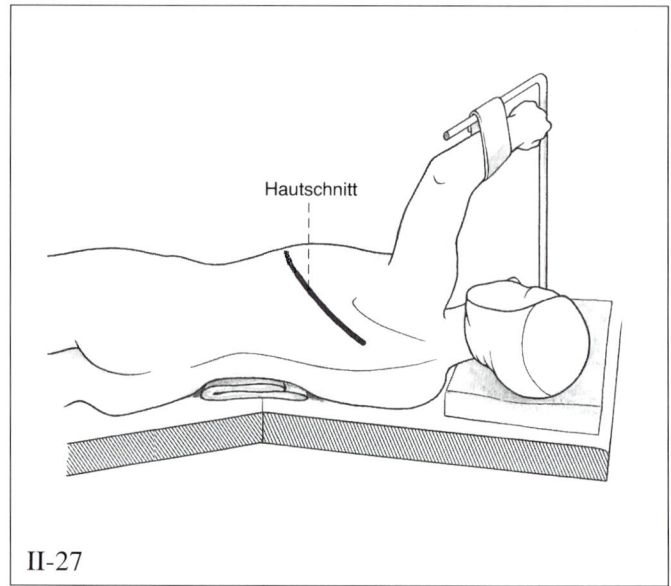

II-27

Indikationen

1. Bakterielle Spondylitis
2. Tumoren
3. Wirbelkörperfrakturen
4. Kyphoskoliose

Lagerung (Abb. II-27)

1. Rechtslaterale Seitenlage mit vorderer und hinterer Abstützung.
2. Linker Arm rechtwinklig über dem Kopf aufgehängt.
3. Rechte Axilla gepolstert; Taille durch flache Tuchunterlage ausgeglichen.
4. Abknicken des Operationstisches in Nierenhöhe.

Operatives Vorgehen

1. Bevorzugt wird der linkslaterale Zugang, weil linksseitig die gegenüber der V. cava wandstärkere Aorta liegt.
2. Geschwungene Schnittführung entsprechend dem Rippenverlauf über der zu resezierenden Rippe, hier z. B. der 6. Rippe. Inzision vom lateralen Rand der paraspinalen Muskulatur bis zur Knochen-Knorpel-Grenze knapp vor dem Sternum (Abb. II-27).
3. Eine mehr tangentiale Schnittführung am Oberrand der Rippe erleichtert die eventuell notwendige Resektion einer weiteren, darüberliegenden Rippe.
4. Einsetzen des Selbstspreizers. Durchtrennung der Subkutis und ggf. der thorakalen Muskelschichten (Schulterblattmuskulatur) mit dem elektrischen Messer. Oft genügt ein Mobilisieren des lateralen Randes des M. latissimus dorsi, so daß dieser weggehalten oder nötigenfalls eingekerbt werden kann.
5. Durchtrennung des Rippenperiosts vom Angulus costae bis zum Beginn des Rippenknorpels. Abschieben

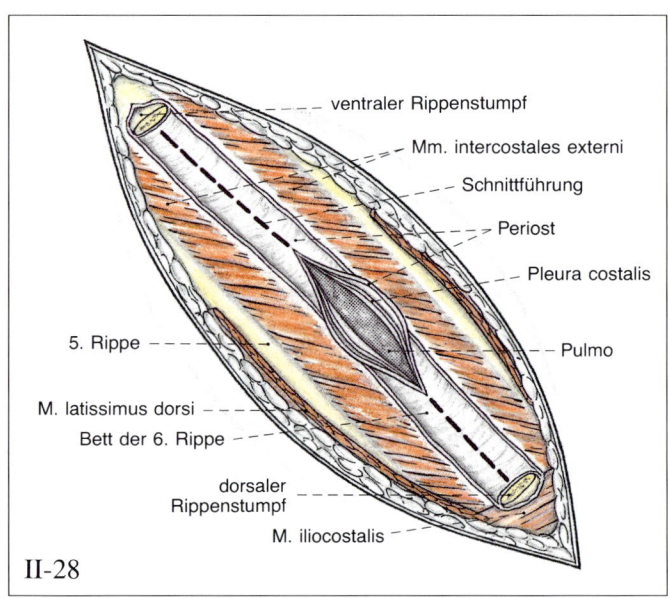

II-28

des Periosts am Oberrand der Rippe von dorsal nach ventral, am Unterrand von ventral nach dorsal. Umfahren der Rippenunterseite mit dem gebogenen Rippenraspatorium dicht am Knochen, um die auf der Innenseite des Unterrandes verlaufenden Interkostalgefäße nicht zu verletzen und das Periost intakt zu halten.

6. Durchtrennung der Rippe an der Knochen-Knorpel-Grenze mit der Rippenschere. Danach wird die Rippe angehoben und dorsal etwa 3–4 cm lateral des Kostotransversalgelenks ebenfalls abgetragen. Das Stumpfende wird mit Knochenwachs versorgt.
7. Der Thoraxraum wird im Periostbett der resezierten Rippe durch Spaltung des Periosts und der (parietalen) Pleura costalis eröffnet (Abb. II-28).

8. Nach Einsetzen eines Spreizers wird die Lunge nach anteromedial weggehalten, so daß die von der Pleura parietalis bedeckte Brustwirbelsäule und die darüberliegende Aorta durchschimmern (Abb. II-29).

9. Vorsichtiges Anheben der Pleura parietalis linkslateral über der Wirbelsäule, parallel und posterior zur Aorta. Einschneiden in kraniokaudaler Richtung mit der feinen Winkelschere nach jeweiligem Unterfahren der Pleura mit einer gebogenen Klemme.

10. Identifikation des gewünschten Wirbelkörpers bzw. des Discus intervertebralis. Der Diskus ist eine prominente, relativ avaskuläre, riegelartige Querstruktur gegenüber dem mehr konkaven Wirbelkörper, der mittelständig von den interkostalen Arterien und Venen gekreuzt wird.

11. Stumpfes Abschieben der Pleura parietalis von der Brustwirbelsäule mit einer tupferbewehrten Klemme.

12. Die segmentalen Interkostalgefäße müssen über dem Wirbelkörper identifiziert, unterfahren und doppelt unterbunden (erst medial dann lateral) und anschließend durchtrennt werden (Abb. II-30), nicht zu dicht am Foramen intervertebrale und etwa 15 mm von der Aorta entfernt.

13. Danach kann die Aorta vorsichtig mobilisiert und nach anteromedial weggehalten werden.

14. Falls erforderlich, kann auch das Rippenköpfchen entfernt werden.

15. Bei Wundverschluß nach Möglichkeit Naht der Pleura parietalis über der Wirbelsäule. Aufblähen der Lunge. Anlegen einer Bülau-Drainage.

16. Abknickung des Operationstisches rückgängig machen, Annähern der Rippen durch Flaschenzugnähte oder mit dem speziellen Rippenapproximator. Fortlaufende Naht der Pleura costalis und des Periosts. Naht der Interkostalmuskulatur.

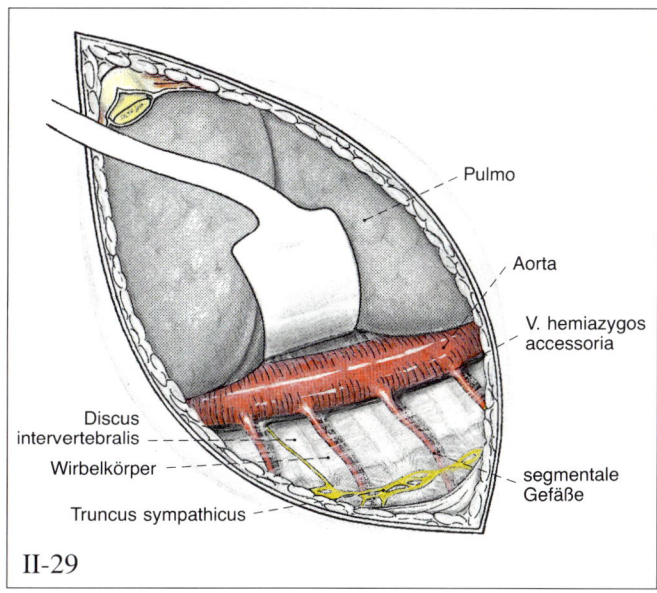

II-29

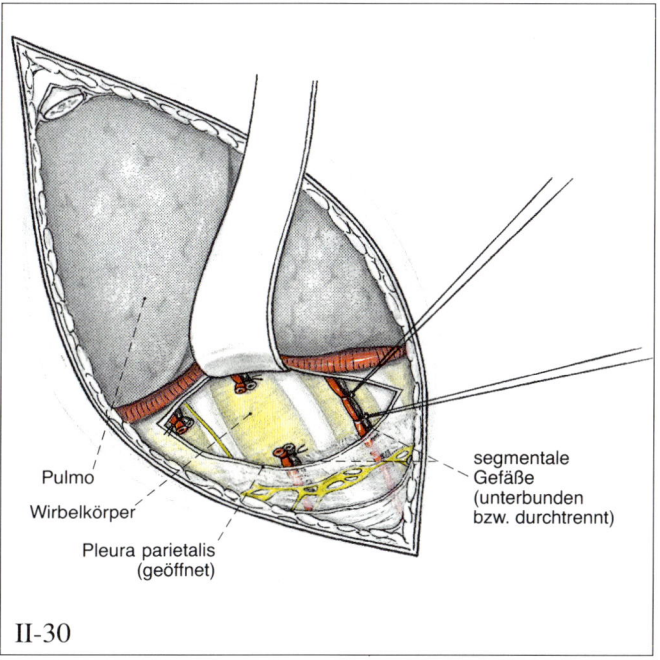

II-30

Anmerkung

1. In der Regel wird wegen des abwärts gerichteten Rippenverlaufs der Zugang zwei Rippen höher (kranialer) gewählt, als es dem gewünschten Wirbelkörper entspricht. Man kann an der Brustwirbelsäule leichter kaudal gelegene Abschnitte erreichen als nach kranial präparieren. Zur Orientierung: Auf der Röntgenaufnahme des Thorax entspricht die Wirbelkörperhöhe meistens der in der mittleren Axillarlinie abgebildeten Rippe gleicher Höhe.

2. Die Resektion der 5. Rippe erlaubt in der Regel die Darstellung von etwa Th 5 bis Th 11, die der 6. Rippe von etwa Th 6 bis Th 12, wenn der Rippenkorb nicht zu steil verläuft.

3. Nach Durchtrennung der Thoraxwandmuskulatur werden die Rippen von kaudal nach kranial gezählt. Bei umgekehrter Abzählung stört, daß bei diesem Situs die 1. Rippe oft versteckt hinter der 2. Rippe liegt, so daß letztere als erste Rippe palpiert wird. Der Rippenkopf einer Rippe artikuliert oben an der Bogenwurzel, also näher am Diskus des darüberliegenden Wirbels.

4. Zur Vermeidung von postoperativen Atelektasen ist es zweckmäßig, ca. alle 30 Minuten den Lungenflügel aufzublähen.

5. Bei Kindern und Jugendlichen ermöglicht die große Elastizität des Thorax die interkostale Aufspreizung der Rippen ohne Rippenresektion.

Brustwirbelsäule posterior

Posteromedialer Zugang

Dorsaler Zugang

Hinterer Zugang

Indikationen

1. Wirbelsäulenfusionierung
2. Laminektomie
3. Entzündliche Prozesse im Bogen- oder Dornfortsatz-
   bereich
4. Thorakaler Diskusprolaps

Operatives Vorgehen

1. Bauchlage oder Seitenlage (leicht schräg nach
   vorne), evtl. auch vornübergeneigt sitzend. Im Regelfall wird die Bauchlage bevorzugt.
2. Hinterer Längsschnitt über den Dornfortsätzen der
   darzustellenden Wirbelsäulenabschnitte von Th 1 bis
   Th 12 (Abb. II-31, Hautschnitt A). In der Regel werden nur Teilabschnitte der Schnittführung benutzt,
   was auf der Abbildung II-31 durch Unterbrechungen
   angedeutet wird.
3. Alternative Hautschnitte sind der paraspinale Längsschnitt (Abb. II-31, Hautschnitt B) und der paraspinale Bogenschnitt (Abb. II-31, Hautschnitt C).
   Erweiterungsmöglichkeiten nach lateral sind durch
   kurzen Querschnitt oder türflügelartige Schnittführung gegeben.
4. Nach Zurückhalten der Haut wird die tiefe Faszie
   über den Dornfortsätzen sichtbar. Sie wird bis auf die
   Dornfortsätze gespalten.
5. Ablösen der in der Mittellinie fixierten Muskulatur
   (Abb. II-32) und Abschieben derselben von den
   Dornfortsätzen und den Wirbelbögen mit Hilfe eines
   Meißels oder eines Raspatoriums. Es ist günstiger,
   jeweils nur eine Seite abzulösen, diese abzustopfen
   und dann die andere Seite freizupräparieren. Auf
   diese Weise wird die Blutung verringert.

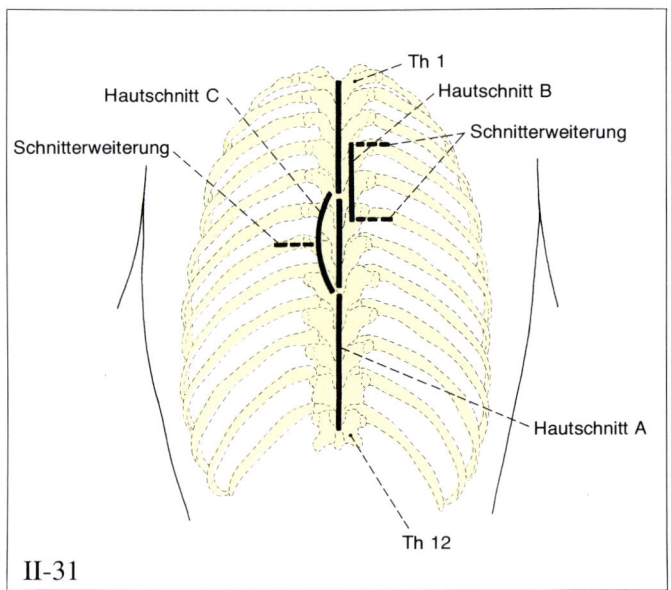

II-31

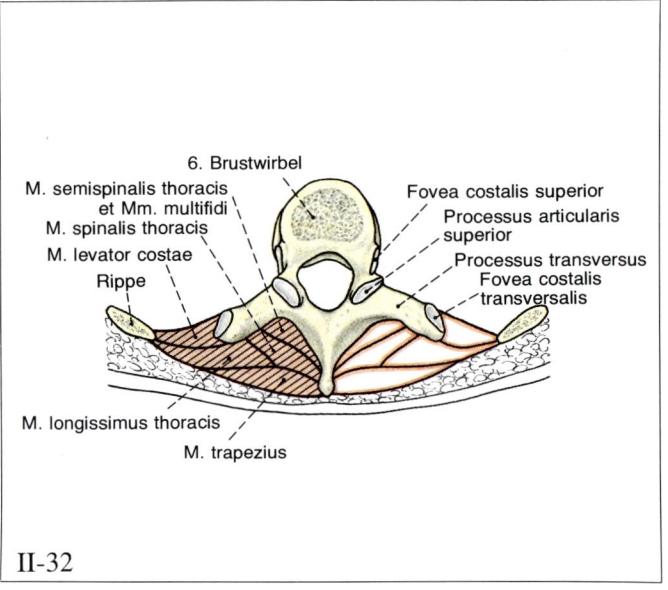

II-32

6. Weghalten der paraspinalen Muskulatur jeweils nach lateral (Abb. II-33).

7. Unter Benutzung der queren Erweiterungsschnitte (s. Punkt 3) werden im Bedarfsfall auch die Faszie und die Muskulatur quer inzidiert.

8. Zur erweiterten Darstellung wird der Querfortsatz des Wirbelkörpers reseziert. Vergleiche hierzu die Kostotransversektomie (S. 146).

9. Zur Revision des Discus intervertebralis wird bei Bedarf der halbseitige Bogen, ggf. auch mit der Bogenwurzel, entfernt.

10. Topographische Leitlinie für den Spinalnerven bzw. den Discus intervertebralis ist das am unteren Rippenrand verlaufende interkostale Gefäß-Nerven-Bündel. Der Interkostalnerv zieht zum Foramen intervertebrale.

11. Zur Gewinnung von Biopsiematerial aus dem Wirbelkörper ist ein sicherer Zugang durch die Pedikel möglich.

12. Dabei wird im Winkel zwischen Querfortsatz und hinterem Bogen dekortiziert. Anschließend wird eine schmale Kürette oder der Air-Drill benutzt.

13. Eine eventuelle Blutung kann leicht durch Knochenwachs gestillt werden.

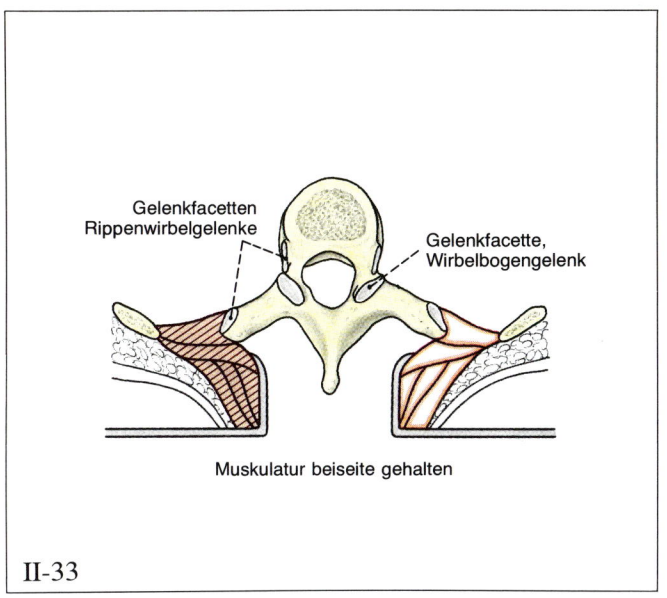

II-33

Anmerkung

1. Die Verwendung eines schmalen Meißels oder eines zu feinen Raspatoriums kann zu einem interlaminaren Abrutschen der Instrumentenspitze mit Läsion der Medulla spinalis führen. Ein Abrutschen zwischen den Querfortsätzen ruft einen Hämatothorax hervor, der ggf. eine breite Darstellung mit Gefäßunterbindung verlangt.

2. Wichtig ist die präoperativ kontrollierte Lagerung des Patienten mit kompressionsfreiem Bauchraum, um unnötige Blutungen zu vermeiden.

3. Der direkte paramedulläre Zugang zum Discus intervertebralis ist im Bereich der Brustwirbelsäule ungleich schwieriger als an der Lendenwirbelsäule, weil die Medulla spinalis mit der Dura den Spinalkanal nahezu vollständig ausfüllt, wenig mobil und sehr empfindlich ist.

4. Bei Erweiterung des Eingriffs vergleiche für Details die Kostotransversektomie (S. 146).

Brustwirbelsäule posterolateral

Kostotransversektomie

Posterolateraler Zugang

Indikationen

1. Darstellung des anterolateralen Wirbelkörperanteils (zur Herdausräumung, Revision des Diskus, Probeexzision)
2. Abszeßeröffnung und -drainage
3. Tumorrevision und -exstirpation

Operatives Vorgehen

1. 12–15 cm messender paravertebraler Längsschnitt neben den Dornfortsätzen, 3–6 cm von der Mittellinie entfernt. Der Schnittmittelpunkt liegt gegenüber dem darzustellenden Wirbelkörper (Abb. II-34). Dabei ist zu beachten, daß die Spitze der Dornfortsätze im Brustwirbelsäulenbereich ungefähr 5 cm unterhalb der Wirbelkörperhöhe liegt.
2. Zweiter Hautschnitt vom Mittelpunkt des ersten ausgehend und weiterführend über der Rippe, die teilweise exstirpiert werden soll.
3. Nach Zurückhalten der Haut wird die tiefe Faszie, die die hintere Spinalmuskulatur einscheidet, sichtbar.
4. Durchtrennung dieser Muskeln bis auf die Rippe in der gleichen Richtung wie die Hautschnitte.
5. Weghalten der durch diese Schnitte entstandenen Muskelanteile, wodurch der Wirbelbogen, der Proc. transversus und die Rippe sichtbar werden.
6. Zur Höhenlokalisation, z.B. zur Revision des Discus intervertebralis Th 5/6, ist die Darstellung der 5. Rippe erforderlich.
7. Nach Einschneiden und Lösen der Kapsel des Kostotransversalgelenkes Abschlagen des Querfortsatzes an seiner Basis mit einem Meißel und Entfernung desselben. Subperiostale Darstellung und Durchtrennung der Rippe mit einer Rippenschere etwa 8 bis 10 cm von ihrem vertebralen Ende entfernt.

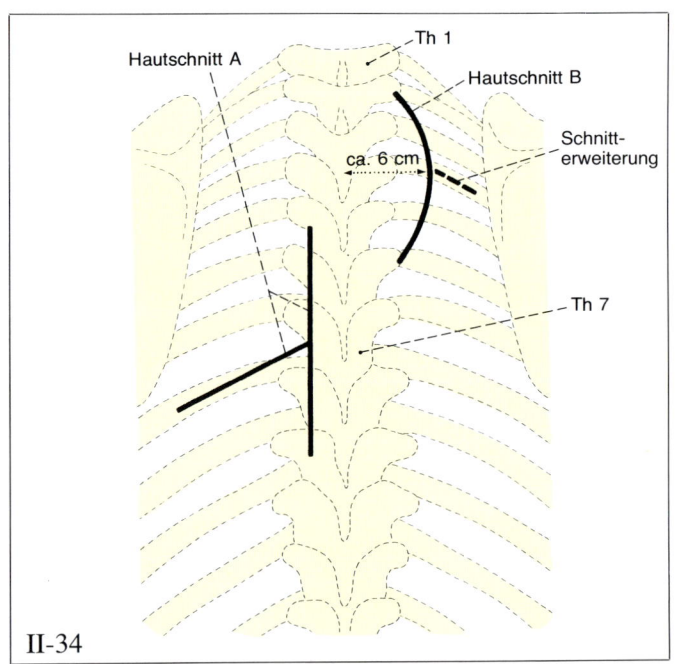

II-34

8. Eine vorhergehende Orientierung über den Verlauf des kaudal vom Querfortsatz liegenden interkostalen Gefäß-Nerven-Bündels ist zweckmäßig.
9. Anschließend wird die Rippe angehoben und das Rippenköpfchen vorsichtig gelöst (nicht herausgedreht), so daß das Rippenteilstück entfernt werden kann. Dabei muß man sich strikt subperiostal halten, um unnötige Blutungen zu vermeiden. Das Periost vor (anterior) dem Rippenköpfchen wird zusammen mit den Interkostalmuskeln, der endothorakalen Faszie und der Pleura parietalis nach vorne weggedrängt und vor dem Wirbelkörper mit einem Hohmann-Hebel weggehalten.

10. Nach Entfernung des Querfortsatzes und eines ca. 10 cm langen, wirbelsäulennahen Rippenabschnitts werden linksseitig die Wirbelkörper, der laterale Diskusanteil, die durch die Fascia endothoracica durchschimmernde Pleura parietalis und die Aorta sichtbar (Abb. II-35).

11. Zur Revision der posterioren Diskusanteile (Diskusprolaps) können laterale Bogenanteile und ggf. auch die Bogenwurzel reseziert werden.

12. Die Präparation des am unteren Rippenrand und unterhalb des Querfortsatzes verlaufenden interkostalen Gefäß-Nerven-Bündels dient der Orientierung. Die Verfolgung des Interkostalnerven nach medial führt über das Intervertebralloch zum Spinalkanal. Nach der Rippenresektion ist das nächsthöhere interkostale Gefäß-Nerven-Bündel unerwartet nahe.

13. Bei Inzision der Pleura costalis zur Erweiterung der Darstellung oder akzidenteller Läsion wird die Lunge mit einem Stieltupfer weggehalten. Vor Wundverschluß ist das Anlegen einer Bülau-Drainage erforderlich.

14. Die Pleura costalis muß bei Wundverschluß in diesem Bereich nicht unbedingt vernäht werden.

15. Eine akzidentelle kleine Pleuraläsion kann sofort vernäht werden, während der Lungendruck aufrechterhalten wird.

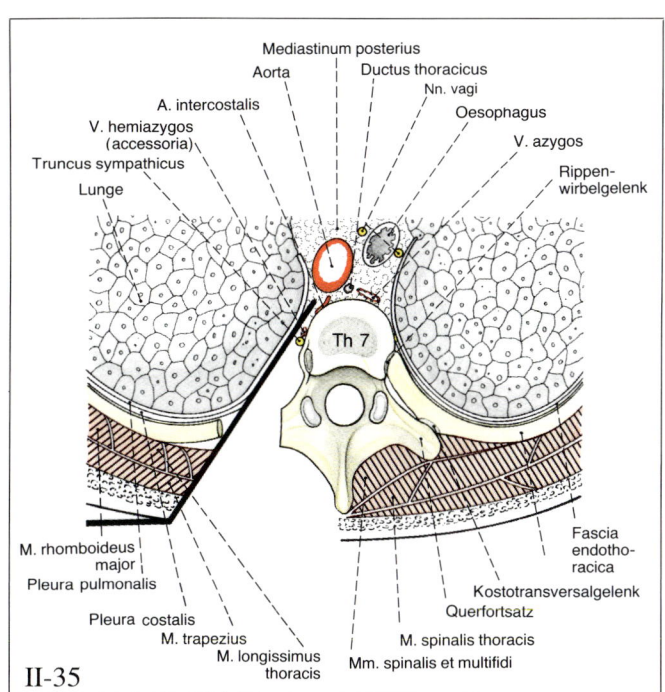

II-35

Alternativ

Paraspinaler Bogenschnitt

1. Bogenförmiger Hautschnitt (Abb. II-34, Hautschnitt B), der mit seinen Ausläufern am Rande der paraspinalen Muskulatur endigt.
2. Subperiostales Abschieben der paraspinalen Muskulatur und Weghalten derselben nach medial.
3. Bei Bedarf quere Schnitterweiterung.

Anmerkung

1. Wichtig ist der großzügige Hautschnitt. Zur besseren Übersicht werden meistens zwei oder drei Rippen gleichzeitig dargestellt.
2. Im Bereich der oberen und mittleren Brustwirbelsäule müssen der M. trapezius und teilweise die Mm. rhomboidei in Schnittrichtung durchtrennt werden, in der mittleren und unteren Brustwirbelsäule teilweise der M. latissimus dorsi. Über den Muskelverlauf orientiert die Abbildung II-1.

3. Es ist zweckmäßig, das Abschieben des Periosts an den Rippen in der oberen Hälfte der Brustwirbelsäule von medial nach lateral, in der unteren Hälfte von lateral nach medial vorzunehmen.

4. Im Bedarfsfall werden zwei (bis drei) posteriore Rippenenden reseziert. Die Interkostalgefäße können unterbunden werden. Dies ist jedoch im Bereich der mittleren Brustwirbelsäule nicht völlig unproblematisch, da sie sich an der Versorgung der Medulla spinalis beteiligen können.

5. Im Regelfall werden die Interkostalnerven geschont; wenn erforderlich, können aber zwei (maximal drei) Interkostalnerven neurotomiert werden.

6. Bei Wahlfreiheit ist der linksseitige posterolaterale Zugang vorzuziehen, da die Aorta sich leichter mobilisieren läßt.

7. Fließt postoperativ Lymphe ab, so wurde der Ductus thoracicus oder in Zwerchfellhöhe die Cisterna chyli lädiert. Im allgemeinen schließt sich die Läsionsstelle von allein, so daß das Drain nach ca. fünf Tagen entfernt werden kann; sonst muß eine Revision erfolgen.

8. Die Kostotransversektomie ist in der oberen Brustwirbelsäulenhälfte operationstechnisch einfacher, da die paraspinale Muskulatur weniger mächtig entwickelt ist.

D. Lumbalregion

Lendenwirbelsäule posterior

Posteromedialer Zugang

Dorsomedialer Zugang

Hinterer Zugang

Indikationen

1. Laminektomie bzw. Hemilaminektomie
2. Diskusprolaps – Hemilaminotomie
3. Wirbelsäulenfusionierung
4. Frakturen

Lagerungshinweise

1. Die Operation erfolgt in Bauchlage. Zur Vermeidung venöser Stauungen im Operationsgebiet muß das Abdomen kompressionsfrei gelagert werden. Vergleiche auch Lagerungshinweise auf Seite 128.
2. Dafür werden vorderer Beckenkamm und Thorax mit Unterlegkissen unterstützt. Zweckmäßig ist auch ein festes Bauchkissen mit mittelständiger großer Aussparung. Zum Ausgleich der Lordose sind die Beine im Hüftgelenk mäßig gebeugt. Die Kniegelenke werden durch Polster unterstützt. Abbildung II-36 gibt die Lagerung wieder. Ebenso benutzt werden kann ein verstellbares Lagerungsbänkchen, das sich zu beiden Seiten abstützt und mit dem sich die erwünschte Entlordosierung einstellen läßt.
3. Durch die leichte Schrägstellung des Operationstisches – Kopf tiefer, Gesäß oben – kann der venöse Abfluß verbessert werden.
4. Gelegentlich wird die Knie-Brust-Lage („Häschenstellung") bevorzugt (Abb. II-37). Sie hat bei kompressionsfreiem Bauchraum den Vorzug maximaler Kyphosierung und damit maximaler interlaminarer Aufspreizung.

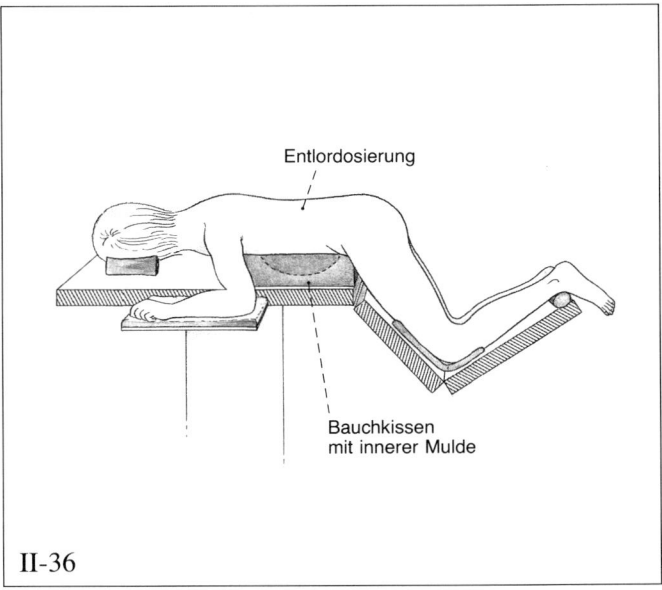

Entlordosierung

Bauchkissen
mit innerer Mulde

II-36

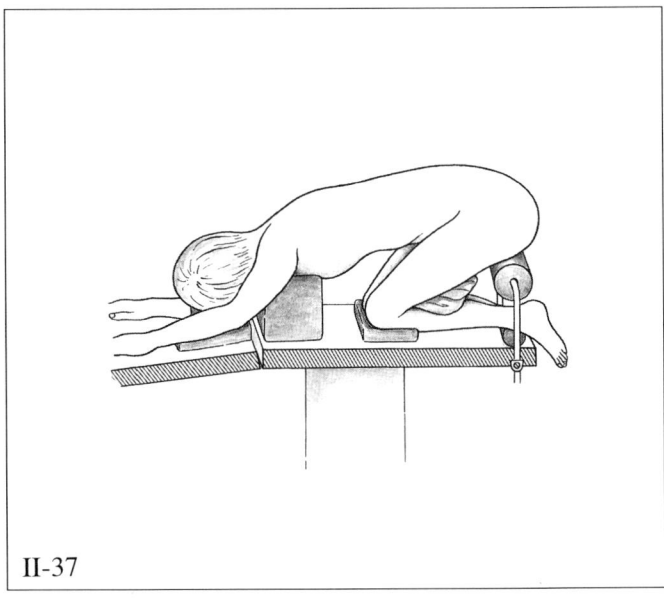

II-37

5. Die vorgenannte Position hat aber erhebliche Nach-
   teile. Die Nervenwurzel ist vermehrt gespannt, damit
   weniger verschieblich und leichter verletzlich. Durch
   die Aufspreizung, die auch den Bandscheibenraum
   betrifft, kann ein noch nicht perforierter Diskusprolaps
   (Gleitprolaps) zurückgleiten, so daß er intraoperativ
   nicht mehr entdeckt wird. Die unnatürliche Stellung
   erschwert auch die Beurteilung etwaiger Lumbalstenose (Fornix- und Rezessusstenose). Durch die stark
   gewinkelte Knielagerung können die Unterschenkel
   gestaut werden.

6. Für die Fusionierungsoperation ist die einfache Bauchlagerung, die im Bereich der Lendenwirbelsäule der
   erwünschten Haltung bei aufrechter Position entspricht, zweckmäßig (Abb. II-38), sofern fixierendes
   Osteosynthesematerial Verwendung findet. Sonst erleichtert die Entlordosierung durch Hüftbeugung das
   operative Vorgehen. Die untere Lendenwirbelsäule
   kommt einem dadurch entgegen, so daß z. B. für die
   posterolaterale Spondylodese ggf. auch die Querfortsätze von dorsal her gut erreicht werden können. In
   jedem Fall werden Beckenkämme und Thorax durch
   Kissenunterlagen unterstützt. Die Leistenregion sollte
   druckfrei sein.

7. Für sehr adipöse Patienten ist die stabile Seitlagerung
   sinnvoll. Durch Anziehen der Beine kann die erwünschte Entlordosierung im Lendenwirbelsäulenbe-
   reich erreicht werden. Eine Kissenunterlage in der
   Flanke oder die entsprechende Abknickung des Operationstisches ermöglicht eine zusätzliche interlaminare
   Aufspreizung der tischfernen Seite.

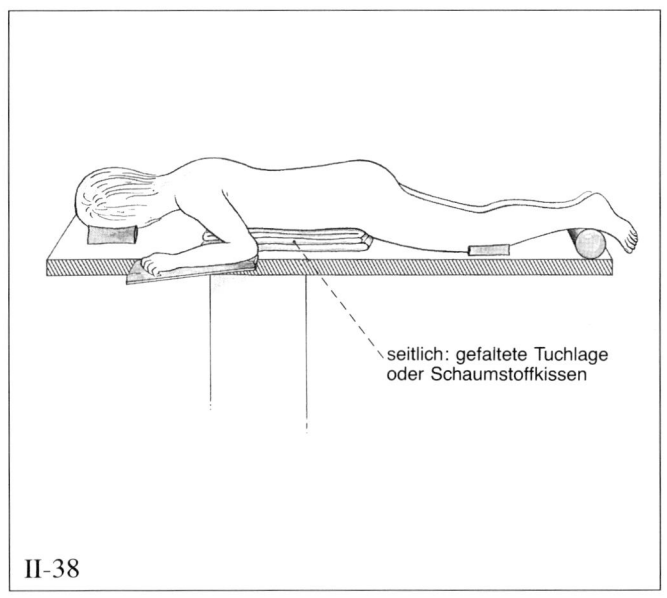

seitlich: gefaltete Tuchlage
oder Schaumstoffkissen

II-38

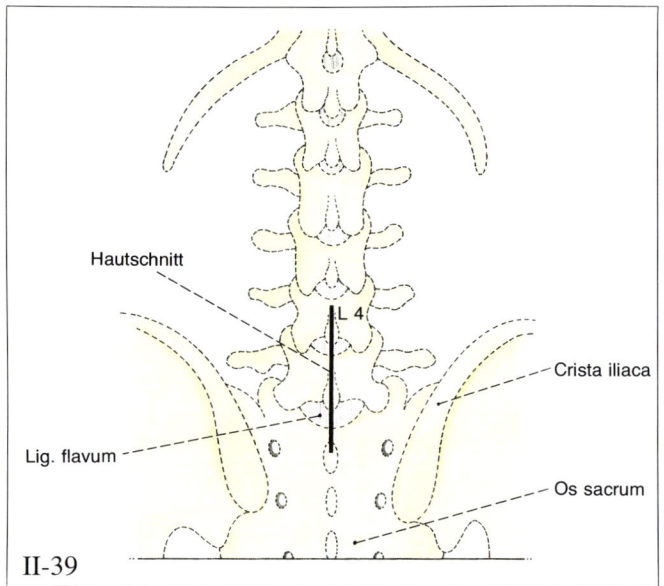

II-39

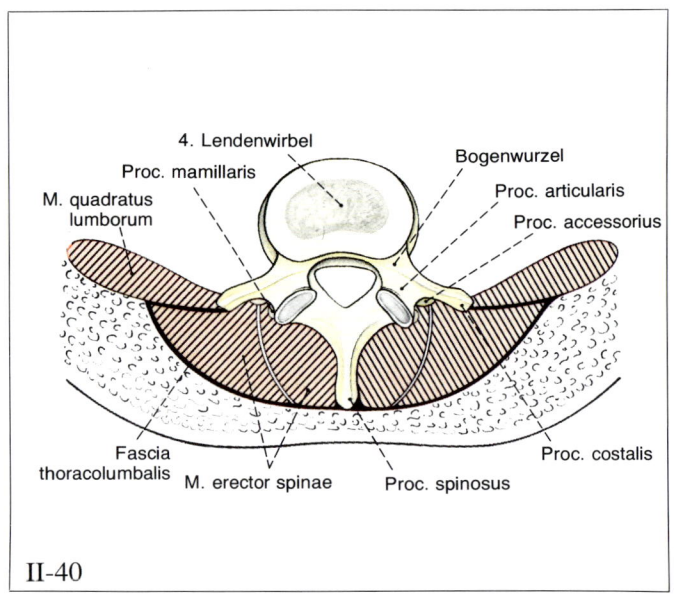

II-40

Operatives Vorgehen

1. Hinterer Längsschnitt in der Mittellinie über den Dornfortsätzen des darzustellenden Wirbelabschnittes – im vorliegenden Beispiel L4/L5 (Abb. II-39).

2. Nach Weghalten der Haut stellt sich das hintere Blatt der Fascia thoracolumbalis dar. Spaltung derselben in der Mittellinie bis auf die Dornfortsätze. Über die Topographie orientiert die Abbildung II-40.

3. Alternativ wird die Faszie mit zwei parallelen Schnitten paraspinal, also neben den Dornfortsätzen, durchtrennt. Über den Dornfortsätzen bleibt ein schmaler Weichteilstreifen für die spätere Wiederanheftung stehen.

4. Dann wird mit Hilfe eines breiten Meißels oder eines Raspatoriums die Muskulatur von beiden Seiten der Wirbelbögen abgeschoben, wobei man entlang den Dornfortsätzen nach lateral vorgeht. Es ist zweckmäßig, zunächst jeweils eine Seite des Wirbelbogens von der Muskulatur zu befreien und dann während des Vorgehens auf der anderen Seite diese auszutamponieren. An den Dornfortsätzen bleiben Reste der Fascia thoracolumbalis stehen, um die spätere Wiederanheftung zu erleichtern.

5. Die paraspinale Muskulatur wird kräftig zu beiden Seiten weggehalten, am zweckmäßigsten unter Benutzung eines Selbstspreizers. Dadurch stellen sich die Wirbelbögen, die Wirbelbogengelenke und das Lig. flavum dar (Abb. II-41 und II-42).

6. Beginn der unilateralen Fensterung des Spinalkanals durch vorsichtige paramediane Längsinzision des Lig. flavum mit einem spitzen Skalpell. Am unteren Bogenrand von L4 kann die Inzision von medial nach lateral randständig weitergeführt werden. Dabei wird das Ligament mit einer kleinen Faßzange oder einem Durahäkchen angehoben.

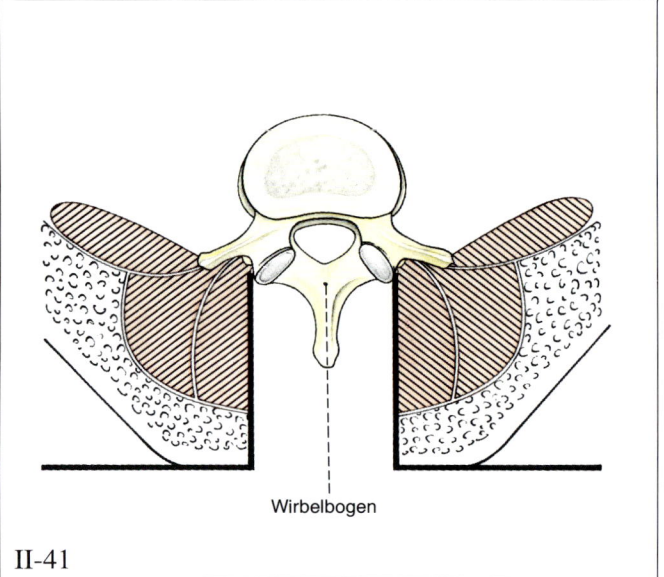

II-41

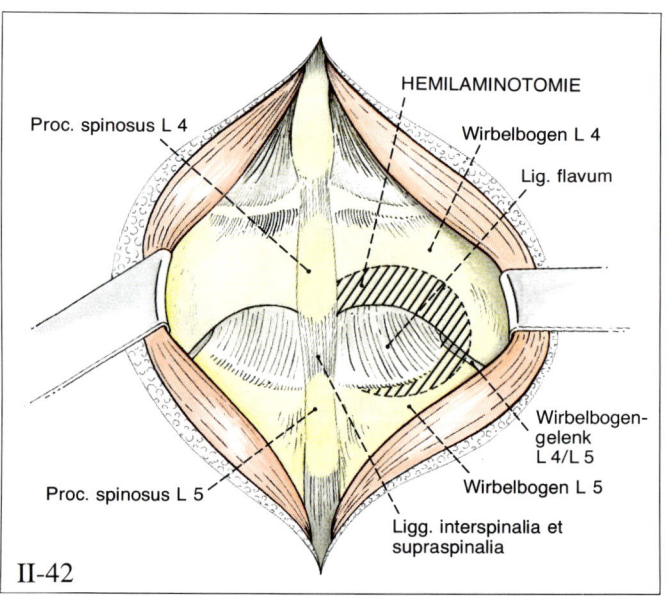

II-42

7. Unterfahren des Lig. flavum mit dem rechtwinkligen Porushäkchen, um die Dura abzuschieben und ggf. auch vorsichtig zu lösen.

8. Unter Benutzung kleiner Stanzinstrumente wird das Ligament schrittweise reseziert, oder es erfolgt zunächst die Vervollständigung der Ligamentinzision am oberen Bogenrand von L 5 und dann die Resektion.

9. Häufig muß in Höhe L 4/5 und bei höheren Lumbalabschnitten das Fenster weiter vergrößert werden. Es erfolgt die Wegstanzung (oder Wegmeißelung mit einem sicher gehaltenen Hohlmeißel) des unteren Bogenanteils von L 4 mit medialem Anteil des Wirbelbogengelenkes, ggf. auch des oberen Bogenrandes von L 5 (Laminotomie).

10. Nach Wegschieben des epiduralen Fettgewebes stellen sich im Fenster die Dura und die Nervenwurzel L 5 mit der Durascheide, dem Wurzelsäckchen, dar (Abb. II-43). Gegebenenfalls wird über der Schulter oder in der Achsel der Wurzel (nach vorsichtiger Neurolyse) ein Diskusprolaps sichtbar.

11. Die Nervenwurzel kann in ihrem Verlauf weiter in den lateralen Rezessus des Spinalkanals abgedrängt sein, was eine Vergrößerung des Fensters nach lateral bis zur Foraminotomie erfordert.

12. Durch Weghalten der Spinalnervenwurzel nach medial wird das hintere Längsband und nach kreuzweiser oder lochförmiger Inzision desselben der Discus intervertebralis begrenzt dargestellt, z. B. für die Diskotomie oder Probeexzision.

13. Die spätere Abdeckung des Laminotomiefensters erfolgt zweckmäßig mit einem kleinen Fettläppchen aus dem Subkutangewebe.

14. Über die *praktische Anatomie* orientieren die Abbildungen II-44 und II-45.

    Das die Nervenwurzel auf eine kurze Strecke begleitende Wurzelsäckchen wird von Ausläufern der Dura mater gebildet, die in das Epineurium übergehen.

Anmerkung

1. Bei unilateraler Exposition genügt auf der kontralateralen Seite eine paraspinale Stichinzision zur Aufnahmer des Dorns eines Selbstspreizers.

2. Die Knochenspanentnahme für die posteriore oder posterolaterale Fusionierungsoperation kann vom gleichen Hautschnitt aus erfolgen.

3. Über der Fascia lumbodorsalis wird dann in Richtung des Beckenkammes freipräpariert.

4. Zur großzügigen Entnahme von Spanmaterial wird am äußeren Rand des Beckenkammes der M. gluteus maximus abgelöst und von der äußeren Beckenschaufel abgeschoben.

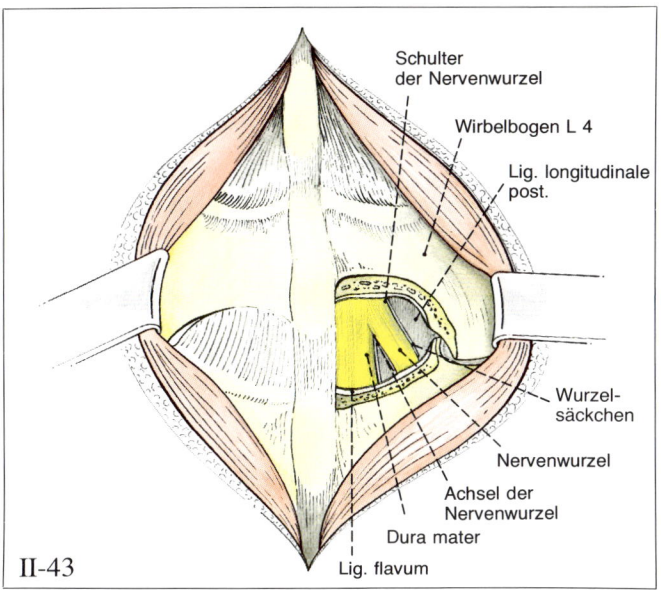

II-43

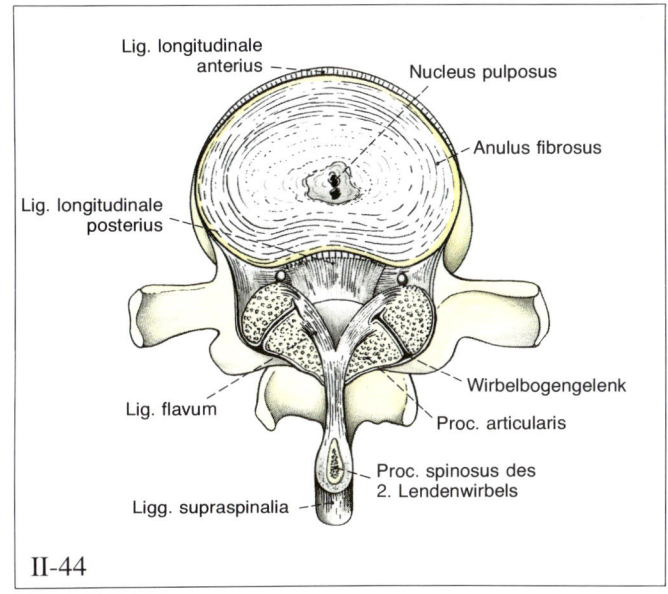

II-44

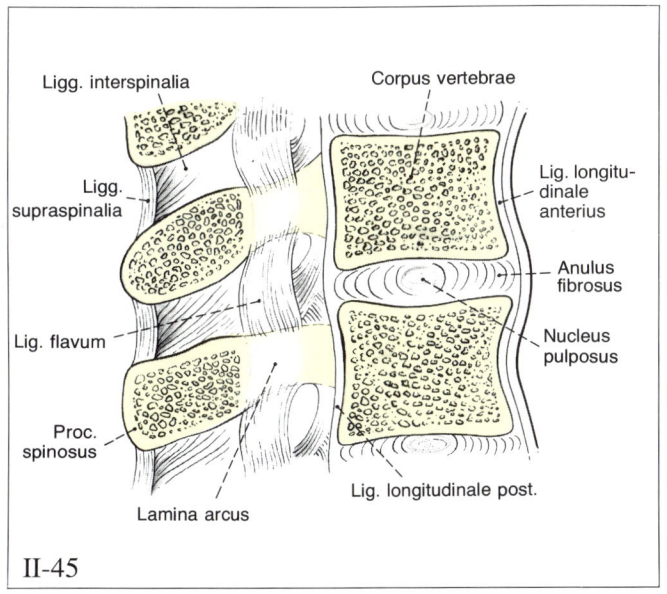

II-45

Alternativ

Interspinaler Zugang

1. Bei stärkerer Überlappung (Schindelung) der Wirbelbögen (insbesondere bei älteren Patienten) und bei
Rezidivoperationen mit Ausbildung einer Narbenplatte
oder bei erforderlicher großzügiger Fensterung ist der
mittelständige Zugang sinnvoll. Der Zugang zum Lig.
flavum wird erleichtert, indem mittelständig keilför-
mige und korrespondierende Segmente der benachbarten Dornfortsätze mit den interspinalen Bändern entfernt werden.

2. Außerdem kann bei dem mittelständigen Vorgehen der
interlaminare Raum durch Aufspreizen zwischen den
Dornfortsätzen (z. B. mit dem sogenannten Schwei-
zer-Sperrer) vergrößert werden.

3. Die mehr flächenhafte Darstellung des Lig. flavum
erlaubt auch eine lappenbildende Inzision des Liga-
ments (nach *Cloward*), so daß es für die spätere
Abdeckung des Fensters erhalten bleibt (Abb. II-46).
Sonst wird ein freies Fettläppchen aus dem Subkutangewebe benutzt.

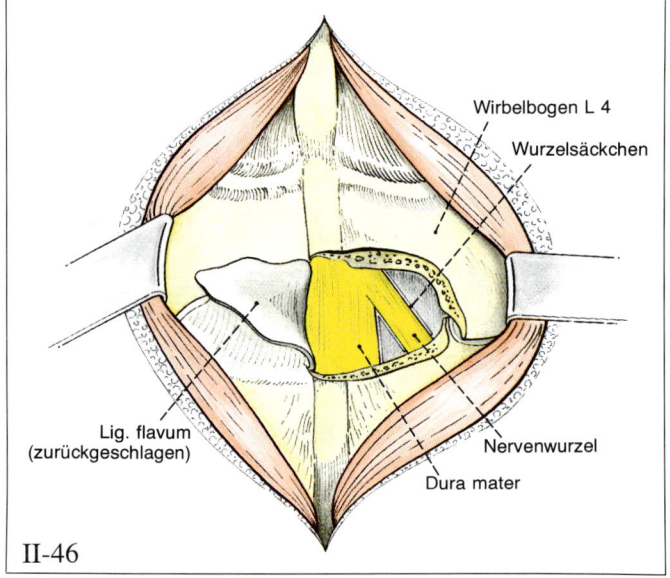

Wirbelbogen L 4

Wurzelsäckchen

Lig. flavum
(zurückgeschlagen)

Nervenwurzel

Dura mater

II-46

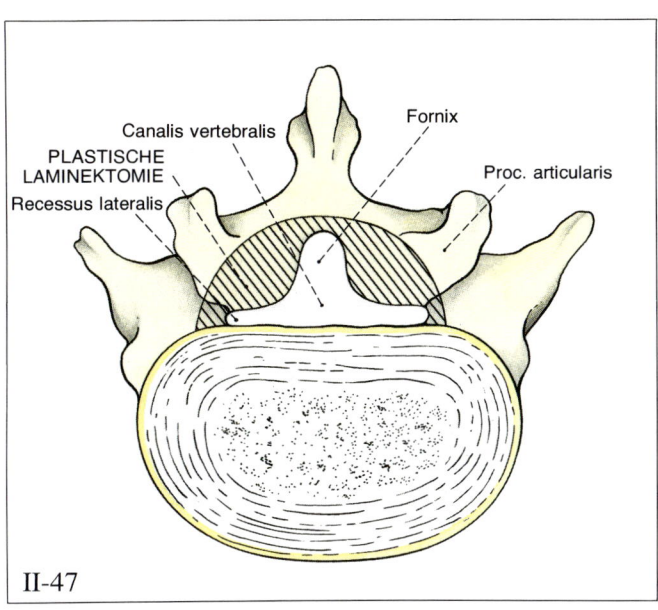

II-47

Plastische Laminektomie

Laminoplastik

Laminoplastie

Indikation

Spinalkanalstenose
a) Rezessusstenose
b) Fornixstenose

1. Bei der Lumbalstenose gelingt die Darstellung der Spinalwurzel oft nicht, ohne daß Anteile des Wirbelbogens als Hemilaminektomie, Laminektomie und Foraminotomie mit partieller Facettektomie reseziert werden.
2. Für die Exposition aus therapeutischem Grund (Dekompression) bietet die plastische Laminektomie, d. h. die innere Ringresektion des Wirbelbogens, eine Alternative, die die Bogenkontinuität und damit die Stabilität und die Muskelansätze erhält (Abb. II-47). Gegebenenfalls genügt auch das unilaterale Vorgehen (plastische Hemilaminektomie). Dabei wird der Bogen auch in seiner kraniokaudalen Breite verschmälert.
3. Gelegentlich ermöglicht allein die breite Resektion des insbesondere bei Hyperlordose dachziegelartig vorspringenden kranialen Randes des Wirbelbogens (Arkokristektomie) den breiten Zugang und beseitigt den stenosierenden Effekt des Oberrandes des Bogens.
4. Die Untertunnelung des Wirbelbogens bis zur freien Instrumentenpassage und ggf. Foraminotomie mit Darstellung der kompressionsfreien Nervenwurzel gelingt mit dem rechtwinkligen Air-Drill, dem gebogenen kleinen Meißel, der Stanze und der gebogenen feinen Raspel.

Anmerkung

1. Zur Orientierung über die Segmenthöhe dient die Palpation des letzten Wirbelbogens der Lendenwirbelsäule. Dieser ist als gratförmige, querverlaufende Erhebung fühlbar mit Absatz gegenüber dem Kreuzbein, das selbst eine glatte Rückfläche aufweist.

2. Der mit einer Tuchklemme angehakte präsakrale Dornfortsatz kann beim Anheben und Wackeln zusammen mit dem Wirbelbogen leicht bewegt werden („rocking chair") und zu Minimalbewegungen im Wirbelbogengelenk führen, während beim Dornfortsatz S 1 natürlich keine Bewegungen möglich sind.
3. Zur Höhenlokalisation ist wegen nicht seltener Assimilationsstörungen des lumbosakralen Überganges stets ein intraoperativer Vergleich mit den Röntgenbildern notwendig.
4. Bei einem Lokalisationsirrtum wird fast regelhaft die nächsthöhere Etage aufgesucht!
5. Die paraspinale Muskulatur wird vom Ramus dorsalis des Spinalnerven versorgt, der von lateral kommt. Daher gefährdet das Abschieben der Muskulatur bis zu den Wirbelbogengelenken die Innervation dieser Muskulatur nicht.
6. Im lumbosakralen Übergang (L 5/S 1) ist im Regelfall eine breite Darstellung des Lig. flavum zur Fensterung ohne partielle Wirbelbogenresektion möglich.
7. Blutungen aus den epiduralen Venen werden mit dem Bipolator mikrokoaguliert. Häufig genügt auch temporärer Druck durch Fibrinschaumauflage.
8. Bei epiduralen Blutungen, die die sichere Darstellung der Nervenwurzel behindern, kann kranial- und kaudalwärts temporär mit feuchten Filzplättchen abgestopft werden, die mit einem Faden armiert sind.
9. Bei einer akzidentellen Duraläsion sollte diese vernäht (oder mit Gelatine- oder Fibrinschaum abgedeckt) werden. Bei nicht vernähbaren Läsionen ist das Auflegen eines kleinen Muskelläppchens aus der paraspinalen Muskulatur zweckmäßig. Ein in der Nähe liegendes Redon-Drain wäre in diesem Fall nicht sinnvoll.

153

Lendenwirbelsäule posterolateral

Posterolateraler Zugang

Vertebrotomie

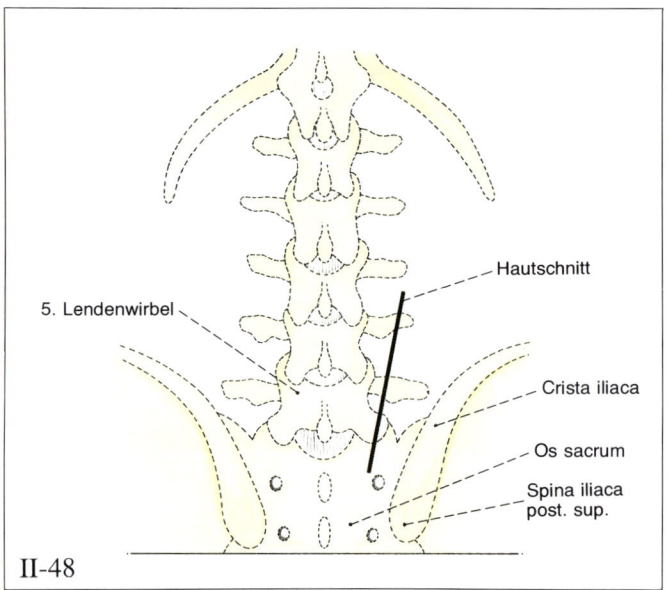

II-48

Indikationen

1. Tumoren im Bereich der Lendenwirbelkörper
2. Entzündliche Prozesse
3. Probebiopsie
4. Posterolaterale Wirbelfusionierung

Operatives Vorgehen

1. 10 cm langer Längsschnitt etwa 4 cm lateral der Dornfortsätze, der kaudalwärts leicht zur Mitte strebend verläuft (Abb. II-48). Der Mittelpunkt des Schnittes sollte über dem darzustellenden Wirbelabschnitt liegen. Er endigt dicht medial der Spina iliaca posterior superior.
2. Nach Weghalten der Haut Spaltung des hinteren Blattes der Fascia thoracolumbalis über den Mm. iliocostalis und longissimus thoracis.
3. Spaltung dieser Muskeln in Längsrichtung bis auf die Querfortsätze. Für die posterolaterale Fusionierung: Abschieben der Weichteile von den Querfortsätzen und Weghalten nach lateral.
4. Zur Darstellung der Wirbelkörper: Abschlagen der Querfortsätze an ihrer Basis mit einem scharfen Meißel.
5. An diesem Punkt wird der M. psoas major sichtbar. Dieser wird vorsichtig zusammen mit dem Proc. transversus und den daran fixierten Muskeln nach lateral gehalten.
6. Die V. cava inferior verläuft direkt vor dem M. psoas major auf der rechten Seite, die Aorta abdominalis auf der linken Seite (Abb. II-49).
7. Während dieses Stadiums der Operation kommen die lumbalen Gefäße und Nerven in das Blickfeld. Diese verlaufen diagonal zum Operationsgebiet und werden weggehalten.
8. Danach wird der Lendenwirbelkörper seitlich dargestellt. Für einen guten Überblick werden tiefe Haken eingesetzt.

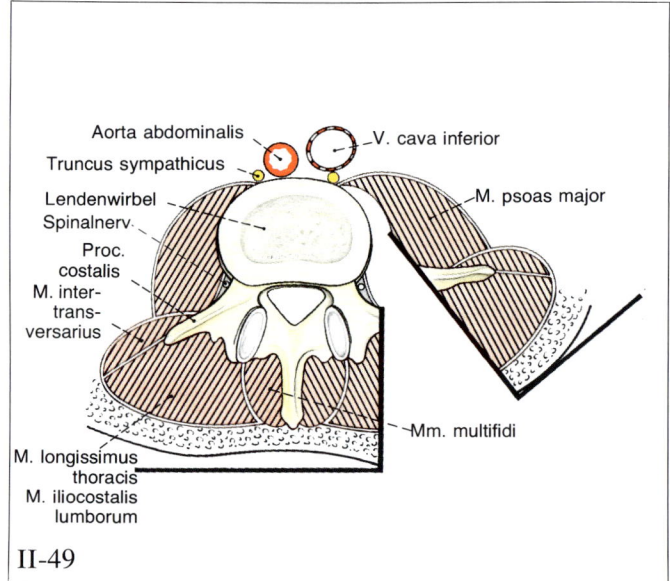

II-49

Anmerkung

1. Diese Schnittführung hat gegenüber dem posteromedialen Zugang den Vorteil, den Wirbel ohne Eröffnung des Spinalkanals zu erreichen, verläuft aber transmuskulär durch die langen Rückenstrecker.

2. Der Wirbelkörperüberblick ist bei diesem Zugang recht begrenzt. Verletzungsmöglichkeiten der V. cava inferior und der Aorta abdominalis sind gegeben. Tückisch sind insbesondere von der V. cava abgehende rückwärtige (posteriore) Äste.
3. Der paraspinale Zugang kann für die posterolaterale Fusionierung benutzt werden. Dann ist eine bilaterale parallele Schnittführung erforderlich.
4. Von diesem Schnitt aus kann auch das gleichseitige Wirbelbogengelenk erreicht werden. Ebenso ist die Darstellung des Foramen intervertebrale mit dem Austritt des Spinalnerven möglich.

Lendenwirbelsäule anterior

Retroperitonealer Zugang

Anterolateraler Zugang

Indikationen

1. Bakterielle Spondylitis
2. Tumoren

Lagerung

1. Der linkslaterale Zugang wird bevorzugt. Dann Lagerung in rechter Seitenlage. Prinzipiell ist auch der rechtslaterale Zugang möglich, aber wegen der Nähe der V. cava inferior riskanter.
2. Rumpf leicht noch dorsal geneigt (ca. 10°) und abgestützt. Rechte Hüfte, rechtes Knie leicht gebeugt, linkes Bein gestreckt.
3. Ausgleich der Taille durch gerollte Tuchunterlage.
4. Abknickung des Operationstisches (durch das Nierenbänkchen), so daß das Nierenlager den höchsten Punkt ergibt.

Operatives Vorgehen

1. Schräger subkostaler Flankenschnitt, beginnend kaudal der 12. Rippe in der mittleren Axillarlinie, etwa vier Querfinger lateral der Dornfortsatzreihe, bis zum Rand der Rektusscheide in Höhe des Halbierungspunktes zwischen Nabel und Symphyse (Abb. II-50) verlaufend.
2. Nacheinander Durchtrennung der drei abdominalen Muskelschichten mit M. obliquus externus abdominis, M. obliquus internus abdominis und M. transversus abdominis, wobei der jeweilige Muskel mit dem Finger unterfahren und angehoben wird. Unmittelbare, sorgfältige Blutstillung mit dem Elektrokauter. Es ist zu beachten, daß der M. transversus abdominis oft sehr dünn oder gar nicht entwickelt ist.
3. Einsetzen des Wundspreizers. Unmittelbar unter dem M. transversus abdominis liegt die Fascia transversalis. Die Faszie wird im lateralen Wundwinkel eröffnet. Das retroperitoneale Fettgewebe erlaubt lateral den Eingang in den Retroperitonealraum.
4. Medial, in der Nähe der Rektusscheide, dünnen die Bauchmuskeln aus und verbinden sich relativ fest mit

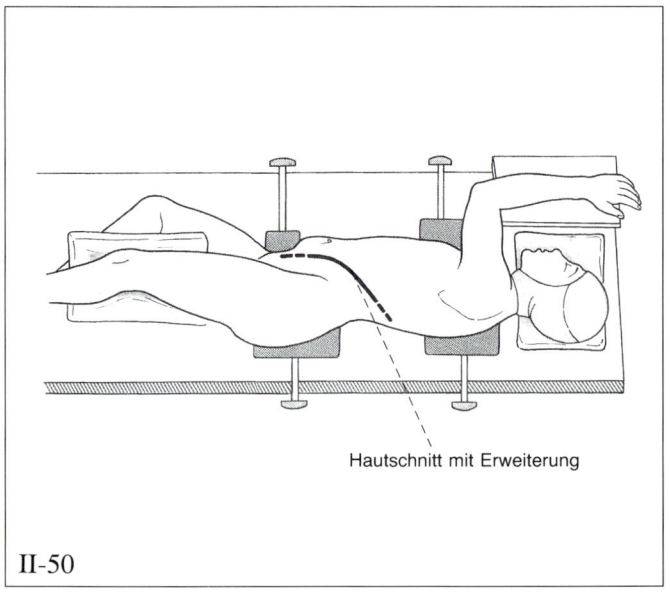

Hautschnitt mit Erweiterung

II-50

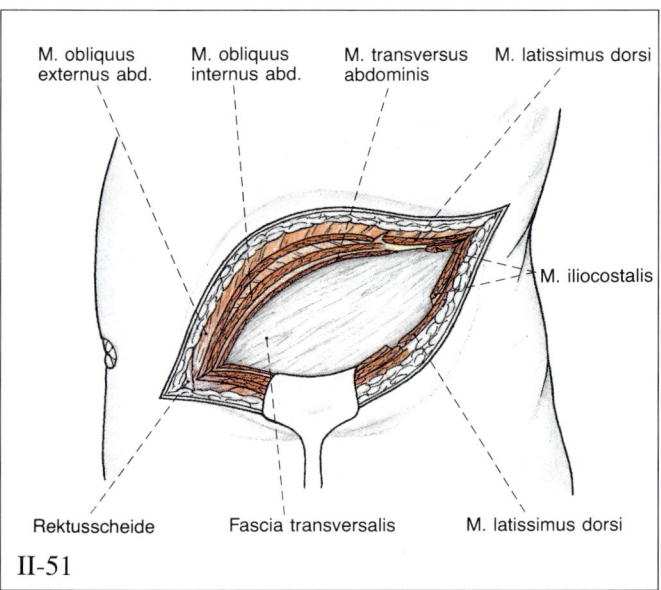

M. obliquus externus abd. M. obliquus internus abd. M. transversus abdominis M. latissimus dorsi

M. iliocostalis

Rektusscheide   Fascia transversalis   M. latissimus dorsi

II-51

der Fascia transversalis und dem Peritoneum, so daß dort die Trennung schwieriger ist und das Peritoneum verletzt werden kann. Falls diese Komplikation eingetreten ist, so erfolgt unmittelbar die Naht des Peritoneums.

5. Es ist vorsichtiger, die Vervollständigung der Durchtrennung der Muskelschichten im medialen Wundwinkel erst nach Eröffnung des Retroperitonealraumes vorzunehmen, weil dann die Separierung leichter gelingt.
6. Vorsichtiges manuelles Ablösen und stumpfes Abschieben des Peritoneums mit einer tupferbewehrten Klemme. Das Peritoneum wird dann zusammen mit der Niere und dem Ureter nach vorne verlagert (Abb. II-51).

7. Aufsuchen und Darstellung des M. psoas als Leit-muskel und des medialen Randes des M. quadratus lumborum (Abb. II-52).

8. Der Zugang zur Wirbelsäule kann vor dem M. psoas, durch den M. psoas (Abb. II-52) oder hinter dem M. psoas zwischen Psoas und M. quadratus lum-borum erfolgen.

9. Beim Zugang durch den M. psoas (Abb. II-52) wird der Muskel über dem darzustellenden Intervertebral-raum oder Wirbel in Längsrichtung gespalten und nach beiden Seiten abgeschoben. Auf diese Weise wird der Bandscheibenraum oder der Wirbel von lateral her dargestellt und angegangen. Die Berüh-rung mit der Aorta wird vermieden.

10. Gegebenenfalls erfolgt die Unterbindung und Durch-trennung der querverlaufenden segmentalen Gefäße.

11. Bei ausgedehnter Darstellung der Wirbelsäule ist der Zugang vor dem M. psoas zweckmäßig. Die Weich-teile werden stumpf nach lateral abgeschoben. Der Truncus sympathicus bleibt lateral.

12. Die Aorta kann nach Unterbindung und Durchtren-nung der segmentalen Gefäße nach anteromedial mo-bilisiert und zurückgehalten werden. Letzteres kann durch gummibewehrte kräftige Kirschner-Drähte er-folgen, die in den Wirbelkörpern stecken.

13. In Höhe von L 5 ist die querverlaufende V. iliolum-balis, die von der V. iliaca communis oder V. iliaca interna abgeht, frühzeitig zu identifizieren und zu unterbinden.

14. Die segmentalen Gefäße verlaufen in der Regel nicht in Bandscheibenhöhe, sondern über dem jeweiligen Wirbelkörper, so daß der Zugang zum unisegmenta-len Intervertebralraum diese Gefäße meist nicht tan-giert.

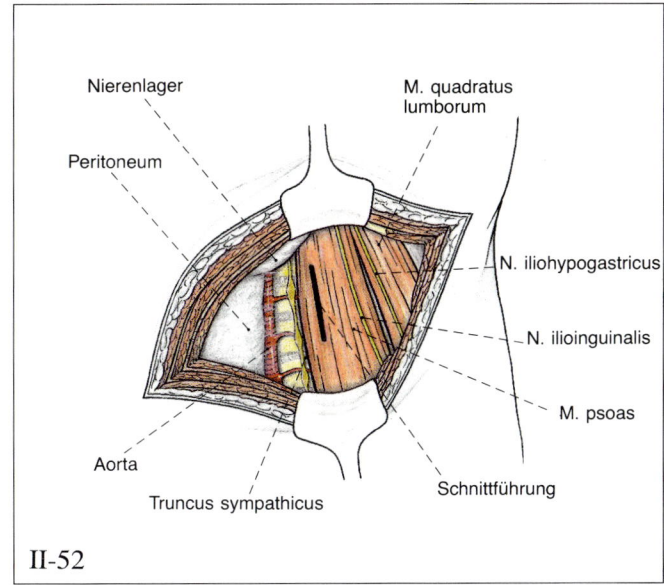

II-52

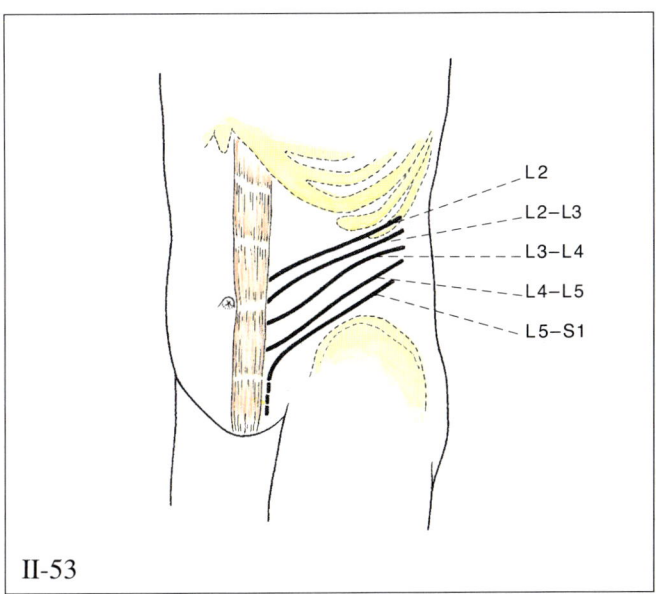

II-53

Anmerkung

1. Der Zugang eignet sich für die Wirbelkörper von (L 1) L 2 bis L 5.

2. Der Schnittverlauf hängt von der gewünschten Exposi-tionshöhe ab (Abb. II-53).

3. Für den Zugang von L 2 kann es zweckmäßig sein, die 12. Rippe zu resezieren. Dabei ist zu beachten, daß die Pleura bis zur Spitze der 12. Rippe reichen kann. Eine vorherige Orientierung ist durch eine Thoraxaufnahme bei tiefer Inspiration möglich. Das mediale Schnitt-ende liegt dicht oberhalb des Nabels.

4. Für den Zugang von L 5/S 1 verläuft der mediale Schnittanteil als Pararektalschnitt (Abb. II-53).

Lumbosakraler Übergang

Anteriorer Zugang

Transperitonealer Zugang

Vorderer Zugang

Indikationen

1. Entzündliche Prozesse und Tumoren L 4–S 1
2. Reposition der Spondylolisthesis L 5/S 1
3. Lumbosakrale Instabilität
4. Ventrale Fusionierung L 5/S 1

Operatives Vorgehen

1. Abdominaler vorderer Medianschnitt, der etwa 2 cm über dem Bauchnabel beginnt und knapp bis zum Os pubis reicht (Abb. II-54, Hautschnitt A).
2. Nach Zurückhalten der Haut stellt sich die Linea alba dar.
3. Durchtrennung der Linea alba und des darunterliegenden Peritoneums strikt mittelständig dicht unterhalb des Nabels beginnend, weil hier die Darstellung der Linea alba und die Trennung der beiden Rektusmuskeln, die sich gelegentlich etwas überlappen, am besten gelingt.
4. Nach Eröffnung des Bauchraumes Senken des Kopfteils des Tisches, damit der Dünndarm nach kranial mit feuchten Kompressen weggehalten werden kann.
5. Das Promontorium stellt sich dar (Abb. II-55).
6. Dabei muß auf die Aortenbifurkation und die linke V. iliaca communis geachtet werden.
7. Inzision des Peritoneums über dem lumbosakralen Übergang. Dabei ist eine Verletzung der etwas lateral verlaufenden Nerven, Gefäße und des Grenzstranges zu vermeiden.
8. Weghalten des Peritoneums und des N. praesacralis nach lateral zur Darstellung des lumbosakralen Überganges. Die A. und V. sacralis mediana werden unterbunden, um unnötige Blutungen zu vermeiden.
9. Ein mit einem Gummischlauch überzogener Steinmann-Nagel, der in den Wirbelkörper eingeschlagen wird, hält die Iliakalgefäße zurück.

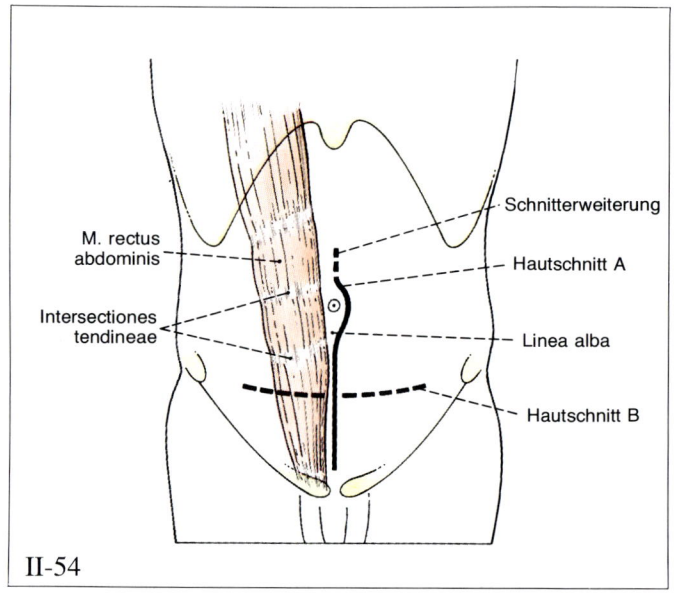

II-54

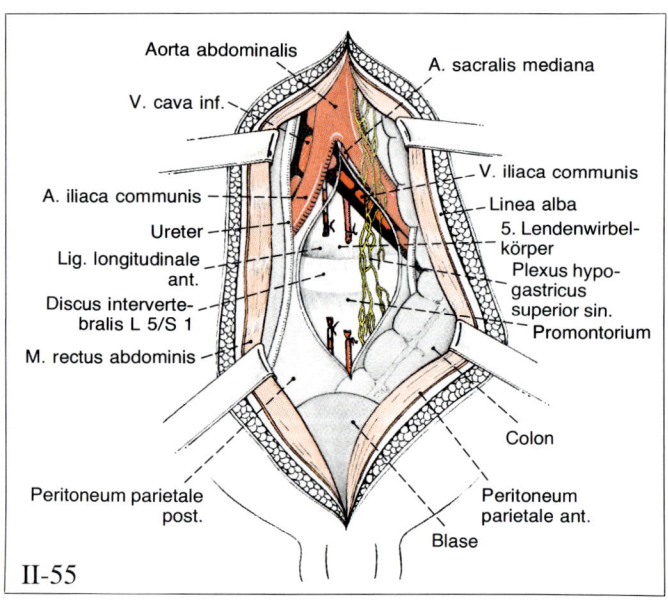

II-55

Alternativ

Transversalschnitt

1. Der Transversalschnitt verläuft in Höhe der Verbindungslinie der beiden vorderen oberen Darmbeinstacheln (Abb. II-54, Hautschnitt B). Diese Schnittführung kann entsprechend dem Pfannenstielschnitt auch weiter kaudalwärts gelegt werden.
2. Dabei muß der M. rectus abdominis beiderseits quer durchtrennt werden.
3. Die transversale Schnittführung erlaubt eine breite Darstellung, und das kosmetische Ergebnis ist günstiger als bei dem Longitudinalschnitt.

Anmerkung

1. Bei dem anterioren Zugang kann der prävertebral, hauptsächlich vor dem 5. Lendenwirbelkörper und der präsakralen Bandscheibe gelegene Plexus hypogastricus superior (N. praesacralis) leicht lädiert werden. Dieser geht eine geflechtartige Verbindung mit Nervenästen des lumbalen Sympathikus ein.
2. Zur Vermeidung einer Nervenläsion darf prävertebral und präsakral nicht kauterisiert werden. Eine eventuelle retroperitoneale Blutung muß durch Kompressendruck, allenfalls durch Ligatur, zum Stillstand gebracht werden.
3. Potenzstörungen und retrograde Ejakulation sind mögliche Folgen einer Läsion der prävertebralen Nervengeflechte und Ganglien.
4. Das anteriore Peritoneum liegt direkt dem hinteren Blatt der dünnen Rektusscheide an, was zu berücksichtigen ist.
5. Nach der vorsichtigen Eröffnung des posterioren Peritoneums ist in der Aortenbifurkation besonders die linke V. iliaca communis zu beachten, die häufig den Diskus L 5/S 1 wie ein unauffälliges Band überkreuzt.

6. Die Gefäßpräparation wird erleichtert durch prävertebrale Injektion physiologischer Kochsalzlösung.
7. Der Zugang zum Wirbelkörper L 4 erfolgt von linkslateral. Dabei ist die segmentale Lumbalvene zu unterbinden.
8. Die Aortenbifurkation und die Aufzweigung der V. cava inferior sind nach Höhenlokalisation und Morphologie recht variabel. Aus der V. iliaca communis geht häufig dorsalwärts eine segmentale Vene ab, die beim Beiseitehalten der V. iliaca communis ein- oder abreißen kann.
9. Bei Wundverschluß besonders sorgfältige Naht der Linea alba bzw. der beiden Rektusscheiden dicht oberhalb der Symphyse, weil hier als Komplikation Bauchwandhernien auftreten können.

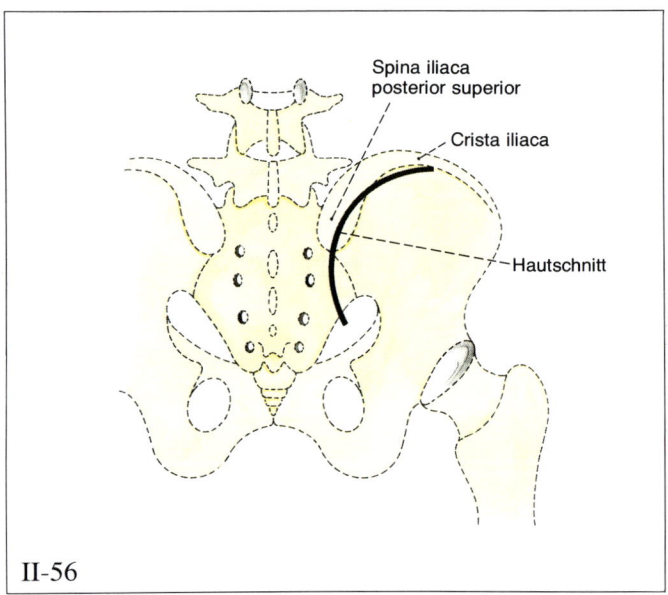

II-56

Iliosakralgelenk

Posterolateraler Zugang

Dorsolateraler Zugang

Indikationen

1. Entzündliche Prozesse
2. Tumoren
3. Irreponible Frakturen

Operatives Vorgehen

1. Geschwungener Hautschnitt entlang der äußeren Begrenzung des hinteren Drittels des Darmbeinrandes bis zur Spina iliaca posterior superior, dann nach kaudal und lateral weiterführend etwa in einer Linie, die dem Muskelverlauf des M. gluteus maximus entspricht (Abb. II-56).

2. Schnitt bis auf die Crista iliaca und Abschieben der Fascia thoracolumbalis vom Darmbeinrand.

3. Ablösen der Aponeurose und des M. sacrospinalis zusammen mit dem Periost und Weghalten desselben nach medial.

4. Dadurch wird der dorsale Rand des Iliosakralgelenkes dargestellt.

5. Türflügelartiges Ablösen des M. gluteus maximus. Der kraniale Anteil des Schnittes verläuft zwischen den Rändern von M. gluteus maximus und M. gluteus medius und hat die Verlaufsrichtung der Fasern des M. gluteus maximus (Abb. II-57).

6. Der M. gluteus maximus wird nach lateral und distal weggehalten, wobei sich der hintere Anteil des Os ilium darstellt.

7. Die untere Begrenzung des Iliosakralgelenkes kann lokalisiert werden, indem man mit dem Finger die Begrenzung des Foramen ischiadicum majus abtastet.

8. In diesem Bereich stellt sich der M. piriformis, oberhalb davon die A. glutea superior mit dem N. gluteus superior und unterhalb davon der N. ischiadicus dar (Abb. II-58).

9. Durch Entfernung eines Darmbeinsegmentes von etwa 1 cm × 2 cm wird das Iliosakralgelenk eröffnet. Gegebenenfalls kann das Fenster erweitert werden.

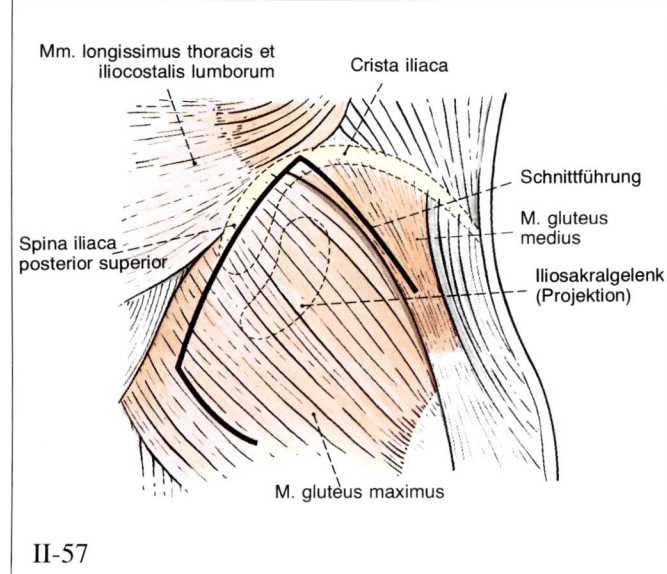

II-57

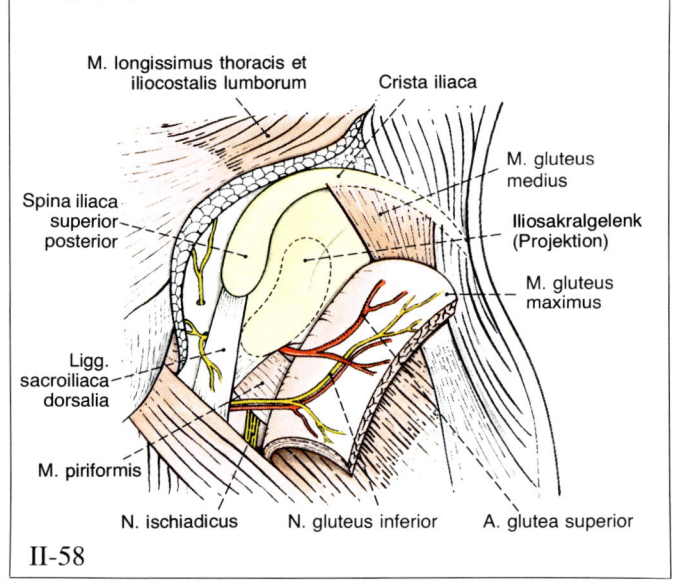

II-58

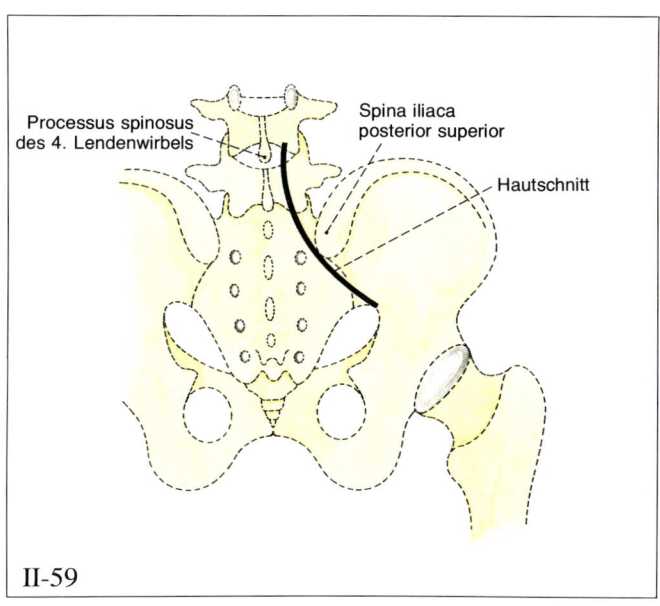

II-59

Wirbelbogengelenk – Iliosakralgelenk
Unilateral

Posteriorer Zugang

Dorsaler Zugang

Indikationen

1. Lockerung des Wirbelbogen- und Iliosakralgelenkes
2. Entzündliche Prozesse im Bereich des Wirbelbogen- bzw. des Iliosakralgelenkes
3. Irreponible Frakturen im Bereich des Wirbelbogen- bzw. des Iliosakralgelenkes

Operatives Vorgehen

1. Geschwungener, etwa 12 cm langer Hautschnitt, der seitlich des Dornfortsatzes des vierten Lumbalwirbels beginnt und dann nach kaudal und lateral unterhalb der Spina iliaca posterior superior verläuft (Abb. II-59).
2. Nach Zurückhalten der Haut werden zwei weitere Inzisionen durchgeführt (Abb. II-60).
3. Die erste Inzision verläuft in der Mittellinie vom Dornfortsatz des vierten Lendenwirbels bis zum Dornfortsatz des zweiten Kreuzbeinwirbels (Abb. II-60).
4. Abschieben der Muskulatur von der Seite der Dornfortsätze und Wirbelbögen mit einem Meißel oder einem breiten Raspatorium.
5. Die zweite Inzision erfolgt entlang dem Ursprung des M. gluteus maximus, in Höhe des Dornfortsatzes des dritten Kreuzbeinwirbels beginnend und weiter nach kranial und lateral entlang dem dorsalen Rand der Crista iliaca verlaufend bis zum M. gluteus medius. Von dort geht die Schnittführung hakenförmig umschlagend nach kaudal und lateral zwischen M. gluteus maximus und M. gluteus medius weiter (Abb. II-60).
6. Nach Zurückhalten der Muskulatur stellt sich das Wirbelbogen- bzw. das Iliosakralgelenk dar (Abb. II-61).

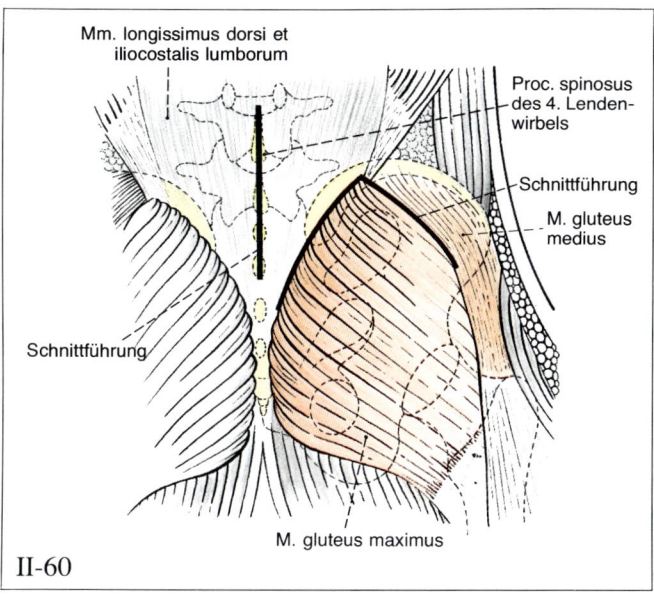

II-60

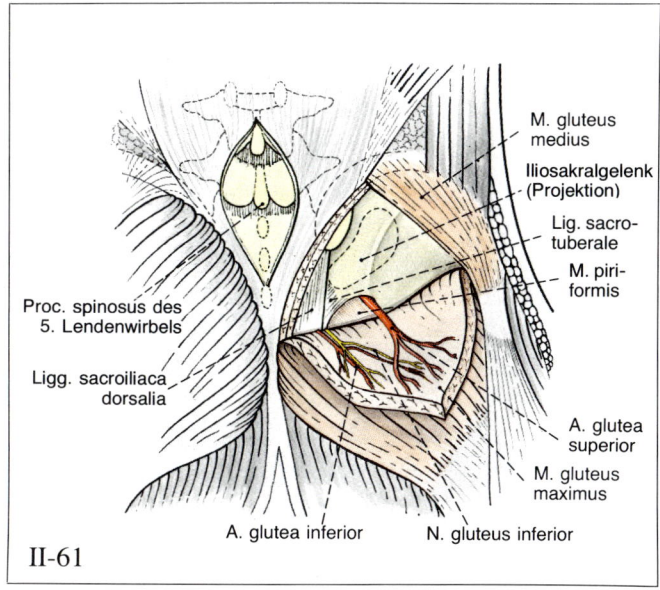

II-61

Bilateral

Querer Zugang

Indikationen

1. Instabilität der lumbosakralen Wirbelbogengelenke und Iliosakralgelenke
2. Entzündliche Prozesse im Bereich der lumbosakralen Wirbelbogengelenke und der Iliosakralgelenke
3. Irreponible Frakturen im Bereich der lumbosakralen Wirbelbogengelenke und der Iliosakralgelenke

Operatives Vorgehen

1. Geschwungener, etwa 15 cm langer Hautschnitt mit nach kaudal zeigender Konvexität über der Rückfläche des Os ilium beginnend. Der Schnitt kreuzt die Mittellinie etwa in Höhe der Spinae iliacae posteriores superiores und endet auf der gegenüberliegenden hinteren Begrenzung des kontralateralen Os ilium (Abb. II-62, Hautschnitt A).
2. Nach Zurückhalten der Haut werden drei Inzisionen entsprechend Abbildung II-63 ausgeführt.
   a) Längsschnitt vom Dornfortsatz des vierten Lendenwirbels bis zum Dornfortsatz des dritten Kreuzbeinwirbels (Abb. II-63).
   b) Schnitt zunächst auf der rechten Seite entlang dem Ursprung des M. gluteus maximus in Höhe des Dornfortsatzes des dritten Kreuzbeinwirbels beginnend, dann weiter nach kranial und lateral entlang dem hinteren Anteil der Crista iliaca bis zum M. gluteus medius verlaufend. Der Schnitt biegt dann zwischen M. gluteus maximus und M. gluteus medius kaudalwärts um (Abb. II-63).
   c) Wiederholung von b) auf der linken Seite.
3. Nach Zurückhalten der Muskulatur stellen sich die lumbosakralen Wirbelbogengelenke und beide Iliosakralgelenke dar (Abb. II-64).

Alternativ

Längsschnitt

1. Der Hautschnitt kann auch als medianer Längsschnitt von L 4 bis S 3 erfolgen (Abb. II-62, Hautschnitt B).
2. Die Präparation nach lateral erfolgt subkutan.

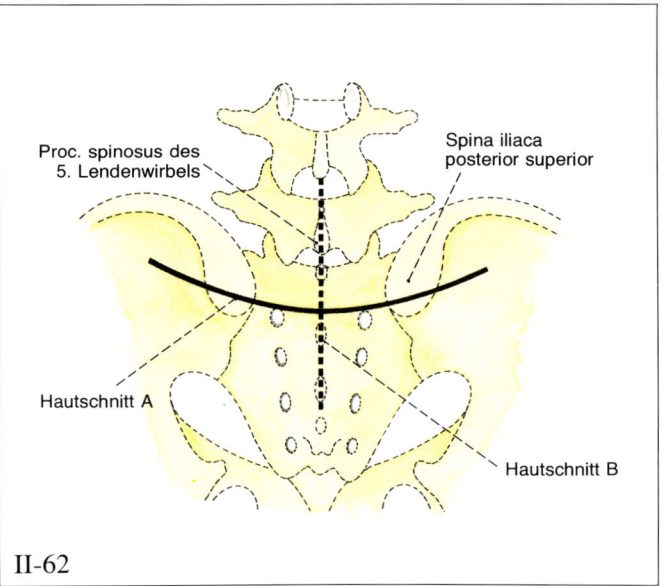

II-62

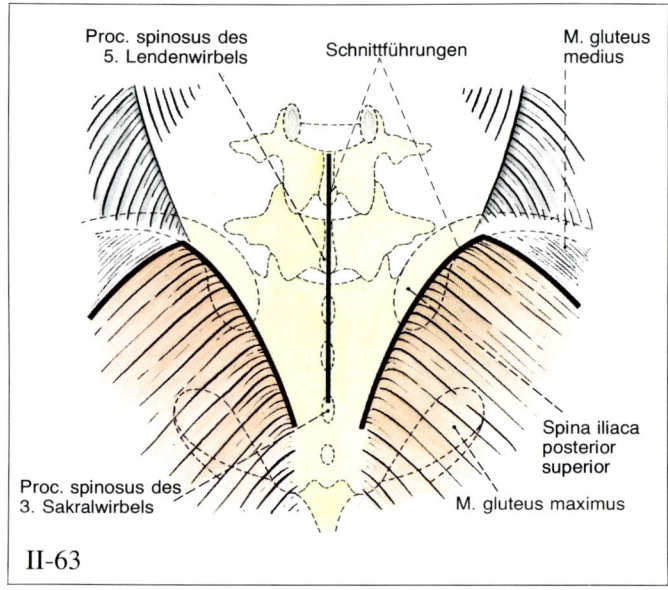

II-63

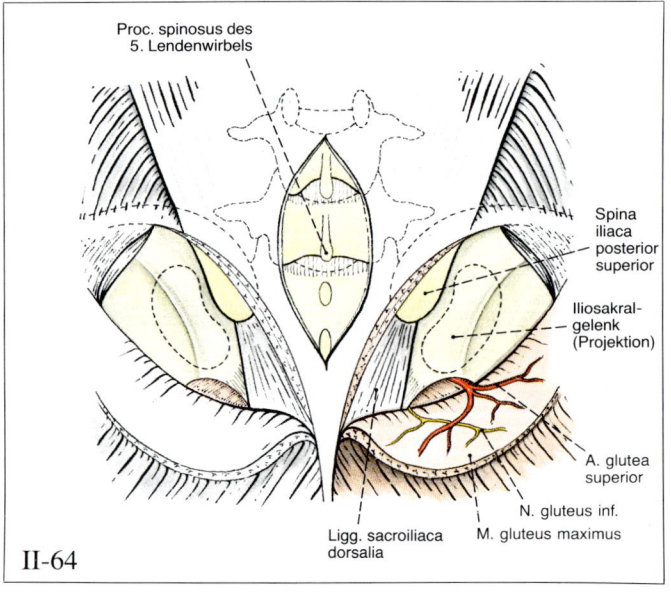

II-64

E. Beckenregion

Darmbein – Os ilium

Außenfläche

Lateraler Zugang

Indikationen

1. Irreponible Frakturen
2. Tumoren
3. Entzündliche Prozesse

Lagerung

Kontralaterale Seitenlage.

Operatives Vorgehen

1. Hautschnitt entlang der Crista iliaca von der Spina iliaca posterior superior bis zur Spina iliaca anterior superior (Abb. II-65).
2. Durchtrennung der oberflächlichen und tiefen Faszie und Abtrennung der Muskelansätze an der Crista iliaca dicht am Knochen.
3. Subperiostales Ablösen der gesamten Muskulatur von der Außenfläche des Os ilium.
4. Tamponade des zwischen Muskulatur und Os ilium entstandenen Zwischenraumes zur Verminderung der Blutung aus den Aa. nutriciae.
5. Damit ist die Außenfläche des Os ilium völlig dargestellt (Abb. II-66).

Anmerkung

1. Die Ablösung der Muskelansätze entlang der Crista iliaca kann auch mit dem Meißel einen schmalen knöchernen Rand mitnehmen, was die spätere Wiedervernähung erleichtert.
2. Bei Kindern erfolgt die Ablösung der Muskelansätze zweckmäßigerweise zusammen mit einem schmalen knorpeligen Rand.

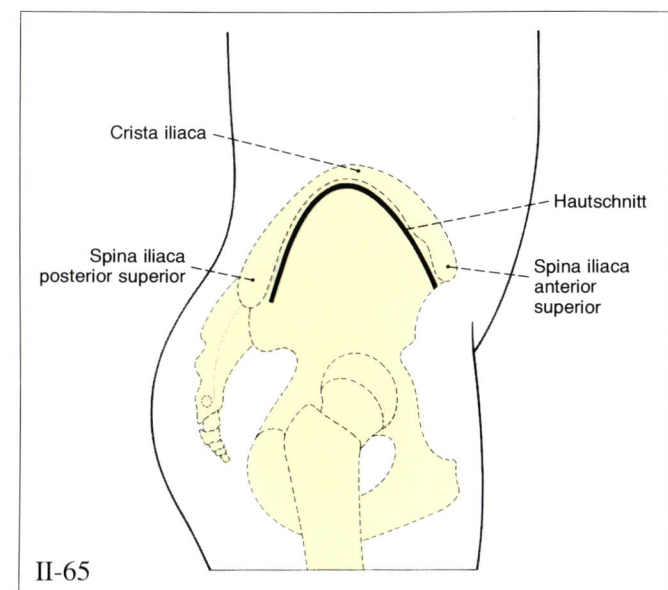

II-65

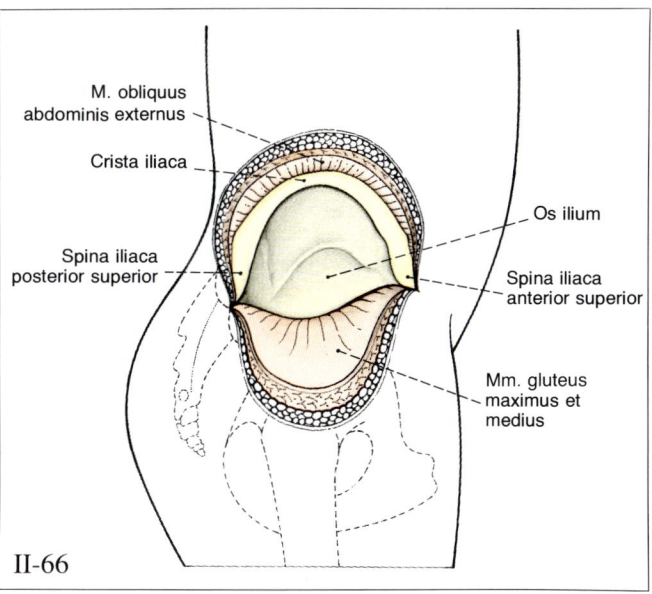

II-66

Fossa iliaca

Beckenrandschnitt

Indikationen

1. Irreponible Frakturen des Os ilium
2. Irreponible Frakturen des oberen Anteils des Azetabulums
3. Tumoren
4. Entzündliche Prozesse

Operatives Vorgehen

1. Hautschnitt, der etwa in der Mitte der Crista iliaca beginnt und dann nach ventral entlang der Crista über die Spina iliaca anterior superior verläuft. Der Schnitt wird nach distal und medial entlang dem M. sartorius weitergeführt und endet nach 3–5 cm (Abb. II-67 und II-68).
2. Abtrennung der Abdominalmuskulatur von der Crista iliaca, wobei etwa 1–2 cm von der Muskulatur an der Crista stehenbleiben. Dieses erleichtert die Wiederanheftung der Muskeln.

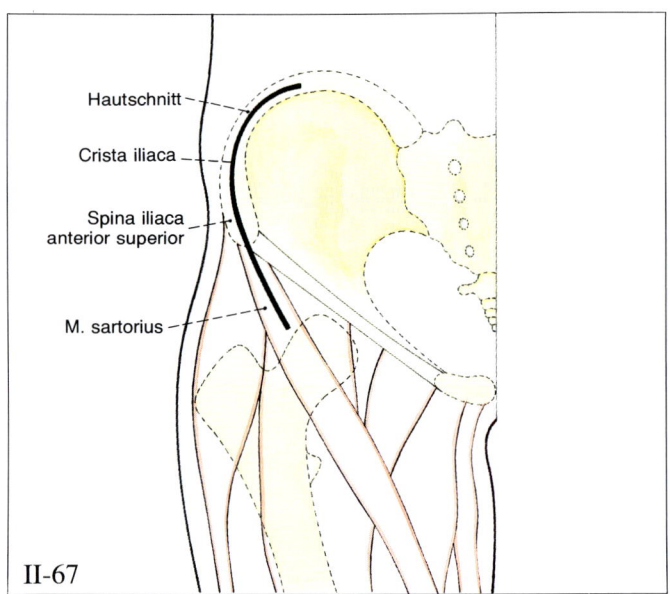

II-67

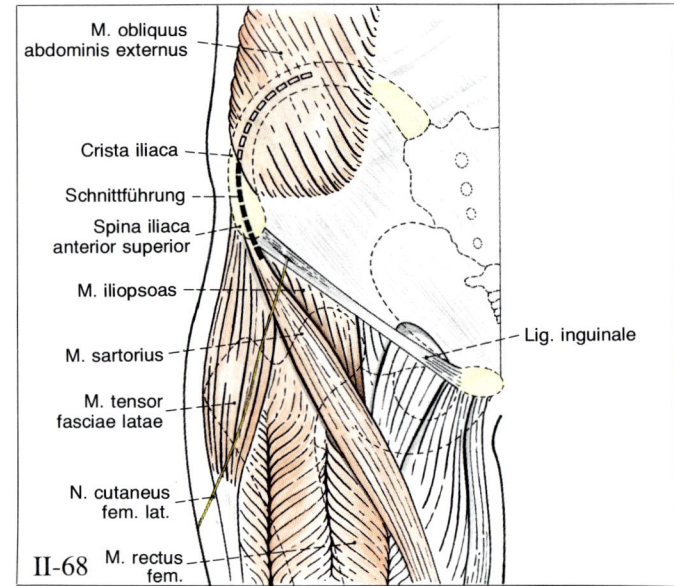

II-68

3. Die Abdominalmuskulatur wird nach medial weggehalten, so daß sich der M. iliacus darstellt (Abb. II-69).
4. Der M. iliacus wird dicht an der Crista iliaca abgetrennt und dann subperiostal vom Darmbein abgelöst. Damit ist die Fossa iliaca dargestellt (Abb. II-70).
5. Ablösung des Lig. inguinale von der Spina iliaca anterior superior und Weghalten desselben nach medial zusammen mit der Abdominalmuskulatur (Abb. II-70).
6. Bei kräftigem Weghalten des M. iliopsoas nach medial erhält man eine bessere Übersicht über den oberen Anteil des Azetabulums und die Hüftgelenkkapsel.

Anmerkung

1. Wenn die großzügige Darstellung nicht erforderlich ist, kann die Abdominalmuskulatur zusammen mit dem M. iliacus abgelöst werden.
2. Bei der Inzision über dem M. sartorius muß man darauf achten, nicht den N. cutaneus femoris lateralis (Abb. II-68) zu verletzen.

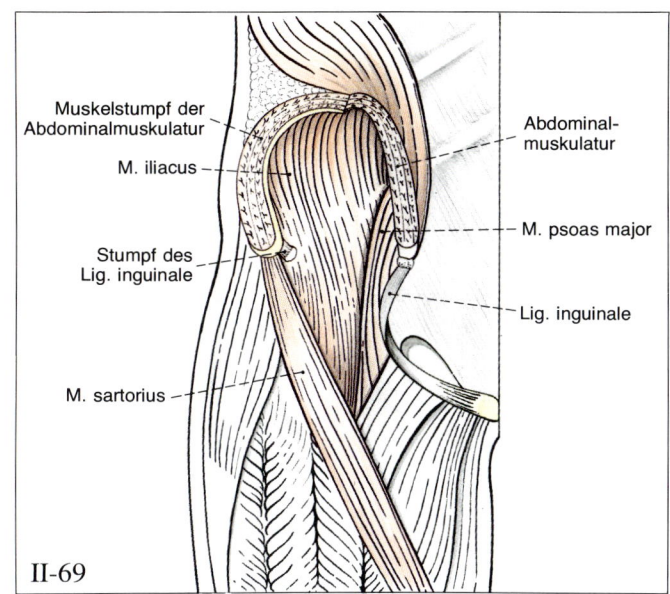

Muskelstumpf der Abdominalmuskulatur
M. iliacus
Stumpf des Lig. inguinale
M. sartorius

Abdominalmuskulatur
M. psoas major
Lig. inguinale

II-69

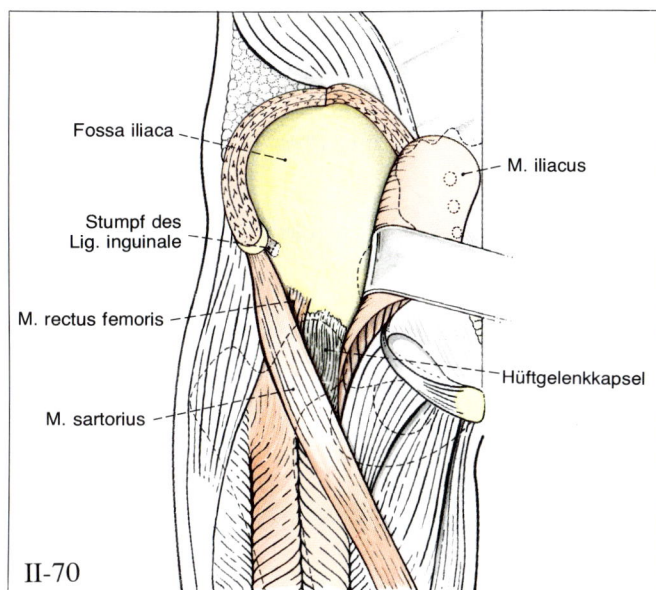

Fossa iliaca
Stumpf des Lig. inguinale
M. rectus femoris
M. sartorius

M. iliacus
Hüftgelenkkapsel

II-70

Crista iliaca – Darmbeinkamm

Anterolateraler Zugang

Indikation

Entnahme von Beckenkammspänen

Operatives Vorgehen

1. Seitlicher Hautschnitt parallel zum Beckenkammverlauf dicht medial oder 2 cm lateral (Abb. II-71). Schnittlänge variabel (5–10 cm), je nach gewünschter Ausdehnung.
2. Schnittführung entlang dem Beckenkamm durch die sehnigen Anteile der Muskelursprünge einschließlich des Periosts, entweder medial oder lateral.
3. Abschieben der Muskulatur. In der Tiefe (auf der Innenseite) Einschlagen eines spitzen Hohmann-Hebels in die Beckenwand zum Weghalten der Muskulatur.

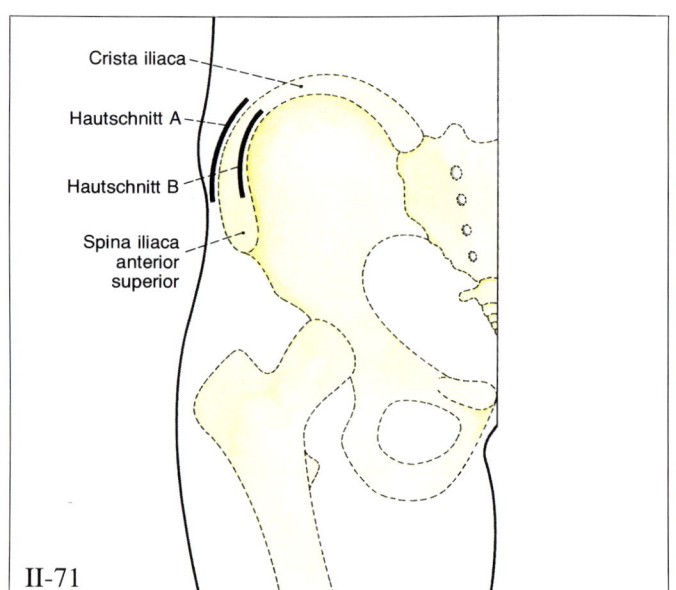

Anmerkung

1. Die Schnittführung verläuft zwar im anterolateralen Bereich des Beckenkammes, trotzdem ist auf genügenden Abstand zur Spina iliaca anterior superior zu achten. Bei ausgedehnter Spanentnahme kann die Spina abbrechen. Außerdem kann der N. cutaneus femoris lateralis beschädigt werden.
2. Im Regelfall wird zur Spanentnahme die innere Beckenwand (Fossa iliaca) bevorzugt. Bei der Entnahme von der äußeren Beckenwand können kosmetisch störende Einsenkungen entstehen.

Posteriorer Zugang

Indikation

Knochenspan- und Spongiosaentnahme bei Bauchlage des Patienten

Operatives Vorgehen

1. Der Hautschnitt erfolgt leicht bogenförmig, entsprechend dem Verlauf der Crista iliaca, beginnend an der Spina iliaca posterior superior (Abb. II-72, Hautschnitt A).

2. Ablösen der Insertionen der Glutealmuskulatur am Außenrand der Crista iliaca. Abschieben der Muskelmasse von der Außenfläche der Darmbeinschaufel mit dem breiten Raspatorium nach kaudal und lateral.

3. Die spätere Wiederanheftung der Muskulatur wird begünstigt durch Abschlagen eines schmalen knöchernen Randes von der Crista iliaca in Kontinuität mit der Glutealmuskulatur.

4. Durch Einschlagen zweier tief eingesetzter, spitzer Hohmann-Hebel in die Darmbeinschaufel erfolgt die Darstellung der Spanentnahmestelle.

5. Ein kosmetisch günstigeres Ergebnis wird nach *Louis* durch einen queren Hautschnitt erreicht, der von der Spina iliaca posterior superior ausgeht (Abb. II-72, Hautschnitt B) und nach lateral geführt wird.

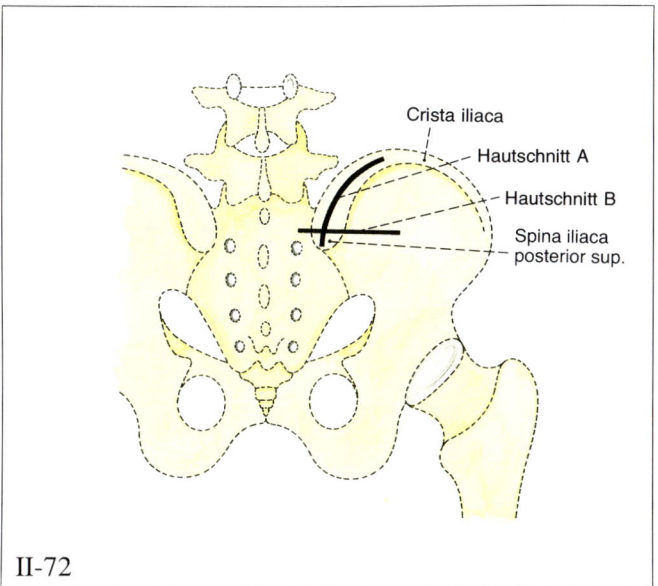

Crista iliaca
Hautschnitt A
Hautschnitt B
Spina iliaca posterior sup.

II-72

Alternativ

Zugang nach *Louis*

1. Schräge, etwa 8 cm lange Schnittführung von medial nach lateral, die die Crista iliaca kranial etwa 2–3 cm überkreuzt und die in Höhe der Crista iliaca 5 cm lateralwärts der Spina iliaca posterior superior verläuft (Abb. II-73).
2. Abschieben der Weichteile nach medial und lateral bzw. nach vorn und hinten.

Anmerkung

1. Die konventionelle Schnittführung entlang der Crista iliaca ist erfahrungsgemäß postoperativ und häufig auf längere Zeit recht schmerzhaft. Gelegentlich erfolgt auch ein Einsinken der Narbe durch Abrutschen der Muskelinsertionen.
2. Die schräge Schnittführung vermeidet die Durchtrennung von Hautnerven (Nn. clunium superiores). Die Glutealmuskulatur wird dabei nicht quer desinseriert und die Kontinuität zur lumbodorsalen Faszie bleibt erhalten.
3. Sorgfältige Blutstillung der Knochenentnahmestelle durch Fibrinschaumauflage und/oder Knochenwachs ist erforderlich, da leicht erhebliche Wundhämatome entstehen, die sich sekundär infizieren können.
4. Das ableitende Redon-Drain nicht unmittelbar in Kontakt zur blutenden Knochenoberfläche bringen, da durch den negativen Druck die Hämostase behindert werden kann. Bei kontinuierlichem Wechsel der Redon-Flasche können sogar gefährliche Entblutungen auftreten. Gegebenenfalls ist das Redon-Drain nur diskontinuierlich und kurzfristig (minutenlang) zu öffnen oder als Überlaufdrainage zu benutzen.

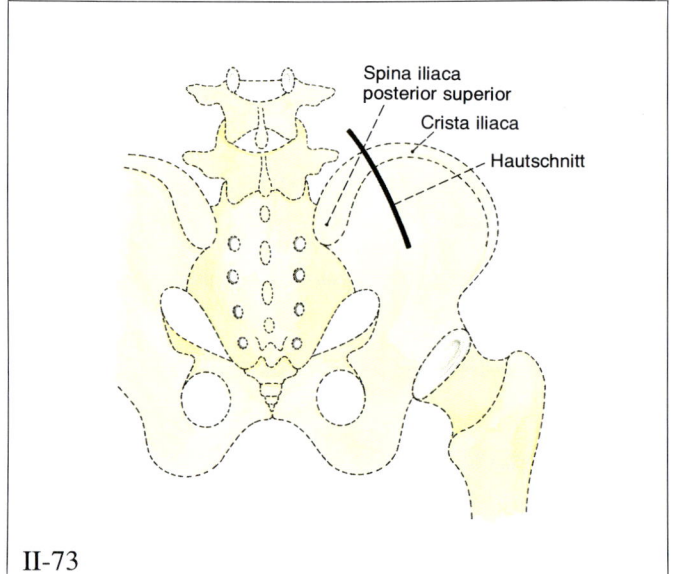

Spina iliaca posterior superior

Crista iliaca

Hautschnitt

II-73

Sitzbein – Os ischii

Perinealer Zugang

Indikationen

1. Entzündliche Prozesse
2. Tumoren
3. Irreponible Frakturen

Lagerung

Steinschnittlage. Angehobenes Gesäß durch Kissen- oder Tuchunterlage.

Operatives Vorgehen

1. Palpation des Tuber ischiadicum und des unteren Schambeinastes.
2. Inzision entlang des subkutan palpablen Ramus ossis ischii. Posteriore Schnittverlängerung für 8–10 cm über dem M. gluteus maximus (Abb. II-74).
3. Danach wird der untere Rand des M. gluteus maximus aufgesucht und mit dem Finger angehoben, so daß die über das Tuber ischiadicum verlaufenden Fasern eingeschnitten werden können. Auf diese Weise gelangt das Tuber ischiadicum mit der dort ansetzenden Muskulatur und dem Lig. sacrotuberale an seiner Innenkante zur Darstellung (Abb. II-75).

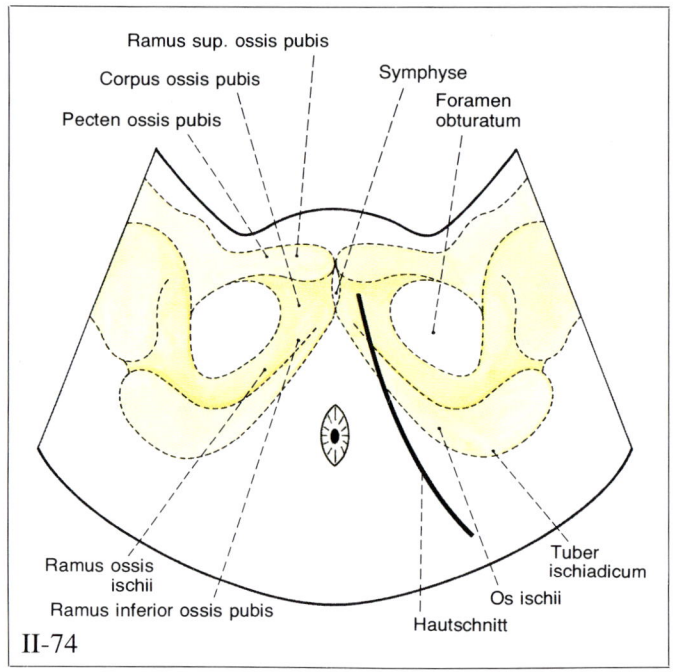

II-74

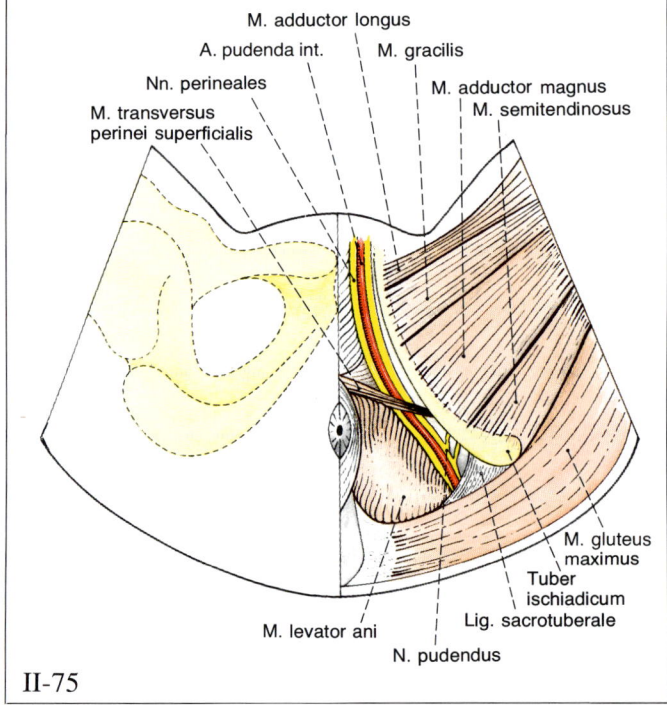

II-75

4. Am freien knöchernen Rand wird das Periost über dem Tuber inzidiert. Die dort ansetzende Muskulatur wird subperiostal abgelöst und nach lateral gehalten (Abb. II-76).

5. Die periostale Inzision wird anschließend nach vorn entlang dem Ramus ossis ischii und dem Ramus inferior ossis pubis fortgeführt, zwischen der lateral gelegenen Adduktorenmuskulatur und der medial gelegenen Perinealmuskulatur.

6. Zur besseren Darstellung des äußeren Knochenrandes wird auch der M. adductor magnus abgelöst und nach lateral abgeschoben.

7. Beim weiteren Vorgehen werden die Mm. adductor brevis, adductor longus, quadratus femoris und schließlich der M. obturatorius externus abgelöst und nach lateral, zusammen mit dem N. ischiadicus, weggehalten. Dann stellt sich der untere Rand des Foramen obturatum dar. Im Verlauf dieses Vorgehens trifft man auf keine wichtigeren Strukturen und braucht keine ernsthafte Blutung zu befürchten.

8. Die Freilegung des inneren Knochenrandes des Ramus ossis ischii und des Tubers ist durch den Verlauf der A. und V. pudenda interna etwas gefährlicher. Wird indessen nach Ablösung der Mm. ischiocavernosus und transversus perinei weiterhin strikt subperiostal vorgegangen, dann lassen sich der N. pudendus und die Gefäße zusammen mit dem M. obturatorius internus auch in der Tiefe der Operationswunde beiseite halten (Abb. II-76). Am hinteren Anteil des Schnittes wird der Ansatz des Lig. sacrotuberale vom Tuber ischiadicum gelöst, womit auch das Foramen ischiadicum minus dargestellt ist.

9. Damit ist das Ischium gut zu übersehen.

10. Es ist nochmals darauf hinzuweisen, daß sich der Operateur stets dicht am Knochen halten sollte.

Anmerkung

Das Tuber ischiadicum kann auch direkt in Bauchlage erreicht werden, wenn die Beine im Hüftgelenk rechtwinklig gebeugt werden, was auch eine annähernd rechtwinklige Beugung in den Kniegelenken voraussetzt.

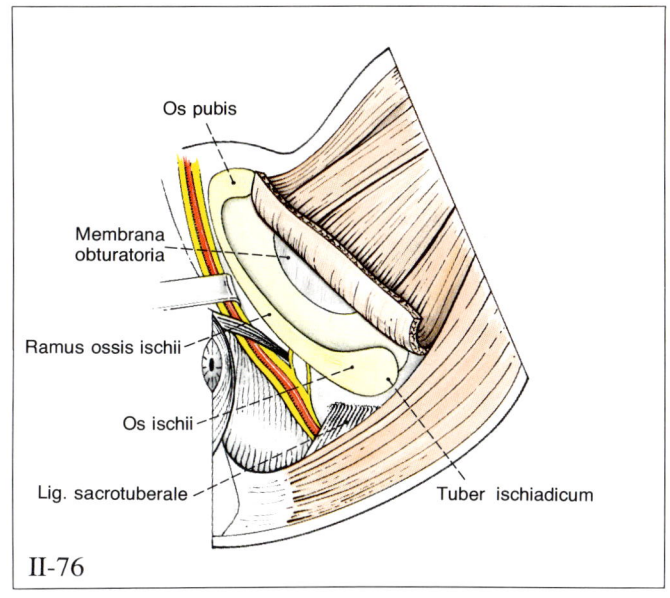

Os pubis

Membrana obturatoria

Ramus ossis ischii

Os ischii

Lig. sacrotuberale

Tuber ischiadicum

II-76

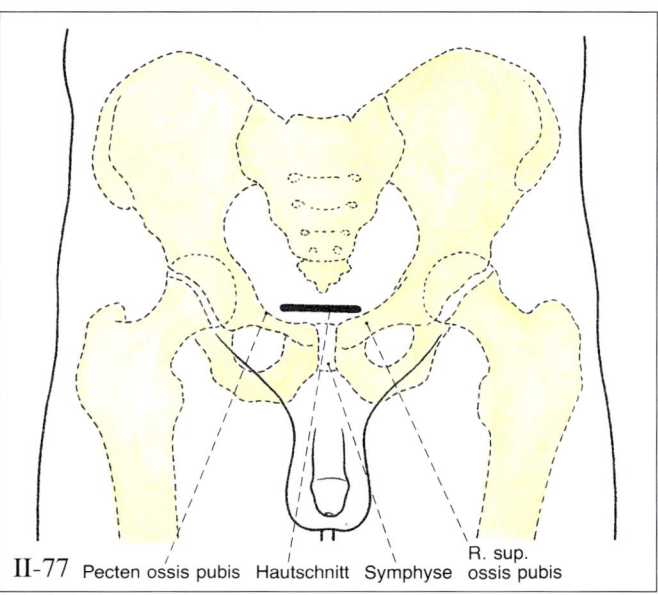

II-77   Pecten ossis pubis   Hautschnitt   Symphyse   R. sup. ossis pubis

Symphyse

Anteriorer Zugang

Indikationen

1. Symphysensprengung
2. Tumoren
3. Entzündliche Prozesse

Lagerung

Rückenlage. Becken leicht erhöht durch Tuchunterlage.

Operatives Vorgehen

1. Querer Hautschnitt ein Querfinger oberhalb der palpablen Symphyse und der oberen Schambeinäste (Abb. II-77).
2. Nach Darstellung und Schonung des beiderseitigen Funiculus spermaticus und Durchtrennung des Lig. fundiforme penis (Abb. II-78), quere beiderseitige Ablösung des Leistenbandes. Dann Abtrennung des M. rectus abdominis und des M. pyramidalis mit vorderer und hinterer Rektusscheide, wobei ein schmaler Saum an den oberen Schambeinästen zur späteren Wiederanheftung stehen bleibt.
3. Danach liegen die Symphyse und die oberen Schambeinäste frei (Abb. II-79). Dahinter stellen sich der prävesikale Raum (Spatium retropubicum) und die Harnblase dar.
4. Durch laterales Einschlitzen der äußeren Öffnung des Leistenkanals können die Samenstränge weit nach lateral weggehalten werden bis zur beiderseitigen Darstellung der A. und V. iliaca externa.

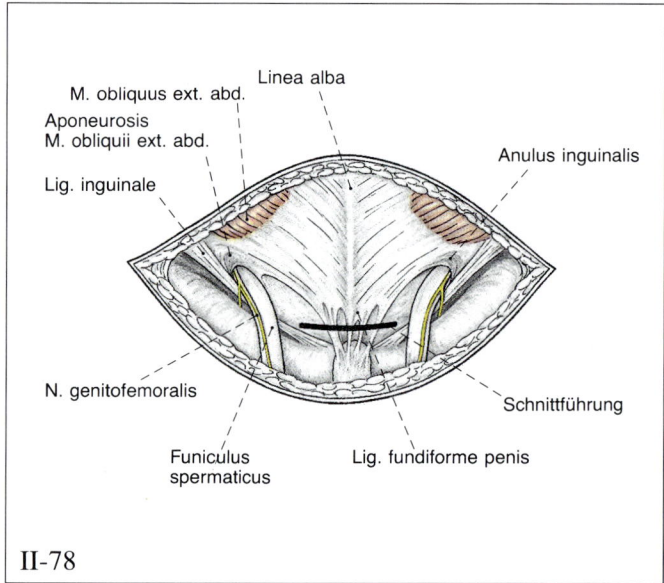

M. obliquus ext. abd. — Linea alba — Aponeurosis M. obliquii ext. abd. — Anulus inguinalis — Lig. inguinale — N. genitofemoralis — Funiculus spermaticus — Lig. fundiforme penis — Schnittführung

II-78

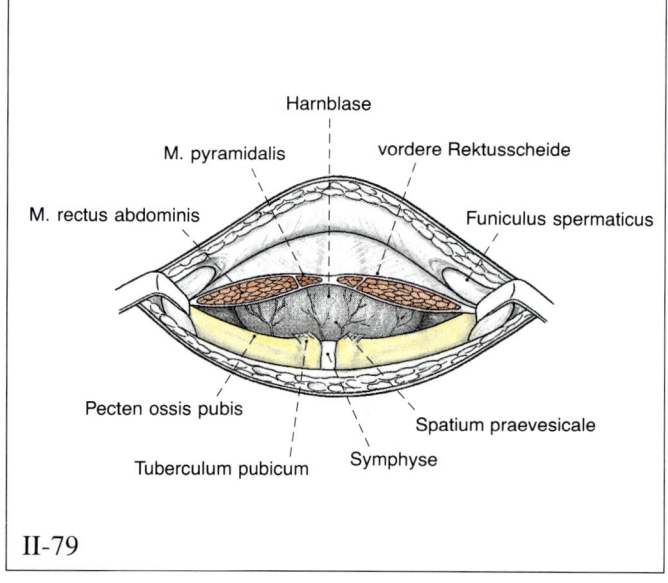

Harnblase — M. pyramidalis — vordere Rektusscheide — M. rectus abdominis — Funiculus spermaticus — Pecten ossis pubis — Spatium praevesicale — Tuberculum pubicum — Symphyse

II-79

F. Steißbein

Steißbein – Os coccygis

Posteriorer Zugang

Indikationen

1. Kokzygodynie
2. Tumoren

Lagerung

1. Bauchlage (Abb. II-80) auf einem Bauchkissen mit mittelständiger Aussparung für das freihängende Abdomen.
2. Beine in den Hüftgelenken gebeugt und leicht gespreizt.
3. Siehe auch Lagerungshinweise zum posteromedialen Zugang der Lendenwirbelsäule (S. 148).

Operatives Vorgehen

1. Mittelständiger Schnitt über dem Steißbein bis zur Rima ani reichend (Abb. II-81).
2. Spaltung der Rückenfaszie und des M. sacrospinalis und Weghalten nach beiden Seiten.

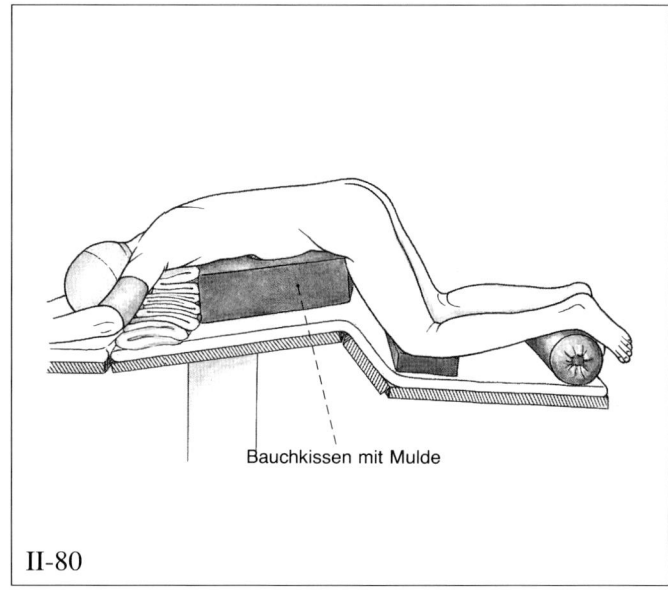

Bauchkissen mit Mulde

II-80

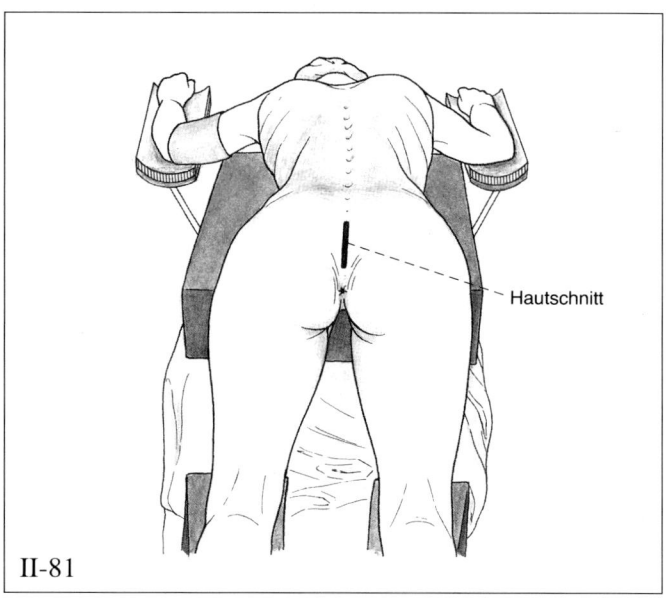

Hautschnitt

II-81

3. Darstellung des Hiatus sacralis (Abb. II-82) und der beiden Kreuzbeinhöcker (Cornua sacralia).

4. Abschieben der Weichteile und Freipräparieren des Steißbeins ventral, kaudal und dorsal (zur Kokzygektomie), wobei man sich ventral wegen der Gefahr der Perforation des Rektums unmittelbar am Knochen halten muß.

5. Im Canalis sacralis verläuft mittelständig das Filum terminale, seitlich davon der (erste) Kokzygealnerv (Abb. II-83). Unter dem Kreuzbeinhöcker liegt etwas verborgen die Nervenwurzel S 5. Bei der Kokzygektomie können das Filum terminale, der beiderseitige Kokzygealnerv und die beiderseitige Nervenwurzel S 5 durchtrennt werden.

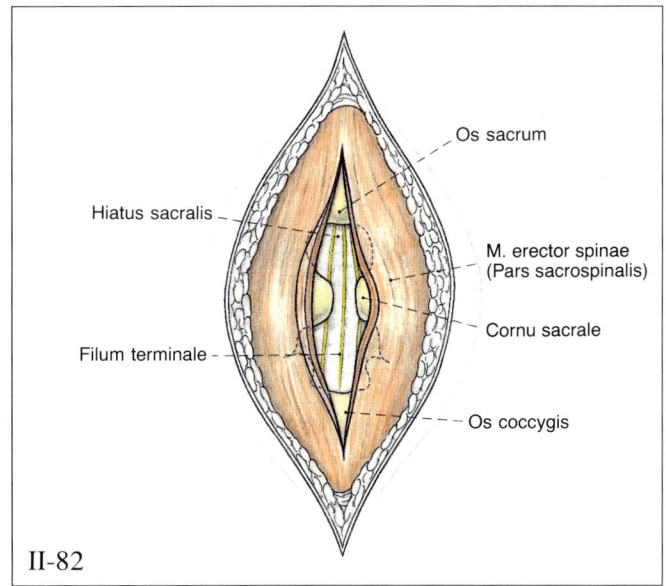

II-82

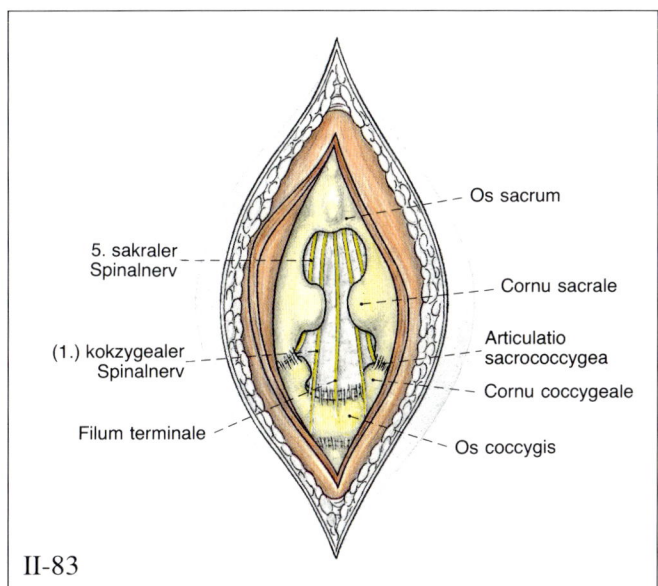

II-83

Teil III
Untere Extremität

Inhaltsverzeichnis Teil III

Untere Extremität

A. Hüftregion 180

Hüftgelenk anterior 180
    Anteriorer Zugang 180
Hüftgelenk iliofemoral 182
    Iliofemoraler Zugang nach *Smith-Petersen* 182
    Iliofemoraler Zugang zur Incisura ischiadica 183
Hüftgelenk anterolateral 184
    Anterolateraler Zugang – Standardzugang 184
Hüftgelenk lateral 186
    Lateraler Zugang nach *Watson-Jones* . . 186
Hüftgelenk transgluteal 189
    Transglutealer Zugang 189
Hüftgelenk posterolateral 190
    Posterolateraler Zugang – Standardzugang 190
Hüftgelenk posterior 194
    Posteriorer Zugang 194
Becken – Hüftgelenk – Femur 196
    Erweiterter anterolateraler Zugang 196
Becken – Hüftgelenk 197
    Erweiterter posterolateraler Zugang . . . 197
Intertrochantärer Schenkelhals 198
    Lateraler Zugang 198
Trochanter minor 200
    Zugang nach *Nicola* 200

B. Oberschenkelregion 201

Oberschenkelschaft anterior 201
    Anteriorer Zugang 201

Oberschenkelschaft lateral 204
    Lateraler Zugang 204
Oberschenkelschaft medial 206
    Medialer Zugang 206
Oberschenkelschaft posterior 208
    Posteriorer Zugang 208
Distaler Oberschenkelschaft 210
    Posteriorer Zugang 210

C. Knieregion 212

Praktische Anatomie 212
Vorbemerkung 212
Arterien des Kniegelenks 213
Kniegelenk anterior (1) 214
    Anteromedialer Zugang (1) 214
Kniegelenk medial 216
    Medialer Zugang 216
Kniegelenk posteromedial 217
    Posteromedialer Zugang 217
Kniegelenk anterior (2) 218
    Anteromedialer Zugang (2) 218
    Parapatellare Zugangswege 220
    Patellare Zugangswege 221
    Anterolaterale Zugangswege 222
Kniegelenk lateral 224
    Lateraler Zugang 224
    Posterolateraler Zugang 225
    Anteroposteriorer Zugang von lateral 226
Kniegelenk posterior 226
    Posteromedialer Zugang (2) 226

Posterozentraler Zugang 228

    Sichere Zone am distalen Femurende . 229

Tibiakopf mit Kniegelenk 230

    Anteriorer Zugang 230

Tibiakopf 231

    Anteriorer Zugang 231

D. Unterschenkelregion 232

Tibia anterior 232

    Anteriorer Zugang 232

Tibia medial 234

    Medialer Zugang 234

Tibia posterior 236

    Posteromedialer Zugang 236

Fibula 237

    Lateraler Zugang 237

Fibulaköpfchen – Proximales Fibuladrittel . . 238

    Lateraler Zugang 238

Mittleres Fibuladrittel 238

    Lateraler Zugang 238

Fibula und Tibia 239

    Lateraler Zugang 239

Unterschenkelkompartments 240

    Anterolateraler Zugang und postero-

    medialer Zugang 240

Plantarissehne 241

    Posteromedialer Zugang 241

Nervus suralis 242

    Posterolateraler Zugang 242

Achillessehne 243

    Posteriore Zugangswege 243

E. Knöchelregion 244

Oberes Sprunggelenk anterior 244

    Anteriorer Zugang 244

    Alternativen 245

    Anterolateraler Zugang 246

Oberes und unteres Sprunggelenk 247

    Paraachillärer Zugang 247

    Posterolateraler Zugang 248

Sprunggelenke – Außenknöchel 251

    Praktische Anatomie 251

    Lateraler Zugang (Langer Kocher-

    Schnitt) 252

    Alternative laterale Zugangswege 253

Oberes Sprunggelenk lateral 254

    Lateraler Zugang nach *Patrick* 254

Unteres Sprunggelenk lateral 255

    Lateraler Zugang 255

Unteres Sprunggelenk medial 256

    Praktische Anatomie 256

    Medialer Zugang 256

Oberes Sprunggelenk – Innenknöchel 258

    Mediale Zugangswege 258

Tarsaltunnel 259

    Medialer Zugang 259

F. Fußregion 260

Fersenbeinhöcker – Tuber calcanei 260

    Lateraler Zugang 260

Fersenbein – Kalkaneus 261

    Lateraler Zugang 261

    Lateroplantarer Zugang 261

    Medioplantarer Zugang 262

    Mediolateraler Zugang 263

    Plantarer Zugang 264

Fußwurzel-Tarsus 266

    Medialer Zugang 266

    Anteriorer Zugang 267

Fußwurzel – 5. Mittelfußknochen 268

    Lateraler Zugang 268

Mittelfußknochen – Metatarsalia 269

    Anteriore Zugangswege 269

Fußsohle – Planta pedis 270

    Medialer Zugang 270

    Plantare Zugangswege 271

        Praktische Anatomie 271

Vorfuß plantar 272

    Plantarer Zugang 272

G. Zehenregion 274

Großzehengrundgelenk – Metatarsophalangeal-

gelenk I 274

    Medialer Zugang 274

    Anteromedialer Zugang 275

Zehen 276

    Praktische Anatomie 276

Zehengrundgelenke I–V – Metatarsophalan-

gealgelenke I–V 277

    Anteriorer Zugang 277

Zehengrundgelenke II–IV – Metatarsophalan-

gealgelenke II–IV 278

    Plantarer Zugang nach *Gocht* 278

    Hautplastischer plantarer Zugang 279

Zehenmittelgelenk – Proximales Interphalan-

gealgelenk 280

    Anteriorer Zugang 280

Kleinzehe 282

    Medioaxialer Zugang 282

A. Hüftregion

Hüftgelenk anterior

Anteriorer Zugang

Ventraler Zugang

Vorderer Zugang

Indikationen

1. Probeexzision, Herdausräumung
2. Knochentumoren
3. Freie Gelenkkörper
4. Reposition bei kongenitaler Hüftluxation
5. Reposition bei traumatischer vorderer Hüftgelenkluxation
6. Resektion von Hüftkopf und Schenkelhals
7. Synovektomie

Operatives Vorgehen

1. Etwa 12 cm langer Hautschnitt von der Spina iliaca anterior superior nach distal und medial entlang dem Verlauf des M. sartorius (Abb. III-1).
2. Durchtrennung der oberflächlichen und tiefen Faszie, wodurch das proximale Viertel des M. sartorius und des M. rectus femoris dargestellt wird. Hierbei sollte die Durchtrennung des N. cutaneus femoris lateralis vermieden werden, der etwa 2,5 cm distal der Spina iliaca anterior superior verläuft (Abb. III-2). Hier findet sich auch die oberflächliche A. circumflexa ilium superficialis. Sie kann abgeklemmt, unterbunden und durchtrennt werden.

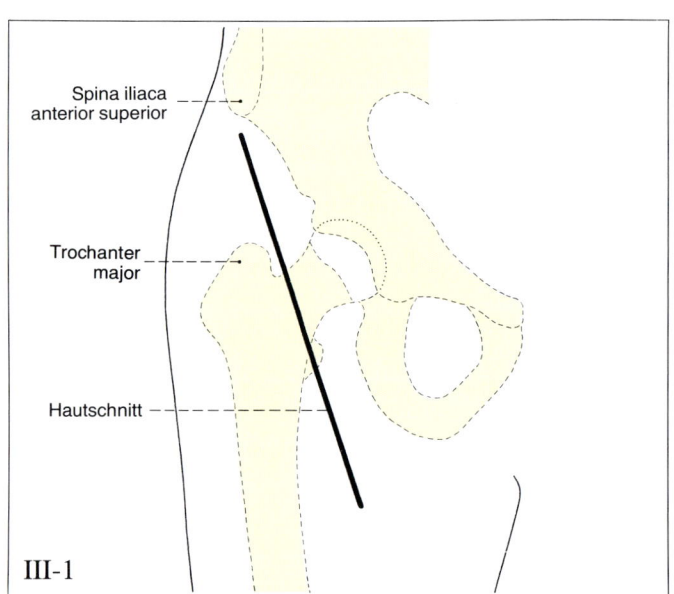

III-1

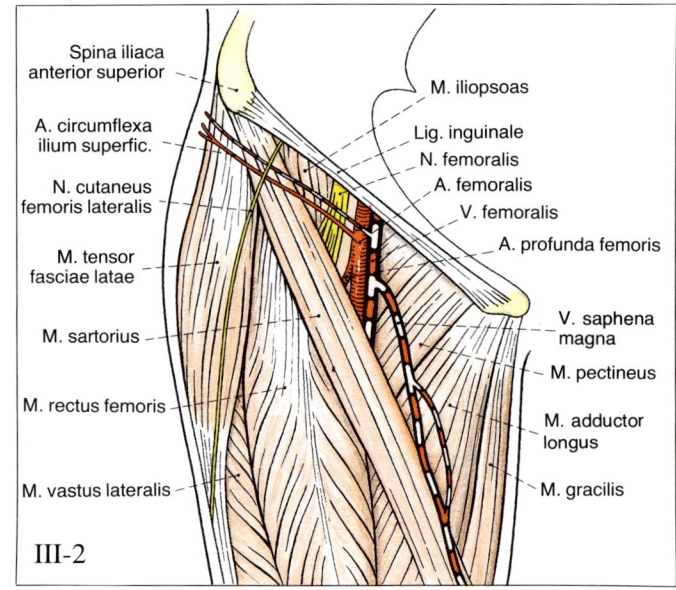

III-2

3. Die Mm. sartorius und iliopsoas werden nach medial und der M. rectus femoris nach lateral gehalten. Dadurch wird der vordere Anteil der Gelenkkapsel dargestellt (Abb. III-3). Durch Ablösen der Rektussehne etwa 1½ cm von ihrem Ursprung kann die Übersicht vergrößert werden. Der stehengebliebene Sehnenstumpf erleichtert das Wiederanheften des M. rectus femoris.

4. Der N. femoralis wird vorsichtig nach medial weggehalten.

5. Nach Abschieben des kapsulären Anteils des M. rectus femoris Eröffnung der Gelenkkapsel durch einen umgekehrten U-Schnitt (Abb. III-4).

Anmerkung

1. Der M. rectus femoris retrahiert sich nach der Ablösung leicht. Um das spätere Wiederauffinden zu erleichtern, empfiehlt sich daher ein vorhergehendes Anschlingen der beiden Enden der Rektussehne.

2. Für eine breite Übersicht des Hüftgelenkes wird der M. iliopsoas dicht am Beckenknochen unterfahren. Ein Hohmann-Hebel kann vorgeschoben werden, der hinter den oberen Schambeinast gehakt wird. Durch den Hohmann-Hebel wird der M. iliopsoas zusammen mit den Nervenästen und den Gefäßen nach medial weggehalten.

3. Bei Bedarf kann der M. sartorius auch nach lateral weggehalten werden. Der N. femoralis mit seinen Ästen und die A. und V. femoralis treten dann allerdings deutlicher ins Blickfeld und sind leichter verletzbar.

4. Bei muskelkräftigen Individuen erlaubt die Darstellung nicht immer die Luxation des Hüftkopfes. Falls erforderlich, kann daher die Schnittführung nach kranial in Richtung auf die Crista iliaca fortgesetzt werden zur Ablösung des M. tensor fasciae latae und des vorderen Anteils des M. gluteus medius (siehe Iliofemoraler Zugang nach *Smith-Petersen* auf S. 182).

5. In Sonderfällen kann die Sehne des M. iliopsoas oberhalb des Trochanter minor durchtrennt werden. Dies erfolgt Z-förmig zur Erleichterung späterer Wiedervereinigung. Ein vorhergehendes Anschlingen der Sehnenenden ist empfehlenswert.

6. Über den arteriellen Gefäßverlauf der Hüftregion orientiert die Abbildung III-5.

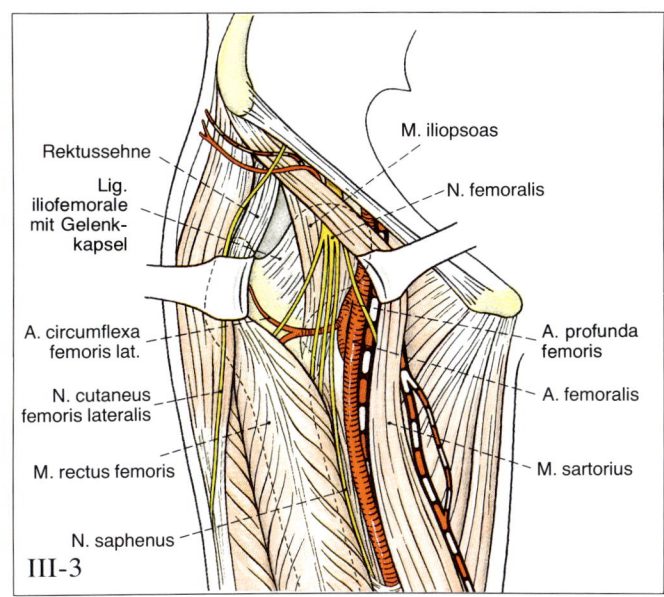

III-3

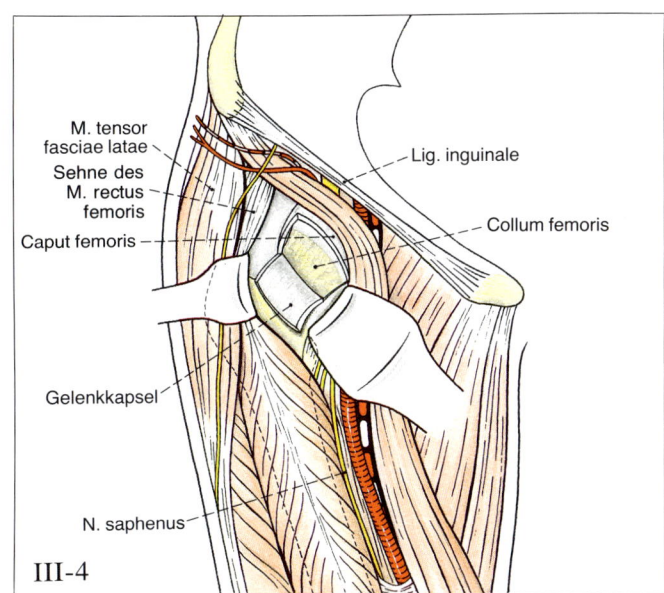

III-4

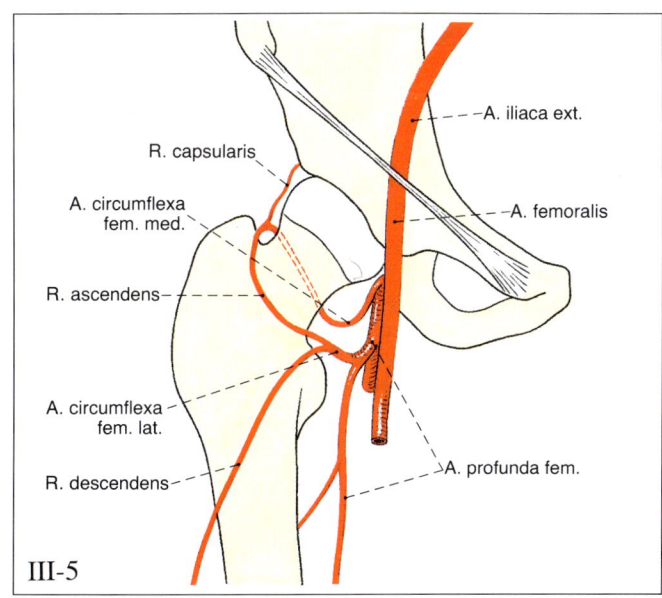

III-5

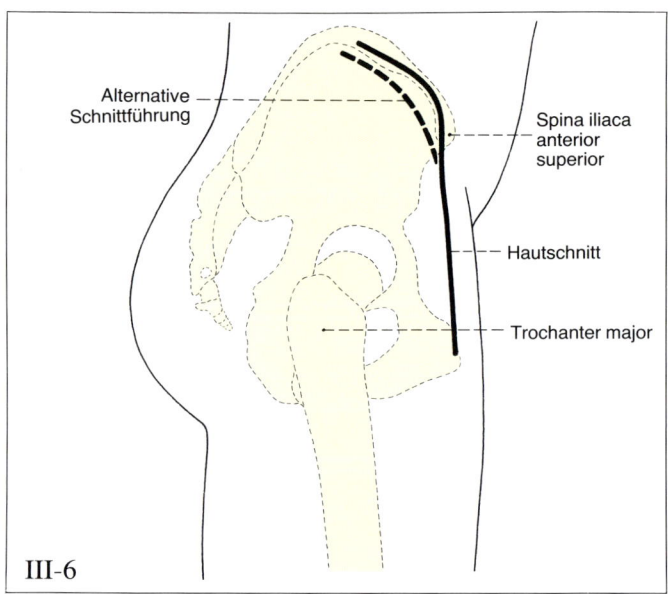

III-6

Hüftgelenk iliofemoral

Iliofemoraler Zugang
nach *Smith-Petersen*

Indikationen

1. Arthroplastik des Hüftgelenkes, Totalendoprothese
2. Arthrodese des Hüftgelenkes
3. Pfannendachplastik
4. Traumatische Hüftgelenkluxation
5. Azetabulumfrakturen
6. Darmbeinfrakturen
7. Tumoren, Osteomyelitis
8. Synovektomie

Lagerung

1. Rückenlage
2. Unter Umständen ist es zweckmäßig, das Becken durch Tuchunterlage leicht zu erhöhen.

Operatives Vorgehen

Vor dem Schnitt wird die Haut an zwei oder drei Stellen (besonders in Höhe der Spina iliaca anterior superior) durch quere Einritzungen markiert, um bei Wundverschluß die Adaptierung der Haut zu erleichtern.

1. Hautschnitt von der Mitte der Crista iliaca bis zur Spina iliaca anterior superior, dann für 10 bis 15 cm nach distal und leicht nach lateral verlaufend (Abb. III-6).
2. Durchtrennung der Faszie direkt über dem M. tensor fasciae latae. Auf diese Weise wird der zwischen dem M. sartorius und dem M. tensor fasciae latae austretende variable Ast des N. cutaneus femoris lateralis geschont.
3. Aufsuchen der Muskellücke zwischen M. tensor fasciae latae und M. sartorius.
4. Ablösung des M. gluteus medius und des M. tensor fasciae latae, indem mit dem Meißel ein schmaler knöcherner (bei Kindern knorpliger) Rand der Crista

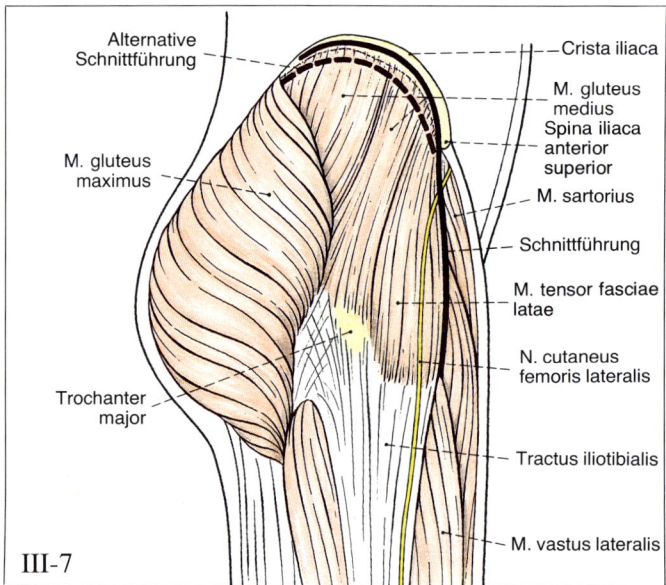

III-7

iliaca, zusammen mit der daran ansetzenden Muskelfaszie, abgeschlagen wird (Abb. III-7). Dieses Vorgehen erleichtert die spätere Wiederanheftung.
5. Alternativ: Abtrennung des M. gluteus medius und des M. tensor fasciae latae etwa 1½ cm von der Crista iliaca entfernt (Abb. III-7), ggf. bis zur Incisura ischiadica (siehe Variante). Auch dieses Vorgehen ergibt eine Möglichkeit zur Wiederanheftung.
6. Subperiostales Ablösen der Muskelmasse von der Außenseite des Darmbeins und Weghalten nach dorsal und distal (Abb. III-8). Tamponade des dadurch entstehenden Wundraumes, um die Blutungsneigung aus den Aa. nutriciae zu vermindern.

7. Der N. cutaneus femoris lateralis wird nach medial weggehalten. Er liegt etwa 2,5 cm distal der Spina iliaca anterior superior und verläuft zunächst über dem M. sartorius, dann am Rande des oder auf dem M. tensor fasciae latae. Hier findet sich auch der aufsteigende Ast der oberflächlichen A. circumflexa ilium superficialis. Falls erforderlich, wird dieser abgeklemmt, ligiert und durchtrennt.

8. Das weitere Vorgehen erfolgt durch die tiefe Faszie des Oberschenkels zwischen dem M. tensor fasciae latae auf der lateralen und den Mm. sartorius und rectus auf der medialen Seite. Abschieben bzw. Ablösen des kapsulären Anteils des M. rectus femoris.

9. Eröffnung des Hüftgelenkes durch einen T-förmigen oder türflügelartigen Kapselschnitt (Abb. III-8). Dadurch stellen sich Hüftkopf und Schenkelhals dar.

10. Falls eine vollständige Darstellung des Hüftgelenkes erforderlich ist, muß das Lig. capitis femoris mit einer gebogenen Schere durchtrennt werden, so daß durch Außenrotation des Oberschenkels der Hüftkopf luxiert werden kann.

11. Bei Wundverschluß wird die Kapsel vernäht, das Periost mit dem M. gluteus medius wieder an das Darmbein angelegt und die abgetrennte Muskulatur sorgfältig an der Crista iliaca fixiert. Auf diese Weise wird ein kosmetisch störendes Einsinken der Hautnarbe vermieden.

12. Bei der Hautnaht sind die vor dem Hautschnitt gemachten queren Markierungen in Höhe der Spina iliaca anterior superior zu beachten.

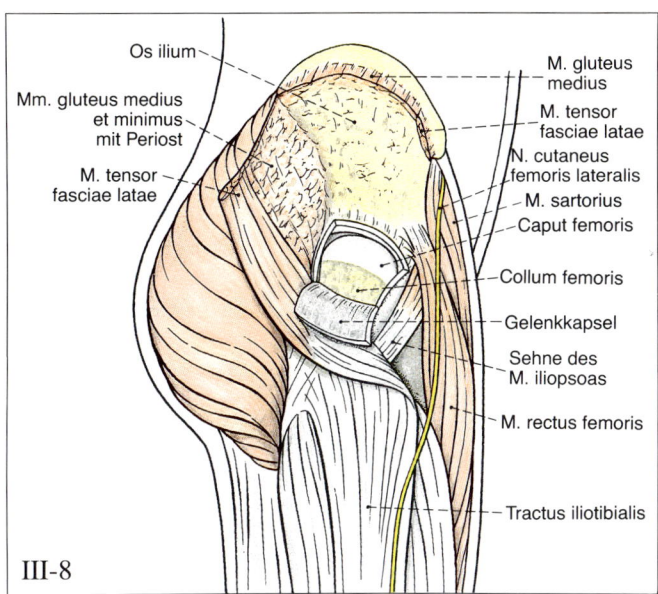

III-8

Anmerkung

1. Eine Verletzungsgefahr für Nerven und Gefäße ist bei diesem Zugang im Regelfall nicht gegeben (abgesehen vom Hautast N. cutaneus femoris lateralis).

2. Durch Ablösen des Kapselursprungs des M. rectus femoris und Durchtrennung der Rektussehne (nach vorhergehendem Anschlingen) läßt sich die Darstellung erweitern.

3. Zur besseren Übersicht kann ein Hohmann-Hebel, der dicht am Beckenknochen, oberhalb der Hüftpfanne, den M. iliopsoas unterfährt, hinter den vorderen Schambeinast gehakt werden.

Iliofemoraler Zugang zur Incisura ischiadica

Indikation

Beckenosteotomie nach *Chiari*

Operatives Vorgehen

1. Die Exposition des iliofemoralen Zugangs wird erweitert durch Ablösung der Spinamuskulatur (M. sartorius) und des M. rectus femoris, jeweils zusammen mit dem knöchernen Ursprung.

2. Von der Außenseite der vorderen Beckenschaufel wird die kleine Glutealmuskulatur (zusammen mit dem M. tensor fasciae latae) und von der Innenfläche der vorderen Beckenschaufel der M. iliacus mit dem Raspatorium jeweils bis zum oberen Rand der Incisura ischiadica abgeschoben.

3. Danach kann die Incisura ischiadica von beiden Seiten mit dem Finger unterfahren werden, so daß Hohmann-Hebel plaziert werden können.

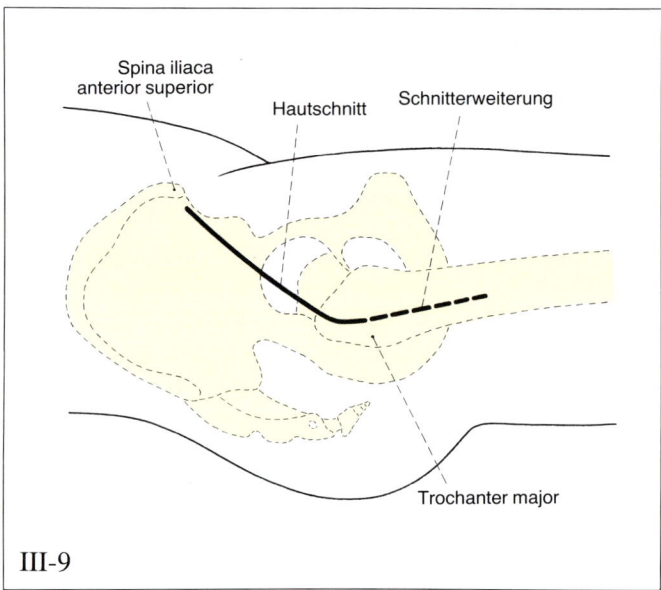

III-9

Hüftgelenk anterolateral

Anterolateraler Zugang – Standardzugang

Indikationen

1. Totalendoprothese
2. Frakturen und Luxationen
3. Epiphyseolysis capitis femoris
4. Entzündliche Prozesse
5. Synovektomie

Lagerung

1. Rückenlage am Tischrand.
2. Gesäßbacke leicht überhängend.
3. Wenn das Becken durch Kissen- oder Tuchunterlage leicht erhöht wird, so ist zu berücksichtigen, daß sich dadurch auch die Achsenverhältnisse (z. B. für eine Totalendoprothese) etwas verändern.

Operatives Vorgehen

1. Hautschnitt dicht unterhalb der Spina iliaca anterior superior beginnend und schräg über der Außenseite der Hüfte in Richtung Trochanterspitze verlaufend, daselbst in Längsrichtung der Femurachse umbiegend und nach ca. 3 cm endigend (Abb. III-9). Schnitterweiterung nach distal ist möglich.
2. Spaltung der Faszie. Gegebenenfalls Exstirpation der Bursa trochanterica.
3. Aufsuchen des Zwischenraumes zwischen M. tensor fasciae latae und dem vorderen Rand des M. gluteus medius (Abb. III-10). Unterbindung von querverlaufenden Gefäßen. Stumpfes Unterfahren und Lösen der Muskulatur nach vorn und hinten.
4. Breite Darstellung der Gelenkkapsel, indem je ein Hohmann-Hebel den Schenkelhals oben und unten, d. h. vorne und hinten, unterfährt (Abb. III-11).
5. Ein weiterer Hohmann-Hebel unterfährt die ventral gelegene Muskulatur, indem man sich am medialen

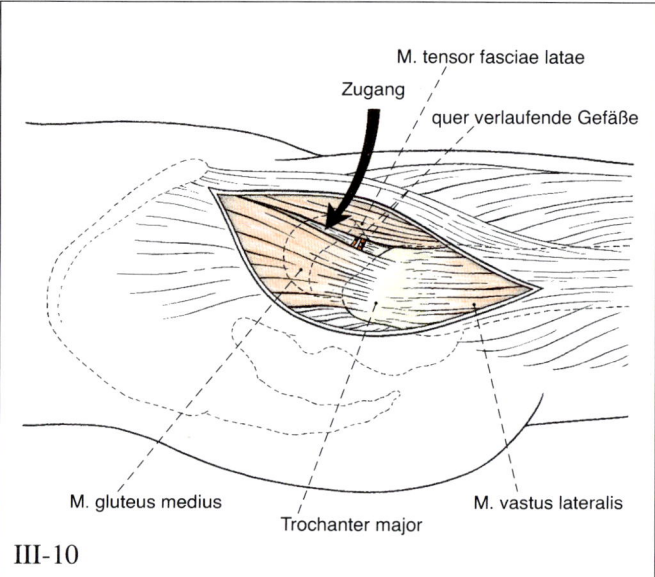

III-10

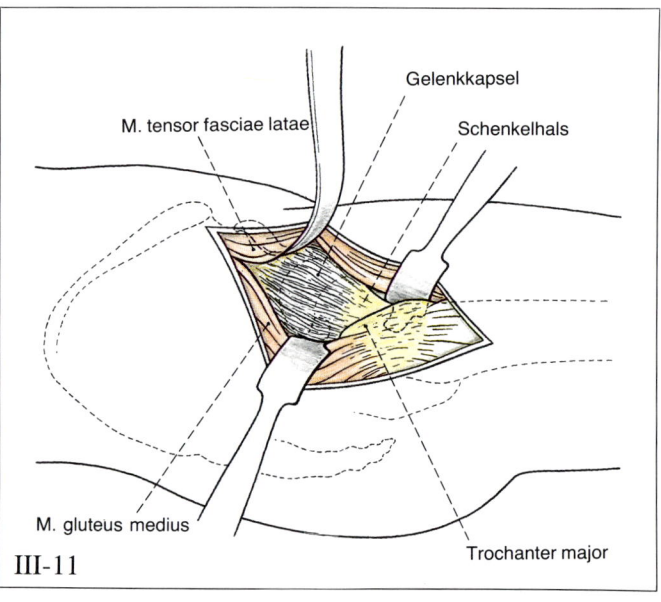

III-11

Pfannenrand dicht am Knochen hält, so daß der Hohmann-Hebel hinter den oberen Rand des aufsteigenden Schambeinastes gehakt werden kann. Damit werden der M. tensor fasciae latae und der M. rectus femoris sowie der N. femoralis und die Gefäße nach medial weggehalten (Abb. III-12). Dabei ist exzessiver Zug am Hebel zu vermeiden, um einer Schädigung des N. femoralis vorzubeugen.

6. Die Gelenkkapsel wird in Richtung des Schenkelhalses längs inzidiert und von der Linea intertrochanterica zu beiden Seiten gelöst, so daß sie flügeltürartig zurückgeklappt oder exzidiert werden kann.

7. Unter dem Schutz von Hohmann-Hebeln kann der Hüftkopf dargestellt und ggf. reseziert werden (Abb. III-12), z. B. für das Einsetzen einer Femurschaftprothese. Im Regelfall erfolgt dies durch Osteotomie des Schenkelhalses mit der oszillierenden Säge oder dem Meißel in Höhe des Ansatzes des Trochanter major im Winkel von etwa 45° schräg zur Femurachse (Abb. III-13).

8. In anderen Fällen kann der Hüftkopf durch Adduktion und Außenrotation des angebeugten Beines luxiert werden. Die Handhabung erfolgt durch einen Assistenten von der kontralateralen Seite aus.

9. Ein erweiterter Zugang zur intertrochanteren Region und zum proximalen Femur wird durch Weiterführung des Schnittes nach distal ermöglicht.

Anmerkung

1. Der Zugang ist für die Totalendoprothesenoperation geeignet und gebräuchlich. Er vermeidet die Abtrennung des Trochanter major.

2. Bei korrektem Vorgehen ist die Darstellung nicht mit besonderen Risiken belastet. Der Hohmann-Hebel hinter dem vorderen Schambeinast darf nicht zu stark angezogen werden, weil er sonst den N. femoralis schädigen könnte.

3. Bei engen Verhältnissen kann der sehnige vordere Ansatz des M. gluteus medius und des M. gluteus minimus an der Basis des Trochanter major eingekerbt werden, nicht jedoch die Hauptinsertion an der Trochanterspitze. Durch die Einkerbung erweitert sich der Überblick wesentlich. Die spätere Wiederanheftung erfolgt durch Vernähen mit der Faszie des M. vastus lateralis.

4. Die Faszienlücke zwischen M. tensor fasciae latae und M. gluteus medius ist proximal oft schwierig zu bestimmen. Daher beginnt die Trennung am günstigsten auf halbem Wege, wie auf der Abbildung III-10 angegeben.

5. Am proximalen Drittel der Schnittführung kann die Trennung von M. tensor fasciae latae und M. gluteus

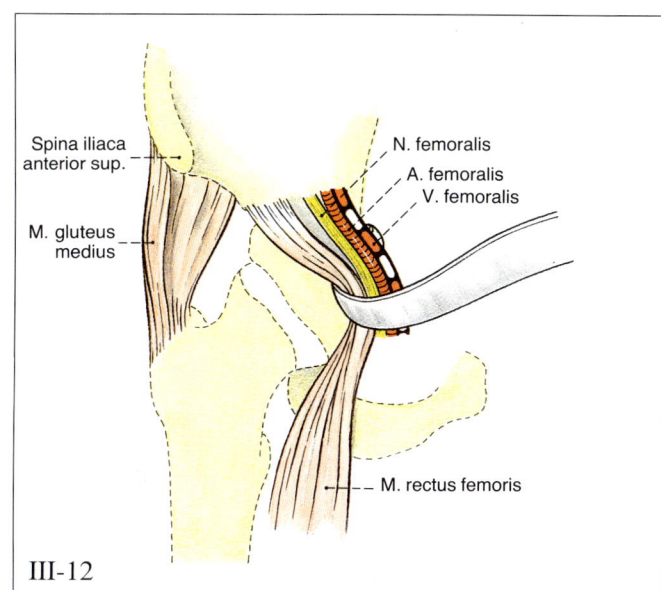

III-12

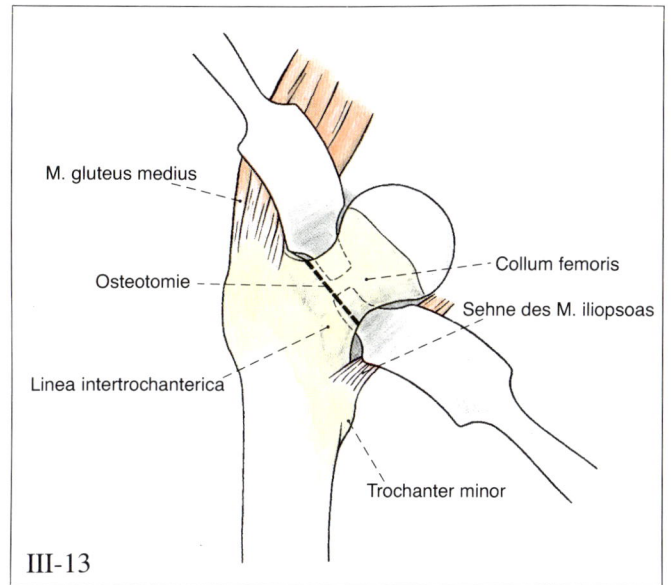

III-13

medius in der Tiefe die nervale Versorgung des M. tensor fasciae latae gefährden.

6. Der M. tensor fasciae latae wird von einem Endast des N. gluteus superior versorgt, der zunächst in der Fettschicht zwischen Mm. gluteus medius und minimus verläuft. Im proximalen Drittel der Schnittführung überkreuzt der motorische Nervenast die Faszienlücke und zieht zum M. tensor fasciae latae. Gegebenenfalls ist der Nervenast darzustellen und möglichst zu schonen.

7. Am wichtigsten ist es, in die korrekte Zugangsebene zwischen M. tensor fasciae latae und M. gluteus medius zu gelangen!

8. Bei Abschluß des Eingriffs ist die Blutungskontrolle wichtig. Es blutet vorwiegend aus Ästen der A. circumflexa femoris medialis und der A. circumflexa femoris lateralis (Abb. III-5).

Hüftgelenk lateral

Lateraler Zugang
nach *Watson-Jones*

Indikationen

1. Totalendoprothese
2. Frakturen
3. Luxationen
4. Entzündliche Prozesse (Synovektomie)
5. Endoprothesenwechsel

Lagerung

1. Rückenlage am Tischrand.
2. Gesäßbacke mit Trochanter major leicht überstehend.

Operatives Vorgehen

1. Lateraler Längsschnitt (zentriert über dem Trochantermassiv), der 2 cm oberhalb der Trochanterspitze beginnt und sich nach distal bis eine Handbreit unterhalb des Trochanter major erstreckt (Abb. III-14). Der Schnitt kann in Richtung Spina iliaca anterior superior erweitert werden. In diesem Fall ist eine leicht bogenförmige Schnittführung, die sich dem anterolateralen Zugang annähert, vorzuziehen (siehe S. 184).
2. Alternative Schnittführungen führen in posteriorer Richtung, also dorsalwärts, weiter (Abb. III-15). Der Hautschnitt A (Abb. III-15) entspricht einer Modifikation nach *Charnley*. Der Hautschnitt B führt bis knapp vor die Spina iliaca posterior superior. In diesen Fällen ist eine entsprechende Inzision des M. gluteus maximus in Faserrichtung anzuschließen. Dabei wird beim weiteren Vorgehen von einer späteren Abtrennung einer Trochanterscheibe ausgegangen (siehe unter 7.).

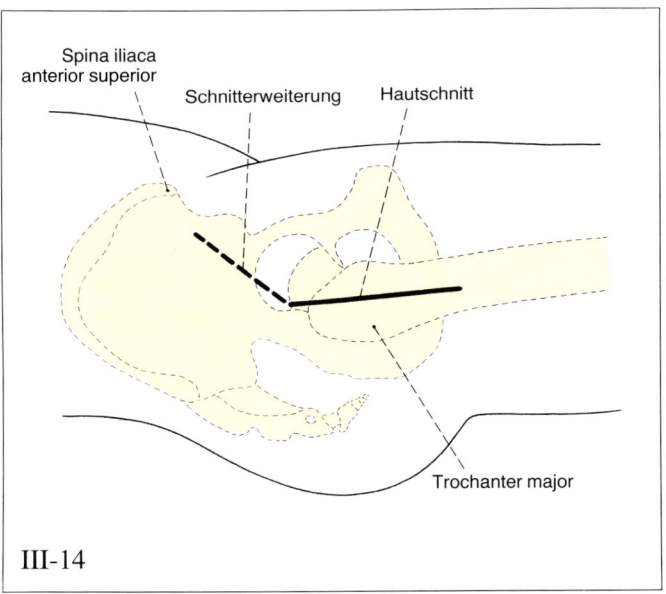

III-14

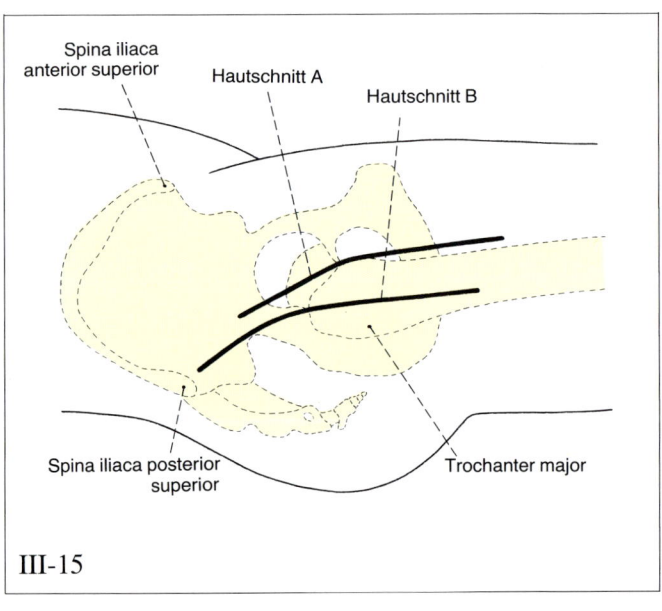

III-15

3. Alternativ zur Trochanterabtrennung kommt die ausgedehnte Ablösung der vorderen und seitlichen sehnigen Ansätze des M. gluteus medius und des M. gluteus minimus in Frage. Die spätere Wiederanheftung ist anzustreben. Die Hauptinsertion an der Trochanterspitze ist in jedem Fall zu schonen.

4. Lokalisation der Muskellücke zwischen M. gluteus medius und M. tensor fasciae latae. Ein Hohmann-Hebel hinter dem Schenkelhals hält medial die Weichteile weg (Abb. III-16).

5. Abtrennung der vorderen Fasern des M. gluteus medius vom Trochanter, um einen besseren Überblick über den seitlichen und vorderen Anteil des Schenkelhalses zu erreichen.

6. Falls eine weitergehende Darstellung erwünscht ist (Totalendoprothese), wird der Trochanter major mit Hilfe eines Meißels von vorn so abgeschlagen, daß er an seinem intakten hinteren Rand weggeklappt werden kann (Abb. III-17).

7. Alternativ kann vom Trochantermassiv von distal her eine Scheibe mit dem Meißel in der Richtung des Schenkelhalses abgeschlagen werden, so daß der Trochanter major mit der daran ansetzenden Muskulatur ganz hochgeklappt werden kann. Zur Markierung der Meißelebene wird vorher eine gebogene Klemme um den lateralen Schenkelhals geführt, die den Trochanter major mit der ansetzenden Glutealmuskulatur abgrenzt. Durch einen oberhalb der knöchernen Hüftpfanne eingeschlagenen Steinmann-Nagel wird die Trochanterscheibe während des weiteren Vorgehens nach proximal weggehalten (Abb. III-18).

8. Kapselinzision entlang der vorderen Schenkelhalsbegrenzung.

9. Weiterhin wird die Kapsel in der Linea intertrochanterica abgelöst.

10. Dann wird sie nach vorne und hinten zurückgehalten.

11. Der M. vastus lateralis wird entweder nach distal weggehalten oder längs gespalten, um die Basis des Trochanter major und den proximalen Anteil des Femurschaftes darzustellen (Abb. III-17).

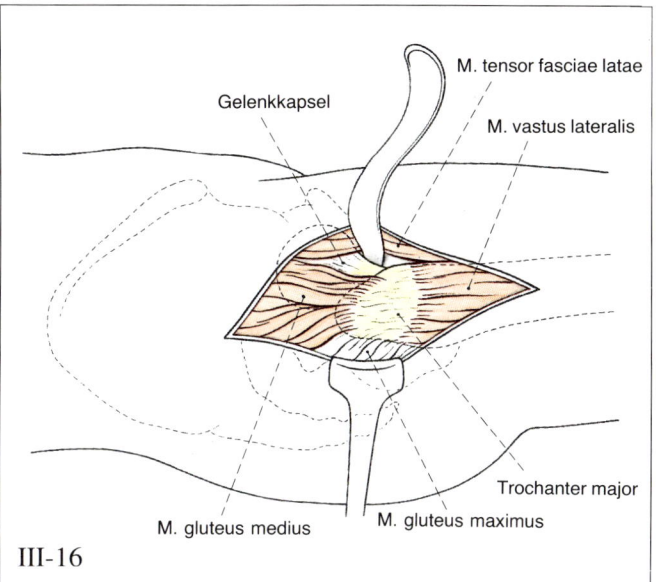

III-16

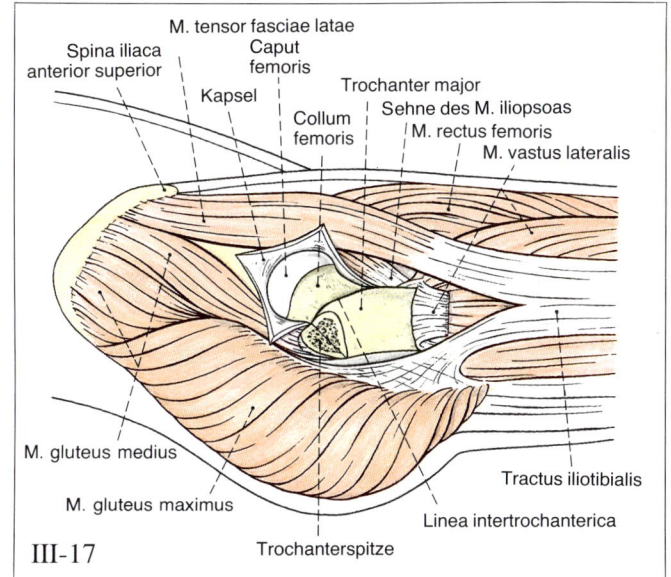

III-17

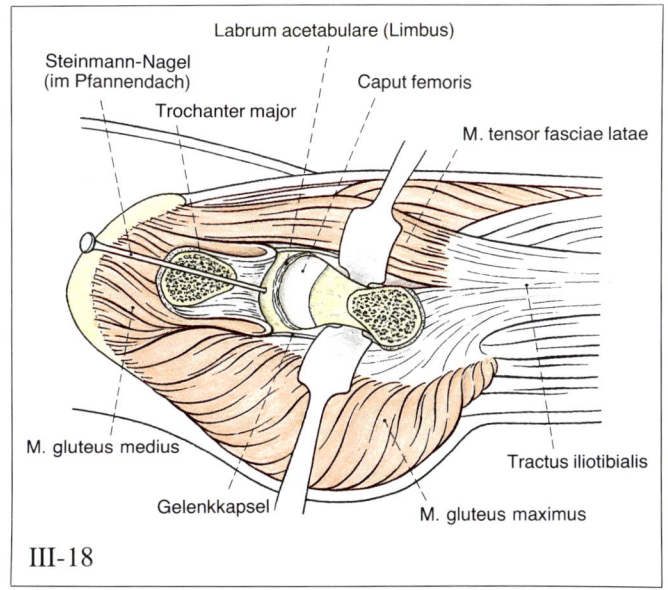

III-18

12. Durch Außenrotation, Beugung und Adduktion des Beines wird der Hüftkopf aus der Hüftpfanne luxiert (Abb. III-19).

13. Gegebenenfalls kann die Wiederanheftung der Trochanterscheibe durch eine achterförmige Drahtcerclage im Sinne der Zuggurtung erfolgen, die proximal hinter der Trochantermuskulatur und distal am Femur durch einen knöchernen Kanal verläuft (Abb. III-20).

14. Alternative Möglichkeiten der Wiederanheftung durch zwei Drahtcerclagen zeigt die Abbildung III-21.

Anmerkung

1. Die Schnittführung ist ein Standardzugang zum Einsetzen einer Totalendoprothese oder um eine Schenkelhalsfraktur unter Sicht zu reponieren und zu fixieren.

2. Größere Blutungen sind selten.

3. Bei zusätzlich querer Einkerbung des dorsalen Randes der Fascia lata wird eine größere Übersicht erreicht. Das wird besonders erforderlich, wenn der Hautschnitt nicht über dem Trochantermassiv zentriert ist, sondern mehr nach ventral abweicht.

4a. Eine zweckmäßige Variante der Trochanterabtragung nach *R. Schneider* ist die satteldachartige Osteotomie (im Winkel von etwa 135°) mit der oszillierenden Säge.

4b. Zur Wiederbefestigung des Trochanters wird je ein Bohrkanal unter die Dachflächen in Längsrichtung gesetzt, so daß die Drähte vom Schenkelhals herkommend durch die am Trochanter ansetzende Muskulatur über die Trochanterspitze geführt werden können, um dann mit den Drahtenden an der Trochanterbasis verknüpft zu werden.

5. Die *Rückenlagerung* erfolgt zweckmäßigerweise am Rand des Operationstisches. Auf diese Weise hängen die Gesäßweichteile leicht über, so daß sie im Operationsbereich nicht stören.

6. Durch leichte Flexion und Adduktion des Beines über das Knie der Gegenseite rückt der Trochanterbereich besser in das Blickfeld.

7. Die Straffung der Gelenkkapsel für die Inzision wird durch Außenrotation erreicht.

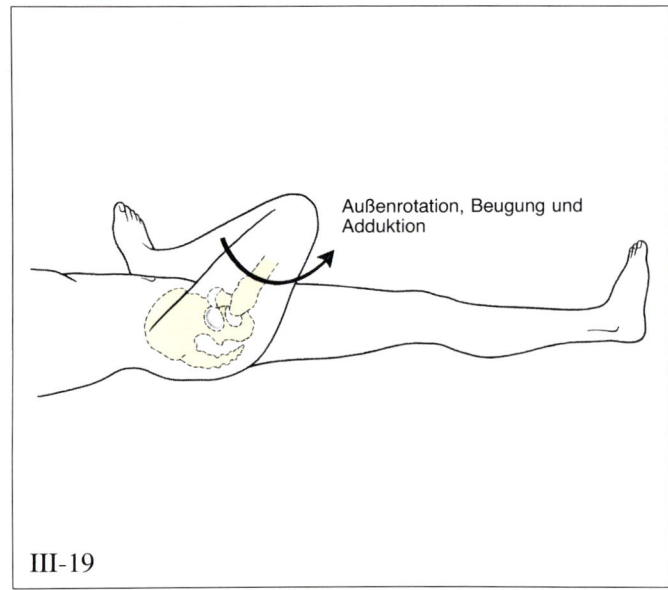

III-19

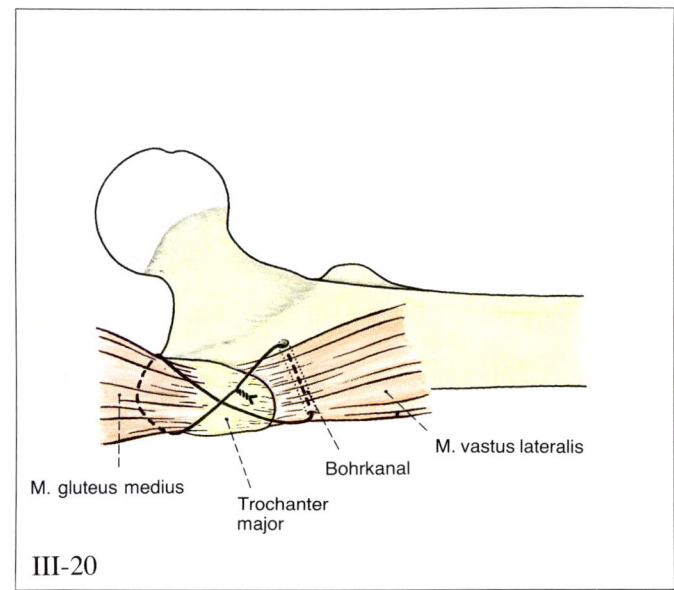

III-20

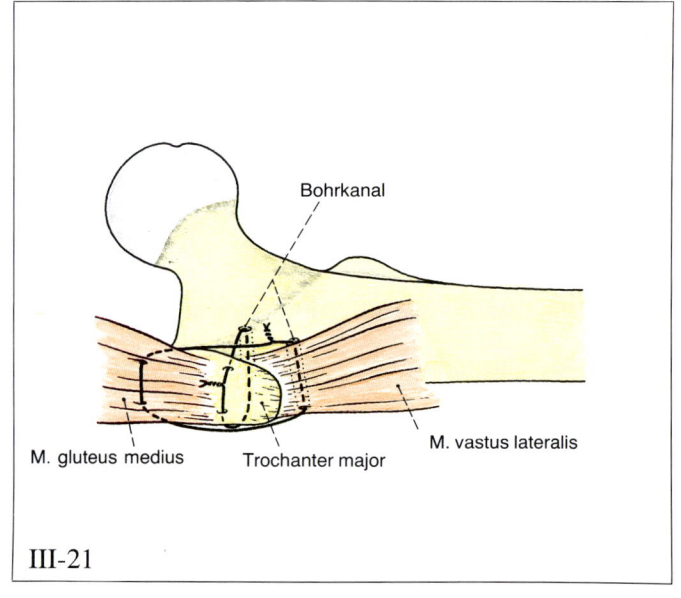

III-21

Hüftgelenk transgluteal

Transglutealer Zugang

Indikationen

1. Totalendoprothese
2. Schenkelhalsosteotomie
3. Schenkelhalsfrakturen
4. Juvenile Epiphysenlösung

Lagerung

1. Rückenlage. Bein beweglich abgedeckt.
2. Becken durch flaches Kissen oder gefaltetes Tuch leicht erhöht.

Operatives Vorgehen

1. Leicht gebogener Längsschnitt über der Außenseite der Hüfte, der jeweils ca. 5 cm oberhalb und unterhalb des Trochanter major verläuft (Abb. III-22). Die Schnittführung verläuft nach proximal in Richtung des höchsten Punktes der Crista iliaca, benachbart dem Tuberculum iliacum. Danach Inzision der Faszie.
2. Darstellung und Spaltung des M. gluteus medius in Faserrichtung von distal nach proximal (Abb. III-23). Weiterführen des Schnitts nach distal mit Spaltung des Tractus iliotibialis und ggf. des M. vastus lateralis. Dabei wird die periostal-sehnige Verbindung von M. gluteus medius und M. vastus lateralis am Trochanter major nach vorne und etwas nach hinten mit dem Raspatorium nur abgeschoben, bleibt aber intakt.
3. Weghalten des M. gluteus medius nach vorne und hinten (Abb. III-24). Dann Spalten des M. gluteus minimus im distalen Anteil unter Beachtung der Anmerkung Nr. 2. Dadurch wird die Darstellung der Gelenkkapsel ermöglicht, die in Längsrichtung türflügelartig oder T-förmig inzidiert wird.
4. Die Hüfte wird nach vorn luxiert durch Anspreizung, Beugung und Außenrotation des Beines.

Anmerkung

1. Der Vorteil des Zugangs ist ein verhältnismäßig geringer Blutverlust und eine achsengerechte Übersicht.
2. Der N. gluteus superior verläuft quer zum oberen Schnittwinkel auf dem M. gluteus minimus unter dem M. gluteus medius.

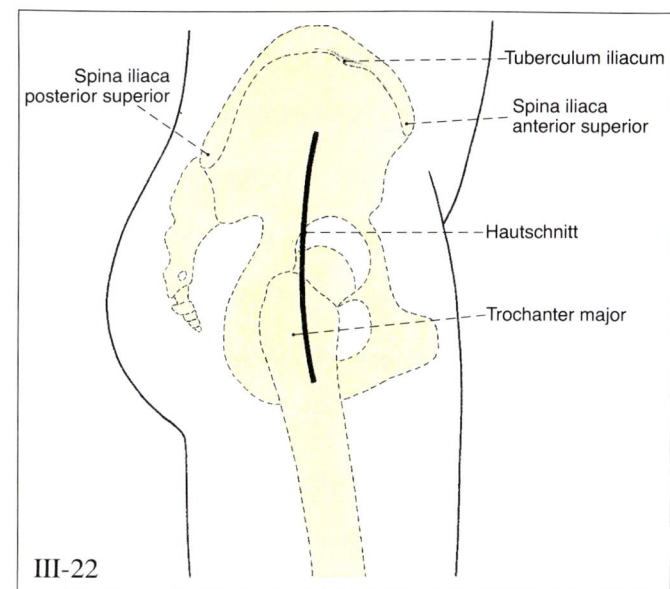

III-22

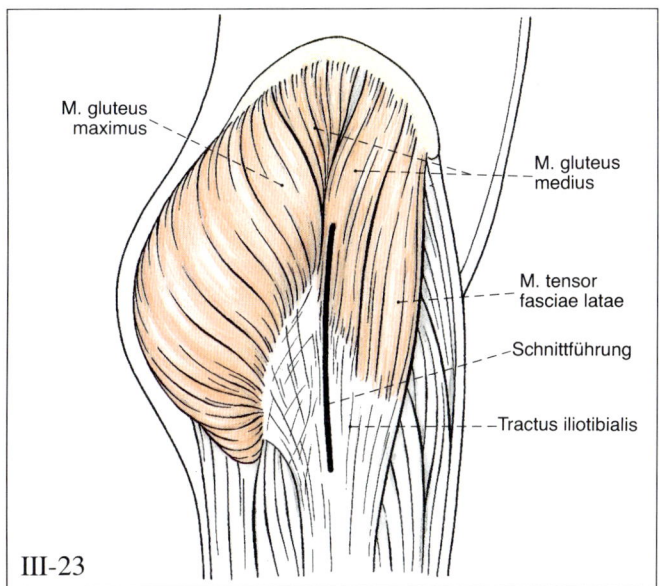

III-23

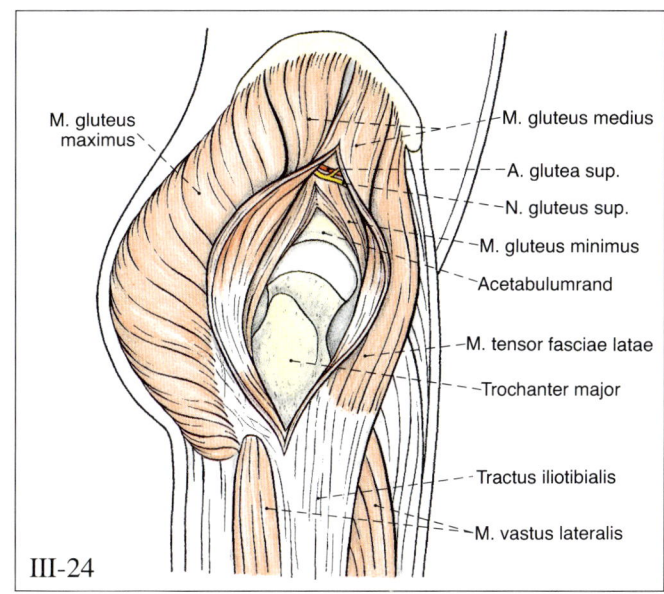

III-24

Hüftgelenk posterolateral

Posterolateraler Zugang
– Standardzugang

Indikationen

1. Arthroplastik
2. Totalendoprothese
3. Fraktur des dorsalen Azetabulums

Lagerung

1. Der Patient wird auf die gesunde Seite gelagert. Diese Position wird durch gepolsterte seitliche Stützen gesichert (Abb. III-25), die dorsal das Kreuzbein, anterior den vorderen Beckenkamm fixieren.
2. Das zu operierende Bein wird beweglich abgedeckt.
3. Zur Verhinderung einer Beckenkippung wird zum Ausgleich zusätzlich eine Tuchunterlage oder ein Sandsack oberhalb des Beckenkamms in die Taille gelegt.
4. Vor der Abdeckung wird die Beweglichkeit des Hüftgelenks geprüft, um sicherzustellen, daß die vordere Beckenstütze nicht hindert.
5. Empfehlenswert ist es auch, das Bein kräftig zu extendieren, um zu prüfen, ob die Beckenfixation ausreicht.

Operatives Vorgehen

1. Hautschnitt etwa 5 cm vor der Spina iliaca posterior superior beginnend und Verlängerung nach distal und vorne über den Trochanter major für etwa 6–8 cm lateral am Oberschenkel entlanglaufend (Abb. III-26). Halbierungspunkt der Schnittführung ist die laterale Wölbung des Trochanter major.

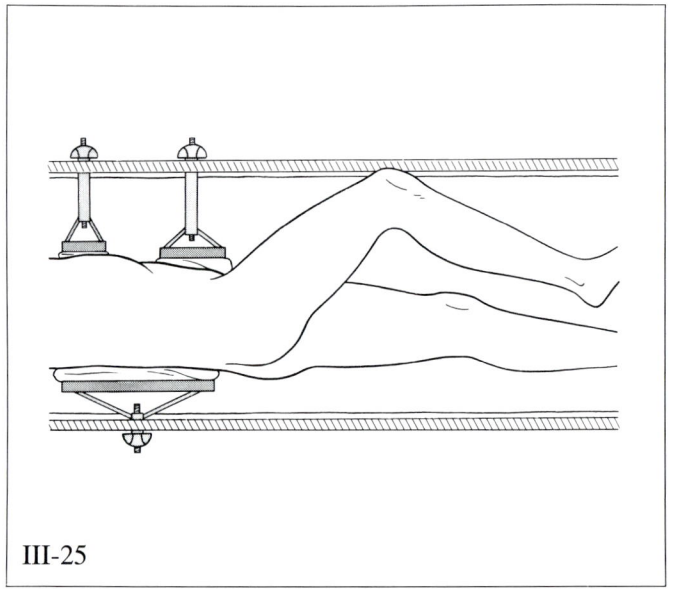

III-25

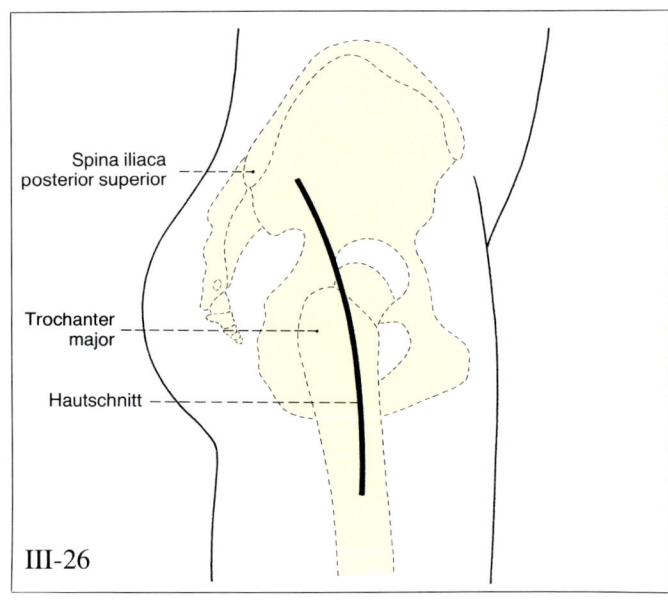

Spina iliaca posterior superior

Trochanter major

Hautschnitt

III-26

2. Inzision der Fascia lata und der Glutealfaszie entlang dem vorderen Rand des M. gluteus maximus (Abb. III-27, Schnittführung A).

3. Spaltung des Tractus iliotibialis von distal nach proximal. Dadurch kann die Bursa trochanterica eröffnet werden. Gegebenenfalls Exstirpation der Bursa. Durch Verlängerung des Schnittes nach proximal zwischen M. gluteus maximus und M. tensor fasciae latae wird es möglich, den M. gluteus maximus zusammen mit dem hinteren Teil des Tractus iliotibialis nach dorsal wegzuhalten. Dadurch stellen sich die Außenrotatoren der Hüfte und der Trochanter major dar (Abb. III-28).

4. Alternativ kann Schnittführung B der Abbildung III-27 gewählt werden.

5. Fakultatives Einkerben des dorsalen sehnigen Ansatzes (etwa 1 cm) der Mm. gluteus medius et minimus am Trochanter major.

6. In maximaler Innenrotation des Beines – um den N. ischiadicus nicht zu gefährden – erfolgt die Abtrennung der Mm. gemelli und obturatorius internus (Abb. III-29), wobei jeweils ein Muskelstumpf am Ansatz stehengelassen wird, um die eventuelle Wiederanheftung zu erleichtern. Anschließend Ablösung des deutlich abgrenzbaren M. piriformis, der mit einer Sehne in der Trochantergrube ansetzt. Erfolgt die Ablösung mit dem elektrischen Messer, so werden Blutungen eher vermieden.

Fakultatives Einkerben des oberen Randes des M. quadratus femoris oder Abtrennen desselben, wobei wiederum ein Stumpf für die spätere Wiederanheftung stehen bleibt. Dabei ggf. Unterbindung des Ramus profundus der A. circumflexa femoris medialis.

7. Weghalten der Außenrotatoren und der pelvitrochantären Muskulatur, um die hintere Gelenkkapsel darzustellen (Abb. III-29). Der N. ischiadicus wird nicht vorher freigelegt. Er liegt im lockeren Fettgewebe und kann dort palpiert werden. Geschützt durch eine Mullkompresse wird er zusammen mit den Außenrotatoren durch einen breiten Haken weggehalten. Die pelvitrochantäre Muskulatur wird mit einem Hohmann-Hebel, der seinen Halt am vorderen Beckenrand findet, aus dem Operationsfeld gedrängt oder durch einen Steinmann-Nagel, der kranial des Azetabulums sitzt, beiseite gehalten.

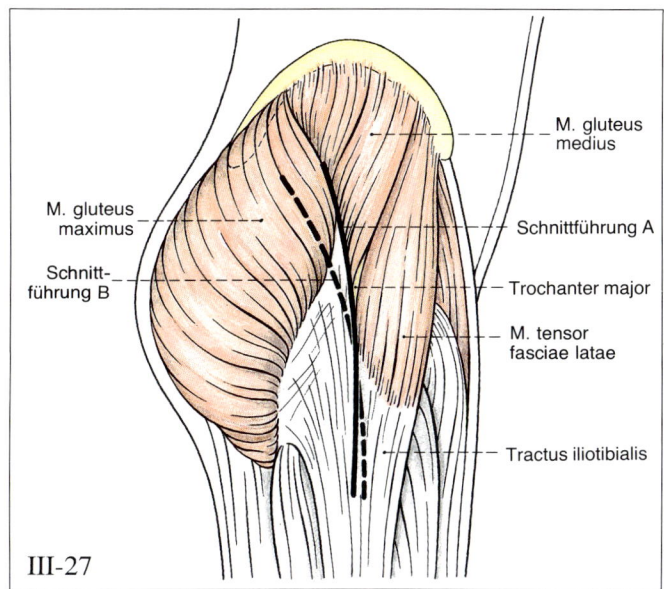

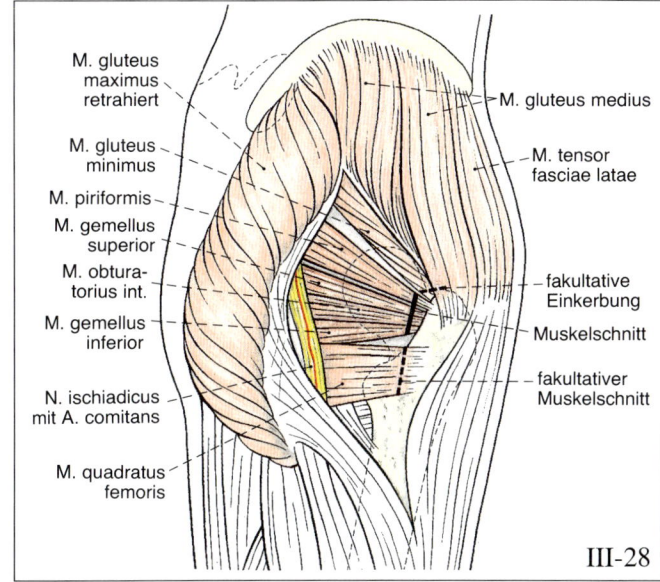

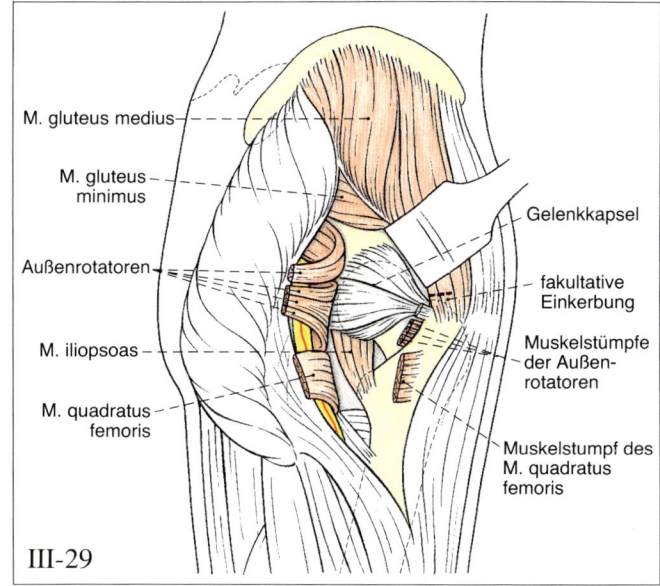

8. Nach longitudinaler Kapselinzision und Ablösung an der Zona orbicularis (Abb. III-30 u. III-31) kann der Hüftkopf durch Beugung, Adduktion und Innenrotation des Oberschenkels nach hinten luxiert werden (Abb. III-32).

9. Zum Ausschneiden der Gelenkkapsel wird die Messerspitze am Pfannenrand, aber innerhalb der Pfanne, herumgeführt.

Anmerkung

1. Dieser Standardzugang ist unkompliziert, die Blutungsneigung gering.

2. Bei diesem Zugang muß die Glutealmuskulatur nicht durchtrennt werden (Schnittführung A).

3. Die Ausdehnung der Schnittführung in Richtung Spina iliaca posterior superior wird von der gewünschten Darstellung bestimmt. Häufig genügt ein knappes Zurückschlagen des M. piriformis, so daß die A. glutea superior und der N. gluteus superior nicht gefährdet sind. Gegebenenfalls sind aber diese besonderen Strukturen zu beachten (siehe Abb. III-36).

4. Die Wiederanheftung der Außenrotatoren ist nicht obligat. Offensichtlich entsteht durch das Unterlassen keine funktionelle Einbuße. Möglicherweise wird aber die Tendenz zur posterioren Spontandislokation nach der Endoprothesenoperation dadurch begünstigt. Deswegen ist die Wiederanheftung mindestens des M. piriformis und ggf. des M. quadratus femoris erwägenswert. Das setzt ein Anschlingen der Sehne des M. piriformis vor Durchtrennung voraus.

5. Es ist durchaus nicht in jedem Fall erforderlich, für eine gute Übersicht die Mm. gemelli, obturatorius internus und quadratus femoris abzulösen.

6. Vergleiche Anmerkungen zum posterioren Zugang (S. 195).

7. Wichtig ist bei der Lagerung die gestreckte Haltung des untenliegenden Beines. Dann kann darüber das obere Bein adduziert werden, was die Übersicht im Operationsgebiet verbessert.

8. Bei der sterilen Abdeckung kann das obere Bein stabil am Fuß gehalten werden durch Innenrotation des gestreckten Beines.

9. Die Hautschnittführung wird erleichtert durch Überlegen des Operationsbeines über das gestreckte untere Bein, d. h. Anbeugung und Anspreizung bei Innenrotation.

10. Im distalen Wundwinkel kann der sehnige Ansatz des M. gluteus maximus eingekerbt werden, was die Übersicht vergrößert.

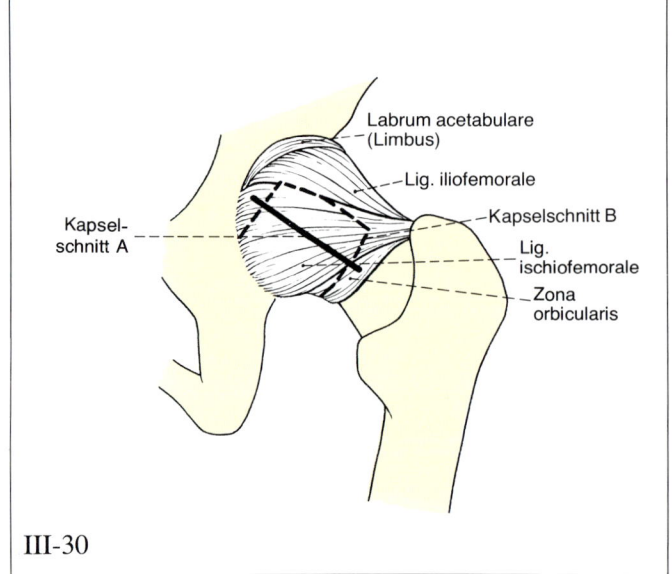

III-30

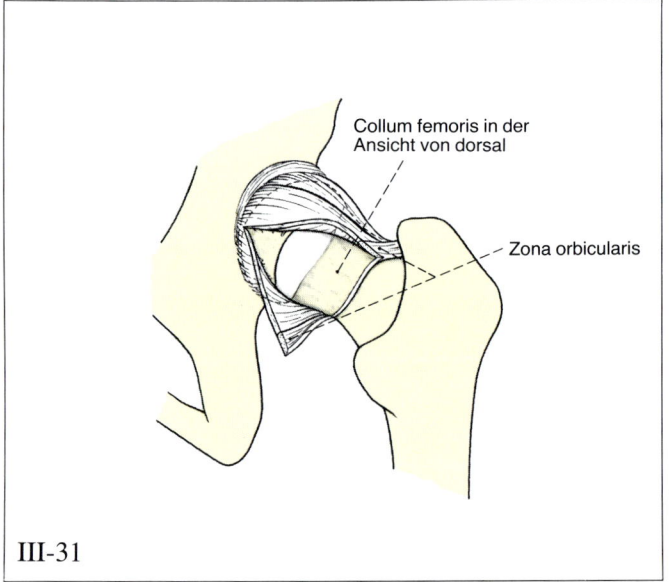

III-31

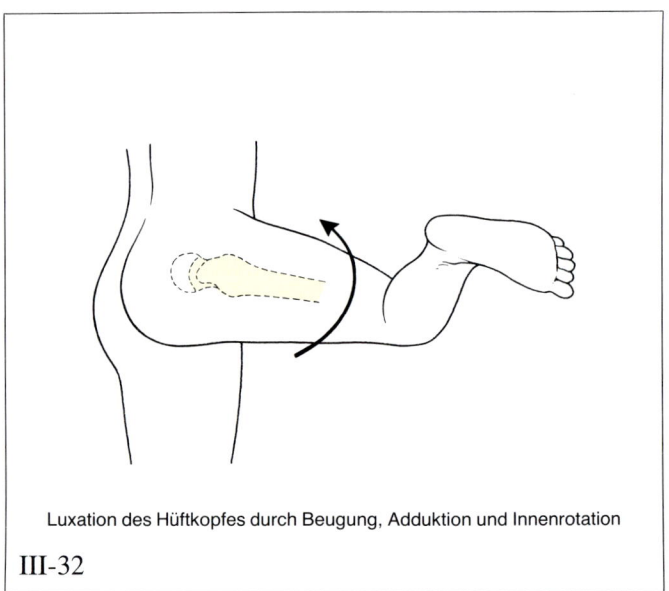

Luxation des Hüftkopfes durch Beugung, Adduktion und Innenrotation

III-32

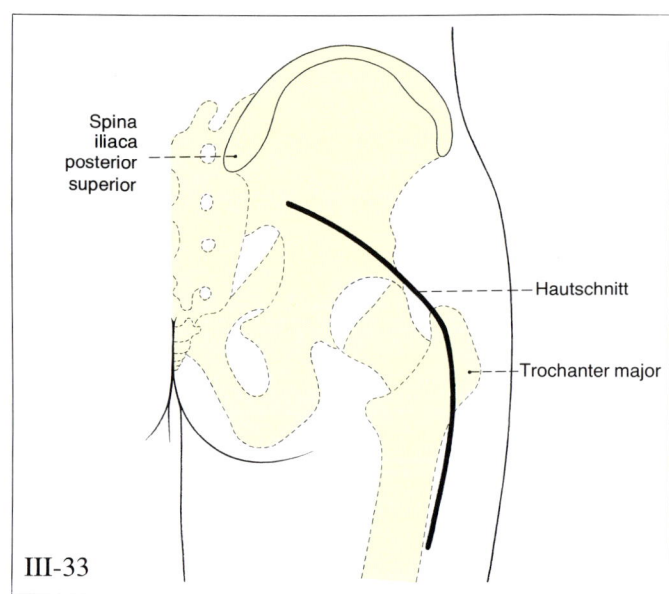

Spina
iliaca
posterior
superior

Hautschnitt

Trochanter major

III-33

Hüftgelenk posterior

Posteriorer Zugang

Hinterer Bogenschnitt

Indikationen

1. Totalendoprothetik
2. Darmbein- oder hintere Azetabulumfraktur
3. Revision des N. ischiadicus
4. Tumoren im Gesäßbereich

Lagerung

1. Je nach gewünschtem Vorgehen erfolgt die Lagerung in Bauch- oder Seitenlage (siehe Anmerkung). Das ipsilaterale Bein wird beweglich abgedeckt.
2. Bei der Seitlagerung ist ein Taillenausgleich durch Schaumstoffpolster oder gefaltete Tücher oft zweckmäßig, um im Verlauf der operativen Hantierung eine Beckenkippung zu vermeiden, die über den Winkel der Pfanneneingangsebene desorientieren würde.

Operatives Vorgehen

1. Geschwungener Hautschnitt, der etwa 2–3 cm distal der Spina iliaca posterior superior beginnt, nach außen zur Basis des Trochanter major und dann für etwa weitere 2–3 cm nach distal verläuft (Abb. III-33). Der Scheitel der Schnittführung liegt im Bereich der Trochanterspitze.
2. Alternative Schnittführung mit kaudalkonvexem Bogen (Abb. III-34).
3. Durchtrennung der oberflächlichen und tiefen Faszie. Spaltung des M. gluteus maximus in Faserrichtung bis distal der Spina iliaca posterior superior (Abb. III-35) je nach gewünschter Darstellung. Aus didaktischen Gründen weitreichende und breite Spaltung des M. gluteus maximus auf der Abbildung III-36 zur Darstellung des Situs.

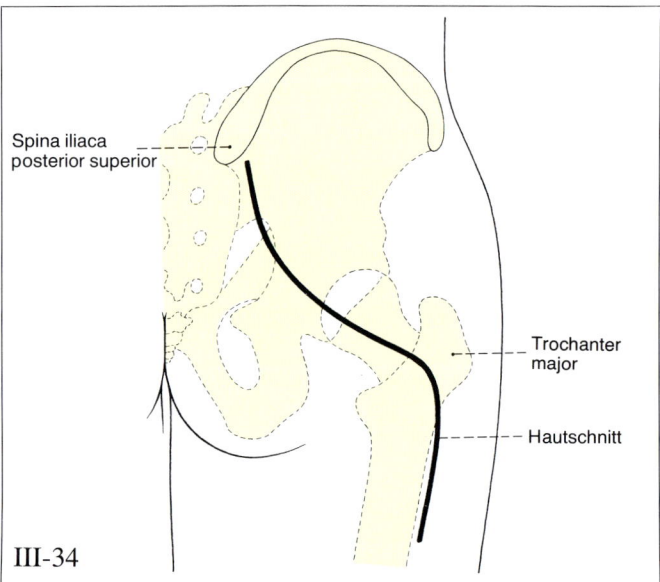

Spina iliaca
posterior superior

Trochanter
major

Hautschnitt

III-34

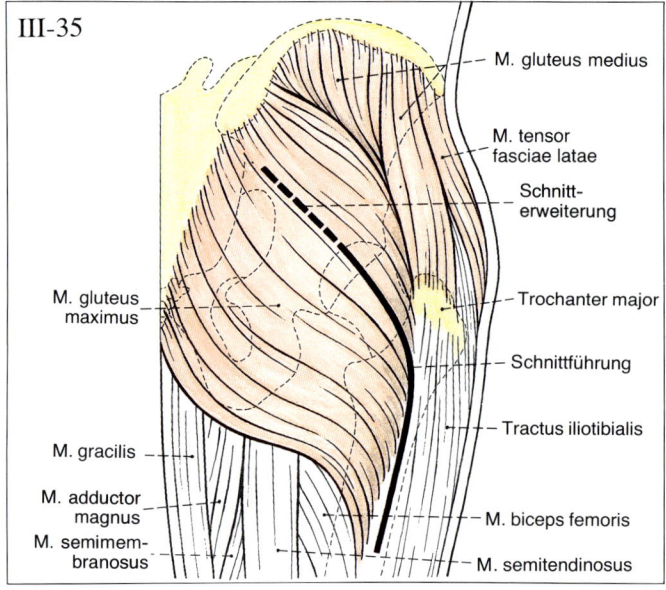

III-35

M. gluteus medius

M. tensor fasciae latae

Schnitterweiterung

Trochanter major

Schnittführung

Tractus iliotibialis

M. biceps femoris

M. semitendinosus

M. gluteus maximus

M. gracilis

M. adductor magnus

M. semimembranosus

4. Ausdehnung des Schnittes nach distal durch den dorsalen Anteil des Tractus iliotibialis.

5. Abtrennung der festen, an der Außenseite des Trochanter major ansetzenden Aponeurose des M. gluteus maximus (Abb. III-36).

6. Weghalten des abgetrennten M. gluteus maximus nach vorn und hinten, wodurch der N. ischiadicus sowie die Außenrotatoren der Hüfte dargestellt werden (Abb. III-36).

7. Innenrotation des Hüftgelenkes und Abtrennung der Sehnen der Mm. piriformis, gemellus superior, obturatorius internus und gemellus inferior etwa 1½ cm von ihrem Ansatz (Abb. III-36), um die eventuelle Wiederanheftung zu erleichtern, die nicht obligat ist.

8. Die Ablösung des M. quadratus femoris erfolgt fakultativ (Blutungsrisiko aus Ästen der A. circumflexa medialis). Ein Muskelrand für die eventuelle spätere Wiederanheftung bleibt stehen.

9. Die Muskeln werden nach medial weggehalten, wodurch sich der hintere Gelenkkapselanteil darstellt (Abb. III-37).

10. Die Gelenkkapsel wird längs und quer inzidiert, wodurch der hintere Anteil von Hüftkopf und Schenkelhals sichtbar werden.

Anmerkung

1. Gelegentlich wird dieser hintere Bogenschnitt auch als „südlicher Zugang" bezeichnet.

2. Wird bei dieser Schnittführung eine Luxation des Hüftkopfes beabsichtigt, dann ist eine seitliche Lagerung erforderlich.

3. Zur Vermeidung von Blutungen kann die Ablösung der Außenrotatoren vom Trochantermassiv auch mit dem elektrischen Messer erfolgen.

4. Die A. glutea superior und der N. gluteus inferior unterkreuzen teilweise die Spaltung des M. gluteus maximus, was ein besonders sorgfältiges Vorgehen verlangt.

5. Im Laufe der Zeit sind nützliche Modifikationen des Zugangs hinzugekommen (s. Posterolateralen Zugang, S. 190), die die Spaltung des M. gluteus maximus vermeiden können.

6. Eine Verletzung der A. glutea superior ist gefährlich, da diese Arterie sich leicht in das Becken retrahiert. Zur Blutstillung kann ein retroperitonealer Eingriff erforderlich werden.

7. Bei Wundverschluß ist die Wiederanheftung der Außenrotatoren zur Vermeidung postoperativer Spontandislokation zweckmäßig.

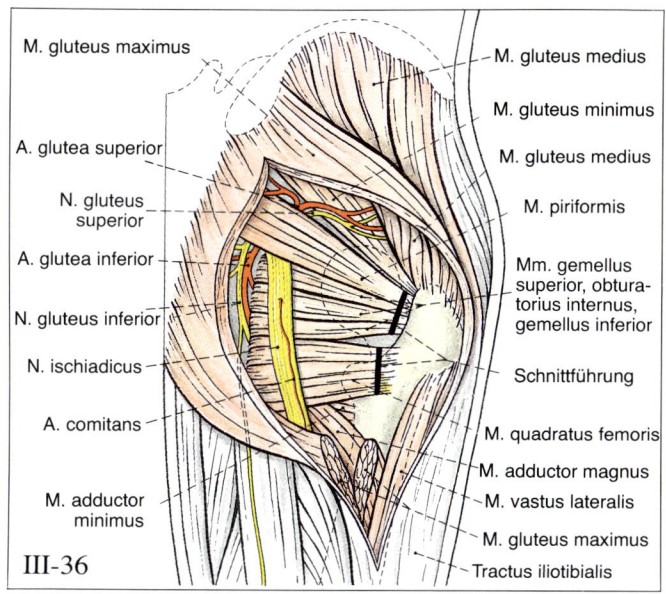

III-36

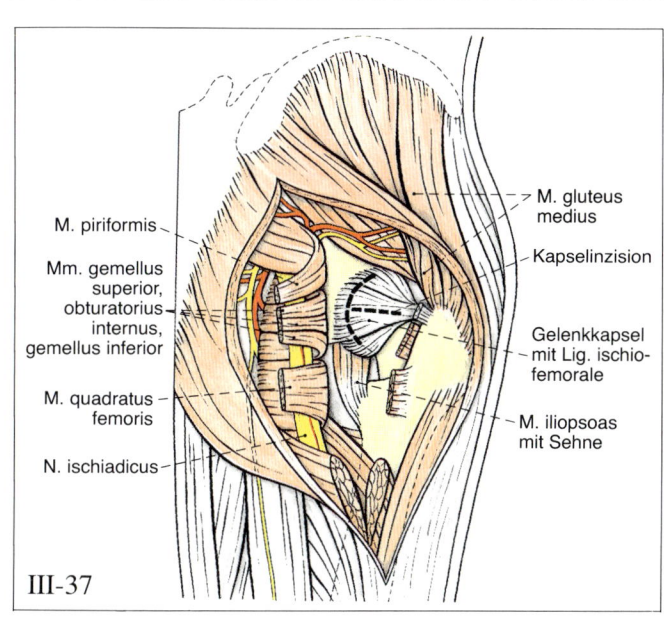

III-37

Becken – Hüftgelenk – Femur

Erweiterter anterolateraler Zugang

Indikationen

1. Große anterolaterale Hüftexposition
2. Traumatische Hüftluxation
3. Darmbein- und Azetabulumfraktur
4. Alloplastischer Beckenteilersatz und Femurteilprothese

Lagerung

Rückenlage. Bein beweglich abgedeckt.

Operatives Vorgehen

1. Die Schnittführung (Abb. III-38) beginnt am höchsten Punkt der Crista iliaca, dicht hinter dem Tuberculum iliacum, und verläuft am lateralen Rand des vorderen Beckenkamms, wie beim iliofemoralen Zugang (siehe S. 182).
2. An der Spina iliaca anterior superior biegt der Hautschnitt in Richtung Trochanterspitze um, entsprechend dem einfachen anterolateralen Zugang (siehe S. 184).
3. Fortführung der Schnittführung am Femur als lateraler Längsschnitt, wie beim lateralen Zugang zum Femurschaft und zur lateralen Exposition des proximalen Femurs.
4. Mit diesem erweiterten Zugang (Abb. III-38), dessen Übersicht ggf. noch durch eine Abmeißelung des Trochanter major vergrößert werden kann, erfolgt die Darstellung von Os ilium (vom vorderen Beckenpfeiler bis zur Incisura ischiadica), Hüftgelenk und proximalem Femur.

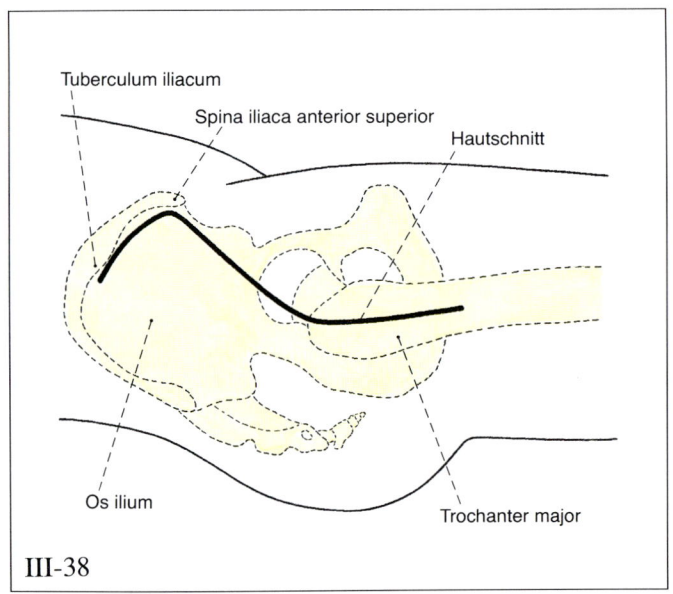

Tuberculum iliacum
Spina iliaca anterior superior
Hautschnitt
Os ilium
Trochanter major

III-38

Becken – Hüftgelenk

Erweiterter posterolateraler Zugang

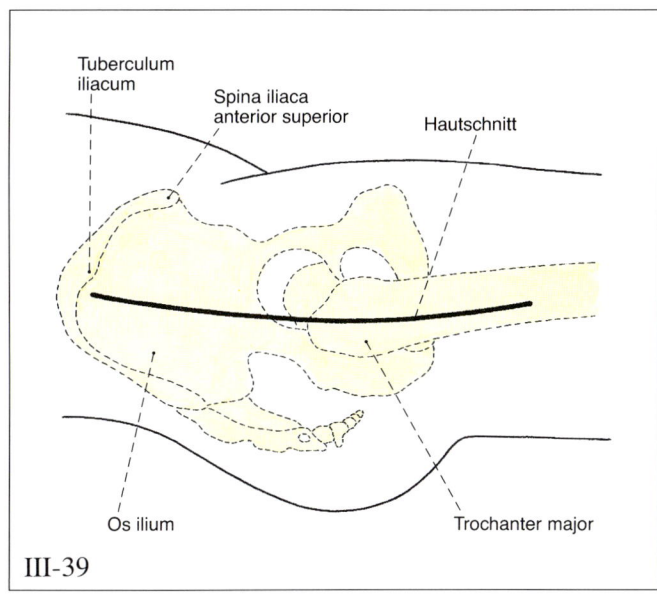

III-39

Labels in figure: Tuberculum iliacum — Spina iliaca anterior superior — Hautschnitt — Os ilium — Trochanter major

Indikationen

1. Große posterolaterale Hüftexposition
2. Traumatische Hüftluxation
3. Darmbein- und Azetabulumfraktur
4. Alloplastischer Beckenteilersatz

Lagerung

1. Stabile Seitenlage. Bein beweglich abgedeckt.
2. Symphyse und ipsilaterale Gesäßbacke frei.

Operatives Vorgehen

1. Die Schnittführung beginnt am höchsten Punkt der Crista iliaca, dicht hinter dem Tuberculum iliacum, verläuft in leicht geschwungener Längsrichtung über dem Trochanter major zum dorsalen Rand des proximalen Femurs (Abb. III-39). Entspricht damit im mittleren Teilabschnitt dem lateralen Zugang zum Hüftgelenk (siehe S. 186).
2. Faszienspaltung parallel zum Hautschnitt auf dem M. gluteus medius verlaufend, entlang dem Vorderrand des M. gluteus maximus und durch den Tractus iliotibialis über dem Trochanter major.
3. Abschieben des Tractus iliotibialis nach ventral und dorsal, falls erforderlich mit querer Einkerbung.
4. Weitere Schnittführung transgluteal entsprechend dem transglutealen Zugang (siehe S. 189). Dabei ist die Exposition des Darmbeins nach kranial durch den quer auf dem M. gluteus minimus verlaufenden N. gluteus superior begrenzt.
5. Alternativ erfolgt die Abgrenzung des Vorder- und Hinterrandes des M. gluteus medius dorsal gegenüber dem M. gluteus maximus, der oft zusätzlich an seinem distalen Ansatz am Femur eingekerbt werden muß. Ventral ist der Endast des N. gluteus superior, die nervale Versorgung des M. tensor fasciae latae, zu beachten.
6. Abmeißelung einer Trochanterscheibe mit der daran ansetzenden kleinen Glutealmuskulatur.
7. Ablösen des M. piriformis, der Mm. gemelli und des M. obturatorius internus am Trochanter major. Falls erforderlich, Einkerben des oberen Randes des M. quadratus femoris bzw. Ablösen desselben (siehe Posterolateralen Zugang, S. 190).
8. Nach Hochschlagen der Trochanterscheibe mit der kleinen Glutealmuskulatur Einschlagen eines Steinmann-Nagels in das Darmbein oberhalb des Azetabulums, der die Knochenscheibe hochhält. Dargestellt werden das Hüftgelenk, das Pfannendach sowie der dorsale Beckenpfeiler des Os ilium und ggf. das Os ischium.
9. Durch Schnittverlängerung nach distal kann die Exposition des Femurs angeschlossen werden (siehe S. 196).

Intertrochantärer Schenkelhals

Lateraler Zugang

Indikationen

1. Korrekturosteotomie
2. Tumoren oder entzündliche Prozesse

Lagerung

1. Rückenlage, innenrotiertes Bein.
2. Gegebenenfalls ipsilaterale Beckenhälfte durch Tuchunterlage leicht erhöht.

Operatives Vorgehen

1. Gerade Schnittführung, ein bis zwei Querfinger unterhalb der Trochanterspitze beginnend, bis ca. 12 bis 14 cm unterhalb der Trochanterbasis weiterführend (Abb. III-40), sofern eine spätere Winkelplattenfixation beabsichtigt ist.
2. Längsschnitt durch die Fascia lata (Abb. III-41).
3. Aufsuchen des Ursprungs des M. vastus lateralis an der Trochanterbasis.

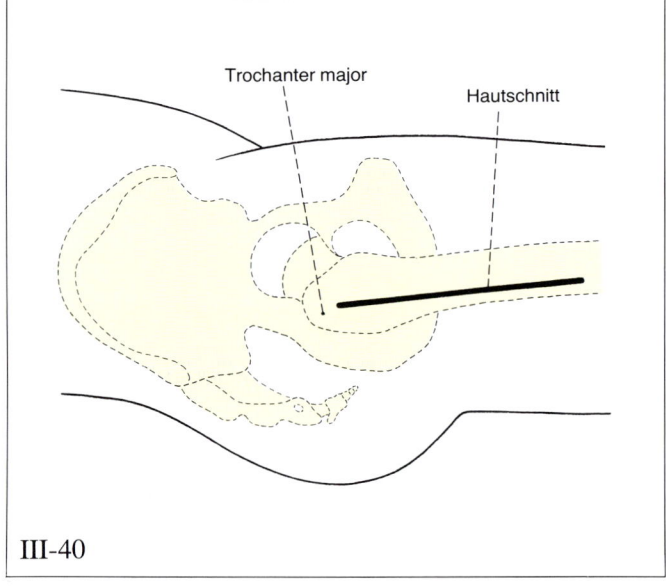

III-40

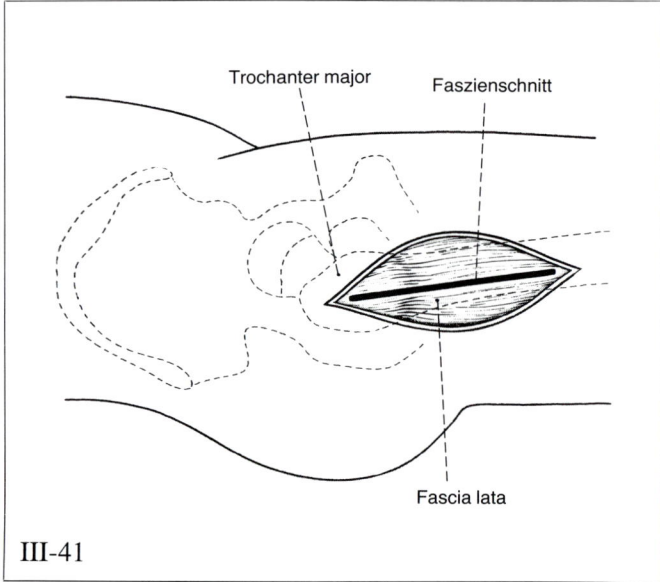

III-41

4. Quere Schnittführung am Ursprung des M. vastus lateralis unter Stehenlassen eines Faszien-Muskelrestes
   für die spätere Wiederanheftung (Abb. III-42). Haken-
   förmige Fortsetzung der Schnittführung in Längsrichtung am dorsolateralen Rand des Muskels.
5. Ablösen des M. vastus lateralis vom Septum intermusculare laterale und vom lateralen Oberschenkelschaft
   teils scharf, teils mit dem Raspatorium.
6. Ablösung des Periosts im intertrochantären Bereich
   mit dem Raspatorium.
7. Unterfahren des intertrochantären Schenkelhalses mit
   Hohmann-Hebeln von medial und lateral. Dadurch
   werden die Weichteile weggehalten (Abb. III-43).

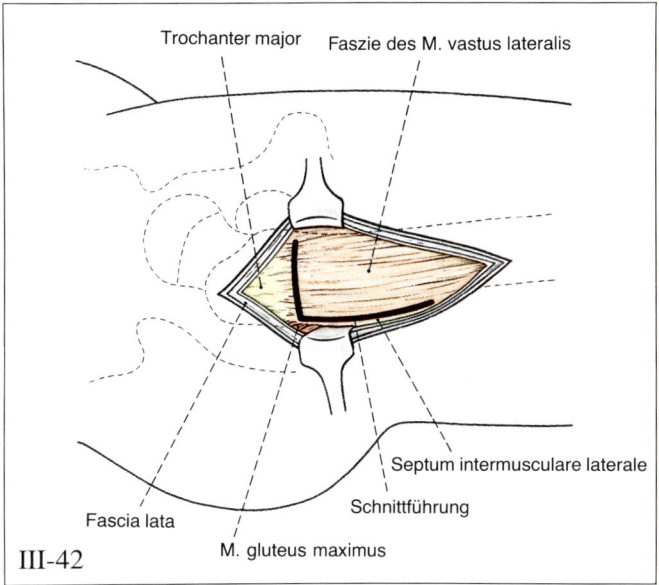

III-42

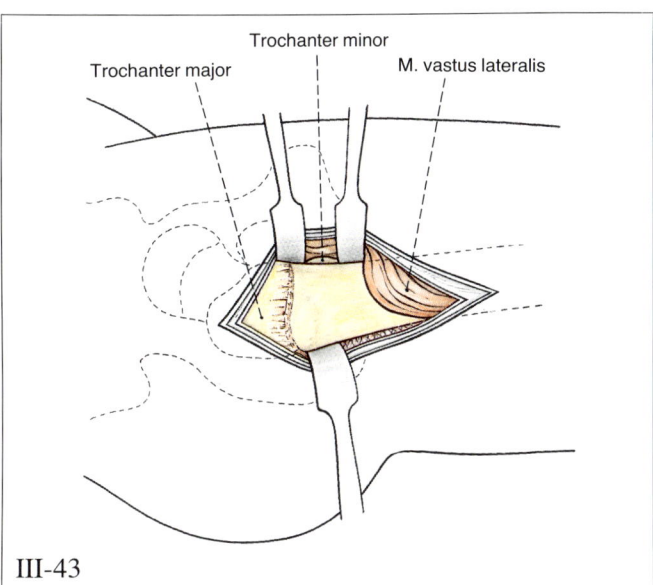

III-43

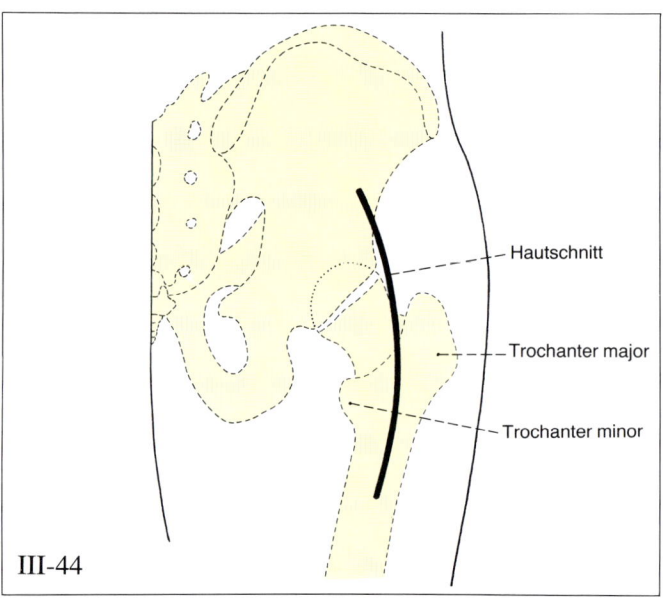

III-44

Trochanter minor

Zugang nach *Nicola*

Indikationen

1. Tumoren
2. Probeexzision

Operatives Vorgehen

1. Bauchlage oder Seitenlage.
2. Etwa 10 cm langer, geschwungener dorsaler Hautschnitt, der etwa 3–4 cm oberhalb der Spitze des Trochanter major in Höhe der Mitte des Os sacrum beginnt und sich nach distal für etwa weitere 5 cm erstreckt (Abb. III-44).
3. Haut und Unterhautfettgewebe werden nach medial und lateral weggehalten, wodurch sich die tiefe Faszie über dem M. gluteus maximus darstellt.
4. Inzision der kräftigen Sehnenplatte des M. gluteus maximus von distal nach proximal in etwa 10 cm Länge (Abb. III-45).
5. Der M. quadratus femoris wird am Rande eingekerbt und nach proximal, der N. ischiadicus vorsichtig nach medial weggehalten (Abb. III-46).
6. Die Sehne des M. iliopsoas wird vom Trochanter minor mit einem Raspatorium abgelöst. Dabei sollte der am Femurschaft ansetzende Teil der Sehne unterhalb des Trochanter minor belassen werden. Damit ist der Trochanter minor dargestellt (Abb. III-46).

Anmerkung

1. Der N. ischiadicus ist nicht weiter darzustellen, um unnötige Blutungen zu vermeiden.
2. Vergleiche auch Anmerkungen zum posterioren Zugang des Hüftgelenks.

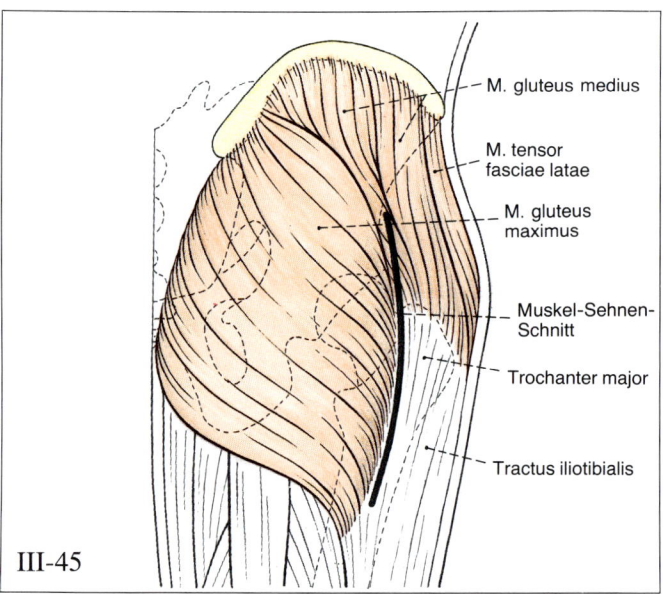

III-45

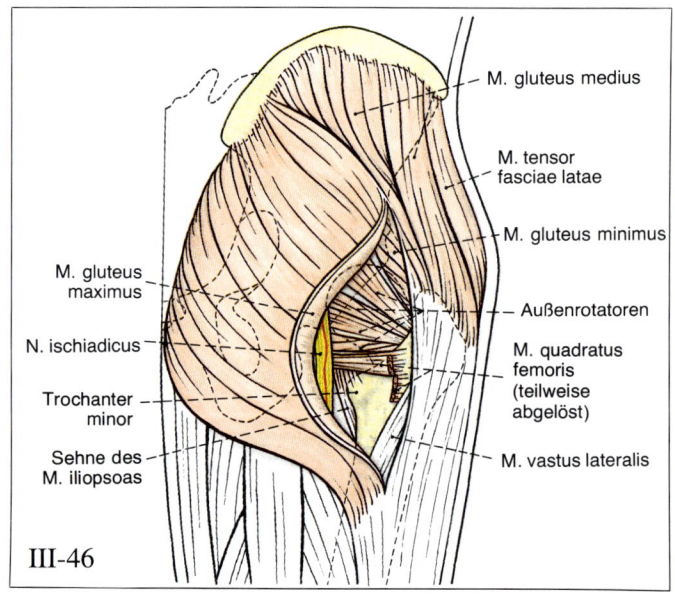

III-46

B. Oberschenkelregion

Oberschenkelschaft anterior

Anteriorer Zugang

Ventraler Zugang

Vorderer Zugang

Indikationen

1. Femurschaftfrakturen
2. Knochentumoren
3. Entzündliche Prozesse

Operatives Vorgehen

1. Hautschnitt über dem Femurschaft in einer gedachten Linie zwischen der Spina iliaca anterior superior und der lateralen Patellaecke (Abb. III-47).
2. Zugang zwischen M. rectus femoris und M. vastus lateralis (Abb. III-48). Der Eingang erfolgt etwa handbreit unterhalb des Trochanter major.

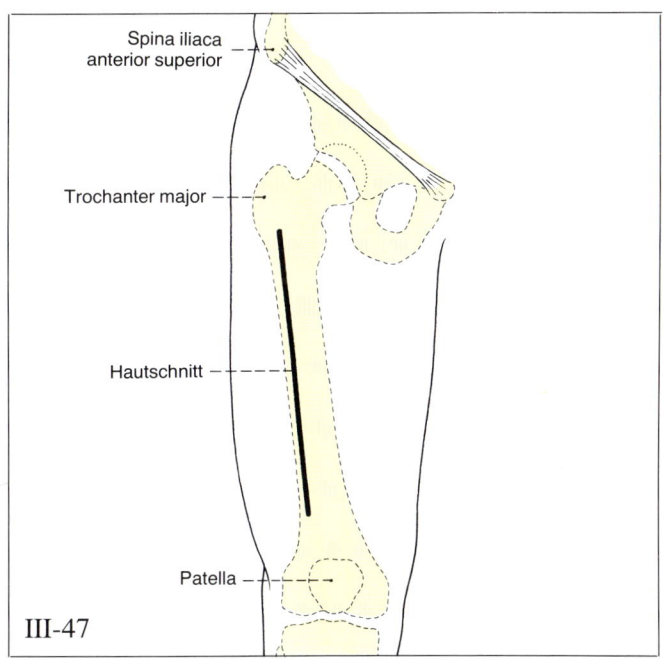

III-47

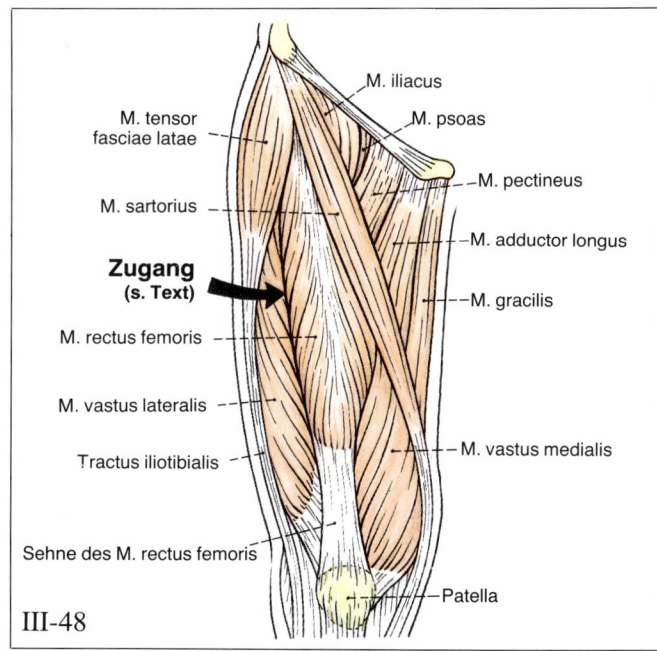

III-48

3. Weghalten des M. rectus femoris nach medial (Abb. III-49).

4. Weiteres Vorgehen durch den M. vastus intermedius im Verlauf seiner Fasern bis auf das Femur und subperiostales Ablösen des Muskels, so daß der vordere und seitliche Anteil des Femurs dargestellt wird (Abb. III-50).

5. Im oberen Teil der Operationswunde stellen sich die Nervenäste zum M. vastus lateralis und die A. circumflexa femoris lateralis dar. Vor Inzision des oberen Anteils des M. vastus intermedius müssen diese differenten Strukturen beiseite gehalten werden (Abb. III-50). Gegebenenfalls ist das neurovaskuläre Bündel vorher stumpf mit dem Finger zu mobilisieren.

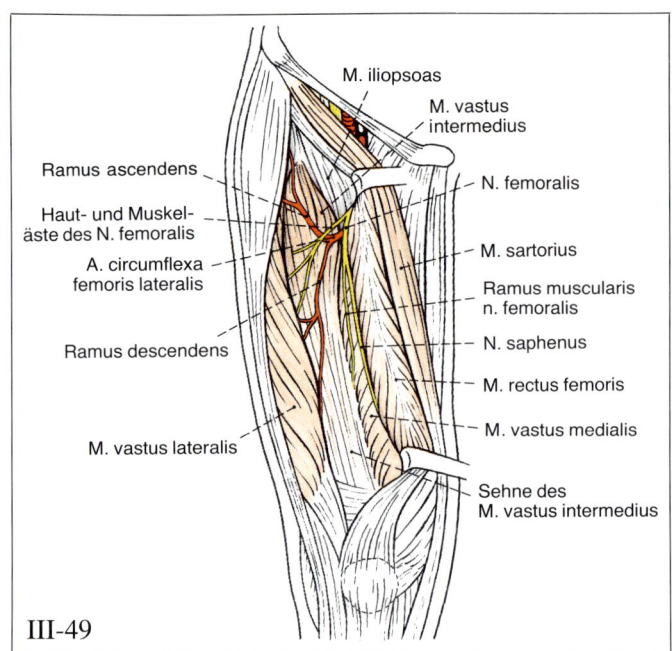

III-49

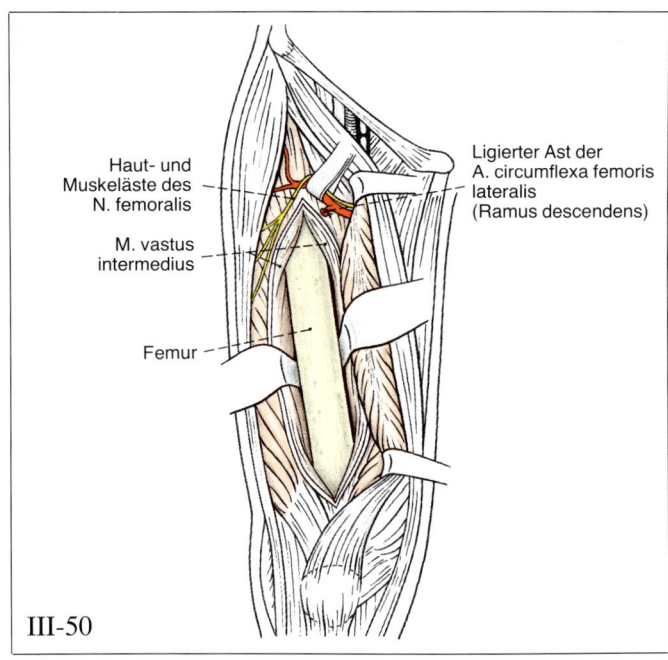

III-50

6. Praktische Anatomie mit Darstellung des Zuganges am Oberschenkelquerschnitt (Abb. III-51).

7. Erweiterungsmöglichkeit des Zuganges durch Schnittverlängerung nach proximal bis zur Spina iliaca anterior superior und nach distal am lateralen Patellarand vorbeilaufend bis zum lateralen Rand der Tuberositas tibiae (Abb. III-52). Auf diese Weise gelingt eine gleichzeitige Darstellung von Oberschenkelschaft, Hüft- und Kniegelenk. Am Hüftgelenk entspricht die Erweiterung dem iliofemoralen Zugang nach *Smith-Petersen* (S. 182).

Anmerkung

1. Im proximalen Drittel müssen die auf dem M. vastus intermedius verlaufende A. und V. circumflexa femoris lateralis sowie die Äste des N. femoralis unbedingt geschont werden. Das gilt besonders für den proximalwärts erweiterten Zugang (Abb. III-52).

2. Bei Bedarf kann der M. vastus lateralis weit nach dorsolateral mobilisiert werden.

3. Im Verlauf der postoperativen Heilphase kann es zur Adhärenz des M. vastus intermedius kommen, wodurch die Beugung im Kniegelenk gehemmt wird. Deshalb sollten so früh wie möglich Bewegungsübungen durchgeführt werden.

4. Der totale Femurersatz gibt eine Indikation für die unter Punkt 7 dargestellte Schnitterweiterung.

5. Häufig genügt ein proximaler oder distaler Teilabschnitt der Schnittführung.

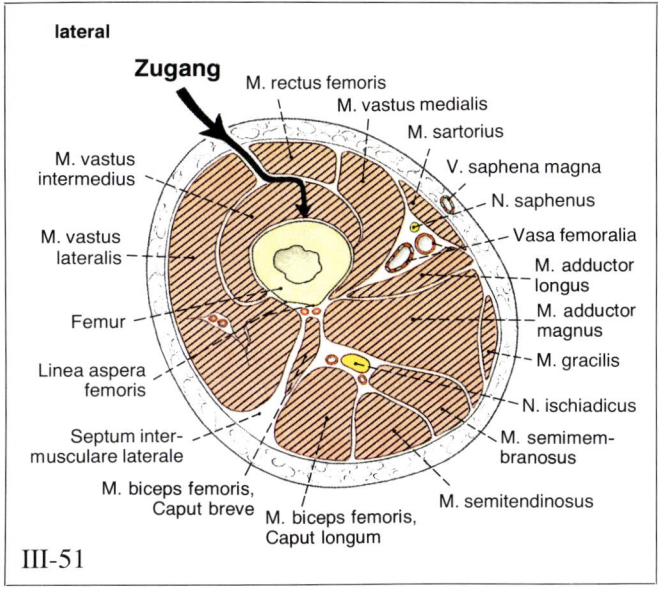

III-51

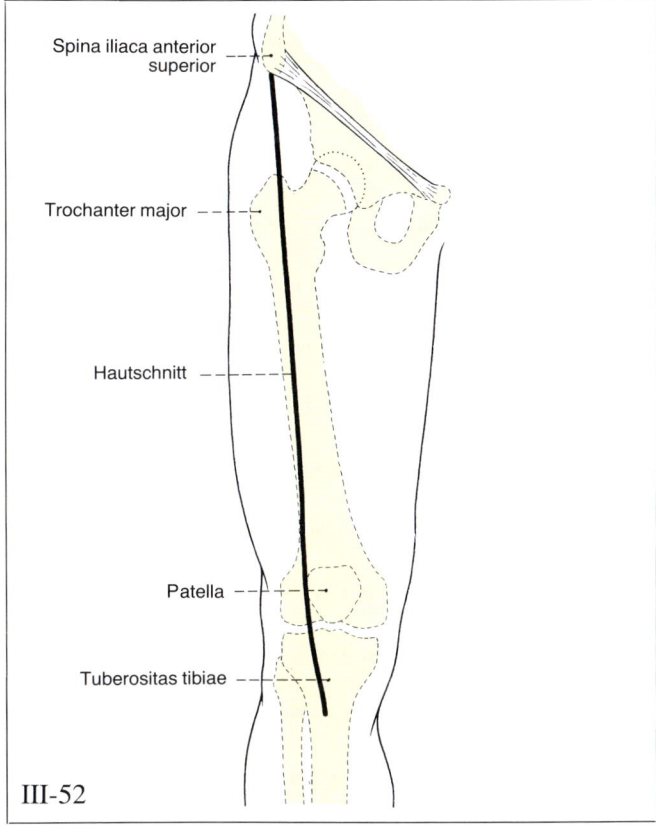

III-52

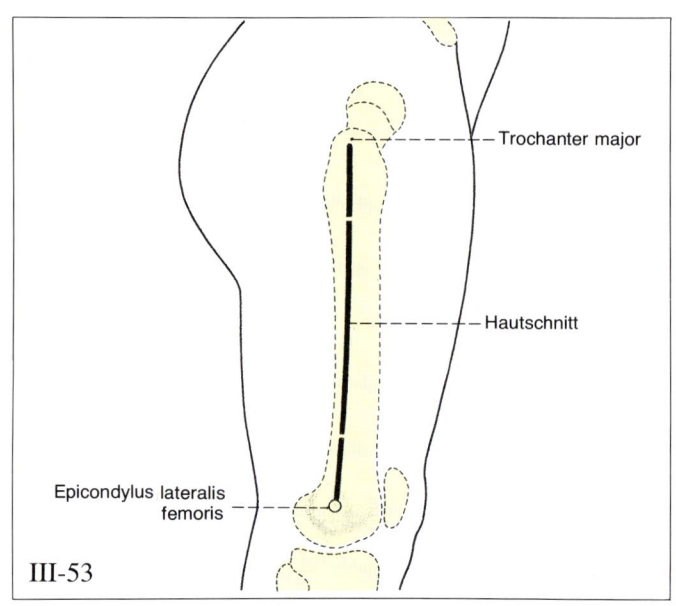

III-53

Oberschenkelschaft lateral

Lateraler Zugang

Seitlicher Zugang

Indikationen

1. Komplizierte Frakturen des Femurschaftes
2. Knochentumoren
3. Entzündliche Prozesse
4. Verplattung

Lagerung

1. Rückenlage; Bein beweglich abgedeckt.
2. Ipsilaterale Beckenhälfte durch Tuch- oder Schaumstoffunterlage deutlich nach vorn gekippt.
3. Aus Sicherheitsgründen Beckenstütze auf der kontralateralen Seite.

Operatives Vorgehen

1. Längsschnitt von der Spitze des Trochanter major bis zum Epicondylus lateralis femoris des Condylus lateralis oder – je nach Vorhaben – entsprechende Teilabschnitte der Schnittführung (Abb. III-53).
2. Längsspaltung der Faszie (Abb. III-54). Der M. vastus lateralis wird angehoben. Aufsuchen des dorsalen Randes des M. vastus lateralis am Septum intermusculare laterale (Abb. III-54). Die Muskelfaszie wird am hinteren Rand längs gespalten.
3. Die querverlaufenden Aa. perforantes werden dargestellt und unterbunden. Abschieben des M. vastus lateralis vom Septum intermusculare laterale in Faserrichtung, d. h. von distal nach proximal, um eine unerwünschte Auffaserung der Muskulatur zu vermeiden. Inzision des Periosts in Längsrichtung und Abschieben desselben mit dem Raspatorium nach vorn und hinten (Abb. III-55).

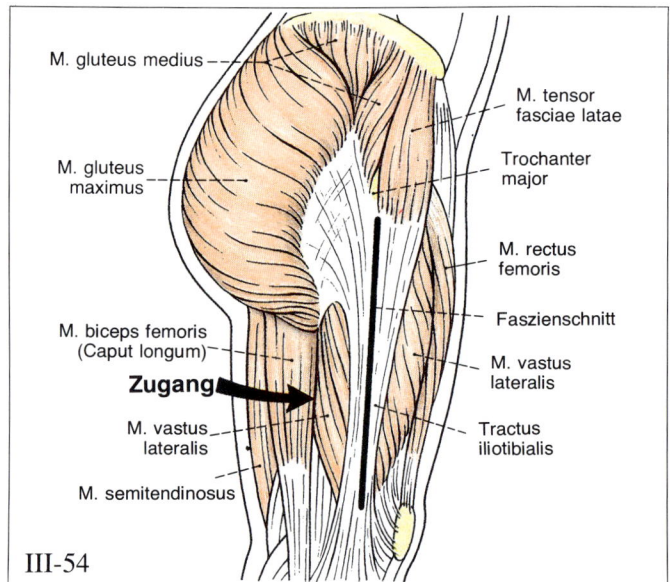

III-54

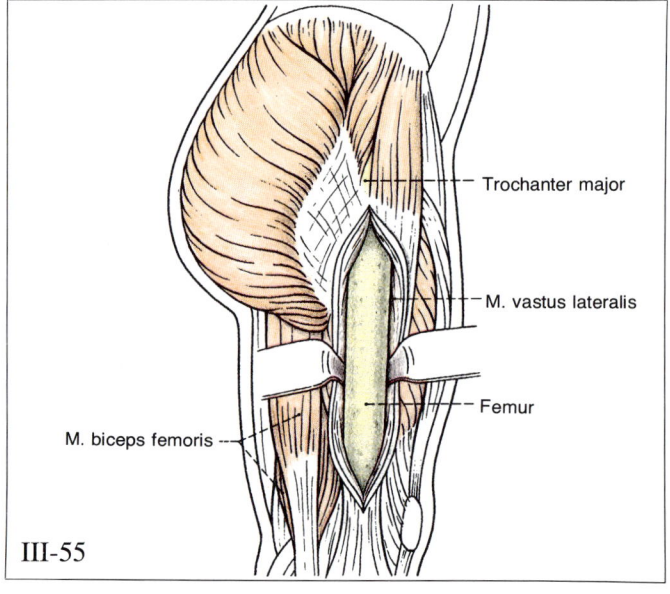

III-55

4. Am proximalen Ursprung des M. vastus lateralis, d. h. an der Basis des Trochanter major, kann der Muskel quer zur Verlaufsrichtung temporär abgelöst werden.

5. Durch Hohmann-Hebel, die um den Schaft geführt werden, erfolgt die Darstellung des Femurs.

6. *Praktische Anatomie* mit Darstellung des Zuganges am Oberschenkelquerschnitt (Abb. III-56). Dabei wird deutlich, daß der M. vastus lateralis nicht nur vom Femur, sondern vorher auch vom Septum intermusculare laterale (stumpf) abgelöst werden muß.

7. Erweiterungsschnitt nach distal bis zum lateralen Rand der Tuberositas tibiae (Abb. III-57).

Anmerkung

1. Die Darstellung wird auch als Briefkastenzugang bezeichnet, da die Weichteile (M. vastus lateralis) wie eine Briefklappe nach vorne hochgeklappt werden.

2. Grundsätzlich ist auch der direkte laterale Zugang möglich. Dabei Spaltung des Tractus iliotibialis, des M. vastus lateralis und des M. vastus intermedius in Faserrichtung. Aber der indirekte laterale Zugang ist vorzuziehen, weil der Muskel geschont wird. Verklebungen und Störungen der Innervation werden so eher vermieden.

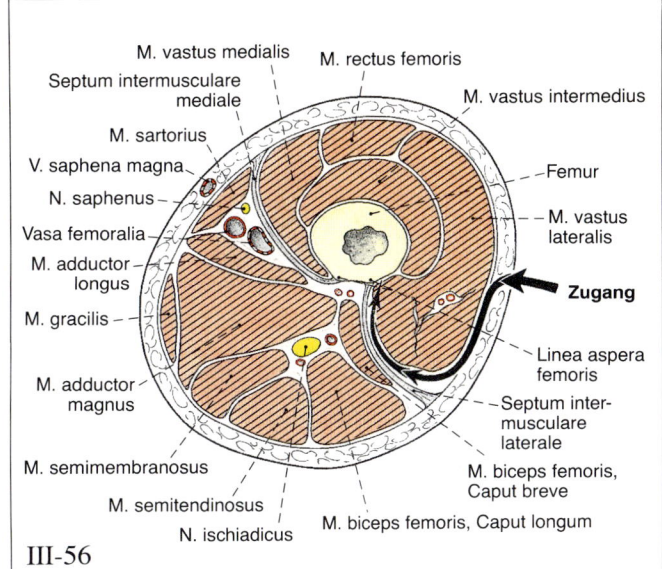

III-56

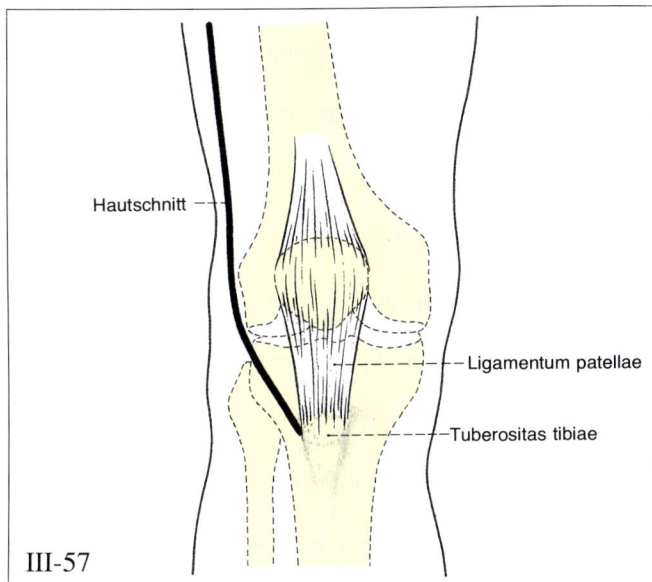

III-57

Oberschenkelschaft medial

Medialer Zugang

Indikationen

1. Knochentumoren am Condylus femoris medialis
2. Kondylusfrakturen
3. Suprakondyläre Korrekturosteotomie von medial
4. Osteosynthese mit Winkelplatte
5. Revision des Adduktorenkanals

Lagerung

1. Durch Tuchrolle in der Kniekehle leicht gebeugtes Kniegelenk.
2. Bei suprakondylären Veränderungen wird das betroffene Bein in Außenrotation und leichter Abduktion gelagert.

Operatives Vorgehen

1. Vom Epicondylus medialis femoris ausgehender 15 bis 20 cm langer Hautschnitt, der in Längsrichtung nach proximal vor den Adduktoren verläuft (Abb. III-58).
2. Darstellung der tiefen Faszie über der Adduktorenmuskulatur bis zum muskelfreien Epicondylus medialis, der dorsal des M. vastus medialis liegt (Abb. III-59).

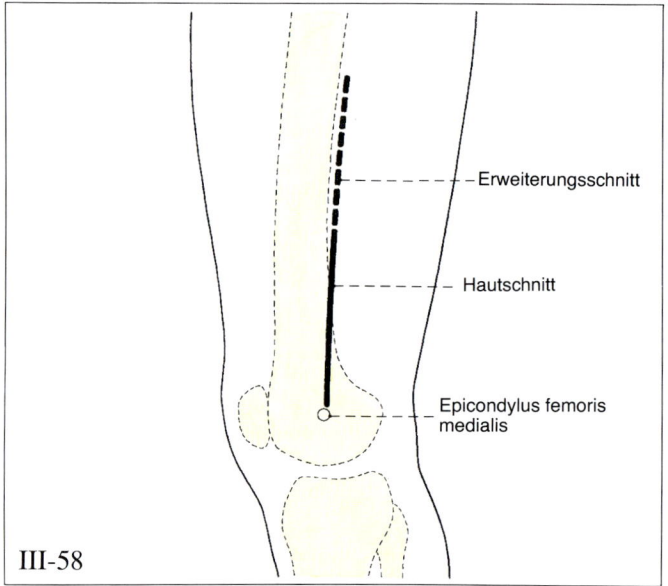

III-58

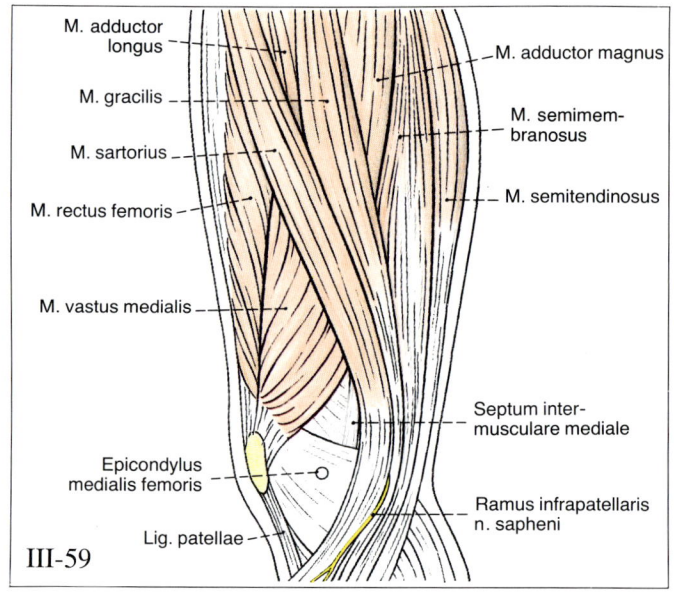

III-59

3. Eine Eröffnung der Synovialmembran des Kniegelenkes sollte vermieden werden. Der M. sartorius wird nach dorsal (oder nach ventral – siehe Anmerkung 3) zurückgehalten (Abb. III-60), wodurch die Sehne des M. adductor magnus sichtbar wird.
4. Auf den unterhalb des M. sartorius verlaufenden N. saphenus muß geachtet werden.
5. Weiteres stumpfes Vorgehen bei Darstellung des Femurs im Bereich der Kniekehle.
6. Die großen Gefäße und Nerven werden nach dorsal zurückgehalten.
7. Die Sehne des M. adductor magnus wird ebenfalls nach dorsal, der M. vastus medialis nach ventral weggehalten, wodurch es zu einer klaren Darstellung des medialen Femuranteils kommt.

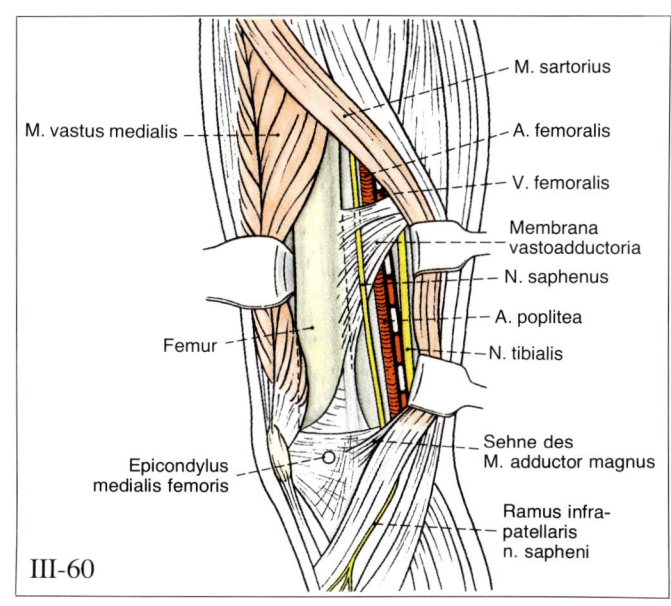

III-60

M. vastus medialis

M. sartorius

A. femoralis

V. femoralis

Membrana vastoadductoria

N. saphenus

A. poplitea

N. tibialis

Femur

Sehne des M. adductor magnus

Epicondylus medialis femoris

Ramus infrapatellaris n. sapheni

Anmerkung

1. Bei diesem Zugang wird kein Muskel abgetrennt. Er ist nach proximal bis über die Schaftmitte geeignet.
2. Der Wundverschluß gestaltet sich einfach, indem man die Muskulatur in ihre ursprüngliche Lage bringt.
3. Bei Darstellung des mittleren Femurdrittels wird der M. sartorius nach ventral weggehalten, bei Darstellung des distalen Drittels nach dorsal.
4. Wird eine mehr umgreifende Darstellung des Femurschaftes gewünscht, so werden die Adduktoren abgelöst und nach Durchtrennung der Membrana vastoadductoria nach dorsal weggehalten.

Ergänzung

1. Für das *proximale Schaftdrittel* und die intertrochantäre Region liegt der mediale Zugangsweg in der oberflächlichen Muskelschicht zwischen M. adductor longus und M. gracilis. Beide werden proximal der Zugangsebene vom N. obturatorius versorgt.
2. Längsschnitt entlang dem von vorn gut palpablen M. adductur longus. Zunächst Aufsuchen der Ebene zwischen M. adductor longus und M. gracilis und in der Tiefe zwischen M. adductor brevis und M. adductor magnus bis man auf den Trochanter minor als Orientierungspunkt stößt. Von dort aus läßt sich dann der mediale Anteil des proximalen Femurschaftdrittels und der intertrochantären Region darstellen.
3. Der M. adductor brevis liegt zwischen R. anterior und R. posterior des N. obturatorius. Der Muskel wird versorgt vom R. anterior. Der R. posterior innerviert den M. adductor magnus.

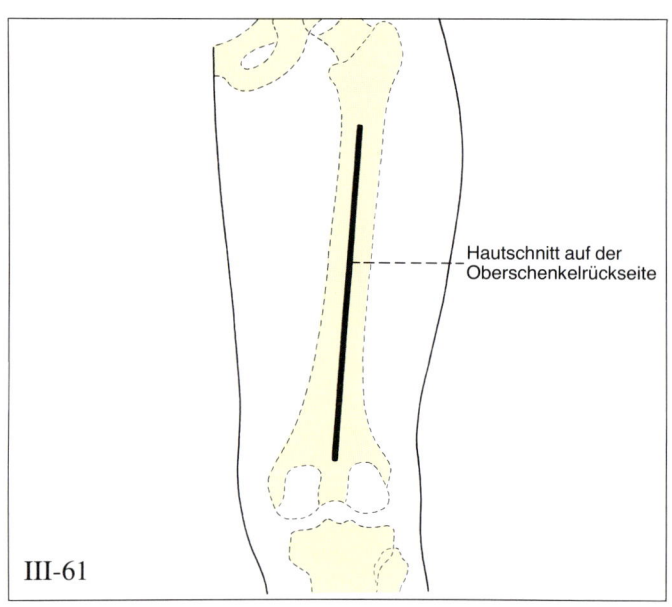

Hautschnitt auf der Oberschenkelrückseite

III-61

Oberschenkelschaft posterior

Posteriorer Zugang

Dorsaler Zugang

Hinterer Zugang

Indikationen

1. Tumoren
2. Femurschaftfrakturen
3. Revision des N. ischiadicus

Operatives Vorgehen

1. Bauchlage.
2. Hautschnitt in Längsrichtung auf der Oberschenkel-rückseite, beginnend am Übergang vom proximalen zum mittleren Drittel und knapp bis zur Kniekehle verlaufend (Abb. III-61).
3. Der lange Kopf des M. biceps femoris und der N. cuta-neus femoris posterior werden nach lateral gehalten, die Mm. semitendinosus und semimembranosus nach medial (Abb. III-62 und III-63). Dadurch werden die A. und V. poplitea sowie der auf dem kurzen Bizeps-kopf verlaufende N. ischiadicus dargestellt (Abb. III-63).
4. Der N. ischiadicus wird nach lateral und die Poplitealgefäße werden nach medial weggehalten, so daß der M. adductor magnus und der kurze Kopf des M. bi-ceps femoris vom Femurschaft subperiostal abgescho-ben werden können, nachdem die Seitengefäße unter-bunden wurden.

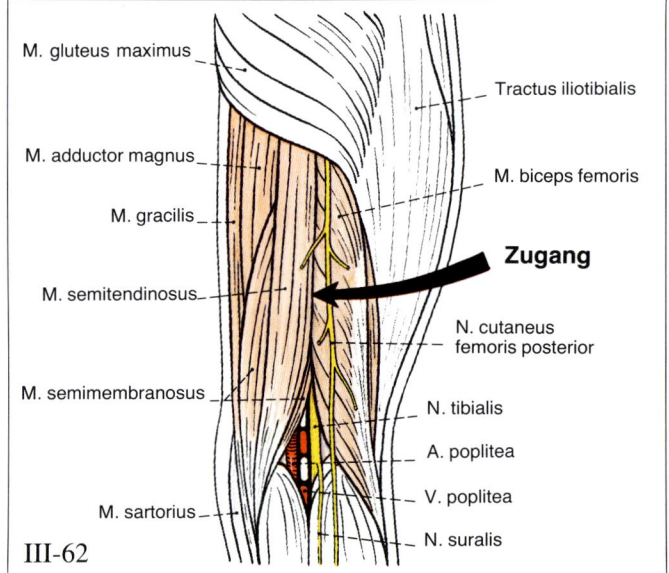

M. gluteus maximus
Tractus iliotibialis
M. adductor magnus
M. biceps femoris
M. gracilis
Zugang
M. semitendinosus
N. cutaneus femoris posterior
M. semimembranosus
N. tibialis
A. poplitea
V. poplitea
M. sartorius
N. suralis

III-62

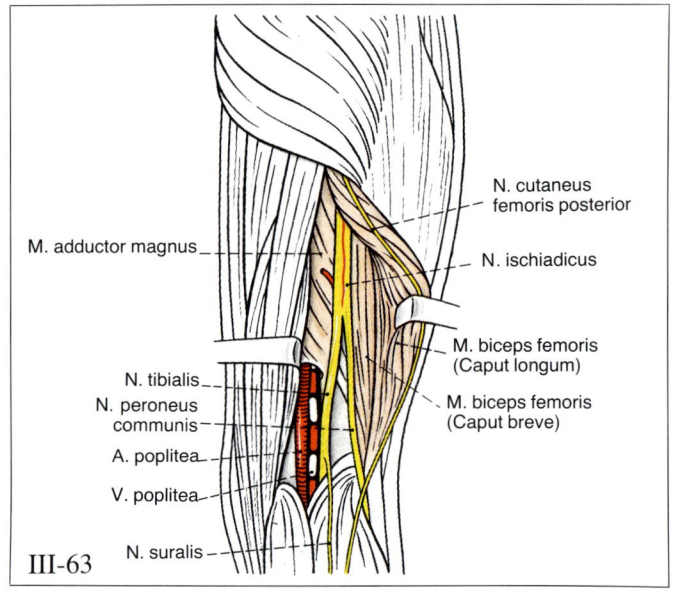

N. cutaneus femoris posterior
M. adductor magnus
N. ischiadicus
M. biceps femoris (Caput longum)
N. tibialis
N. peroneus communis
M. biceps femoris (Caput breve)
A. poplitea
V. poplitea
N. suralis

III-63

5. Der M. adductor magnus wird dann zusammen mit den Gefäßen nach medial, der kurze Bizepskopf zusammen mit dem sich teilenden N. ischiadicus nach lateral abgedrängt. Hohmann-Hebel können den Femurschaft unterfahren (Abb. III-64). Dadurch sind die distalen zwei Drittel des Femurs dargestellt.

Ergänzung

1. Zur Exposition des *proximalen Drittels des Femurschafts* wird eine andere Zugangsebene benutzt.
2. Mit dem Finger wird der Femurschaft in der Muskellücke zwischen Caput longum des M. biceps und M. vastus lateralis aufgesucht.
3. Nach Inzision der Fascia lata bzw. des Tractus iliotibialis wird die obengenannte Ebene nach proximal teils stumpf, teils scharf entwickelt und freigelegt.
4. Das Caput longum des M. biceps wird nach medial, der von der Linea aspera gelöste M. vastus lateralis nach lateral weggehalten. Mit dem Raspatorium wird das Caput breve des M. biceps abgeschoben.
5. Bei diesem Zugang bleibt der N. ischiadicus medial des Caput longum des M. biceps geschützt.

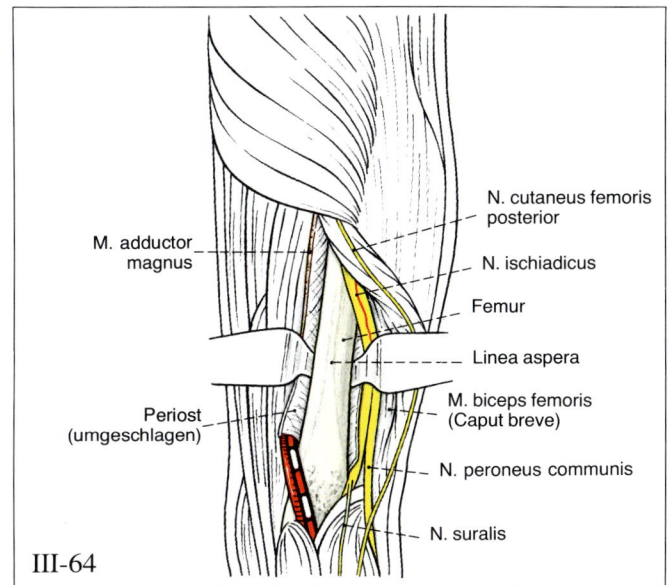

M. adductor magnus

N. cutaneus femoris posterior

N. ischiadicus

Femur

Linea aspera

M. biceps femoris (Caput breve)

N. peroneus communis

Periost (umgeschlagen)

N. suralis

III-64

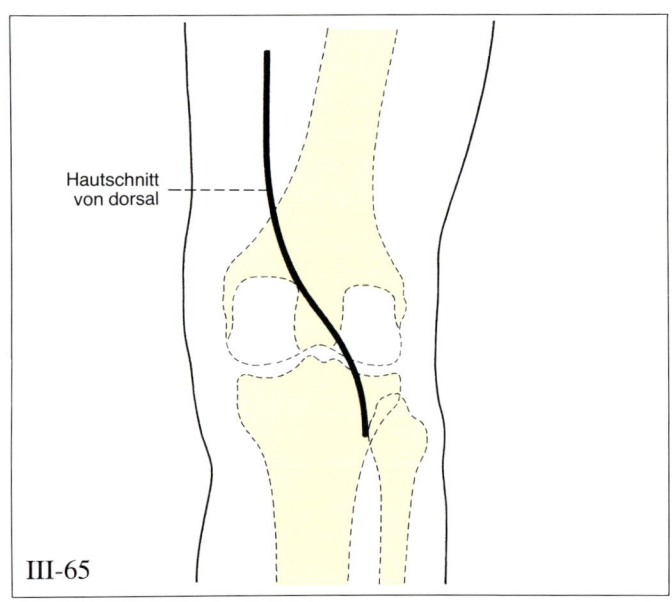

Distaler Oberschenkelschaft

Posteriorer Zugang

Dorsaler Zugang

Hinterer Zugang

Indikationen

1. Tumoren
2. Entzündliche Prozesse
3. Frakturen des distalen Femurdrittels

Operatives Vorgehen

1. Beginn des Hautschnittes etwa 8 cm proximal des Condylus femoris medialis und Verlängerung nach distal, wobei die Kniekehle gekreuzt wird und der Schnitt dann nach distal zur Innenseite der Fibula verläuft (Abb. III-65).
2. Spaltung der oberflächlichen und tiefen Faszien.
3. Durch stumpfes Vorgehen werden Gefäße und Nerven im Bereich der Kniekehle freipräpariert (Abb. III-66).
4. Poplitealgefäße und N. tibialis werden nach medial und der N. peroneus nach lateral gehalten, wobei sich das dorsale distale Drittel des Femurs und die dorsale Gelenkkapsel darstellen (Abb. III-67).

Anmerkung

Dieser Hautschnitt bildet in der Regel kein Keloid, ebenfalls keine Narbenverbreiterung, die bei einem geraden Hautschnitt im Bereich der Kniekehle eher auftreten kann.

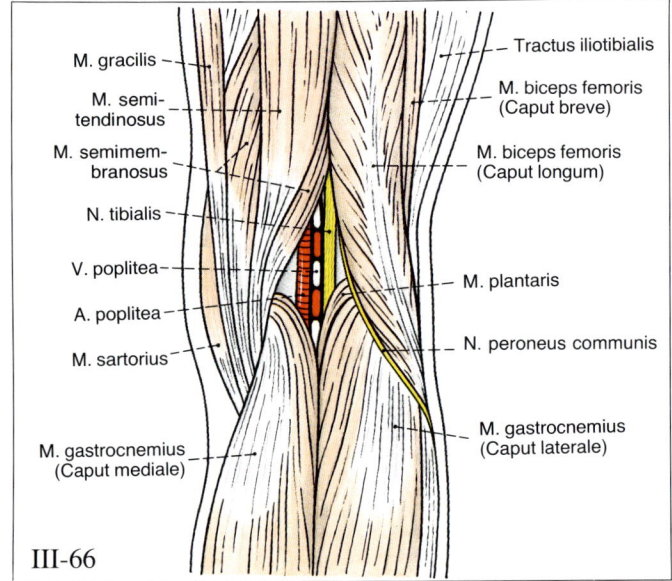

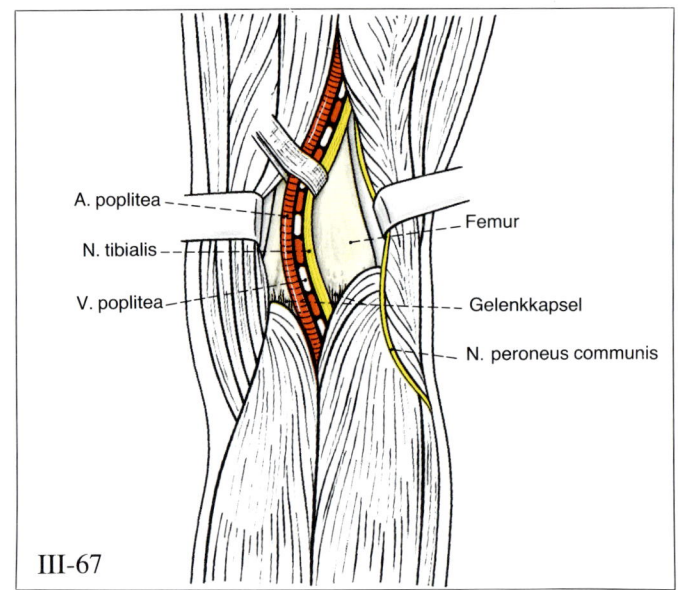

C. Knieregion

Praktische Anatomie

Reliefanatomie (Abb. III-68).
Vordere Muskelschicht (Abb. III-69).
Schematische Darstellung des Synovialsackes des Kniegelenkes von vorn (Abb. III-70).

Vorbemerkung

1. Generell wird das Kniegelenk beweglich abgedeckt, d. h. der Unterschenkel wird in ein steriles Tuch (oder einen sterilen, länglichen Beutel) eingeschlagen, das durch Tuchklemmen, zirkuläre Binden oder Schlauchgaze gegen Verrutschen gesichert wird.
2. Am knienahen Oberrand dürfen Tuchklemmen nicht im Bereich des N. peroneus plaziert werden. Durch die Verwendung eines Klebestreifens wird jedes Risiko vermieden.

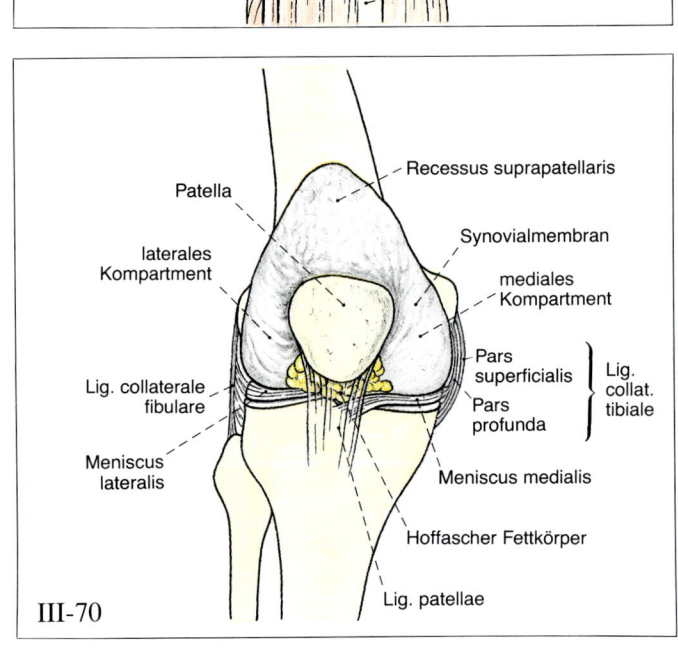

III-68

M. vastus lateralis
M. vastus medialis
Epicondylus lateralis
Epicondylus medialis
Sehne des M. biceps femoris
Patella
Caput fibulae
Tuberositas tibiae
Tuberculum Gerdy
Margo anterior tibiae
M. peroneus longus
M. gastrocnemius (Caput mediale)

III-69

M. rectus femoris
M. gracilis
M. vastus lateralis
M. sartorius
Tractus iliotibialis
M. vastus medialis
Quadrizepssehne
Sehne des M. sartorius
Retinaculum patellae transvers. lat.
Retinaculum patellae transvers. med.
Patella
Retinaculum patellae longitudinale med. u. lat.
Sehne des M. biceps femoris
Lig. patellae
Tuberculum Gerdy
Pes anserinus
M. peroneus longus
M. gastrocnemius (Caput mediale)
M. extensor digitorum longus
M. tibialis anterior
Margo anterior tibiae

III-70

Patella
Recessus suprapatellaris
laterales Kompartment
Synovialmembran
mediales Kompartment
Lig. collaterale fibulare
Pars superficialis
Lig. collat. tibiale
Pars profunda
Meniscus lateralis
Meniscus medialis
Hoffascher Fettkörper
Lig. patellae

Arterien des Kniegelenks

Darstellung der wichtigen arteriellen Anastomosen (Abb. III-71 und III-72). Falls die A. genus inferior lateralis oder die A. genus inferior medialis während der Operation durchtrennt und nicht unterbunden wird, kann es zu einer Wundheilungsstörung infolge eines erheblichen Hämarthros des Kniegelenkes kommen.

Anmerkung

1. Die Operationen am Kniegelenk, Unterschenkel und Fuß werden nach Möglichkeit in Blutleere durchgeführt. Nach Auswickeln des Beines von den Zehen bis zur Mitte des Oberschenkels Anlegen einer pneumatischen Manschette.
2. Ebenso möglich ist eine Blutsperre nach senkrechtem Hochhalten des Beines von 3 bis 6 Minuten.
3. Der erforderliche Manschettendruck beträgt in Abhängigkeit von der Muskelentwicklung etwa 250 bis 320 mm Hg, beim Kind entsprechend weniger.

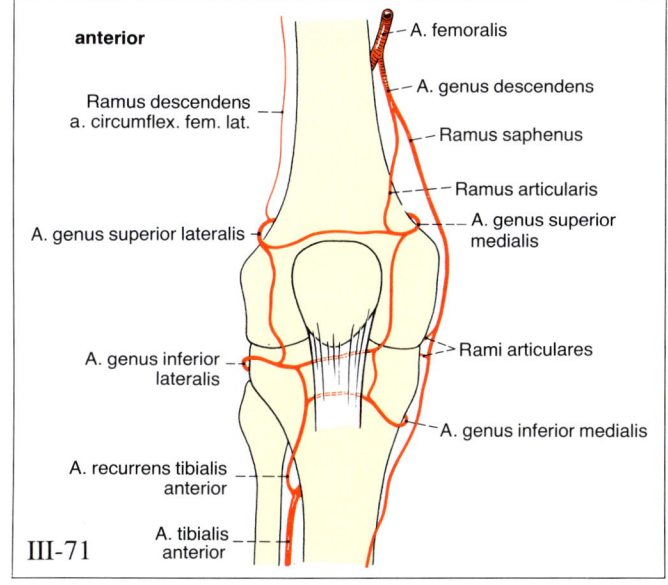

anterior

Ramus descendens a. circumflex. fem. lat.

A. genus superior lateralis

A. genus inferior lateralis

A. recurrens tibialis anterior

A. tibialis anterior

A. femoralis

A. genus descendens

Ramus saphenus

Ramus articularis

A. genus superior medialis

Rami articulares

A. genus inferior medialis

III-71

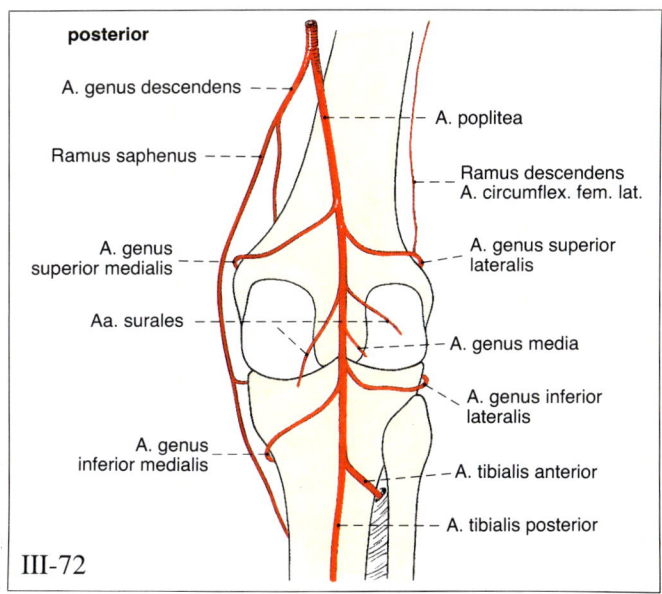

posterior

A. genus descendens

Ramus saphenus

A. genus superior medialis

Aa. surales

A. genus inferior medialis

A. poplitea

Ramus descendens A. circumflex. fem. lat.

A. genus superior lateralis

A. genus media

A. genus inferior lateralis

A. tibialis anterior

A. tibialis posterior

III-72

Kniegelenk anterior (1)

Anteromedialer Zugang (1)

Indikationen

1. Mediale Meniskusläsion
2. Freie Gelenkkörper
3. Revision der Osteochondrosis dissecans
4. Sogenanntes Shelf-Syndrom (Plica mediopatellaris)

Lagerung

1. Rückenlage. Kniegelenk leicht gebeugt und außenrotiert.
2. Bei hängendem Knie wird das Gelenk rechtwinklig gebeugt und außenrotiert.

Operatives Vorgehen

1. Etwa 5 cm langer, leicht schräger Längsschnitt, 2 bis 4 cm medial der Patella beginnend, nach distal-lateral bis zur medialen Begrenzung des Lig. patellae weiterverlaufend und das Tibiaplateau etwa 1 cm überlappend (Abb. III-73; modifizierte Schnittführung Abb. III-74, schräg in Richtung auf den Epicondylus medialis femoris ziehend). Der untere Patellapol liegt in der Regel in Höhe des Kniegelenkspaltes und ergibt damit einen guten Orientierungspunkt.
2. Zurückhalten der Haut. Durchtrennung der Faszie in Schnittrichtung.
3. Die mediale Gelenkkapsel wird längsorientiert inzidiert (Abb. III-75). Dadurch wird die Verletzungsgefahr des Ramus infrapatellaris vermindert.
4. Nach Weghalten der Kapsel wird die Membrana synovialis in derselben Richtung wie die Kapsel inzidiert.
5. Aufklappen des Gelenkes in leichter Beugung, unter Umständen bis zum rechten Winkel durch Aufstellen des Beines oder Wegnahme der Auflage des Unterschenkels, so daß der Unterschenkel frei hängt (sog. „hängendes Knie").

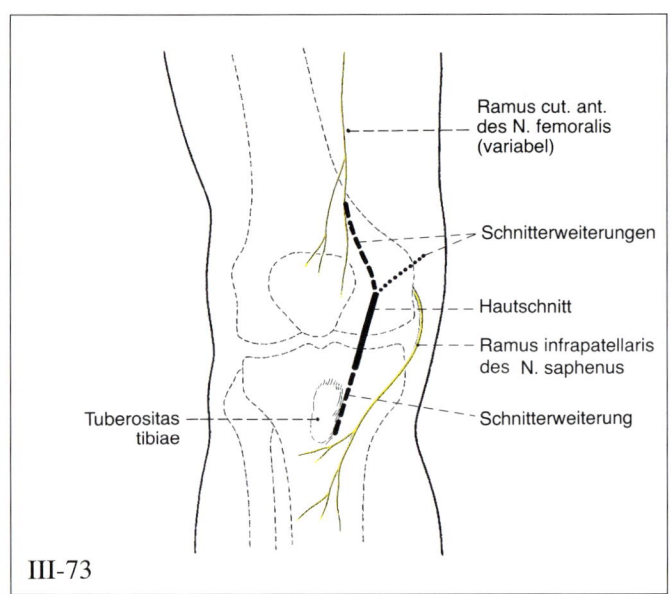

Ramus cut. ant. des N. femoralis (variabel)

Schnitterweiterungen

Hautschnitt

Ramus infrapatellaris des N. saphenus

Schnitterweiterung

Tuberositas tibiae

III-73

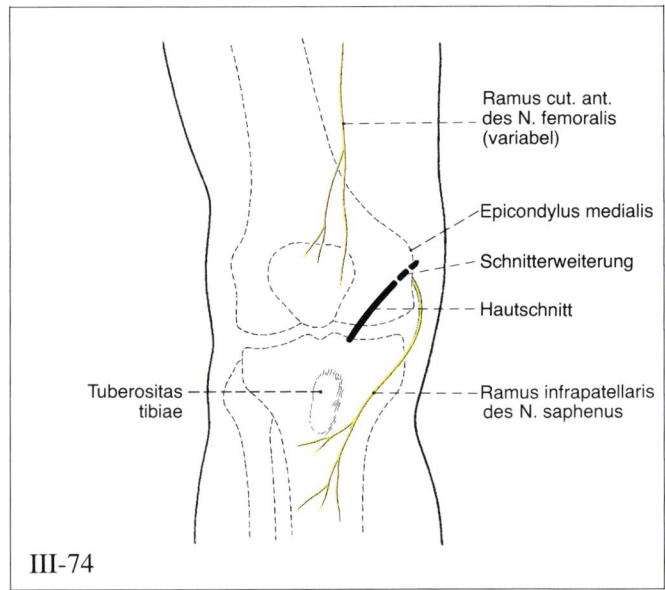

Ramus cut. ant. des N. femoralis (variabel)

Epicondylus medialis

Schnitterweiterung

Hautschnitt

Tuberositas tibiae

Ramus infrapatellaris des N. saphenus

III-74

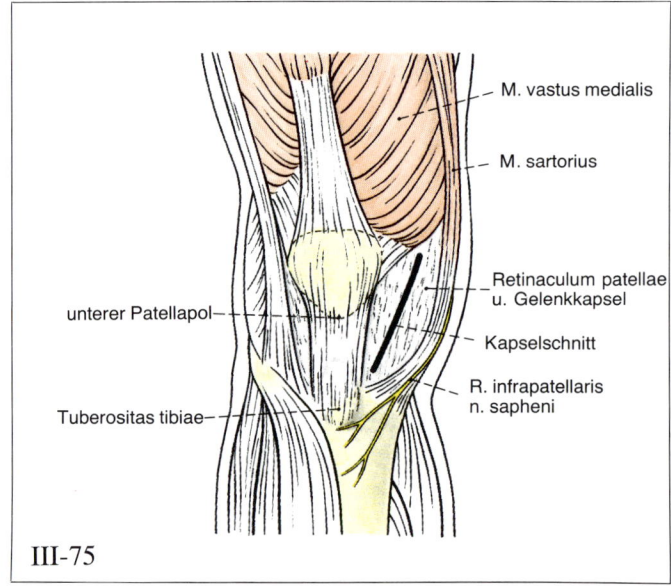

M. vastus medialis

M. sartorius

Retinaculum patellae u. Gelenkkapsel

unterer Patellapol

Kapselschnitt

R. infrapatellaris n. sapheni

Tuberositas tibiae

III-75

6. Durch zusätzliche Valgisierung kann der Überblick vergrößert werden.

7. Die Haut wird mit einem scharfen Zweizinkhaken, Kapsel und Membrana synovialis werden mit tiefen schmalen Gelenkhaken weggehalten.

8. Dadurch werden die Kreuzbänder, der mediale Femurkondylus und der Meniscus medialis dargestellt (Abb. III-76). Die Verwendung arthroskopischer Instrumente erleichtert das weitere Vorgehen.

9. Eine Schnitterweiterung ist prinzipiell in drei Richtungen möglich (Abb. III-73): a) nach proximal in Richtung und parallel zur Quadrizepssehne, b) nach dorsal in Richtung des Epicondylus medialis femoris, c) entlang der medialen Begrenzung der Tuberositas tibiae. Eine unterminierende Präparation sollte subfaszial, also unter der Subkutis und unter der Fascia superficialis erfolgen.

10. Durch Schnitterweiterung (Abb. III-74) schräg nach dorsal in Richtung auf den Epicondylus medialis und Verziehen des Hautschnittes nach dorsal kann bei annähernd rechtwinkliger Beugung des Kniegelenkes durch einen zusätzlichen Kapselschnitt (Abb. III-77) hinter dem medialen Seitenband und hinter dem Lig. collaterale mediale posterius durch einen Schrägschnitt eine Revision der hinteren Kapselschale und des hinteren Gelenkkompartments bzw. des Hinterhorns des Innenmeniskus von dorsal her angeschlossen werden. Die Sehnen des Pes anserinus müssen beiseite gehalten werden.

11. Die Lage des dorsalen Kapselschnitts kann leichter bestimmt werden, wenn von ventral her eine gebogene Klemme oder Schere durch den medialen Gelenkinnenraum hinter dem Seitenband nach dorsal geführt wird.

12. Hilfsweise kann temporär der Ansatz des Pes anserinus herausgemeißelt und zusammen mit den Sehnen weggehalten werden.

13. Wundverschluß in leichter Beuge- oder in Streckstellung des Kniegelenkes.

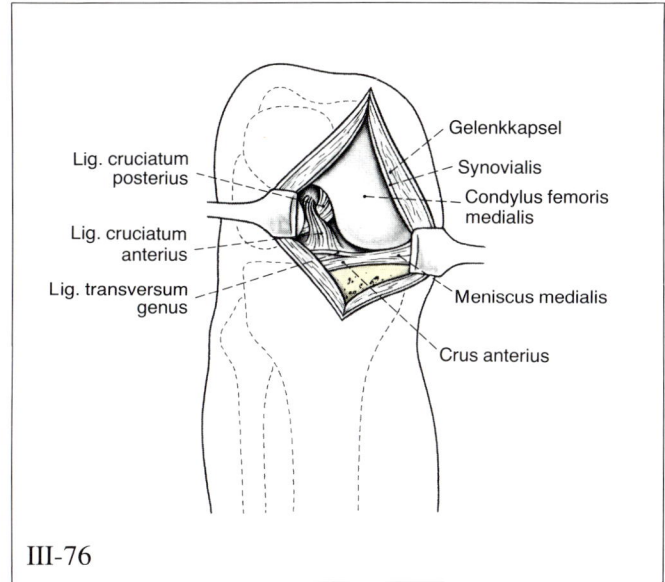

III-76

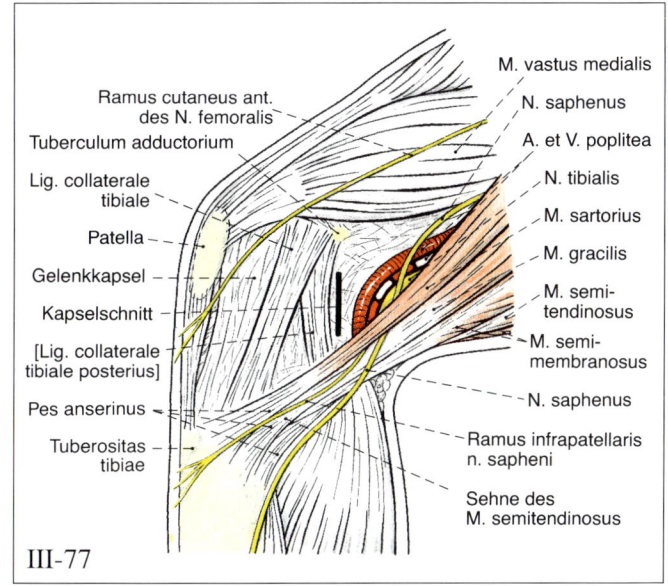

III-77

Anmerkung

1. Die Eröffnung des Kniegelenkes sollte auch bei zielgerichteten Eingriffen nach Möglichkeit für eine Rundumsicht benutzt werden, um die Synovialis, die Menisken, die Kreuzbänder, den Knorpelbelag, die Gelenkfläche der Patella sowie ihr Gleitlager zu beurteilen.

2. Eine Verletzung des Ramus infrapatellaris führt leicht zur schmerzhaften Neurombildung.

3. Die Schnittführung der Abbildung III-74 kann nach proximal am medialen Rand des M. vastus medialis ohne weiteres verlängert werden, so daß ggf. der mediale und posteromediale Kapsel-Band-Apparat mitrevidiert werden können.

4. Für die Meniskusentfernung ist bei sparsamer Assistenz die Kniehängelage mit herabhängendem Unterschenkel vorzuziehen, da sich z. B. das valgisierende Aufklappen leichter bewerkstelligen läßt. Der Oberschenkel liegt dabei auf dem Tischende oder auf einer mit Schaumgummi gepolsterten Halterung auf.

5. Beim hängenden Knie ist es wichtig, daß die Kniekehle frei bleibt. Der Oberschenkel darf also nicht unmittelbar mit der Tischkante abschließen, sondern muß etwas überstehen. Die A. poplitea wird sonst an die hintere Kapsel gedrückt und kann daselbst beim Eingriff verletzt werden.

Kniegelenk medial

Medialer Zugang

Indikationen

1. Alloarthroplastik (Totalendoprothetik)
2. Revision des medialen Kapsel-Band-Apparates und der Kreuzbänder

Operatives Vorgehen

1. Leicht geschwungener Schrägschnitt über der Medialseite des Kniegelenkes (Abb. III-78 und III-79), der medial der Tuberositas tibiae beginnt, nach dorsal in Richtung Tuberculum adductorium führt und am medialen Rand des M. vastus medialis nach proximal verläuft.
2. Aufsuchen und Schonen des Ramus infrapatellaris des N. saphenus.
3. Nach Spaltung der Faszie und des Retinaculum patellae mediale wird der mediale Rand des M. vastus medialis aufgesucht und vom Septum intermusculare mediale gelöst. Schonung des N. saphenus (Abb. III-80).
4. Breites Anheben des M. vastus medialis und Weghalten desselben nach lateral. Äste der A. genus superior medialis werden unterbunden.
5. Nach Spaltung der Gelenkkapsel in Längsrichtung stellt sich der Gelenkraum dar.
6. Zur Revision des medialen und posteromedialen Kapsel-Band-Apparates wird abweichend vorgegangen. Das Gelenk wird nicht oder nur bei Bedarf von vorn eröffnet.
7. Durch annähernd rechtwinklige Beugung des Knies wird die mediale Kapsel mit dem Lig. collaterale tibiale und dem Lig. collaterale tibiale posterius sowie der posteromedialen Kapselschale nach Weghalten der Sehnen des Pes anserinus dargestellt.
8. Bei Bedarf kann der Pes anserinus mit dem Raspatorium abgeschoben oder temporär oberflächlich am Ansatz ausgemeißelt werden, so daß diese Sehnen (möglichst zusammen mit der Haut) nach dorsal weggehalten werden können. Dabei ist der unmittelbar dahinterliegende Ansatz des Lig. collaterale tibiale zu schonen.
9. Ein eventueller dorsaler Gelenkzugang erfolgt mit einem Längsschnitt hinter dem Lig. collaterale posterius (siehe Posteromedialen Zugang, S. 217).

Anmerkung

Da keine Muskel- oder Sehneninzision erfolgt, ist der mediale Zugang besonders schonend.

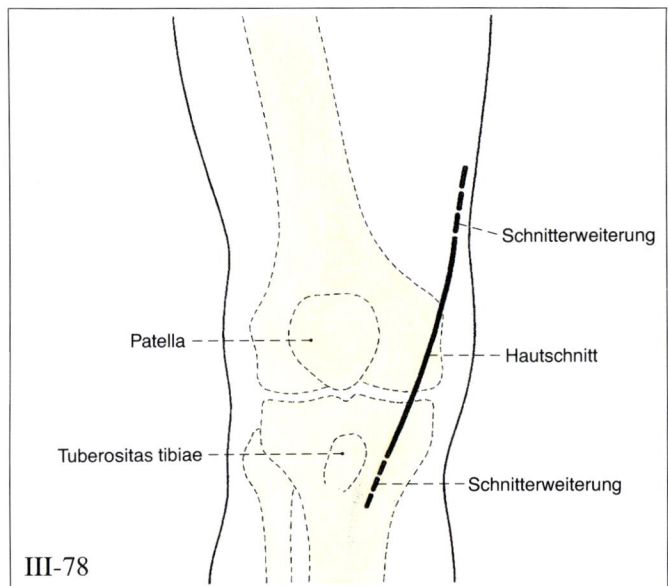

III-78

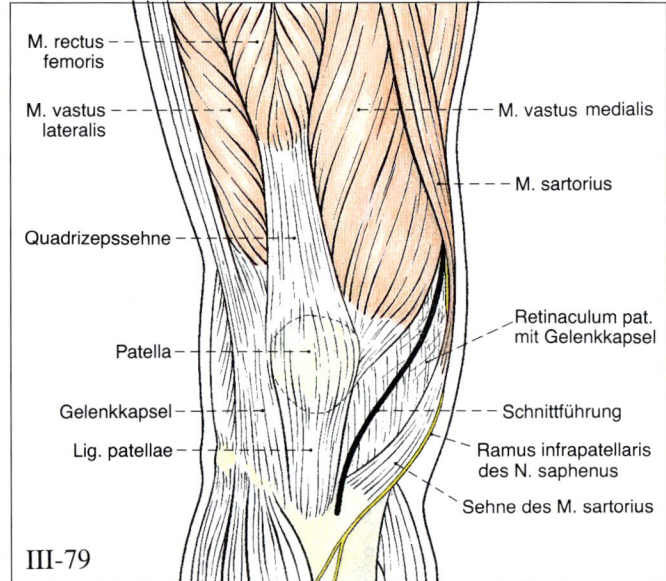

III-79

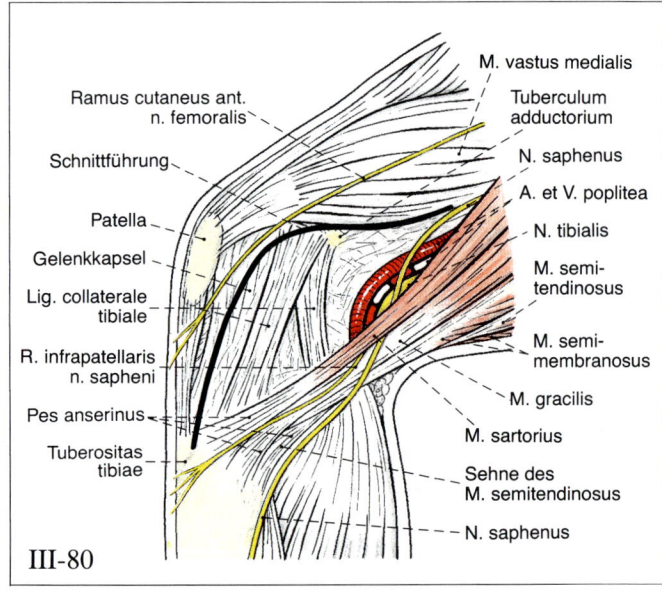

III-80

Kniegelenk posteromedial

Posteromedialer Zugang (1)
Dorsomedialer Zugang

Indikationen

1. Freie Gelenkkörper im dorsomedialen Kompartment
2. Hinterhornläsion des Meniscus medialis
3. Dorsomediale Synovektomie

Operatives Vorgehen

1. Etwa 3–4 cm langer Längsschnitt, an der Innenseite des Kniegelenkes dorsal des Epicondylus femoris medialis beginnend, und Verlängerung desselben nach distal und vorn bis zum Condylus medialis tibiae (Abb. III-81), vor und annähernd parallel zum Sehnenverlauf des Pes anserinus.
2. Nach Zurückhalten der Haut und Spaltung der Faszie stellt sich die Gelenkkapsel dar. Bei annähernd rechtwinkliger Beugung kann das Lig. collaterale tibiale posterius identifiziert werden.
3. Die Kapselinzision erfolgt am Hinterrand des Lig. collaterale tibiale posterius (Abb. III-82).
4. Nach Inzision und Weghalten der Gelenkkapsel nach vorn und hinten stellt sich der dorsomediale Anteil des Kniegelenkes dar (Abb. III-82).

Anmerkung

1. Der N. saphenus und der Ramus infrapatellaris werden aufgesucht und geschont.
2. Meistens handelt es sich um eine Hilfsinzision, wenn der vordere Zugang z. B. für die Entfernung eines freien Gelenkkörpers nicht ausreicht.
3. In diesem Fall wird eine gebogene Klemme von vorn nach hinten durch den medialen Gelenkinnenraum hinter das Kollateralligament geführt, um so die Kapselinzisionsstelle zu markieren.

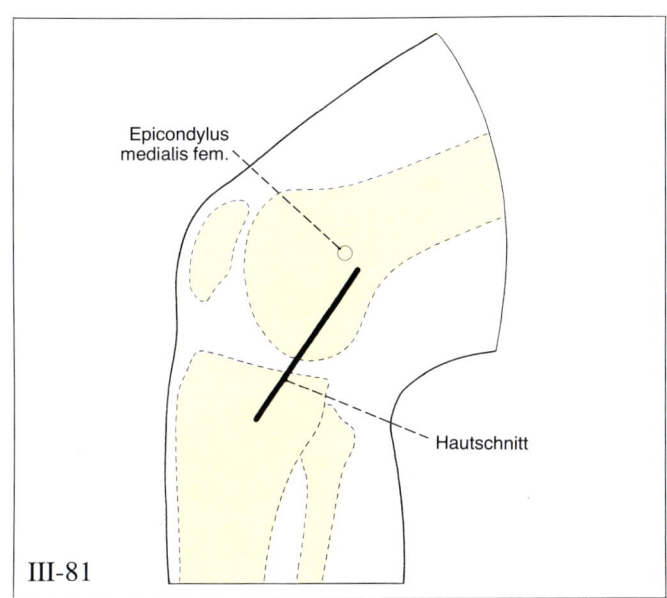

III-81

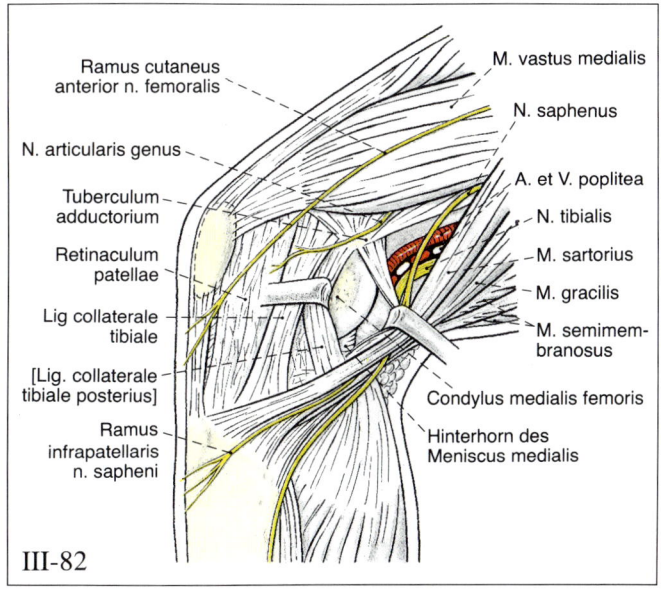

III-82

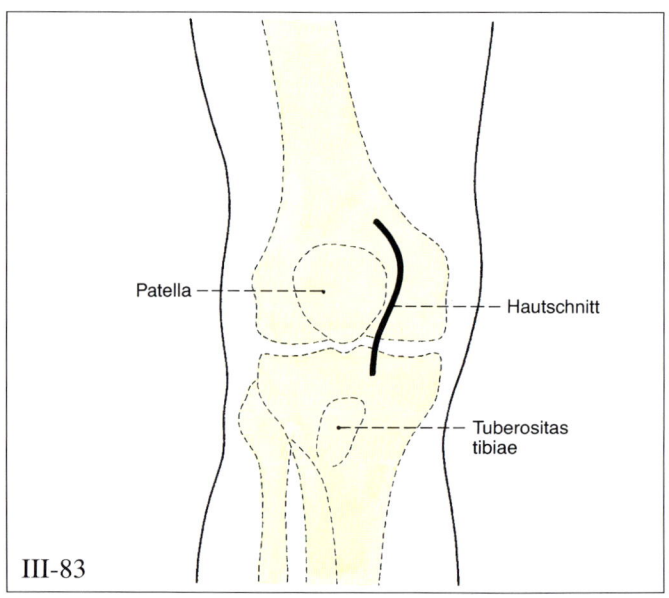

Kniegelenk anterior (2)

Anteromedialer Zugang (2)

Medialer Payr-Schnitt

Indikationen

1. Synovektomie
2. Mediale Meniskusläsion
3. Gelenkrevision und -toilette bei Gonarthrose
4. Arthrodese des Kniegelenkes
5. Arthroplastik-Endoprothetik
6. Revision der Kreuzbänder und des medialen Band-apparates

Operatives Vorgehen

1. *Kurzer Payr-Schnitt:* Etwa 12 cm langer, geschwun-gener Hautschnitt an der medialen Begrenzung der Quadrizepssehne etwa 7 cm oberhalb der Patella be-ginnend, dann geschwungen um den medialen Rand der Patella weiter nach distal verlaufend bis zur me-dialen Begrenzung der Tuberositas tibiae (Abb. III-83).

2. *Langer Payr-Schnitt:* Alternativ bei erweiterter Dar-stellung (Abb. III-84).
   Proximale Schnittführung entlang dem medialen Rand der Quadrizepssehne und nach distal bis ca. 5 cm unterhalb der Tuberositas tibiae reichend.

3. Alternativ zentrale Schnittführung, die den Ramus infrapatellaris vermeidet, der im Subkutangewebe verläuft (Abb. III-85). Ein Abschieben der Subkutis ist nach beiden Seiten möglich.

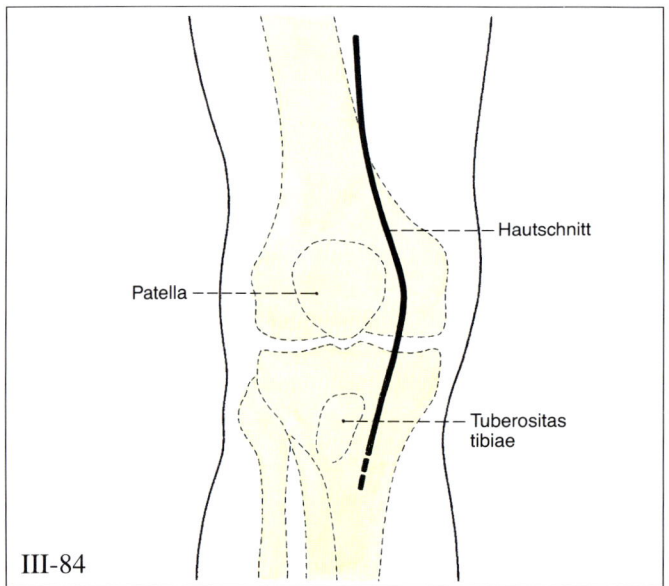

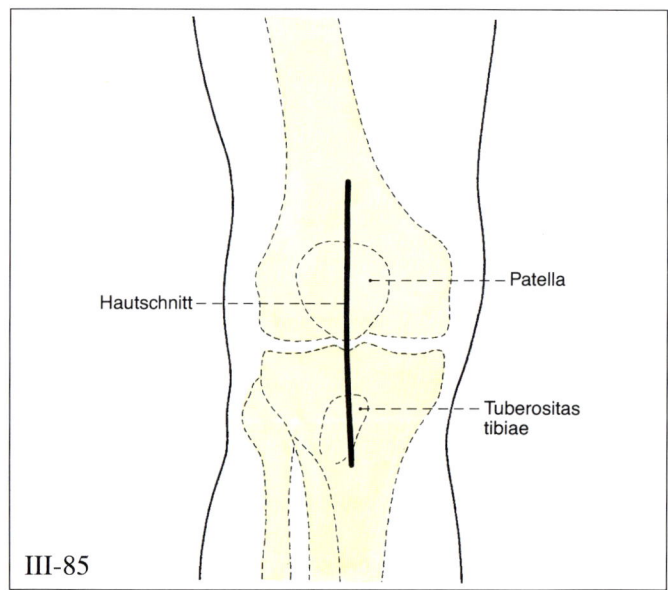

4. Gegebenenfalls Trennung von Quadrizepssehne und M. vastus medialis (Abb. III-86).
5. Durchtrennung von Kapsel und Synovialmembran etwa 1½ cm entfernt vom Innenrand der Patella und des Lig. patellae.
6. Beugung des Kniegelenkes bis zum rechten Winkel, wobei die Patella gleichzeitig nach der Außenseite umgeschlagen werden kann (Abb. III-87).
7. Dadurch wird eine gute Übersicht über das distale Femurende, die Kreuzbänder, die Menisken und die Gelenkoberfläche der Patella erreicht (Abb. III-87).
8. Wundverschluß in Streckstellung des Kniegelenkes.
9. Für die erweiterte Darstellung der medialen Gelenkkapsel wird der Pes anserinus mit dem Raspatorium abgeschoben oder am Ansatz oberflächlich osteotomiert.
10. Zur Revision des dorsalen Gelenkkompartments erfolgt der Kapselschnitt leicht schräg hinter dem Lig. collaterale mediale posterius (siehe Posteromedialen Zugang, S. 217).
11. Zur Darstellung der Ursprungsstelle des hinteren Kreuzbandes wird der mediale Gastroknemiuskopf temporär so durchtrennt, daß er an einem stehengebliebenen Stumpf später wieder befestigt werden kann.

Anmerkung

1. Der Payr-Schnitt ist sehr gebräuchlich.
2. Für eine begrenzte Darstellung oder Inspektion des Kniegelenkes genügen Teilabschnitte dieser Schnittführung, die bei Bedarf erweitert werden können.
3. Alternativ ist der längsorientierte zentrale Hautschnitt möglich, der direkt über der Patella verläuft. Damit wird die arterielle Versorgung der Haut berücksichtigt, die von medial und lateral kommt.
4. Für die Synovektomie wird häufig zwei parapatellaren Schnitten der Vorzug gegeben (siehe Parapatellare Zugangswege, S. 220).
5. Für die Arthrolyse muß der lange Payr-Schnitt benutzt werden.

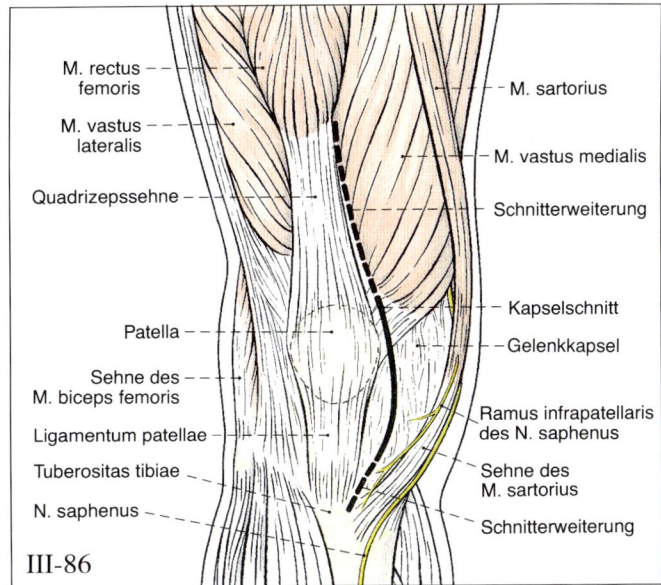

III-86

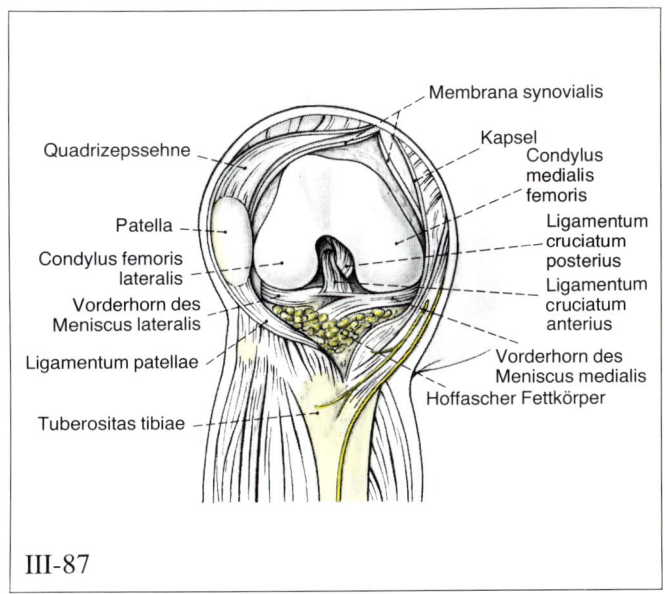

III-87

Parapatellare Zugangswege

Indikation

Synovektomie

Operatives Vorgehen

1. Etwa 8 cm langer, etwas bogenförmiger parapatellarer Längsschnitt, medial und lateral 1½ cm vom jeweiligen Patellarand verlaufend, proximal leicht konvergierend (Abb. III-88).
2. Entsprechende Inzisionen des Retinaculum patellae und der äußeren Gelenkkapsel in Schnittrichtung, wobei die Sehnenplatte des M. vastus medialis nur partiell durchtrennt und dann nach proximal unterminiert wird.
3. Durch weiteres Unterminieren nach allen Seiten wird der Synovialsack medial und lateral sowie am oberen Rezessus freipräpariert (Abb. III-89).
4. Für eine hintere Synovektomie reichen die parapatellaren Zugänge meistens nicht aus. Falls erforderlich, ist der posterolaterale und ggf. der posteromediale Zugang anzuschließen.

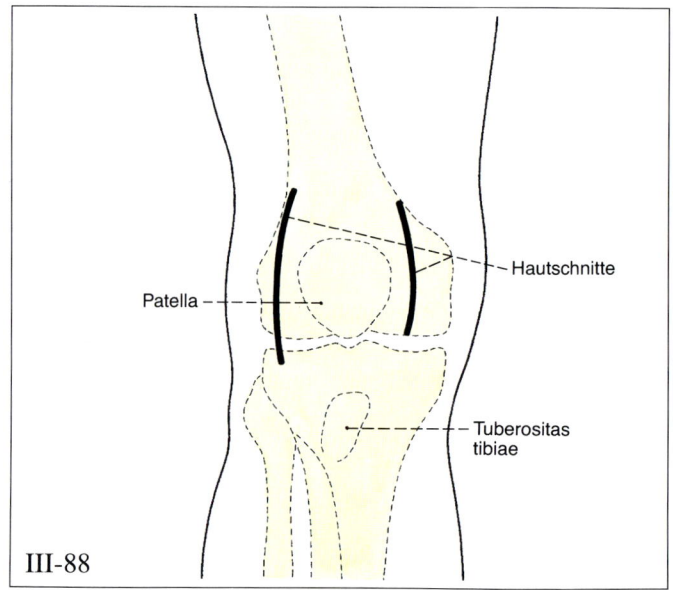

III-88

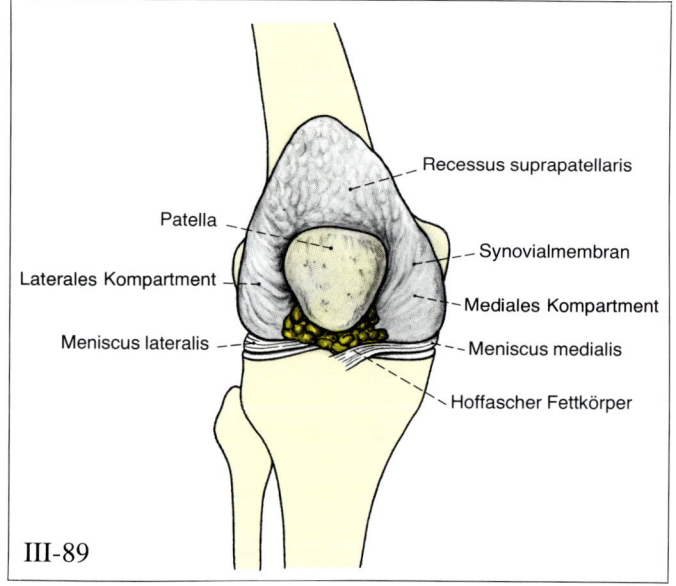

III-89

Patellare Zugangswege

Indikationen

1. Patellafraktur
2. Patellektomie

Operatives Vorgehen

1. Querer Hautschnitt über der Mitte der Patella, von der medialen bis zur lateralen Kondylusbegrenzung reichend (Abb. III-90).
2. Alternativ parapatellarer, leicht geschwungener Längsschnitt (Abb. III-91, Hautschnitt A).
3. Für die Patellektomie ist der modifizierte mediale Payr-Schnitt, der distal das Lig. patellae kreuzt, vorzuziehen (Abb. III-91, Hautschnitt B; vgl. S. 218).

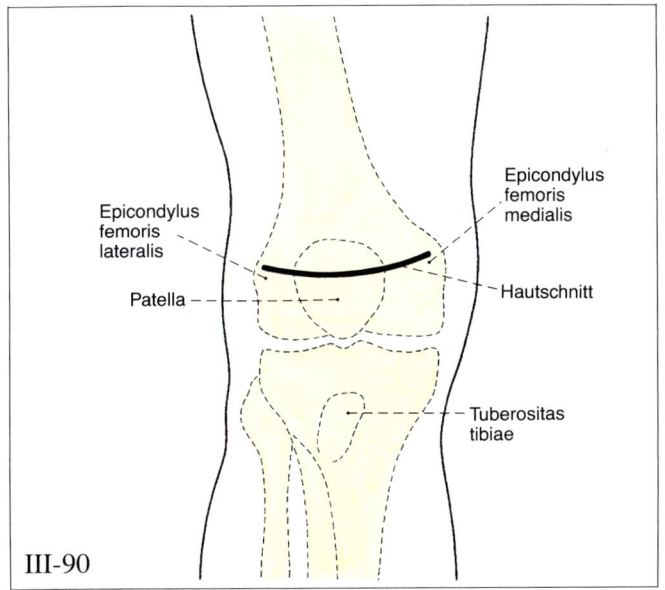

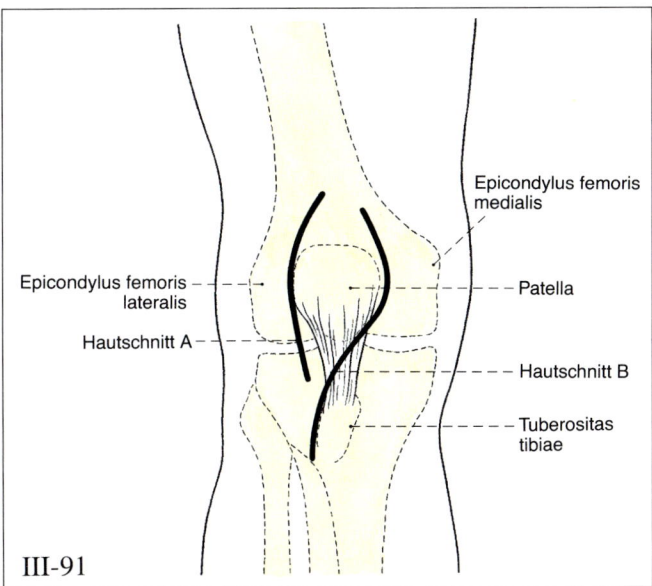

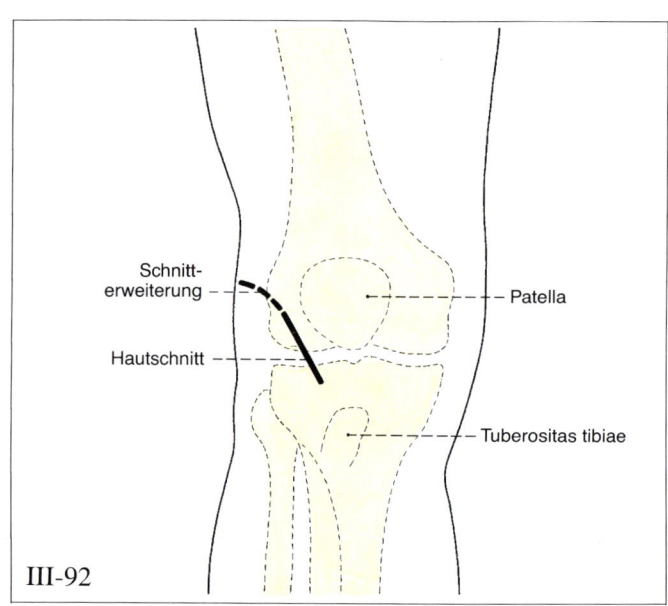

III-92

Anterolaterale Zugangswege

Indikationen

1. Freie Gelenkkörper
2. Laterale Meniskusläsion
3. Endoprothetik
4. Laterale Tibiakopffraktur
5. Laterale Kondylusfraktur
6. Kreuzband- und laterale Seitenbandläsion
7. Habituelle oder rezidivierende Patellaluxation

Lagerung

1. Rückenlage. Kniegelenk durch Unterlegen einer Rolle leicht gebeugt.
2. Bei hängendem Knie wird das Gelenk über die Tischkante oder einen fixierten Beinhalter rechtwinklig gebeugt.

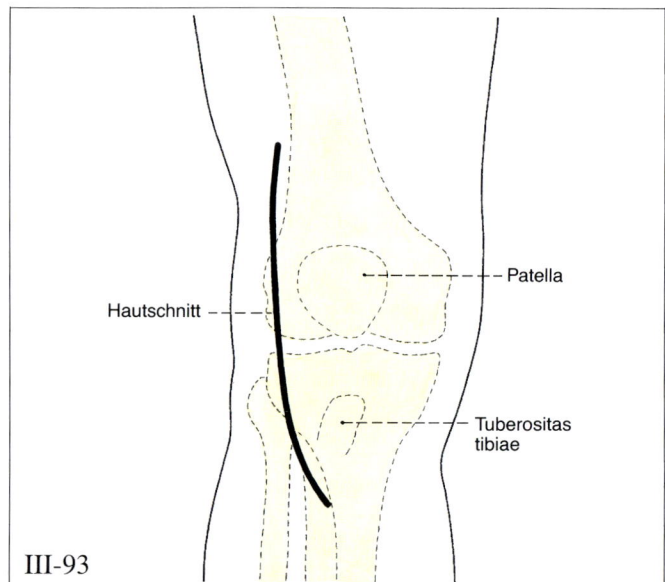

III-93

Operatives Vorgehen

1. *Kurzer anterolateraler Schnitt:* Etwa 5 cm langer, leicht schräger Längsschnitt, beginnend 2–4 cm vom lateralen Patellarand entfernt, nach distal und medial bis zur lateralen Begrenzung des Lig. patellae verlaufend (Abb. III-92).
2. Alternativ *langer anterolateraler Schnitt:* Bei ausgedehnter Darstellung geschwungener Hautschnitt über dem M. vastus lateralis etwa 5 cm oberhalb und lateral des oberen Patellarandes beginnend, der nach distal und medial bis unterhalb der Tuberositas tibiae verläuft (Abb. III-93).
3. Oder: *Langer anterolateraler Schrägschnitt* am Rande des M. vastus lateralis, etwa 1–3 cm oberhalb und lateral des oberen Patellarandes beginnend und weiter nach distal geradlinig verlaufend, etwa 2–5 cm unter der Tuberositas tibiae endend (Abb. III-94).

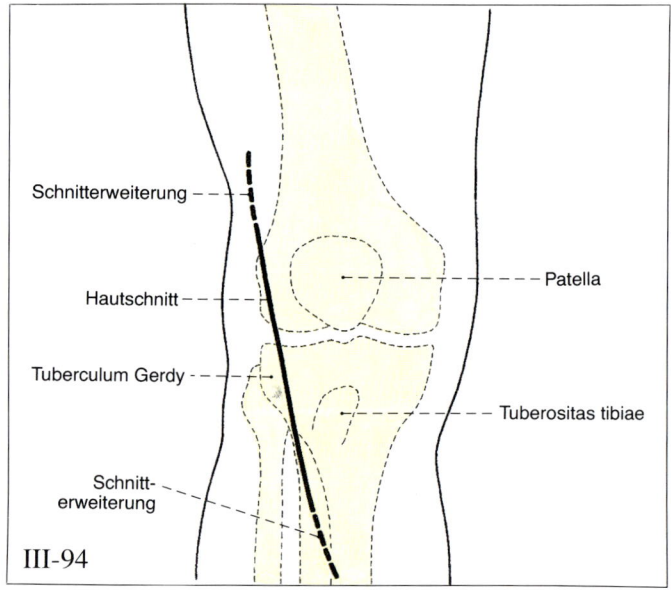

III-94

4. Inzision der Gelenkkapsel und der Synovialmembran in derselben Richtung wie die Haut, etwa 1½ cm lateral des Patellarandes (Abb. III-95) und vor dem Tractus iliotibialis.

5. Beugung des Kniegelenkes bis zum rechten Winkel.

6. Zurückhalten der Kapsel und ggf. des M. tibialis anterior nach lateral, der Patella und des Lig. patellae nach medial. Dadurch werden der Condylus femoris lateralis, Meniscus lateralis sowie der proximale und laterale Anteil der Tibia dargestellt (Abb. III-96).

7. Zur Darstellung des Hinterhorns des lateralen Meniskus kann der kurze anterolaterale Schrägschnitt bogenförmig nach dorsal bis hinter das laterale Seitenband verlängert werden (Abb. III-92), wenn nicht ein zusätzlicher posteriorer Längsschnitt vorgezogen wird. Die Lage der Längsinzision der hinteren Gelenkkapsel kann leicht bestimmt werden, wenn eine gebogene Klemme oder Schere vom lateralen Gelenkinnenraum wandständig unter dem Seitenband nach dorsal vorgeschoben wird.

8. Wird der erweiterte laterale Zugang für die mediale Gelenkrevision mitbenutzt, so wird die Haut subfaszial über die Patella hinweg freipräpariert und nach medial weggehalten. Die mediale Gelenkeröffnung erfolgt mit einem langen anteromedialen Payr-Schnitt. Durch Abmeißelung des Pes anserinus kann der Überblick noch vergrößert werden.

9. Für die zusätzliche Darstellung des Tibiakopfes Abschieben des Tractus iliotibialis am Tibiakopf mit dem Raspatorium oder Abmeißelung des Ansatzes am Tuberculum Gerdy. Dabei kann die randständige tibiale Gelenkfläche durch quere Kapselinzision mit temporärer randständiger Ablösung des Meniskus dargestellt werden.

10. Zur Darstellung der Patella mit Gelenkrevision bei habitueller Patellaluxation kann der Hautlappen subkutan und unterhalb der Fascia superficialis nach medial über die Patella hinweg freipräpariert werden.

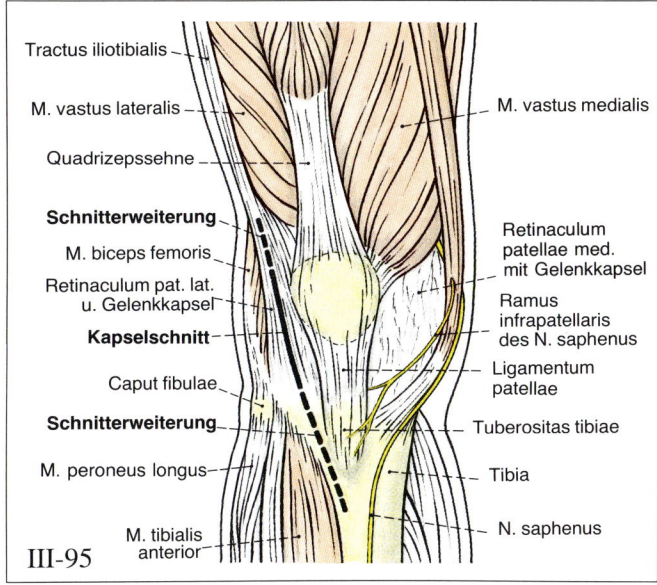

III-95

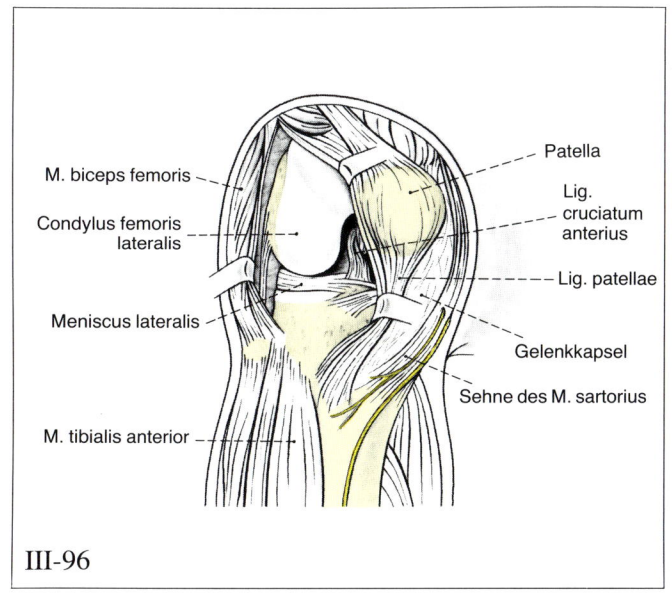

III-96

Anmerkung

1. Die kurze anterolaterale Schnittführung ist als Standardzugang z. B. für die laterale Meniskusentfernung anzusehen.

2. Beim langen anterolateralen Schnitt genügt überwiegend der obere Teilabschnitt.

3. Die geschwungene lange Schnittführung wird auch als lateraler Payr-Schnitt bezeichnet (Abb. III-93).

4. Bei diesen Schnittführungen kann die A. genus inferior lateralis, die parallel der unteren Begrenzung des Meniscus lateralis verläuft, durchtrennt werden. Man sollte sichergehen, daß diese vor Wundschluß unterbunden ist oder kauterisiert wurde.

5a. Besonders für die Meniskusrevision kann das operative Vorgehen am „hängenden Knie" durchgeführt werden, was die Aufklappbarkeit des Gelenkes oft erleichtert.

5b. Dabei wird die Unterstützungsplatte des Unterschenkels vom Operationstisch weggeklappt.

5c. Wichtig ist jedoch, daß die Kniekehle freibleibt. Das heißt, der Oberschenkel darf nicht unmittelbar mit der Tischkante abschließen, sondern muß etwas überstehen, damit die hintere Gelenkkapsel sich entfalten kann und die A. poplitea nicht an die Kapsel gedrückt wird, wo sie beim Eingriff verletzt werden könnte.

Kniegelenk lateral

Lateraler Zugang

Transversaler Schnitt

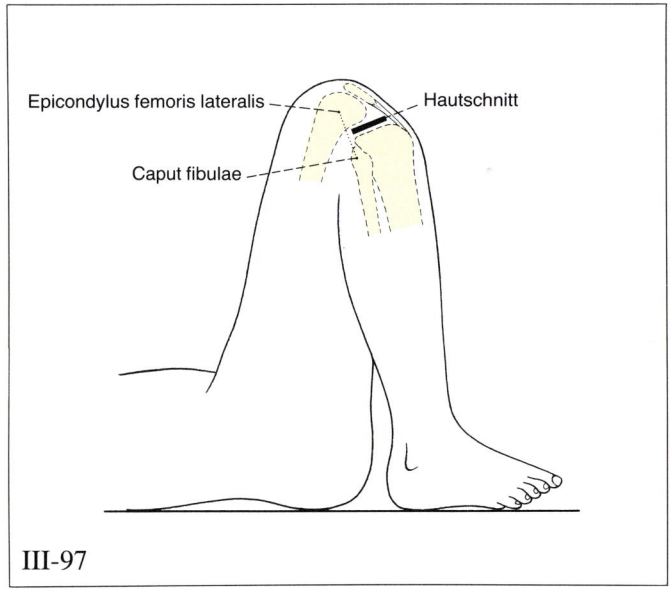

III-97

Indikationen

1. Entfernung des lateralen Meniskus
2. Entfernung freier Gelenkkörper im Bereich des lateralen Kniegelenkanteils
3. Laterales Meniskusganglion

Operatives Vorgehen

1. Endgradige Beugestellung des Kniegelenkes, wobei der Fuß auf der Unterlage und die Ferse nahe dem Gesäß steht.
2. Transversaler Hautschnitt, an der lateralen Seite des Kniegelenkes ½ cm oberhalb des Tibiaplateaus verlaufend, vom lateralen Rand des Lig. patellae bis zum vorderen Rand des Lig. collaterale fibulare (Abb. III-97).
3. Weghalten der Haut, wobei sich die Fasern des Tractus iliotibialis darstellen. Diese Fasern laufen fast parallel zum Hautschnitt und zum Gelenkspalt.
4. Die Inzision der dorsalen Hälfte der Faszie muß mit besonderer Vorsicht durchgeführt werden, da sie hier über dem entspannten Seitenband liegt (Abb. III-98).
5. Nach Weghalten der durchtrennten Faszie und Eröffnen des Gelenkes wird der laterale Meniskus sichtbar, ebenso die A. genus inferior lateralis, die eben distal, parallel zum lateralen Meniskus verläuft (Abb. III-99).
6. Zum Wundverschluß Streckstellung des Kniegelenkes, wodurch sich die durchtrennte Faszie besser vernähen läßt.

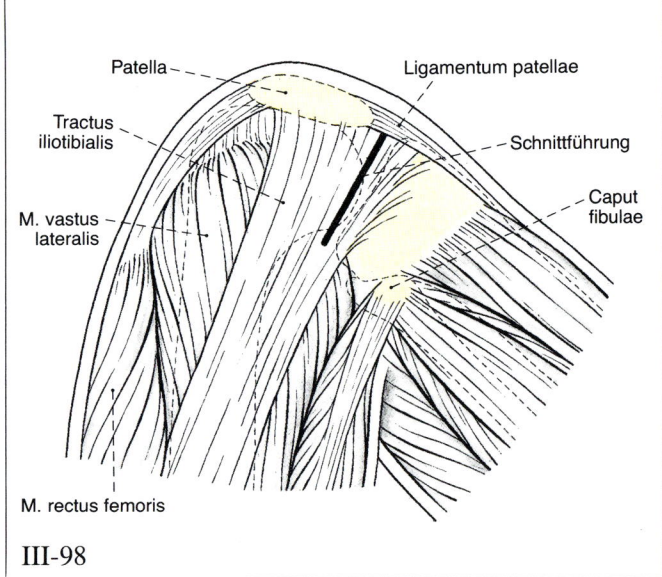

III-98

Anmerkung

1. Die Schnittführung ist sehr geeignet zur Darstellung des lateralen Kniegelenkanteils.
2. Es wird nochmals darauf hingewiesen, daß bei dieser Schnittführung durch endgradige Beugung des Kniegelenkes die Darstellung erleichtert wird, wobei der Fuß auf dem Tisch steht und die Ferse dem Gesäß angenähert wird.
3. Sollte die A. genus inferior lateralis durchtrennt werden, so müssen die Enden ligiert oder kauterisiert werden, um ein Hämarthros zu verhüten.

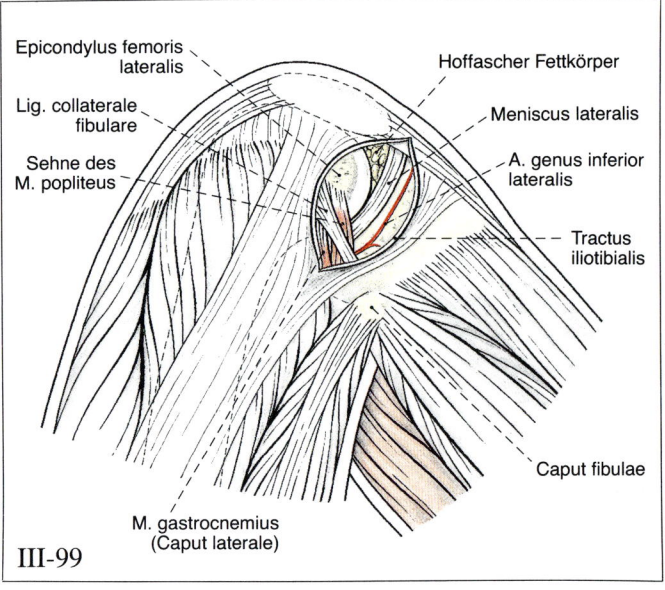

III-99

Posterolateraler Zugang

Indikationen

1. Freie Gelenkkörper des dorsolateralen Kompartments
2. Hinterhornläsion des lateralen Meniskus
3. Hintere Synovektomie

Operatives Vorgehen

1. Etwa 8 cm langer Längsschnitt an der lateralen Seite des Kniegelenkes am Hinterrand des Tractus iliotibialis beginnend, vor dem Fibulaköpfchen und der Bizepssehne endigend (Abb. III-100).
2. Weiterführung des Schnittes durch die distalen Ausläufer des Tractus iliotibialis (Abb. III-101).
3. Der Hautschnitt B (Abb. III-100) gibt die posteriore Erweiterung der kurzen anterolateralen Schnittführung an.
4. Inzision der Kapsel in Längsrichtung hinter dem bei stärkerer Beugung und Adduktion des Unterschenkels gut palpablen lateralen Seitenband.
5. Der eine Teil der Kapsel wird nach vorn und der andere Teil, zusammen mit dem M. biceps femoris und dem lateralen Gastroknemiuskopf, nach dorsal gehalten. Dadurch wird der hintere seitliche Anteil des Kniegelenkes dargestellt (Abb. III-102).
6. Eine Zugangserweiterung ist durch quere Abtrennung des lateralen Gastroknemiuskopfes möglich, wobei ein Sehnenstumpf für die Wiederanheftung stehen bleibt (Abb. III-102).

Anmerkung

1. Die Sehne des M. popliteus ist bei der Kapseleröffnung durch ihre unmittelbare topographische Beziehung gefährdet. Sie sollte nach vorn weggehalten werden.
2. Der N. peroneus communis verläuft hinter der Bizepssehne, so daß er nur bei ausgedehnter Revision vorher dargestellt werden muß.
3. Eine eventuelle Läsion der A. genus inferior lateralis, die dicht unterhalb des lateralen Meniskusrandes verläuft, ist zu berücksichtigen.

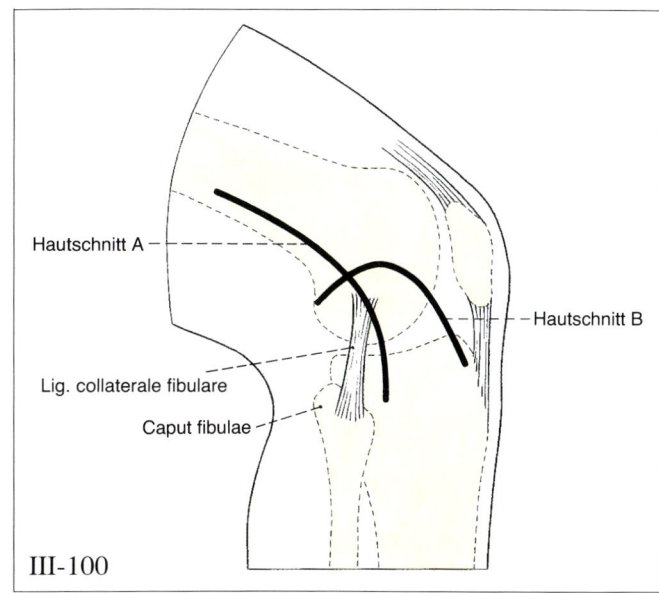

III-100

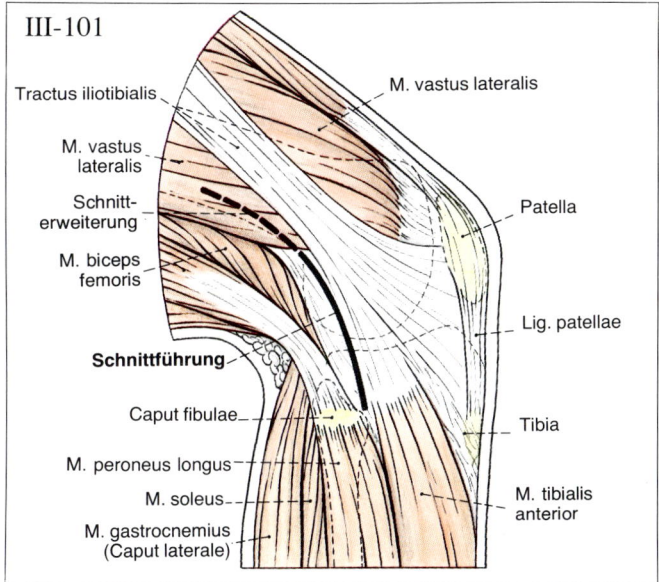

III-101

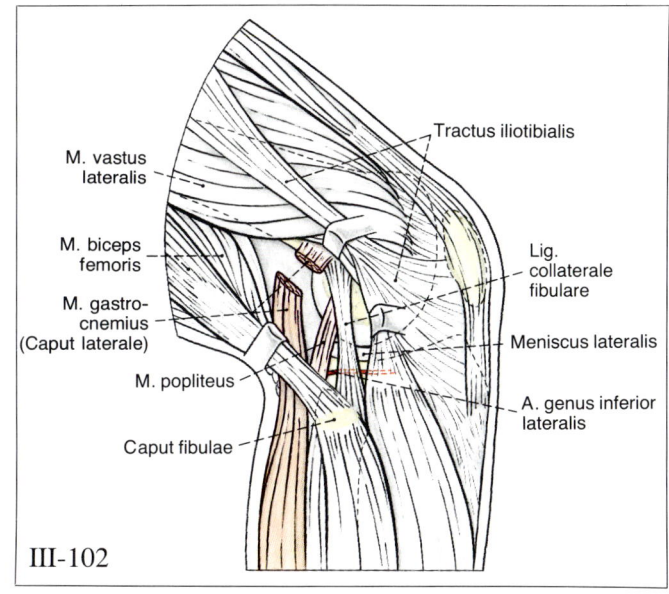

III-102

Alternativ

Anteroposteriorer Zugang von lateral

Bei ausgedehnter lateraler Gelenkrevision ist die antero-posteriore Schnittführung zweckmäßig (Abb. III-103).

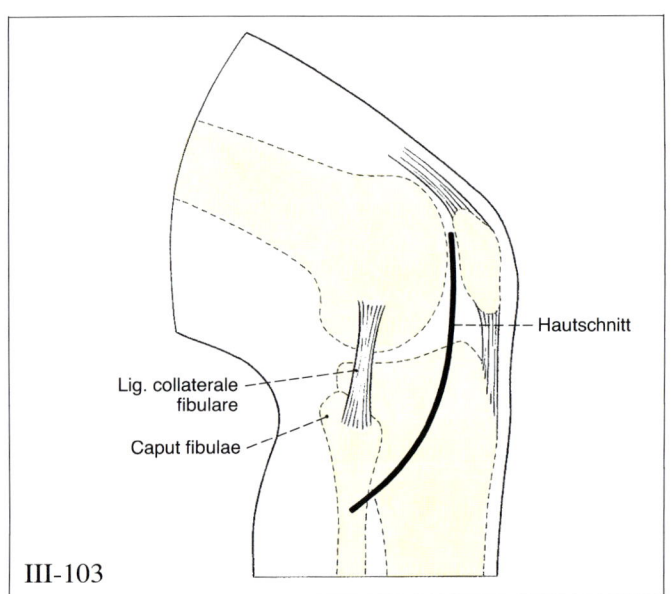

III-103

Kniegelenk posterior

Posteromedialer Zugang (2)

Dorsomedialer Zugang

Indikationen

1. Freie Gelenkkörper im dorsomedialen Kompartment
2. Poplitealzyste

Operatives Vorgehen

1. In Bauchlagerung etwa 10 cm langer Längsschnitt über der Medialseite in der Kniekehle (Abb. III-104). Der Mittelpunkt des Hautschnitts liegt etwa in Höhe des Gelenkspaltes.

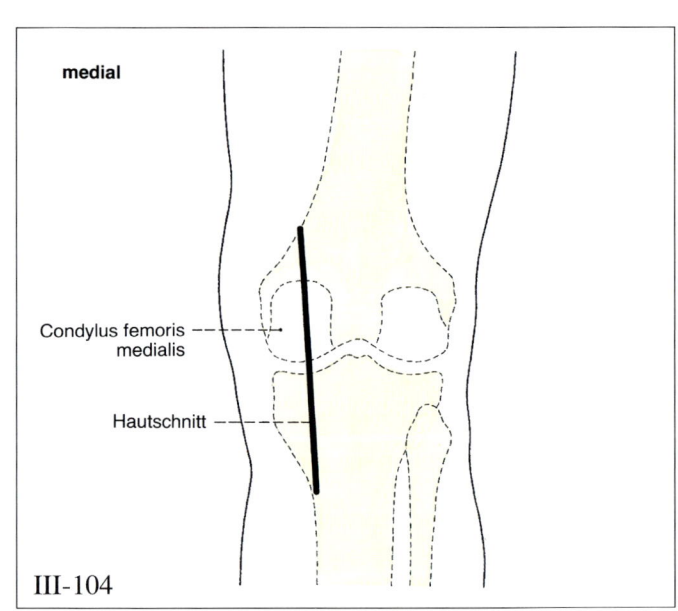

III-104

2. Alternativ leicht bajonettförmige Schnittführung (Abb. III-105).
3. Durchtrennung der subkutanen Faszie.
4. Weiteres stumpfes Vorgehen zwischen M. semitendinosus und dem Caput mediale des M. gastrocnemius (Abb. III-106).
5. Der M. semitendinosus wird nach medial und der M. gastrocnemius nach lateral weggehalten, wodurch sich die Kapsel über dem Condylus femoris medialis darstellt.
6. Inzision der Kapsel in Längsrichtung bis zum M. popliteus (Abb. III-107).
7. Inzision der Membrana synovialis zur Darstellung des Condylus femoris medialis, des Hinterhornes des medialen Meniskus und des dorsalen Anteils des Tibiakopfes.

Anmerkung

1. Obwohl dieser Zugang zur Darstellung des dorsalen medialen Kniegelenkanteils nicht häufig gewählt wird, ist er doch gut geeignet, da im direkten Operationsbereich keine wichtigen Nerven oder Arterien liegen.
2. Am fibularen Wundrand verlaufen subfaszial die V. saphena parva und der N. cutaneus surae medialis (später der N. suralis) in einer Rinne zwischen den beiden Köpfen des M. gastrocnemius.

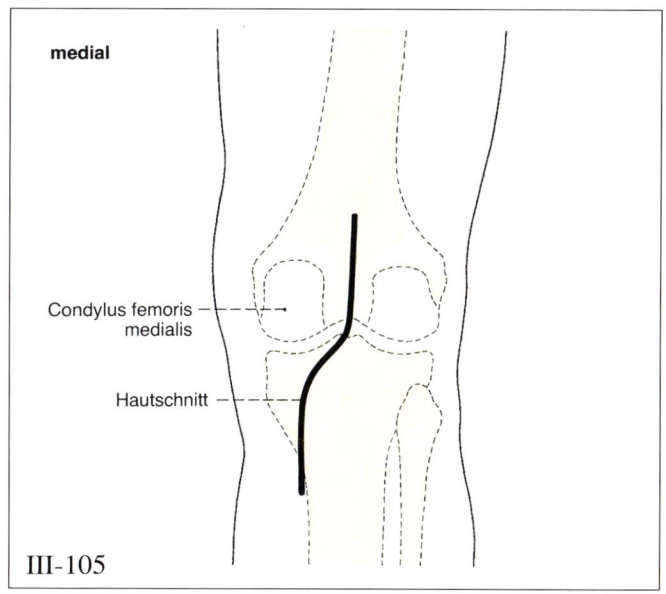

III-105

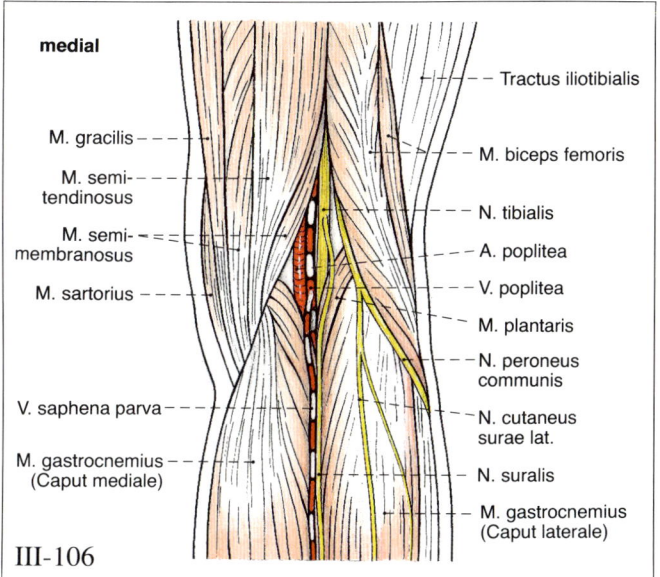

III-106

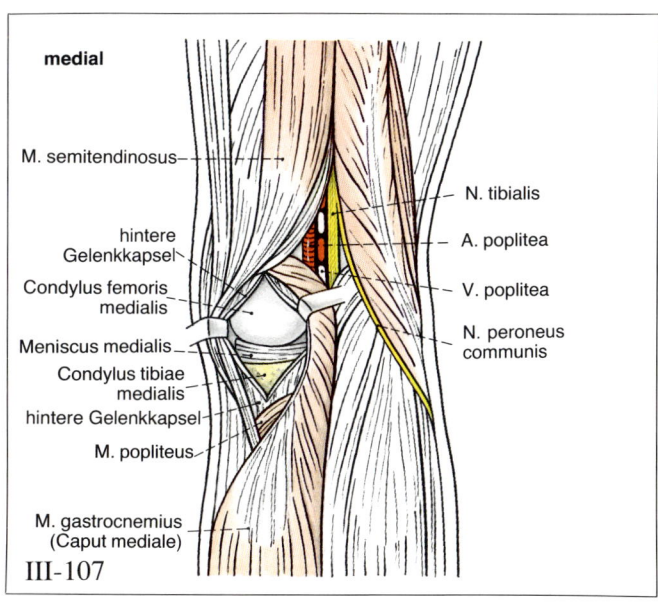

III-107

Posterozentraler Zugang

Indikationen

1. Revision des Gefäß-Nerven-Strangs
2. Exstirpation einer Poplitealzyste
3. Revision der Insertion des hinteren Kreuzbandes
4. Dorsale Synovektomie

Lagerung

Bauchlagerung. Knie in leichter Beugung durch Tuchrolle unter dem Sprunggelenk.

Operatives Vorgehen

1. In der Kniekehlenfalte Bajonettschnitt (Abb. III-108) oder geschwungener Diagonalschnitt (Abb. III-109).
2. Geeignet zur Revision der Kniekehle mit Darstellung der differenten Strukturen. Ein Längsschnitt bringt den Nachteil einer evtl. späteren Narbenkontraktur.
3. Nach Spaltung der Faszie werden in der Kniekehle die V. poplitea, der N. tibialis und der N. peroneus identifiziert (Abb. III-106).
4. Der mediale Gastroknemiuskopf wird nach Anschlingen mit einem Haltefaden an seinem Ursprung quer abgelöst und nach distal weggehalten. Ein Sehnenstumpf bleibt für die spätere Wiederanheftung stehen. Die A. genus media, die nach medial zieht, wird unterbunden.

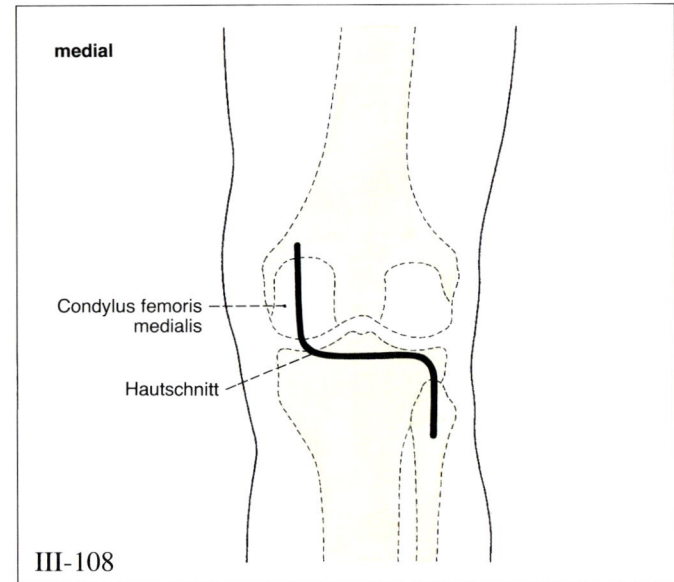

III-108

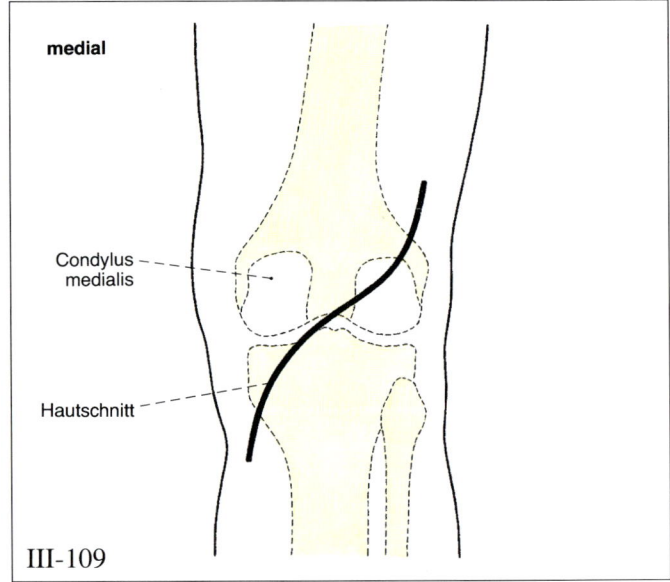

III-109

5. Das Lig. popliteum obliquum, ein Verstärkungszug der hinteren Kapselwand, wird neben dem medialen Femurkondylus in Längsrichtung inzidiert (Abb. III-110). Das Gefäß-Nerven-Bündel wird nach lateral weggehalten. Alternativ türflügelartige Eröffnung der hinteren Kapsel.

6. Nach Eröffnung der Gelenkkapsel kommt der Ursprung des hinteren Kreuzbandes in Sicht (Abb. III-111).

Anmerkung

Bei der Kniekehlenrevision ist der oberflächlich gelegene N. cutaneus surae medialis (weiter distal: N. suralis) zu schonen, der aus dem N. tibialis hervorgeht und der lateral von der V. saphena parva verläuft.

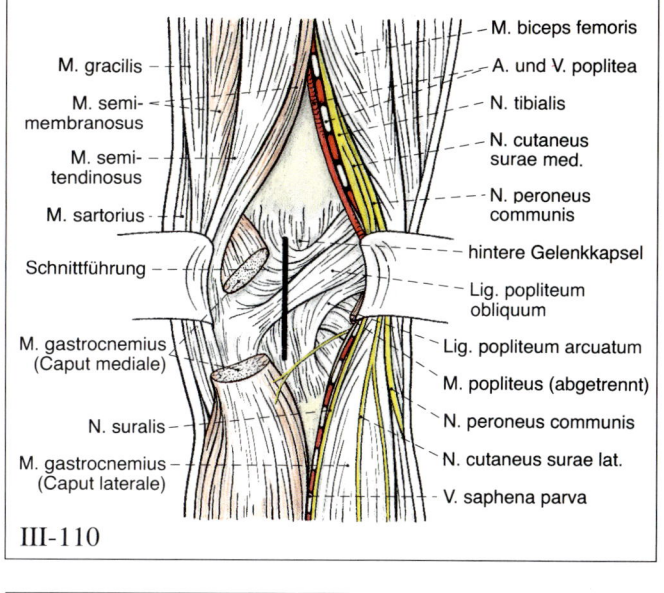

III-110

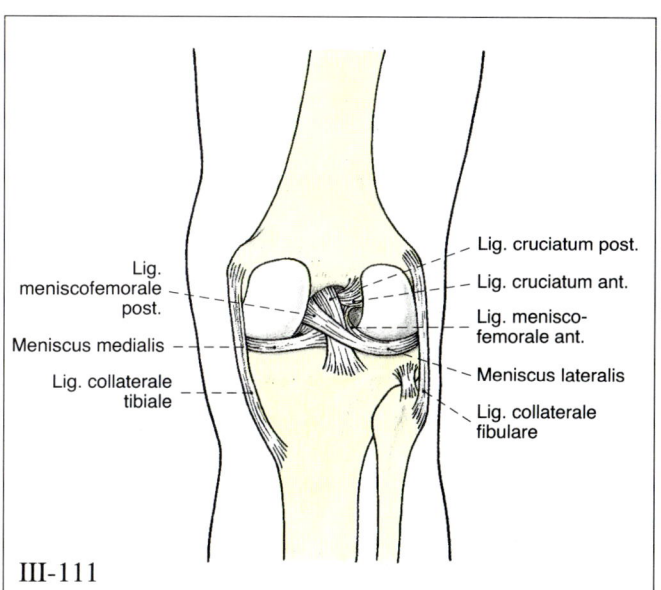

III-111

Sichere Zone am distalen Femurende

Um die sichere Zone am distalen Femurende zu bestimmen, zieht man eine Linie vom oberen Patellapol nach dorsal bis zum Schnittpunkt mit einer Linie, die vor dem Fibulaköpfchen gerade nach proximal verläuft. Die Stelle, an der sich diese Linien an der Lateralseite des Kniegelenkes schneiden, stellt die sichere Zone z. B. für das Setzen von Kirschner-Drähten oder Steinmann-Nägeln dar (Abb. III-112).

III-112

Tibiakopf mit Kniegelenk

Anteriorer Zugang

Vorderer Zugang

Indikation

Tibiakopffraktur

Operatives Vorgehen

1. Zur Darstellung des Tibiakopfes mit Gelenkrevision kann auf der Lateralseite der Hautschnitt A, auf der Medialseite der Hautschnitt B der Abbildung III-113 gewählt werden.
2. Eine großzügige Darstellung von Tibiakopf und Kniegelenk ermöglicht die Schnittführung nach Abbildung III-114.
3. Im Bedarfsfall wird das Lig. patellae quer oder Z-förmig durchtrennt und zusammen mit der Patella nach proximal weggehalten.
4. Für die bilaterale Tibiakopf- und Gelenkdarstellung hat sich die mercedessternförmige Schnittführung bewährt (Abb. III-115).
5. Gegebenenfalls kann die Randpartie der tibialen Gelenkfläche durch begrenzte temporäre Meniskusablösung dargestellt werden.

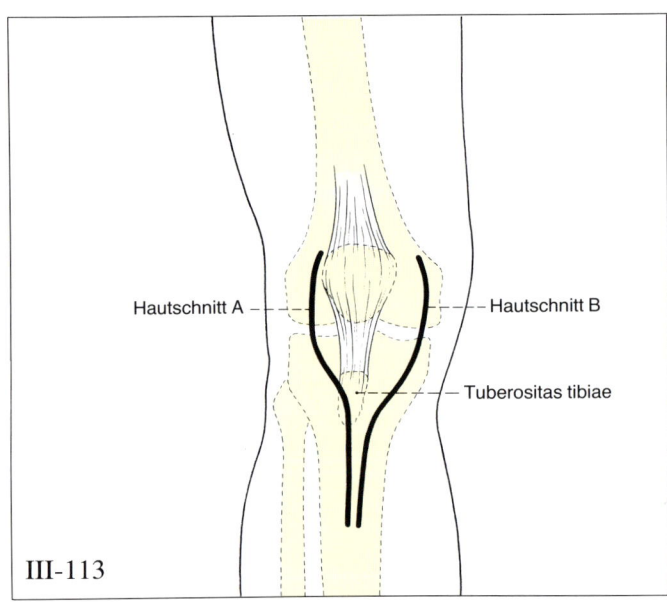

III-113

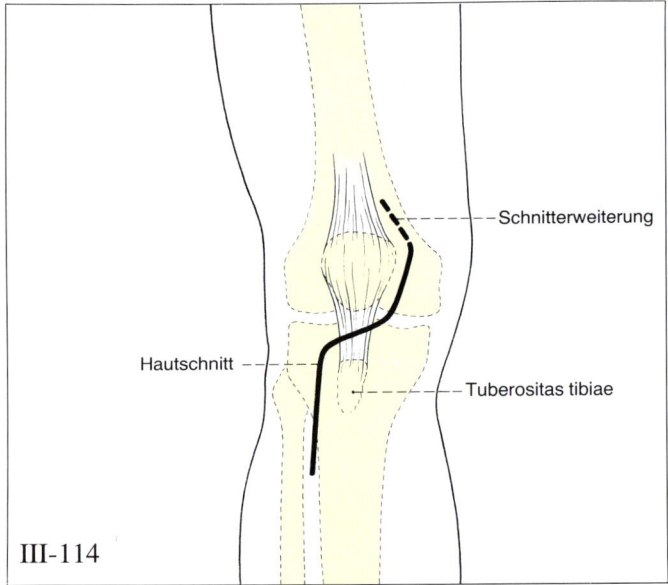

III-114

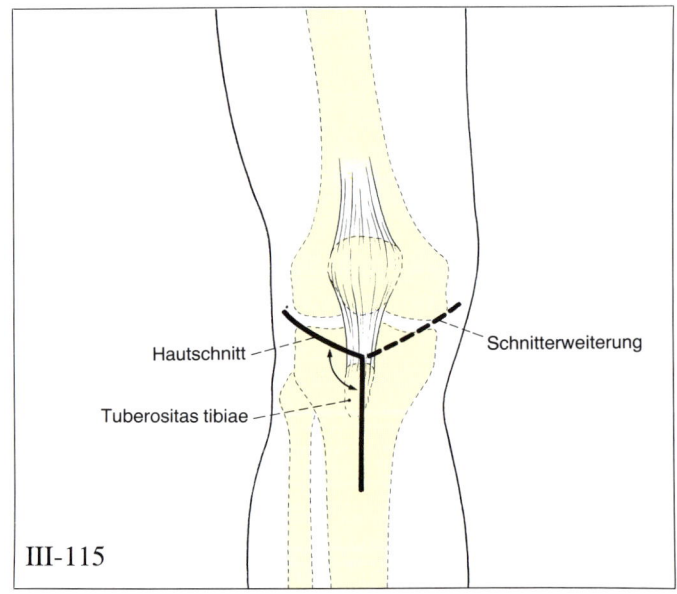

III-115

Tibiakopf

Anteriorer Zugang

Vorderer Zugang

Indikationen

1. Hohe Tibiaosteotomie
2. Tumoren
3. Entzündliche Prozesse

Operatives Vorgehen

1. Mediale und/oder laterale schräge Schnittführung zu beiden Seiten des vorderen Aspektes des Tibiakopfes (Abb. III-116).
2. Darstellung und Unterfahren des Lig. patellae, so daß dieses hochgehalten werden kann.
3. Abschieben der Weichteile und des Periosts vom Tibiakopf, auf der Rückseite mit dem gebogenen Raspatorium.
4. Gegebenenfalls kann die fibulotibiale Bandverbindung gelöst werden.
5. Unterstützung bzw. Anheben des Unterschenkels durch ein mehrfach gefaltetes Tuch, damit die Weichteile der Kniekehle nach dorsal durchhängen können und sich dadurch vom Operationsfeld entfernen, bevor die hohe Tibiaosteotomie durchgeführt wird.
6. Speziell die A. poplitea wird durch leichte Beugung im Kniegelenk zusätzlich geschützt.
7. Wird die oft notwendige gleichzeitige Osteotomie der Fibula im proximalen Drittel durchgeführt, so ist das Risiko der Läsion des N. peroneus erhöht.

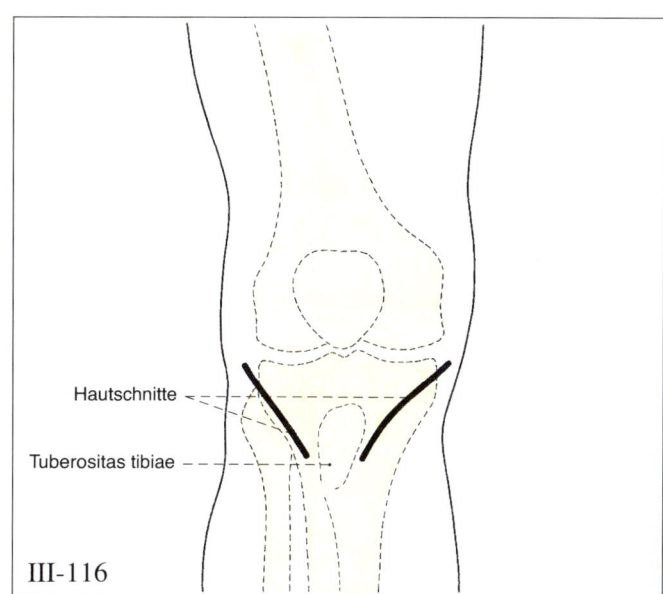

Hautschnitte

Tuberositas tibiae

III-116

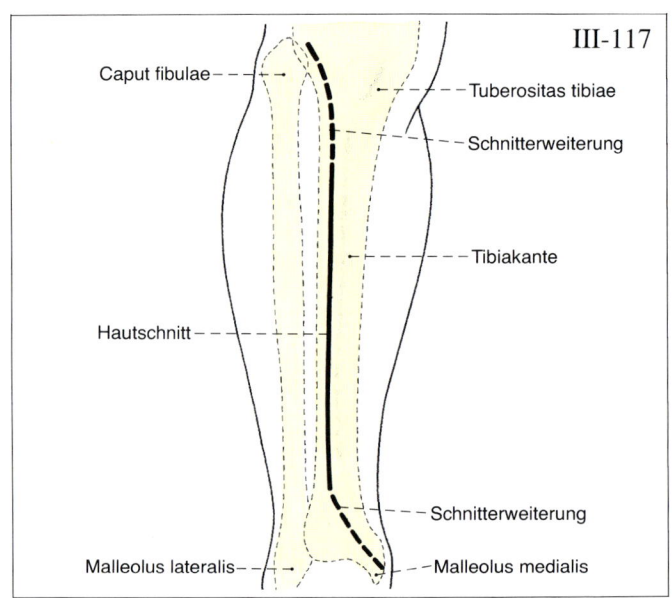

Caput fibulae — Tuberositas tibiae — Schnitterweiterung — Tibiakante — Hautschnitt — Schnitterweiterung — Malleolus lateralis — Malleolus medialis

III-117

D. Unterschenkelregion

Tibia anterior

Anteriorer Zugang

Vorderer Zugang

Indikationen

1. Reposition und Osteosynthese von Tibiafrakturen
2. Knochentumoren
3. Osteomyelitis
4. Korrekturosteotomie der Tibia mit Osteosynthese
5. Pseudarthrosen

Operatives Vorgehen

1. Der annähernd gerade Hautschnitt beginnt unterhalb der Tuberositas tibiae und verläuft dicht lateral und parallel der vorderen Tibiakante nach distal bis oberhalb des Tibiaendes (Abb. III-117; Anatomie Abb. III-118). Schnitterweiterung nach proximal und distal ist möglich (siehe Nr. 4).
2. Parallele Längsinzision der Unterschenkelfaszie und des Periosts direkt lateral der vorderen Tibiakante.
3. Subperiostales Freilegen der lateralen Tibiafläche und umschriebenes Unterfahren des Tibiaschaftes, so daß schützende Hohmann-Hebel eingeführt werden können, ggf. von lateral und medial.
4. Nach Weghalten des M. tibialis anterior nach lateral wird der laterale und ggf. der mediale Anteil des Tibiaschafts dargestellt (Abb. III-119).

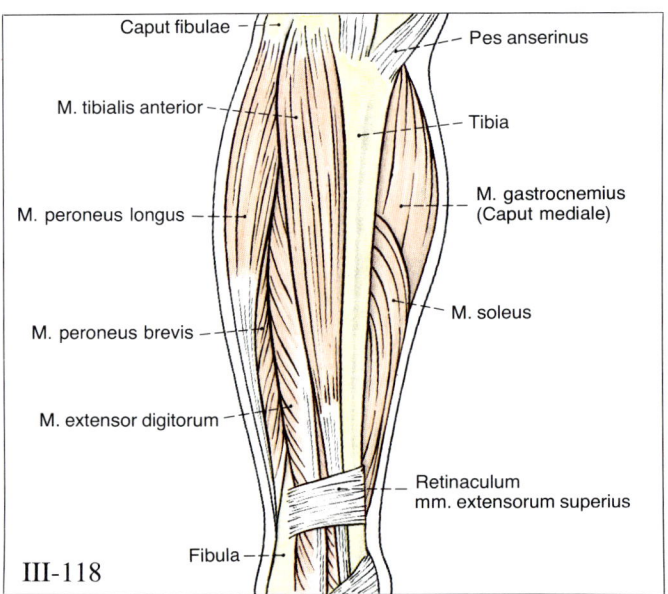

Caput fibulae — Pes anserinus — M. tibialis anterior — Tibia — M. peroneus longus — M. gastrocnemius (Caput mediale) — M. peroneus brevis — M. soleus — M. extensor digitorum — Retinaculum mm. extensorum superius — Fibula — III-118

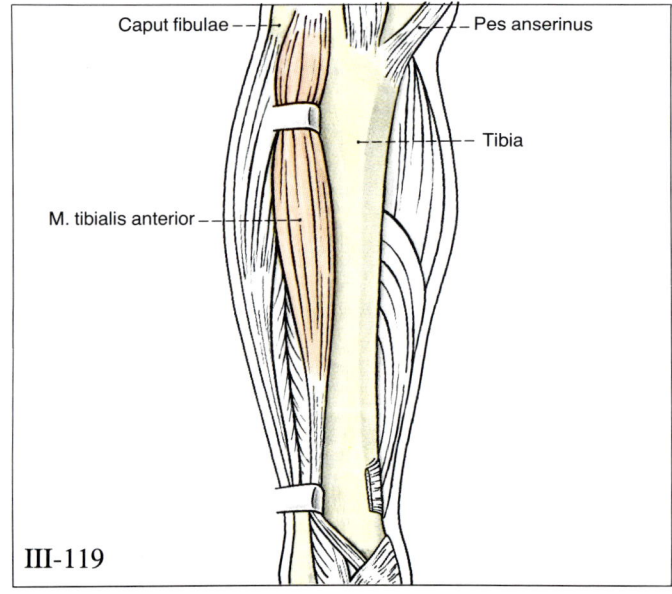

Caput fibulae — Pes anserinus — Tibia — M. tibialis anterior — III-119

5. Bei Bedarf ist eine Schnitterweiterung in Richtung auf den Malleolus medialis einerseits und das Fibulaköpfchen andererseits möglich.

6. Alternativ wird eine lateral konvexe bogenförmige Schnittführung gewählt. Der dadurch entstehende mediale Hautlappen (Abb. III-120) wird nach medial weggehalten.

7. Schematische Darstellung des anterioren Zugangs am Unterschenkelquerschnitt (Abb. III-121).

Anmerkung

1. Es handelt sich um einen Standardzugang.

2. Die Lage des N. peroneus superficialis ist variabel. Nicht selten liegt er der lateralen Fibula an oder ist im Muskel eingebettet.

3. Alle Zugänge zur Tibia beinhalten das Risiko des Kompartmentsyndroms. Deswegen ist es vorsichtiger, die Unterschenkelfaszie zusätzlich nach proximal und distal zu spalten und bei Wundverschluß nicht zu vernähen.

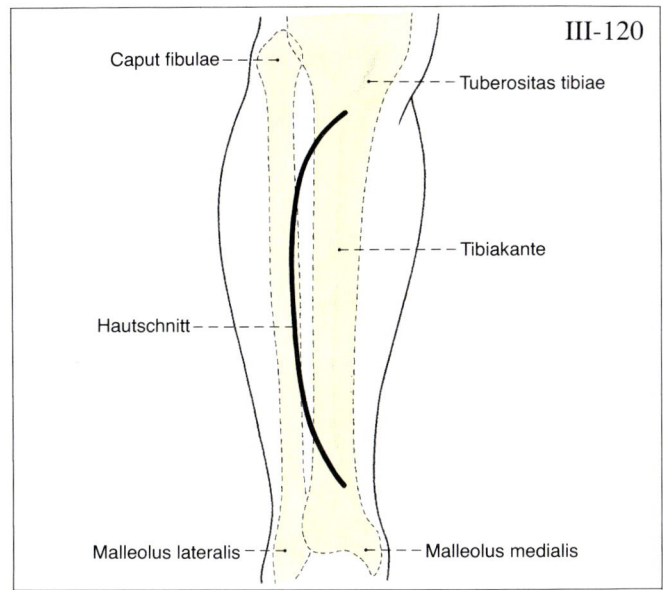

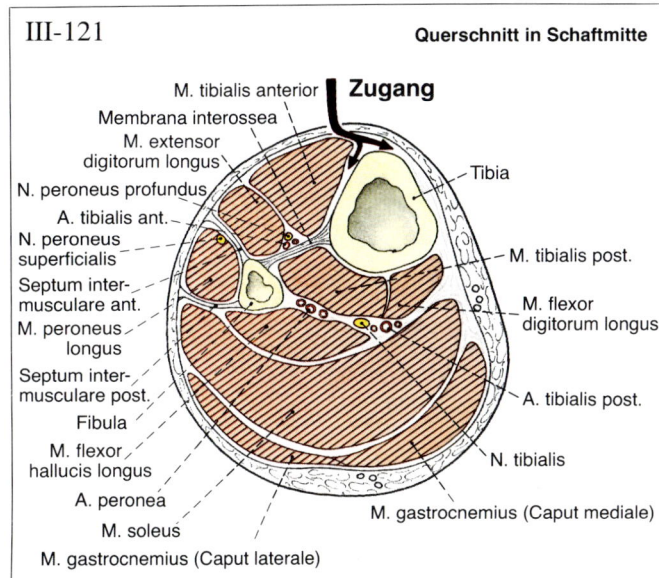

Tibia medial

Medialer Zugang

Indikationen

1. Reposition und Osteosynthese von Tibiaschaftfrakturen
2. Knochentumoren
3. Osteomyelitis
4. Korrekturosteotomie der Tibia mit Osteosynthese
5. Pseudarthrosen

Operatives Vorgehen

1. Längsschnitt in der Mitte der medialen Tibiafläche, bei Bedarf vom Tibiakopf bis zum Malleolus medialis reichend (Abb. III-122; Anatomie Abb. III-123). Im proximalen Teil der Schnittführung ist der Verlauf des Ramus infrapatellaris des N. saphenus zu beachten.

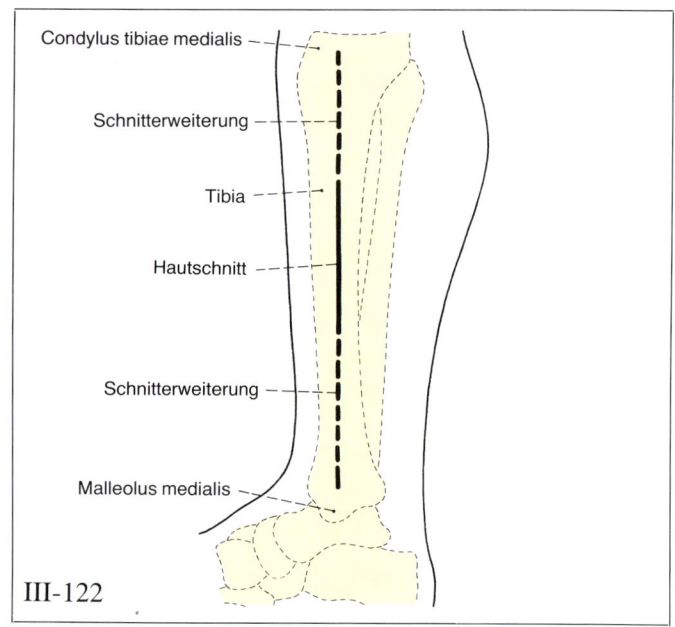

III-122

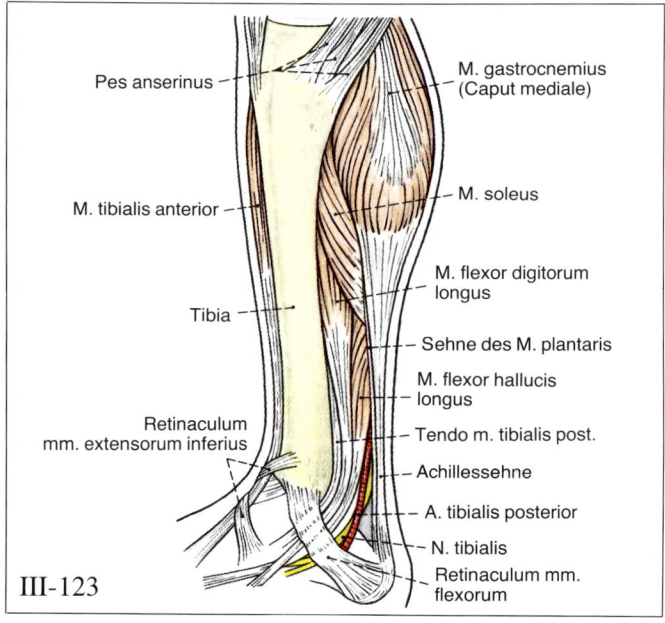

III-123

2. Nach Längsinzision des Periosts und subperiostalem Abschieben wird der M. tibialis anterior nach lateral und die dorsale Muskulatur nach hinten zurückgehalten, wobei sich die mediale und dorsale Tibiaschaftfläche darstellen (Abb. III-124).

3. Schematische Darstellung des Zuganges am Unterschenkelquerschnitt (Abb. III-125). Man beachte die V. saphena magna und den N. saphenus am dorsomedialen Rand der Tibia.

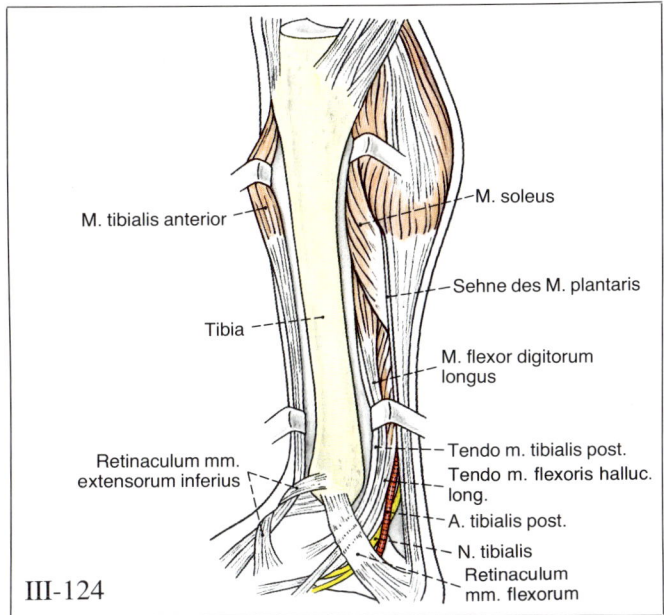

M. tibialis anterior
M. soleus
Sehne des M. plantaris
Tibia
M. flexor digitorum longus
Retinaculum mm. extensorum inferius
Tendo m. tibialis post.
Tendo m. flexoris halluc. long.
A. tibialis post.
N. tibialis
Retinaculum mm. flexorum

III-124

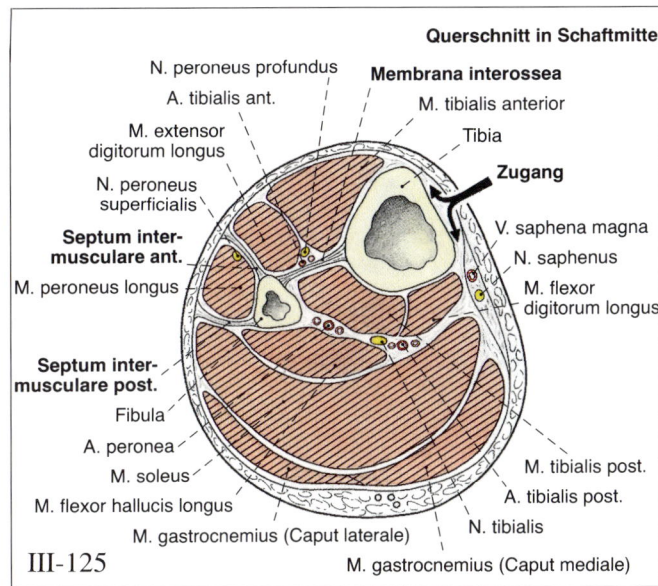

Querschnitt in Schaftmitte

N. peroneus profundus
A. tibialis ant.
Membrana interossea
M. extensor digitorum longus
M. tibialis anterior
Tibia
N. peroneus superficialis
Zugang
Septum intermusculare ant.
V. saphena magna
N. saphenus
M. peroneus longus
M. flexor digitorum longus
Septum intermusculare post.
Fibula
A. peronea
M. soleus
M. flexor hallucis longus
M. tibialis post.
A. tibialis post.
M. gastrocnemius (Caput laterale)
N. tibialis
M. gastrocnemius (Caput mediale)

III-125

Tibia posterior

Posteromedialer Zugang

Dorsomedialer Zugang

Indikation

Dorsale Verplattungsosteosynthese bei Tibiaschaftfrakturen oder Pseudarthrosen der Tibia

Operatives Vorgehen

1. Leicht dorsalkonvex bogenförmige Schnittführung auf der Unterschenkelinnenseite, die im mittleren Drittel des Unterschenkels (nicht der Tibia) ihren Krümmungsscheitel aufweist (Abb. III-126).
2. Spalten der Unterschenkelfaszie in Längsrichtung dicht hinter der Tibiakante.
3. Posteromedialer Zugang am Unterschenkelquerschnitt (Abb. III-127).
4. Der alternative Zugang auf der Abbildung III-127 betrifft besonders den proximalen und distalen Ausläufer der Schnittführung.
5. Im distalen Tibiadrittel wird nach Anheben der Achillessehne und der Soleusmuskulatur der tibiale Gefäß-Nerven-Strang dargestellt und geschützt. Zur Tibia gelangt man in einer Ebene zwischen M. flexor hallucis longus und M. flexor digitorum longus.

Anmerkung

1. Der posteromediale Zugang heißt auch Briefkastenzugang, da die Weichteile wie eine Briefklappe hochgeklappt werden.
2. Der Zugang kann den N. saphenus und die V. saphena magna verletzen, die an der Hinterkante der Tibia in Längsrichtung verlaufen. Sie werden nach vorne weggehalten.

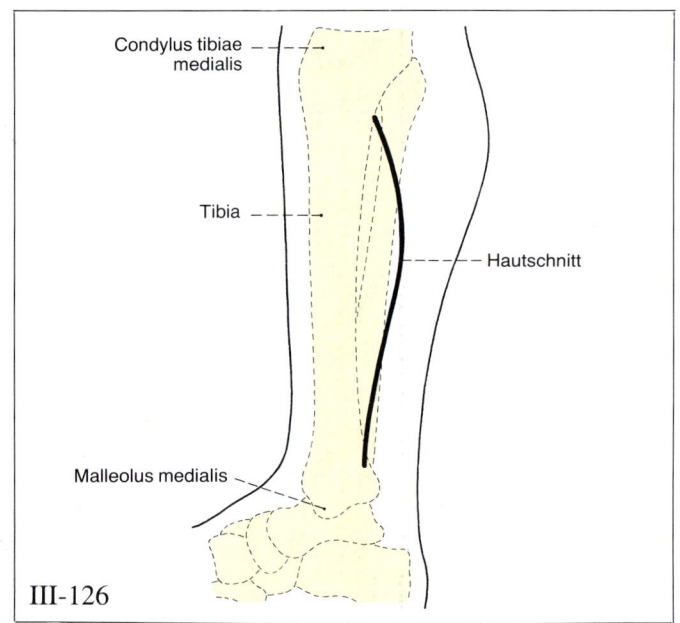

III-126

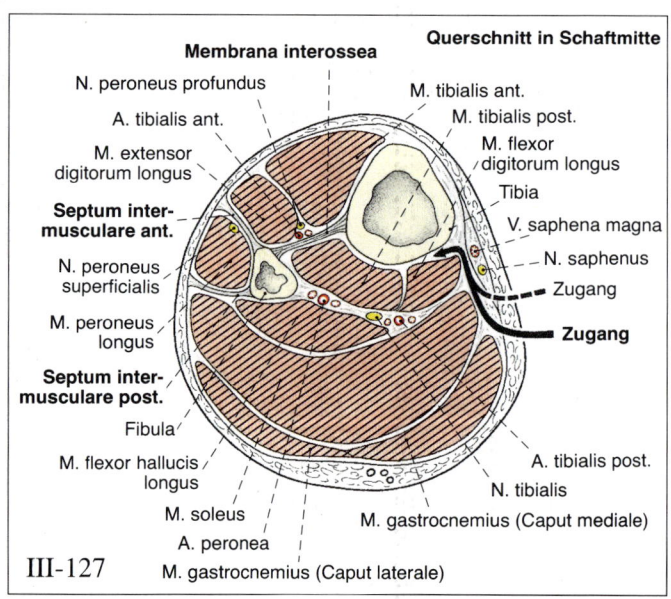

III-127

Fibula

Lateraler Zugang

Seitlicher Zugang

Indikationen

1. Fibulafrakturen
2. Entzündliche Prozesse
3. Knochentumoren
4. Fibulateilresektion
5. Revision des N. peroneus

Lagerung

Schräge Rückenlage durch Gesäßanhebung der betroffenen Seite mit Tuch- oder Schaumstoffunterlage.

Operatives Vorgehen

1. Längsschnitt am dorsalen Fibularand, dicht unterhalb des Fibulaköpfchens beginnend, nach distal bis zum Malleolus lateralis verlaufend (Abb. III-128). Erweiterungsmöglichkeiten der Schnittführung nach proximal und distal (Abb. III-128; Anatomie Abb. III-129).
2. Durchtrennung der oberflächlichen und tiefen Faszie.
3. Darstellung des N. peroneus communis, der hinter der Sehne des M. biceps femoris im oberen Bereich des Schnittes verläuft, und Zurückhalten desselben nach vorne (Abb. III-130).
4. Ablösen des Teils des M. peroneus longus von der lateralen Fläche des Fibulaköpfchens, der das Weghalten des N. peroneus nach vorn über das Fibulaköpfchen verhindert.
5. Eingehen vor dem oft schwach entwickelten Septum intermusculare posterius, also zwischen Peronealmuskulatur einerseits und M. flexor hallucis longus und M. soleus andererseits.
6. Ablösung des M. soleus und des M. flexor hallucis longus von der Fibula und Zurückhalten desselben nach dorsal.
7. Ablösung des M. peroneus brevis von der Fibula und Zurückhalten desselben zusammen mit dem M. peroneus longus nach vorn, so daß der Fibulaschaft freiliegt.

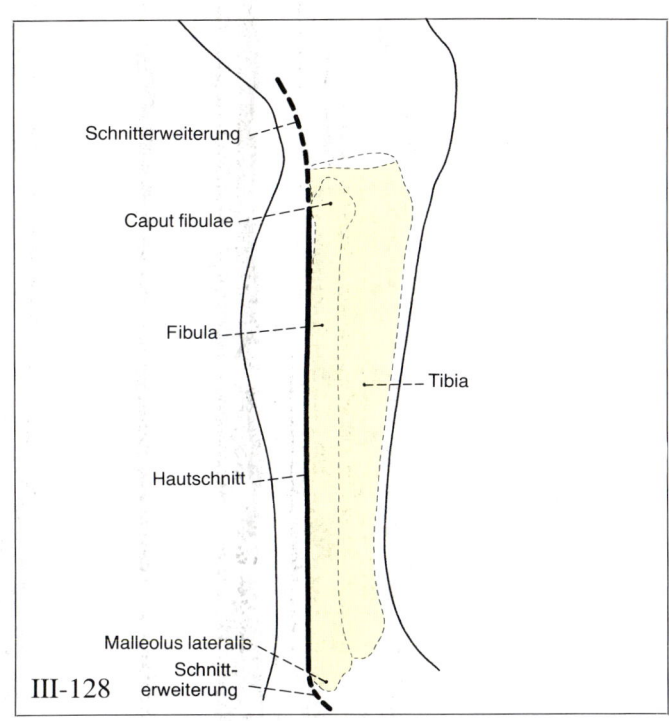

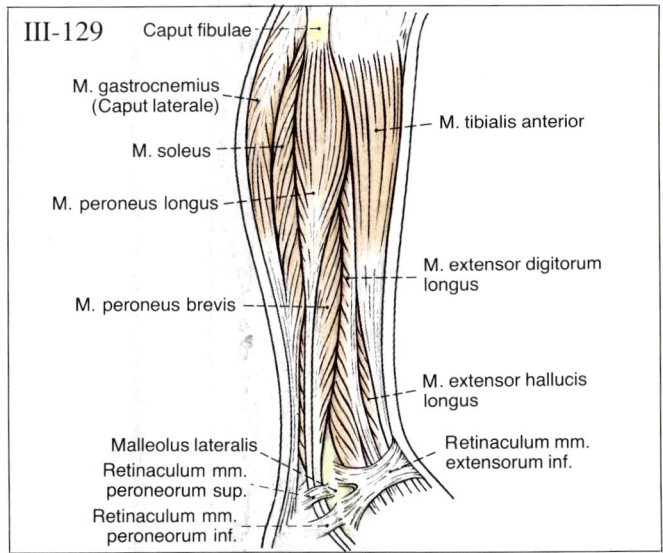

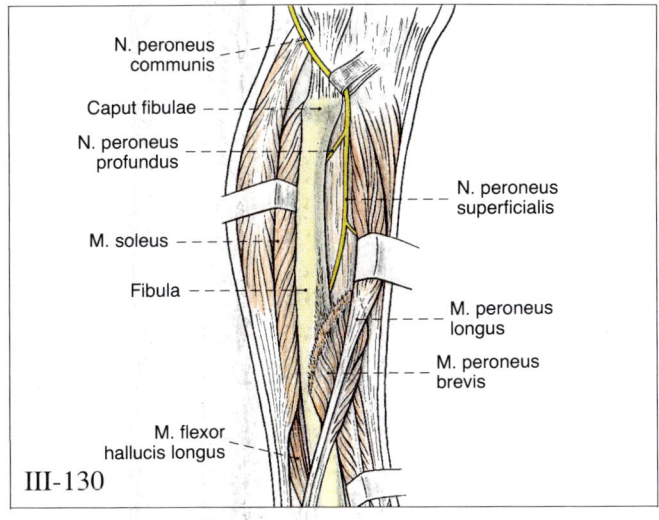

Anmerkung

Vielfach werden nur Teilabschnitte des beschriebenen lateralen Zuganges zur Fibula benötigt, der dann zweckmäßig modifiziert werden kann (Abb. III-131).

Fibulaköpfchen – Proximales Fibuladrittel

Lateraler Zugang

1. Zur Darstellung des Fibulaköpfchens und des proximalen Fibuladrittels empfiehlt sich eine von dorsal nach ventral verlaufende S-förmige Hautschnittführung (Abb. III-131). Vor weiterer Präparation ist unbedingt der N. peroneus aufzusuchen und darzustellen. Man beginnt damit im oberen kniekehlenwärts gelegenen Abschnitt.
2. Schematische Darstellung des Zuganges und der Lage des N. peroneus superficialis am Unterschenkelquerschnitt in Höhe der Tuberositas tibiae (Abb. III-132).

Mittleres Fibuladrittel

Lateraler Zugang

1. Im mittleren Drittel der Fibula kann zwischen den Hautschnitten B und C gewählt werden (Abb. III-131). Der Hautschnitt C mit Zugang C wird für die Osteotomie der Fibula bevorzugt.
2. Dabei wird stumpf zwischen der ventralen Extensoren und der Peronealmuskulatur einerseits sowie der dorsalen Wadenmuskulatur andererseits auf die Fibula eingegangen.
3. Schematische Darstellung von Zugang B und Zugang C am Unterschenkelquerschnitt in Schaftmitte der Fibula (Abb. III-133).

Anmerkung

1. Bei großzügiger Exposition der Fibula ist die Fasziennaht bei Wundverschluß riskant im Hinblick auf ein Kompartmentsyndrom.
2. Die Osteotomie der Fibula proximal des oberen Drittelpunktes weist ein höheres Risiko der Läsion des N. peroneus auf.

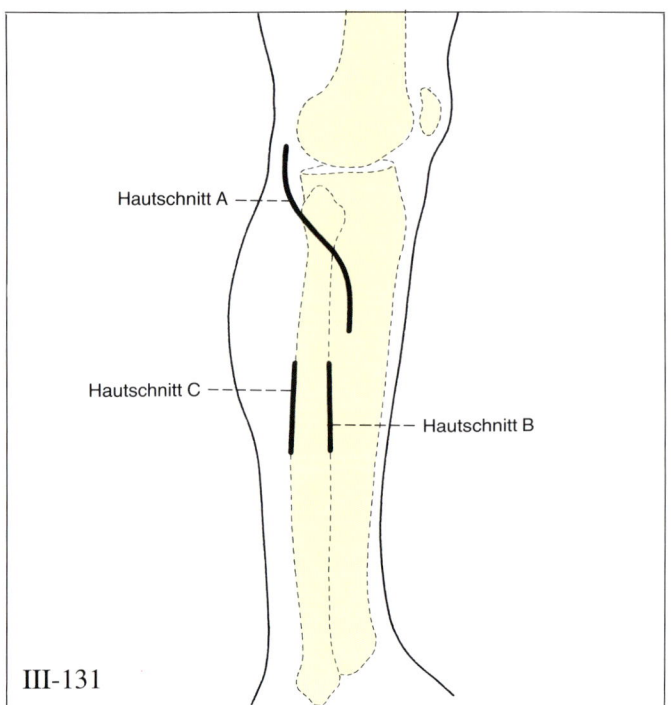

III-131

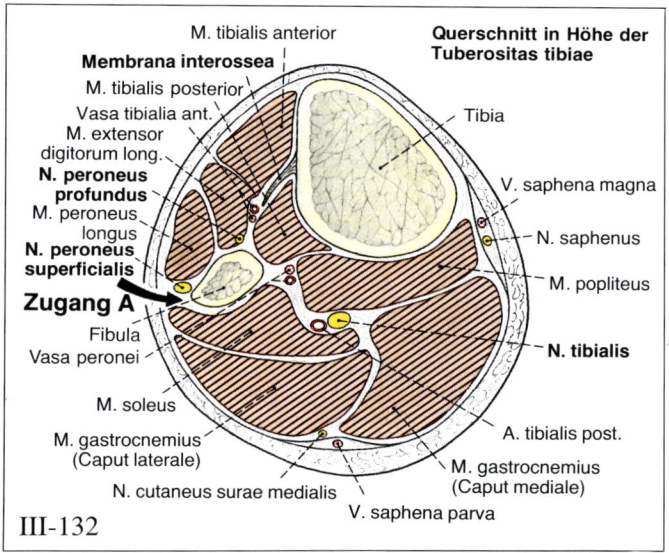

III-132

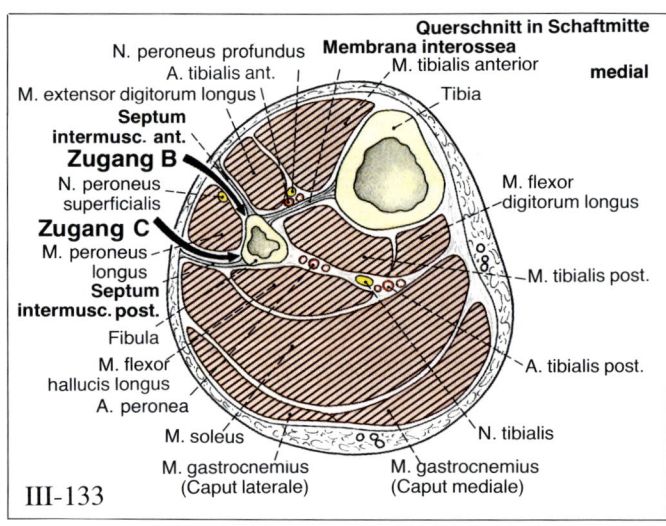

III-133

Fibula und Tibia

Lateraler Zugang

Operatives Vorgehen

1. Der Zugang zu Fibula und Tibia ist auch von einer Schnittführung aus möglich.
2. *Anterolateraler Schnitt* über der Fibula entsprechend Abbildung III-134.
3. Den weiteren Zugang entlang dem Septum intermusculare anterius erläutert der schematische Unterschenkelquerschnitt (Abb. III-135, Zugang A).
4. Alternativ *posterolateraler Schnitt:* Eingehen hinter dem Septum intermusculare posterius, d. h. zwischen Peronealmuskulatur einerseits und den Mm. flexor hallucis longus und soleus andererseits (Abb. III-132).
5. Durch Ablösen des Ursprungs des M. tibialis posterior von der Membrana interossea kann der dorsale Tibiaschaft exponiert werden (Abb. III-135, Zugang B).

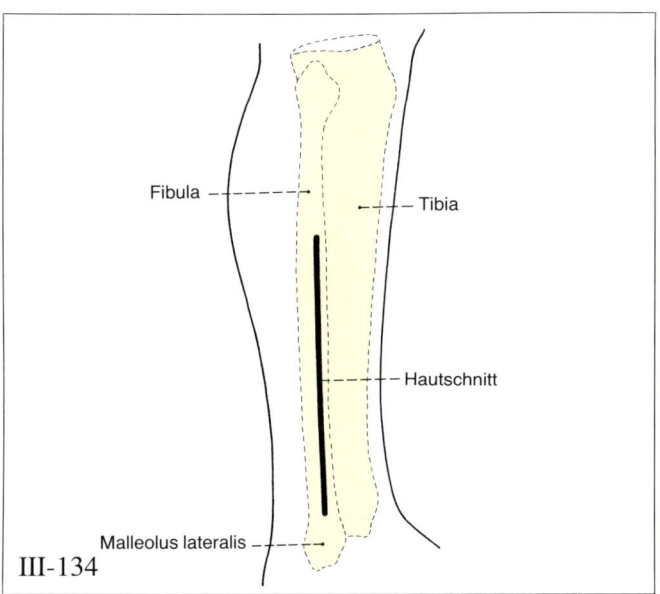

III-134

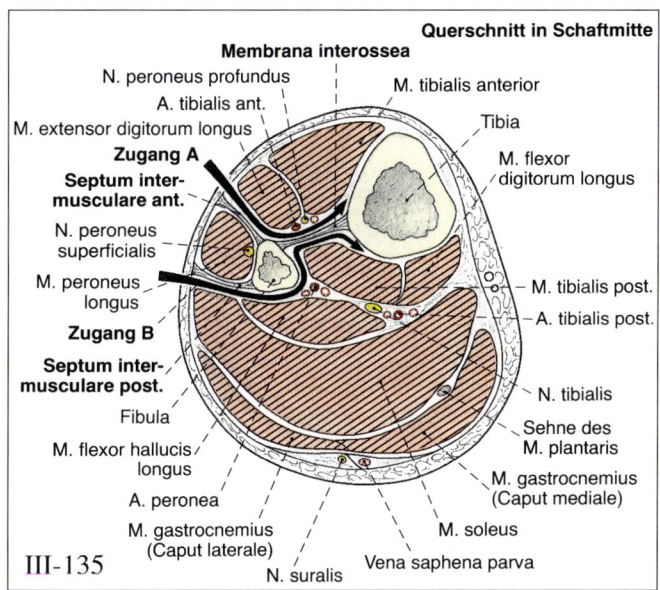

III-135

Unterschenkelkompartments

Anterolateraler Zugang

und

Posteromedialer Zugang

Indikation

Kompartmentsyndrome

Operatives Vorgehen

1. *Praktische Anatomie* mit Darstellung der vier Kompartments des Unterschenkels, die durch straffe bindegewebige Septen, die Membrana interossea und die Unterschenkelfaszien gebildet werden (Abb. III-136). Zu unterscheiden sind: vorderes Kompartment, seitliches Kompartment, oberflächliches hinteres Kompartment, tiefes hinteres Kompartment.

2. Die Zugangsmöglichkeit zu allen Kompartments ist durch die zwei Schnittführungen, entsprechend der Abbildung III-137, gegeben. Das vordere und das seitliche Kompartment werden durch Faszienspaltung am anterolateralen, die beiden hinteren Kompartments vom posteromedialen Zugang eröffnet (Zugang A und Zugang B der Abb. III-137).

3. Alternativ ist für die dorsalen Kompartments auch ein posterolateraler Zugang möglich, der hinter dem Septum intermusculare posterius liegt.

Anmerkung

Häufig wird nur das vordere Kompartment eröffnet, was oft nicht genügt.

---

* nach J. Lanz, W. Wachsmuth: Bein und Statik. 2. Aufl.,
Springer-Verlag, Berlin–Heidelberg–New York 1972

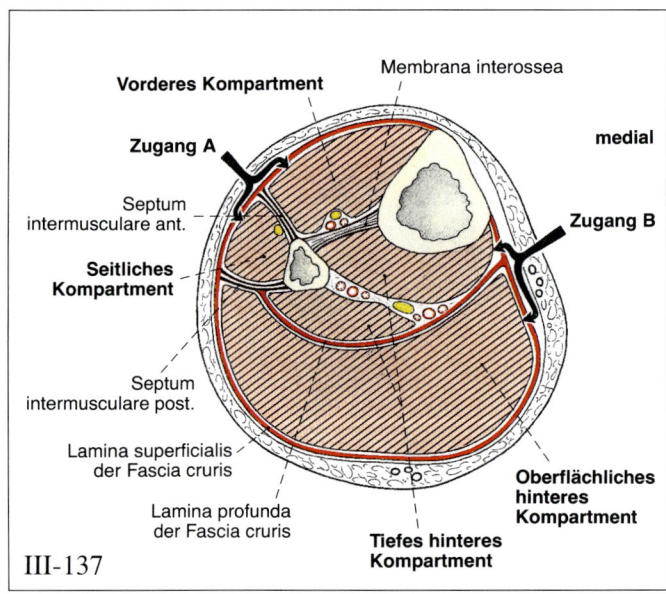

III-136 *
Membrana interossea — Unterschenkelmitte
A. tibialis anterior — A. peronea
N. peroneus profundus — Tibia
Septum intermusc. anterius — V. saphena magna
N. peroneus superficialis — N. saphenus
Septum intermusc. posterius — A. tibialis posterior
Fibula — Lamina profunda der Fascia cruris
quervverlaufende Muskelarterie — N. tibialis
N. suralis — V. saphena parva — Lamina superficialis der Fascia cruris

III-137
Vorderes Kompartment — Membrana interossea — medial
Zugang A
Septum intermusculare ant. — Zugang B
Seitliches Kompartment
Septum intermusculare post.
Lamina superficialis der Fascia cruris
Lamina profunda der Fascia cruris — Oberflächliches hinteres Kompartment
Tiefes hinteres Kompartment

Plantarissehne

Posteromedialer Zugang

Indikation

Entnahme der Sehne des M. plantaris zur Verwendung als freies Sehnentransplantat

Operatives Vorgehen

1. Kurze mediale, direkt paraachilläre Schnittführung (Abb. III-138) hinter dem Innenknöchel.
2. Nach Spalten der oberflächlichen Unterschenkelfaszie Aufsuchen der Plantarissehne direkt medial oder etwas ventral der Achillessehne (Abb. III-139).
3. Durch peripheres Anspannen der Plantarissehne kann der Sehnenverlauf durch die Haut palpiert werden. Darüber erfolgen kurze Querinzisionen entsprechend der Abbildung III-138.
4. Alternativ kann die Plantarissehne nach ihrer distalen Ablösung subkutan durch einen Venenstripper weiter nach proximal verfolgt werden. Proximalwärts verläuft sie in der Wadenmuskulatur zwischen dem M. gastrocnemius und dem M. soleus.

Anmerkung

In etwa 7% fehlt die isolierte Plantarissehne.

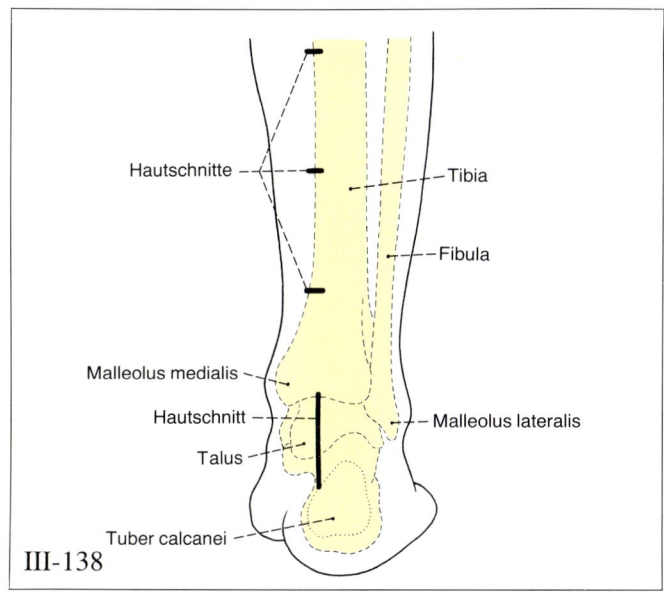

III-138

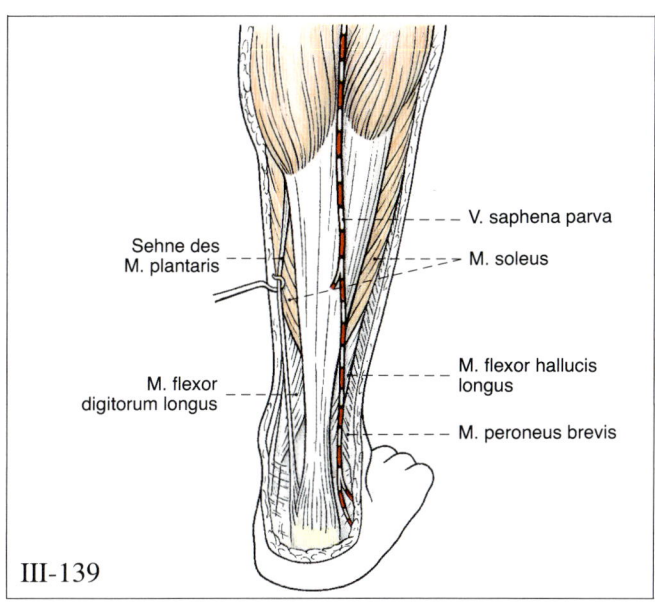

III-139

Nervus suralis

Posterolateraler Zugang

Indikation

Entnahme des Suralisnerven als Nerventransplantat

Operatives Vorgehen

1. Durch einen kurzen Querschnitt hinter dem Außen-knöchel wird der Nervus suralis vor seiner peripheren Aufzweigung dargestellt (Abb. III-140) und abgelöst.
2. Durch mäßiges Anspannen des Nerven kann der Verlauf proximalwärts durch die Haut palpiert werden. Darüber erfolgen jeweils kurze Querinzisionen (Abb. III-140).

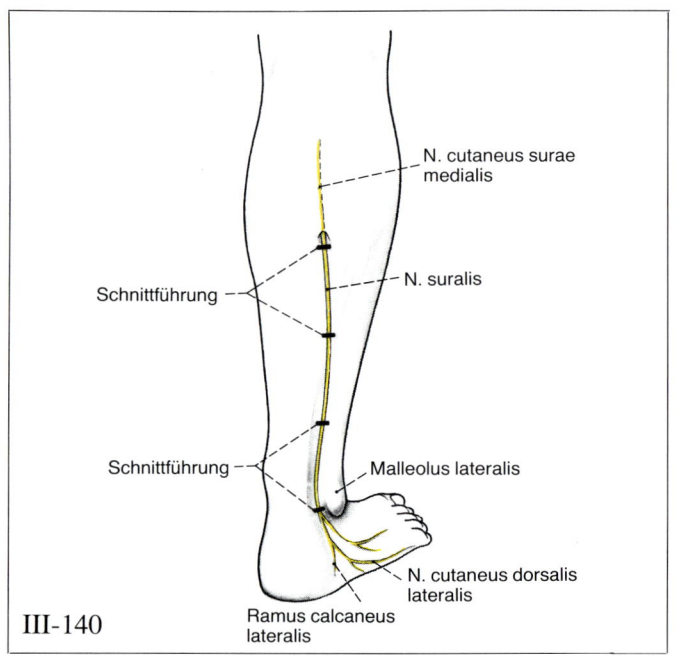

III-140

N. cutaneus surae medialis

N. suralis

Schnittführung

Schnittführung

Malleolus lateralis

N. cutaneus dorsalis lateralis

Ramus calcaneus lateralis

Achillessehne

Posteriore Zugangswege

Indikationen

1. Verlängerung der Achillessehne
2. Naht der Achillessehne

Lagerung

Bauchlage; Fuß über dem Tischrand hängend.

Operatives Vorgehen

1. Mediale Längsschnittführung parallel zur Achillessehne, bei Bedarf über dem Achillessehnenansatz hakenförmig umbiegend (Abb. III-141, Hautschnitt A). Die Schnittführung ist auch lateral möglich (Abb. III-141, Hautschnitt C).
2. Eine breite Übersicht ermöglicht die großzügige geschwungene, W-förmige Schnittführung, die distal lateral vom Achillessehnenansatz beginnt (Abb. III-141, Hautschnitt B).
3. Man beachte den Verlauf der V. saphena parva und des N. suralis (Abb. III-142). Letzterer verläuft verhältnismäßig dicht neben der Achillessehne auf der Lateralseite.

Anmerkung

Gerade Längsschnittführungen direkt über der Achillessehne sind möglichst zu vermeiden, da bei Störungen der Wundheilung die Sehne bloßliegen würde.

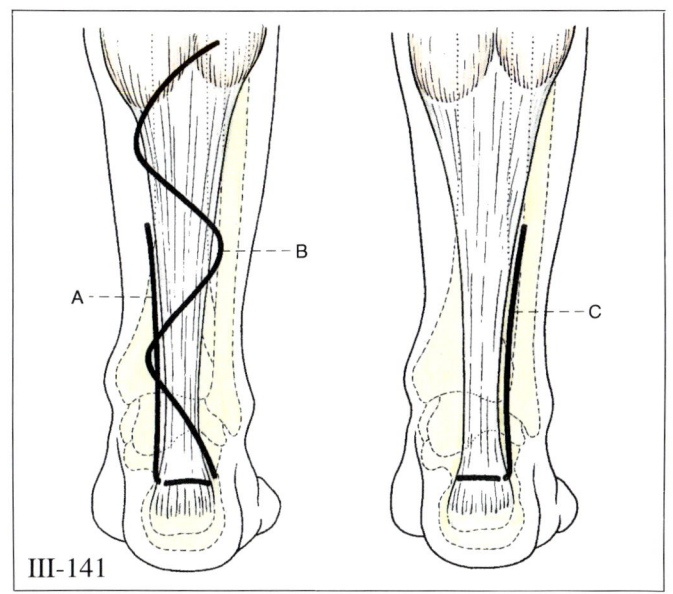

III-141

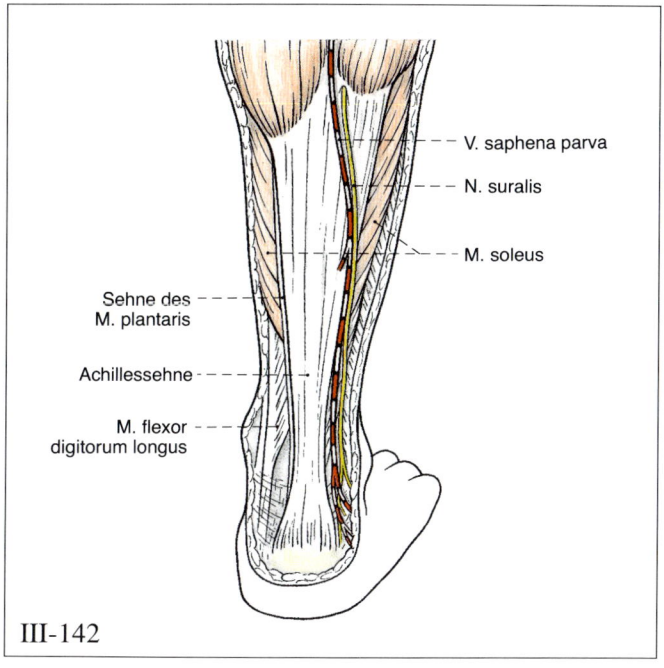

V. saphena parva

N. suralis

M. soleus

Sehne des M. plantaris

Achillessehne

M. flexor digitorum longus

III-142

E. Knöchelregion

Oberes Sprunggelenk anterior

Anteriorer Zugang

Vorderer Zugang

Indikationen

1. Arthrodese
2. Entfernung von freien Gelenkkörpern
3. Fraktur der distalen Tibia
4. Synovektomie
5. Tenosynovektomie
6. Talusexstirpation
7. Osteochondrosis dissecans

Operatives Vorgehen

1. Der etwa 10 cm lange Längsschnitt verläuft über der Mittellinie des oberen Sprunggelenkes mit dem Mittelpunkt über dem Gelenkspalt (Abb. III-143).
2. Eine Durchtrennung des oberflächlichen Astes des N. peroneus, der extrafaszial oberhalb der Retinakula liegt und der das Operationsgebiet diagonal kreuzt, sollte vermieden werden (Abb. III-144). Der N. peroneus profundus dagegen verläuft zusammen mit der A. tibialis anterior geschützter.
3. Durchtrennung der oberflächlichen und tiefen Faszie.
4. Spaltung des proximalen und distalen Retinakulum extensorum.

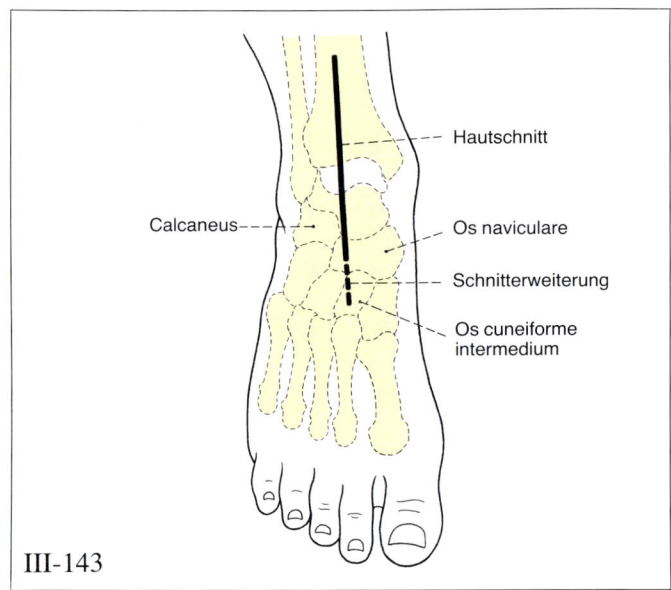

III-143

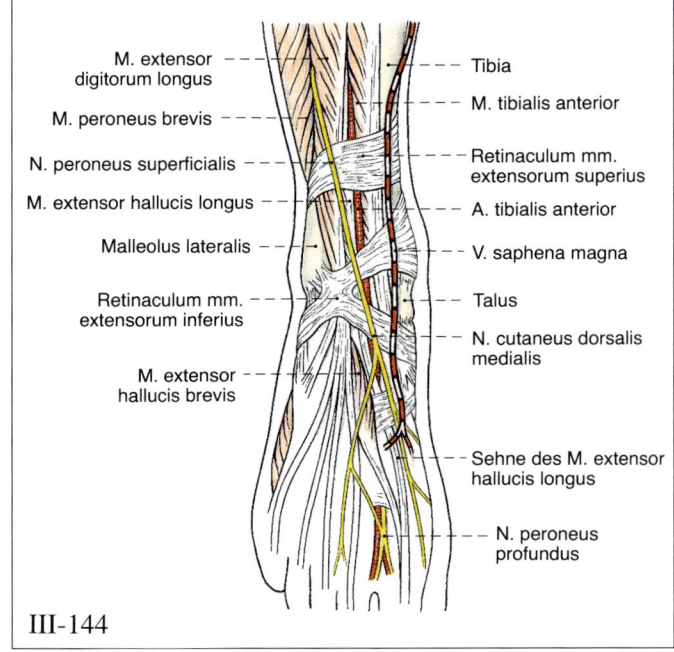

III-144

5. Die Sehne des M. tibialis anterior wird nach medial, der N. peroneus superficialis, der N. peroneus profundus, die A. tibialis anterior und die Sehnen der Mm. extensor digitorum longus und extensor hallucis longus werden nach lateral weggehalten (Abb. III-145).

6. Spaltung der Gelenkkapsel in Längsrichtung, wodurch sich der vordere Anteil des oberen Sprunggelenkes sowie ein Teil der Fußwurzelknochen darstellen.

7. Der Zugang zum oberen Sprunggelenk kann auch zwischen dem nach medial weggehaltenen Gefäß-Nerven-Bündel, den Sehnen der Mm. tibialis anterior und extensor hallucis longus einerseits und den nach lateral gehaltenen Sehnen des M. extensor digitorum longus andererseits erreicht werden.

Anmerkung

1. Der anteriore Zugang erlaubt eine breite Darstellung des oberen Sprunggelenkes vom Innen- bis zum Außenknöchel.

2. Wichtig ist die Beachtung des Gefäß-Nerven-Bündels und des oberflächlich vor dem Retinaculum liegenden N. peroneus superficialis.

Alternativen

1. Anstelle des mittelständigen Längsschnittes (Abb. III-143) kann eine geschwungene, von lateral nach medial verlaufende Schnittführung benutzt werden (Abb. III-146). Diese ist besonders für die Synovektomie, verbunden mit der Tenosynovektomie der Strecksehnen, geeignet.

2. Der suprafasziale Verlauf der V. saphena magna ist zu beachten.

3. Wird eine medialseitige Revision des tibiotalaren Gelenkabschnitts beabsichtigt, so genügt eine kurze, schräg verlaufende Schnittführung, direkt lateral der Sehne des M. tibialis anterior (Abb. III-147). Sie gibt auch Einblick in den Gelenkspalt des Innenknöchels und erlaubt die Manipulation mit einem schmalen (HWS-)Rongeur.

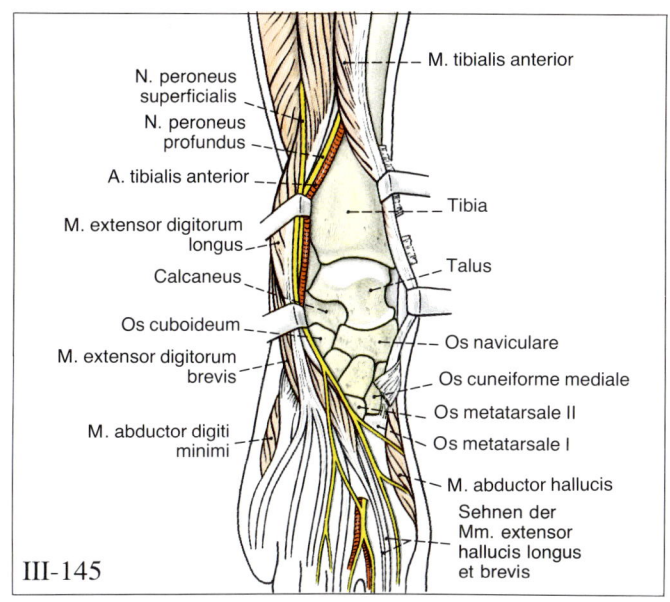

III-145

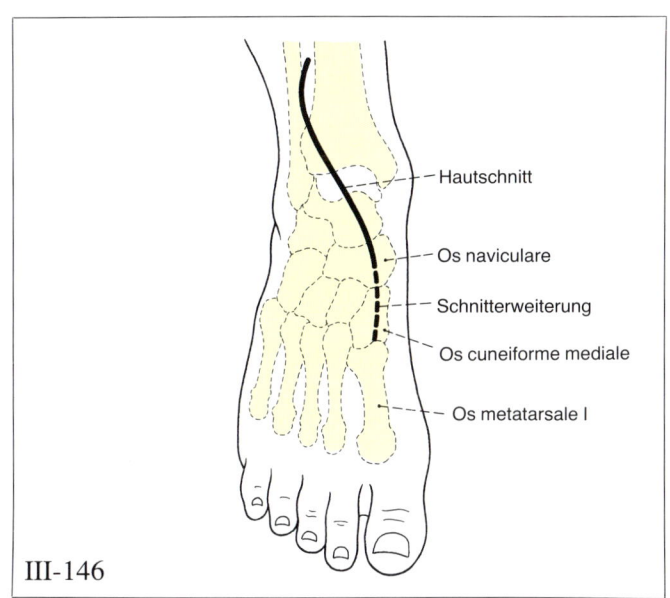

III-146

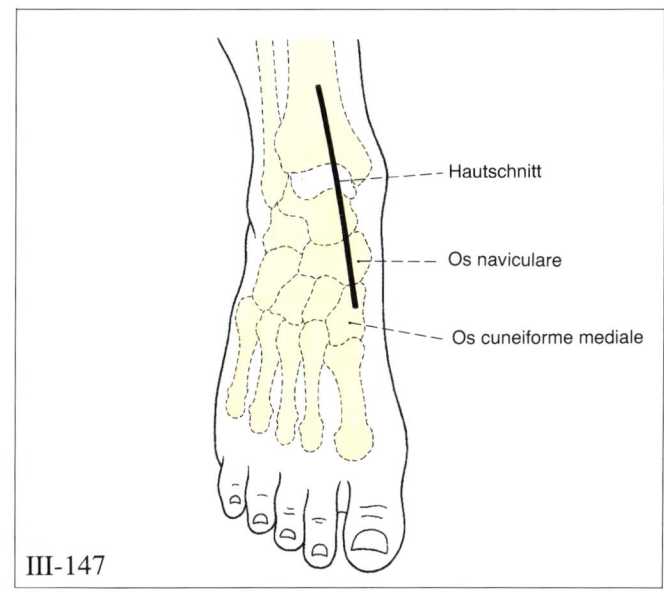

III-147

Anterolateraler Zugang

Indikation

Gelenkrevision

Lagerung

Rückenlage, Gesäß auf betroffener Seite durch Tuchunterlage erhöht, damit das Bein leicht innenrotiert fällt.

Operatives Vorgehen

1. Die Schnittführung beginnt etwa 6 cm oberhalb des oberen Sprunggelenkes, parallel zur Fibula und auf halbem Wege zwischen Vorderkante der Tibia und Vorderrand der Fibula. In Höhe des oberen Sprunggelenkes verläuft der Schnitt leicht hakenförmig umbiegend auf dem lateralen Fußrücken in Richtung Os cuneiforme laterale (Abb. III-148). Gegebenenfalls folgt eine Schnittverlängerung, dem vierten Strahl entsprechend.
2. Identifikation und Schonung des N. dorsalis intermedius, der dem N. peroneus superficialis entspringt (s. Abb. III-162).
3. Durchtrennung der Retinacula extensorum.
4. Weghalten der Weichteilstrukturen nach medial.
5. Kapseleröffnung des oberen Sprunggelenkes entsprechend dem Hautschnitt. Zusätzlich können die Kapselränder abgelöst werden.
6. Bei Schnitterweiterung nach distal wird der M. extensor digitorum brevis abgelöst oder in Faserrichtung durchtrennt.
7. Auch das Kalkaneokuboidgelenk kann dargestellt werden.

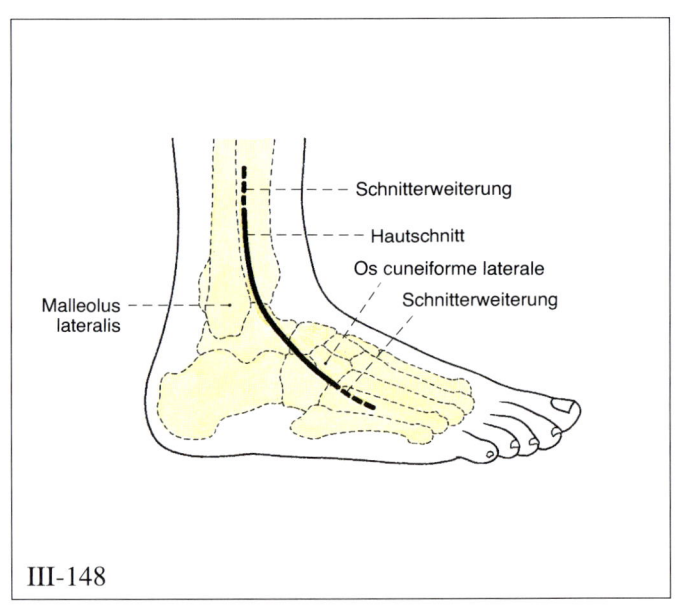

III-148

Anmerkung

1. Die Schnittführung bietet die Möglichkeit und den Vorteil, die Weichteilstrukturen (Nerven, A. tibialis anterior und Sehnen) unberührt nach medial weghalten zu können.
2. Häufig läßt sich bei dieser Schnittführung die Durchtrennung der A. tarsea lateralis, die von der A. dorsalis pedis abgeht und den arteriellen Bogen des Fußrückens schließt, nicht vermeiden. Das trifft besonders auf die Schnitterweiterung nach distal zu.

Oberes und unteres Sprunggelenk

Paraachillärer Zugang

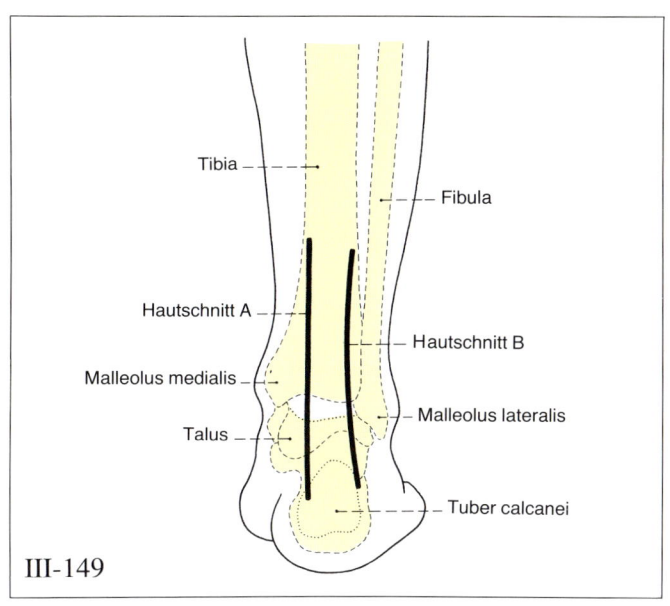

III-149

Indikationen

1. Fraktur der dorsalen Tibiakante (Volkmannsches Dreieck)
2. Arthrodese
3. Hintere Kapsulotomie und Achillessehnenverlängerung bei kontraktem Spitzfuß

Lagerung

1. Bauchlage.
2. Fuß hängt entspannt über der Tischkante.
3. Kleine Tuchrolle unter dem oberen Sprunggelenk.

Operatives Vorgehen

1. Der etwa 10 cm lange Längsschnitt verläuft entlang der medialen oder lateralen Begrenzung der Achillessehne. Der Mittelpunkt des Schnittes liegt etwa in Höhe des oberen Sprunggelenksspaltes (Abb. III-149, Hautschnitt A oder B).
2. Durchtrennung von oberflächlicher und tiefer Faszie.
3. Durchtrennung der Achillessehne proximal und distal mit einem sagittalen oder in der Frontalebene ausgeführten Z-Schnitt (Abb. III-150 und III-151), soweit nicht die paraachilläre Darstellung genügt.
4. Die Sehne des M. peroneus longus und der M. peroneus brevis werden nach lateral weggehalten. Die A. tibialis posterior, der N. tibialis, der M. flexor digitorum longus und der M. flexor hallucis longus werden nach medial weggehalten (Abb. III-150). Dadurch werden der distale dorsale Anteil der Tibia sowie die dorsale Gelenkkapsel von oberem und unterem Sprunggelenk dargestellt.

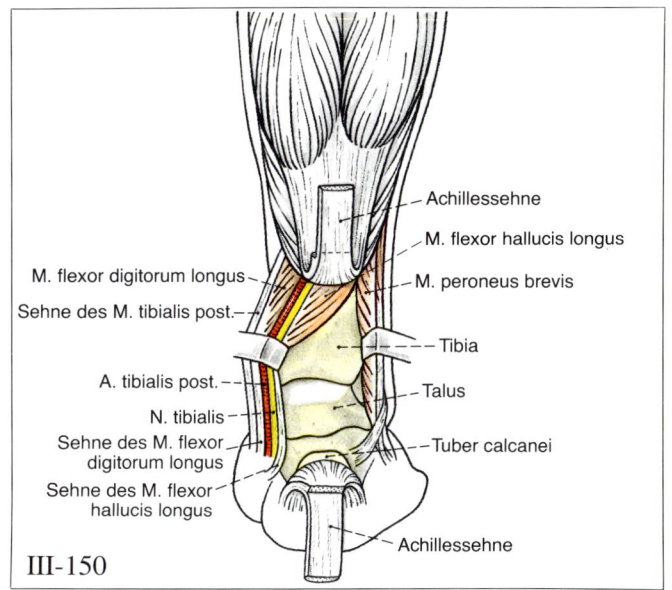

III-150

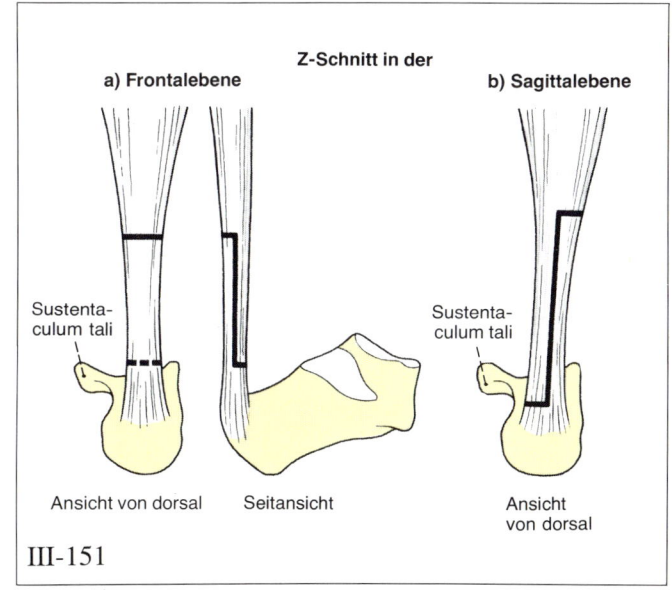

III-151

Anmerkung

1. Bei der posterolateralen Schnittführung ist der Verlauf des N. suralis (Abb. III-152) und der V. saphena parva (Abb. III-153) zu beachten, die verhältnismäßig dicht paraachillär bleiben.
2. Bei der posteromedialen Schnittführung ist das mediale Gefäß-Nerven-Bündel mit der A. tibialis posterior und dem N. tibialis zu beachten (Abb. III-152).

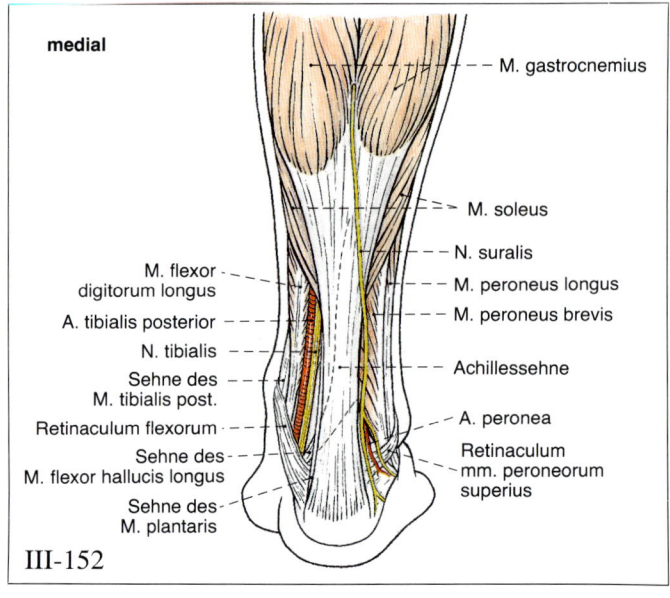

III-152

Posterolateraler Zugang

Indikationen

1. Außenknöchelfraktur
2. Posteriore Revision des oberen Sprunggelenkes
3. Revision der dorsalen Tibiakante

Lagerung

1. Halbschräge Rückenlage (oder Seitenlage).
2. Gesäß der betroffenen Seite deutlich erhöht.

Operatives Vorgehen

1. Der etwa 10 cm lange Längsschnitt an der Rückseite der Fibula beginnt etwa 8–10 cm über der Spitze des Malleolus lateralis und verläuft dann nach distal bis zur lateralen Begrenzung des Tuber calcanei (Abb. III-153).

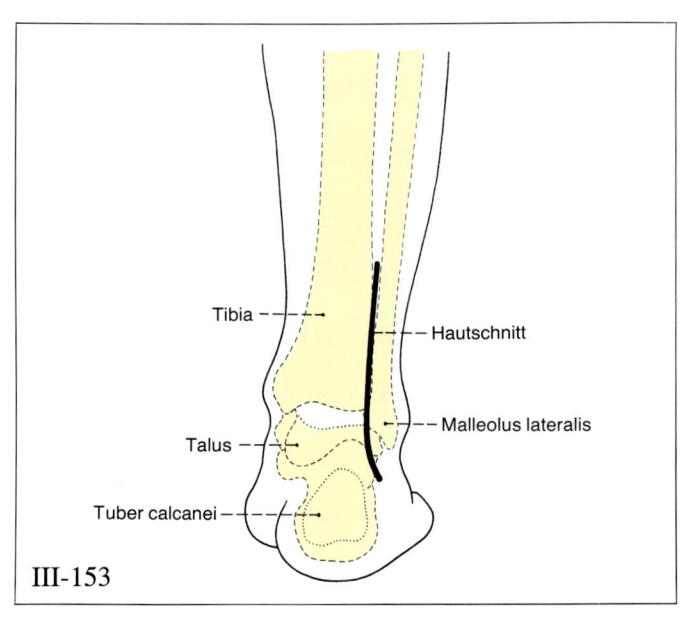

III-153

2. Man beachte den N. suralis und die V. saphena parva
   (Abb. III-154 und III-155), die oberflächlich hinter
   dem Außenknöchel verlaufen, die Vene dorsal vom
   Nerven.

3. Durchtrennung der tiefen Faszie und Aufsuchen der
   Ebene zwischen dem Muskelbauch des M. flexor hallucis longus und dem M. peroneus brevis.

4. Der M. flexor hallucis longus wird von seinem fibularen Ursprung teilweise abgelöst.

5. M. flexor hallucis longus und Achillessehne werden
   nach medial, der M. peroneus brevis nach lateral gehalten, wodurch sich der dorsale Anteil des Sprunggelenkes mit der Fibula darstellt (Abb. III-156), ebenso
   wie der „dritte" Malleolus (dorsale Tibiakante).

6. Gegebenenfalls ist das Retinakulum der Peronealsehnen zu lösen.

Anmerkung

Der Schnitt eignet sich zur Darstellung der hinteren Syndesmose bei Fibulafraktur mit abgesprengtem Volkmann-
schen Dreieck.

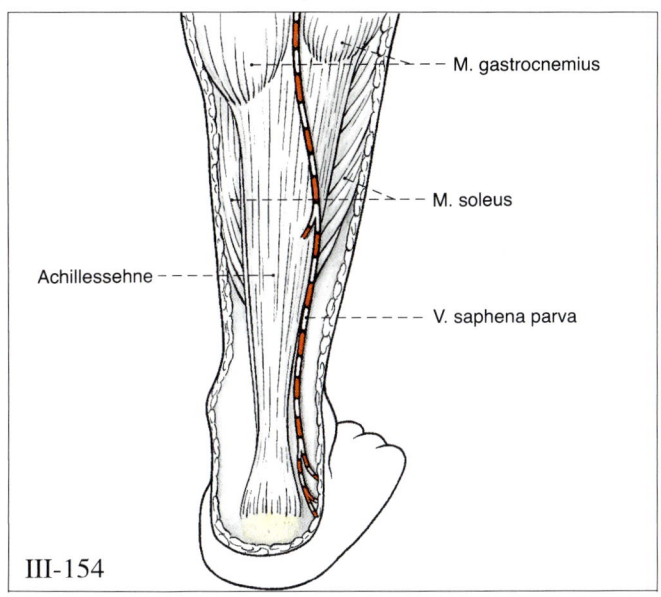

III-154

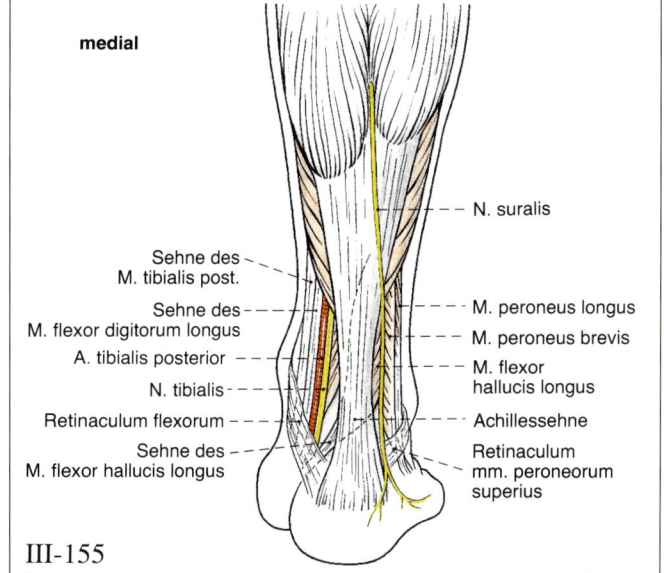

III-155

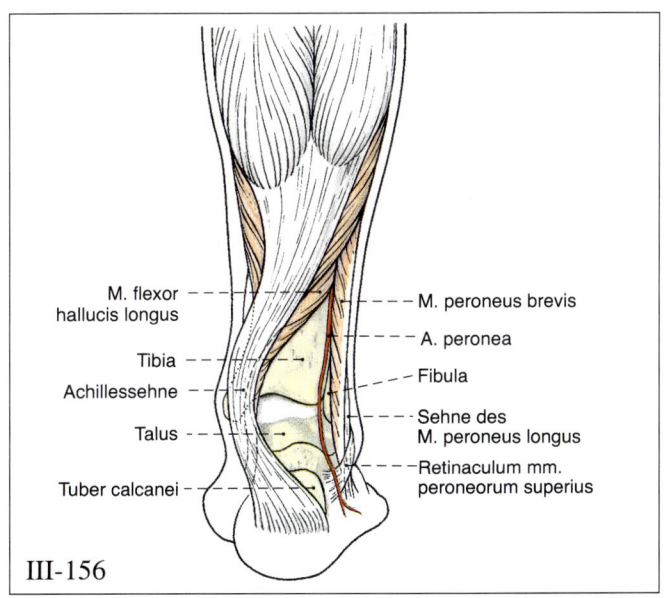

III-156

Sprunggelenke – Außenknöchel

Praktische Anatomie

1. Darstellung der lateralen Bandverbindungen (Abb. III-157) des oberen und unteren Sprunggelenks. Von praktischer Bedeutung sind insbesondere das Lig. fibulotalare anterius und das Lig. fibulocalcaneare.
2. Darstellung der posterioren Bandverbindungen (Abb. III-158). Wichtig sind besonders die posterioren Anteile des Lig. deltoideum.
3. Das Lig. fibulocalcaneare liegt versteckt unter den Sehnen der Peronealmuskeln. Diese müssen zur Darstellung beiseite gehalten werden.

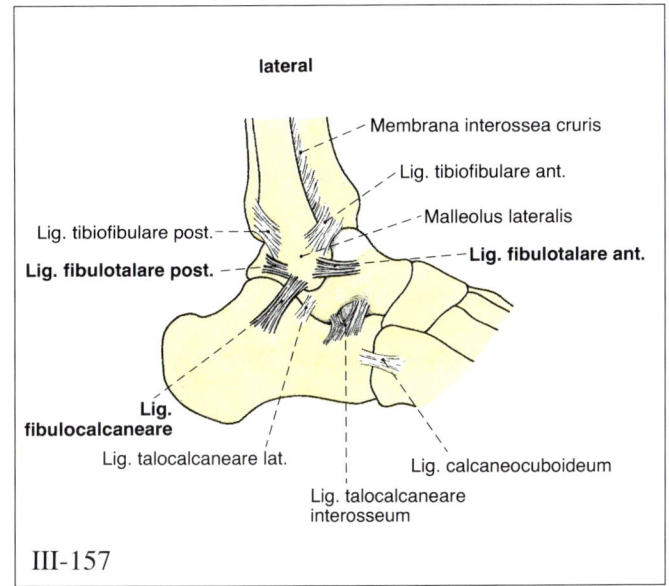

III-157

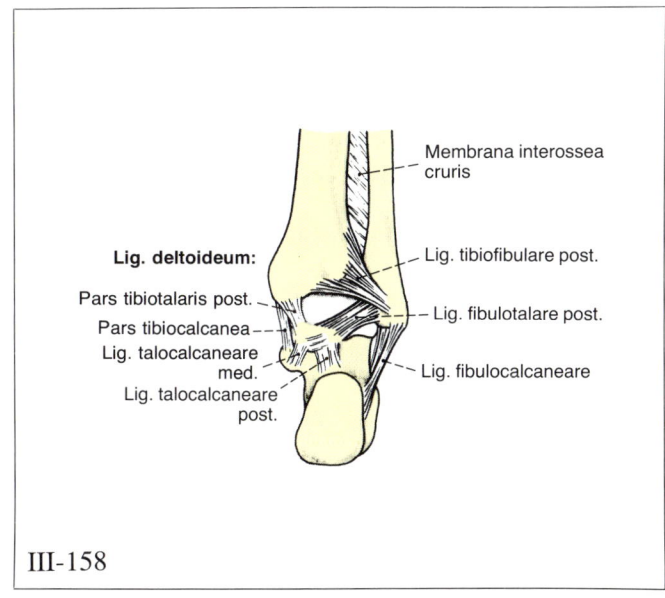

III-158

Lateraler Zugang

Langer Kocher-Schnitt

Indikationen

1. Arthrodese
2. Talusfrakturen
3. Sprunggelenkluxation
4. Laterale Bandrupturen
5. Revision der Peronealsehnen

Lagerung

1. Halbschräge Rückenlage.
2. Gesäß der betroffenen Seite durch Tuch- oder Sandsackunterlage erhöht, damit sich das Bein nicht nach außen dreht.

Operatives Vorgehen

1. Der laterale Schnittabschnitt beginnt etwa 5 bis 8 cm über der Malleolusspitze zwischen der Achillessehne und dem dorsalen Fibularand (Abb. III-159). Er verläuft nach distal bis etwa 2 cm unterhalb der Malleolusspitze weiter, dann bogenförmig nach vorn, am Os cuboideum endigend.
2. Inzision der Faszie. Die Sehnen der Mm. peroneus longus und brevis werden nach dorsal zurückgehalten.
3. Der N. peroneus superficialis, die Mm. peroneus tertius (als Variante) und extensor digitorum longus werden nach vorne weggehalten.
4. Bogenförmige anterolaterale oder laterale Kapselinzision, wodurch der laterale Anteil des oberen und unteren Sprunggelenkes dargestellt wird (Abb. III-160).
5. Gegebenenfalls Durchtrennung der Bänder und laterales Aufklappen der Sprunggelenke, z. B. für eine Arthrodese.

Anmerkung

1. Für eine erweiterte Darstellung können die Sehnen der Mm. peroneus longus und brevis temporär Z-förmig durchtrennt werden.
2. Bei diesem Schnitt schone man die Äste des N. peroneus superficialis und den N. cutaneus dorsalis lateralis (Abb. III-161) sowie den Ausläufer der V. saphena parva.
3. Vielfach kann der lange Bogenschnitt nach Kocher im oberen Anteil verkürzt werden.

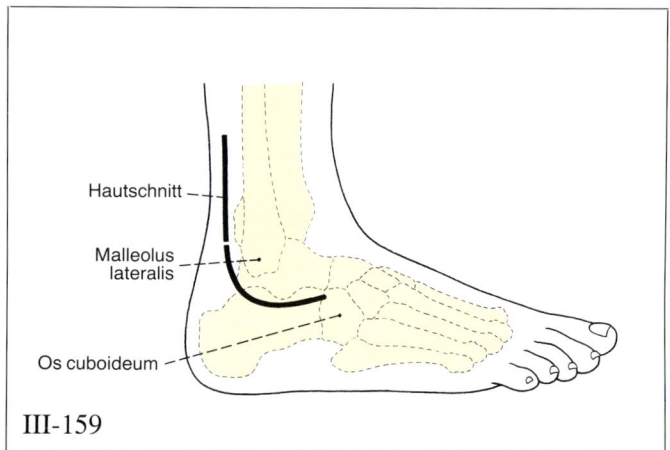

III-159

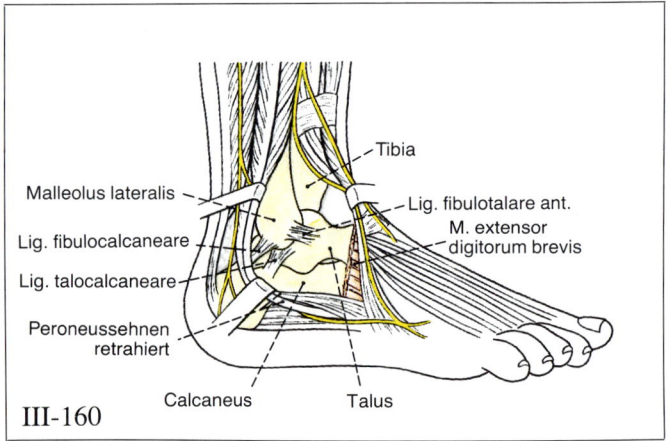

III-160

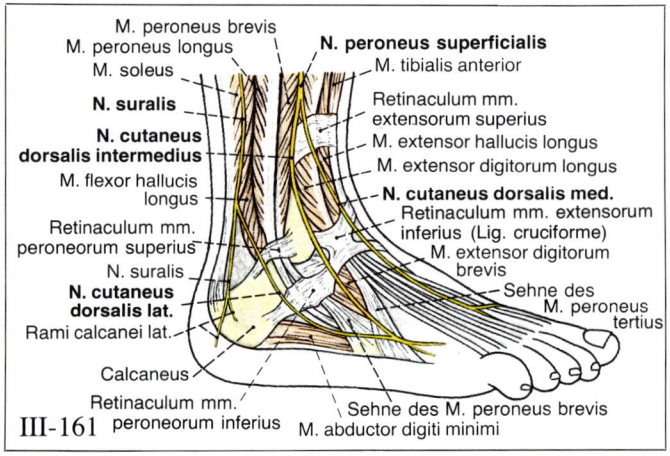

III-161

Alternative laterale Zugangswege

Indikationen

1. Laterale Bandrupturen
2. Außenknöchelfraktur
3. Syndesmosensprengung
4. Peronealsehnenluxation

Operatives Vorgehen

1. Je nach Detailindikation können alternativ etwas differente (auch sparsamere) Schnittführungen gewählt werden.
2. Gegenüber dem Kocher-Schnitt kann eine proximalere Schnittführung benutzt werden.
3. Der Schnitt beginnt lateral an der dorsalen Fibulakante und verläuft dann nach vorn bis knapp zum Os cuboideum (Abb. III-162, Hautschnitt A). Alternativ ist auch eine parallele Schnittführung über der Fibulamitte möglich (Abb. III-162, Hautschnitt B).
4. Nach Inzision des Retinaculum mm. extensorum inferius (Lig. cruciforme) direkt ventral der Fibula werden die Zehenstrecker und der variable M. peroneus tertius nach vorne weggehalten.
5. Danach lassen sich die Syndesmose, die Kapsel und der laterale Bandapparat überblicken.
6. Weitere Variationen der Schnittführung siehe Abbildung III-163 (Hautschnitt A und B).
7. Zur Revision des Lig. fibulotalare anterius, z. B. bei Ruptur, genügt oft eine kurze bogenförmige Schnittführung vor dem Außenknöchel (Abb. III-164).

Anmerkung

1. Bei diesen Schnittführungen ist der Ausläufer des N. peroneus superficialis, der N. cutaneus dorsalis intermedius, zu schonen.
2. Zur Darstellung der lateralen Talusrolle (z. B. bei Osteochondrosis dissecans) kann die Fibula in Höhe des Gelenkspaltes des oberen Sprunggelenkes unterhalb der Syndesmose quer durchtrennt werden, sofern sich der Gelenkabschnitt nicht von ventral erreichen läßt, was jedoch überwiegend gelingt.
3. Danach kann das Gelenk von lateral her aufgeklappt werden.
4. Die spätere Fixierung des Außenknöchels erfolgt nach

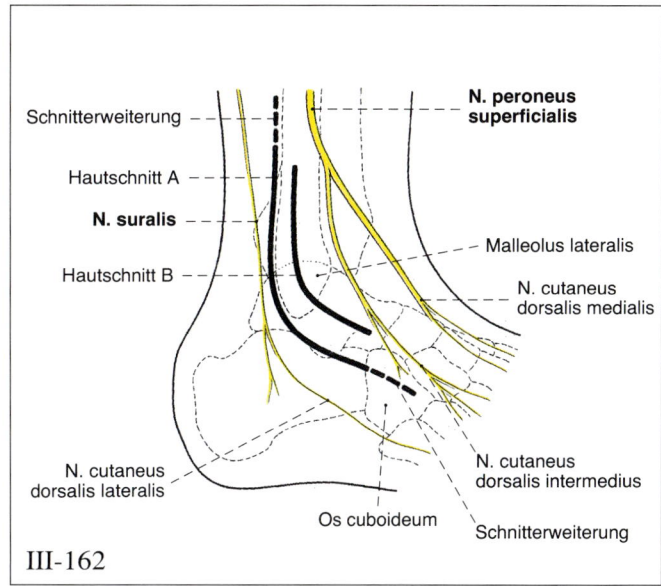

III-162

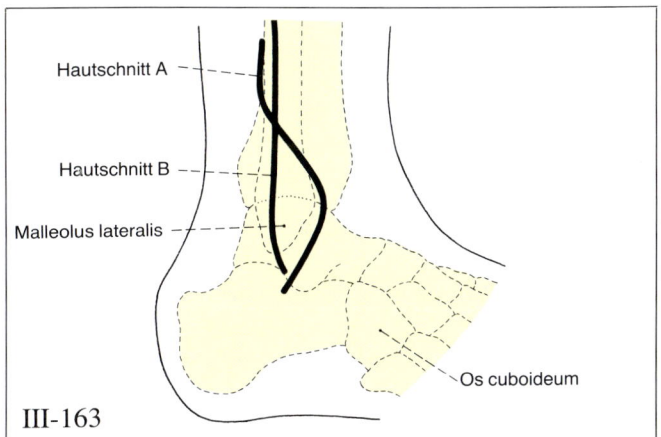

III-163

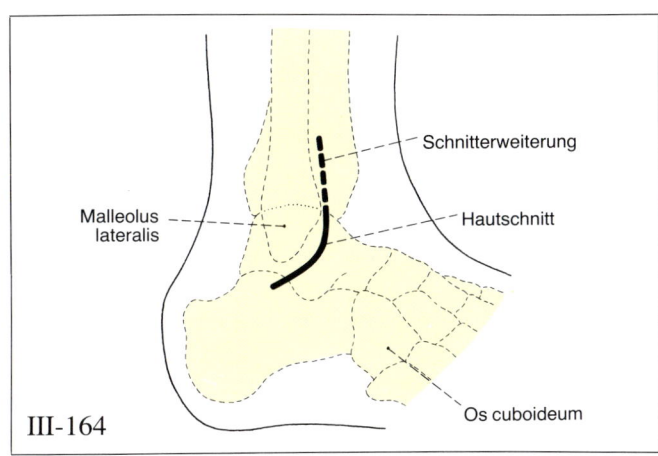

III-164

dem Prinzip der Zuggurtung mit zwei Kirschner-Drähten und einer achterförmigen Drahtschlingentour oder mit einer schräggeführten AO-Malleolarschraube. Dabei erfolgt das Vorbohren des Schraubenkanals vor der Durchführung der Osteotomie.

Oberes Sprunggelenk lateral

Lateraler Zugang
nach *Patrick*

Indikation

Talokrurale Arthrodese, ggf. mit subtalarer Arthrodese kombiniert

Operatives Vorgehen

1. Der am dorsalen Fibularand verlaufende Schnitt beginnt etwa 8–10 cm proximal der Fibulaspitze. Er wird nach distal um den Malleolus fortgeführt (Abb. III-165).
2. Angeschlossen wird eine quere Fibulaosteotomie am proximalen Ende des Hautschnittes (Abb. III-166).
3. Nach Ablösung bzw. Durchtrennung der Membrana interossea, der Syndesmose und der Bandverbindungen kann das distale Fibulafragment heruntergeklappt (Abb. III-167) oder temporär herausgelöst werden.
4. Dadurch wird der direkte Zugang zum oberen und ggf. auch zum unteren Sprunggelenk frei. Für das untere Sprunggelenk müssen die Sehnen der Peronealmuskulatur nach Lösung der Retinakula beiseite gehalten werden.
5. Für die Arthrodese des oberen und unteren Sprunggelenks kann die herausgelöste distale Fibula nach Formanpassung als laterale Spananlagerung, die Tibia, Talus und Kalkaneus überbrückt, mit jeweiliger Verschraubung Verwendung finden.

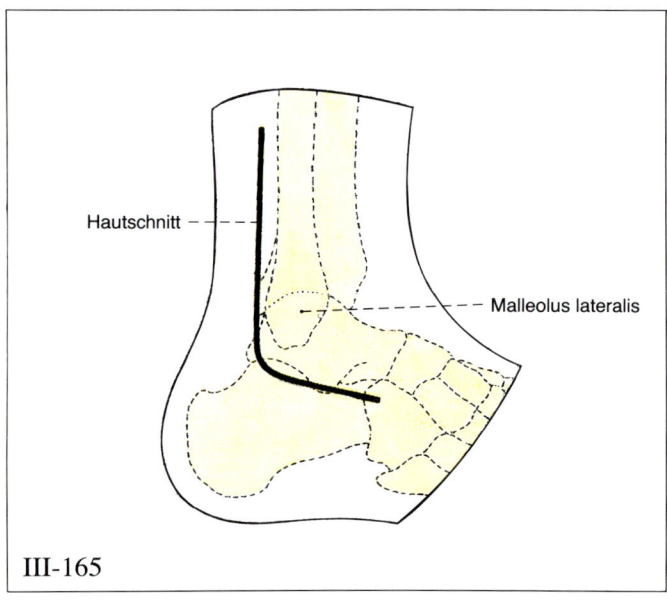

III-165

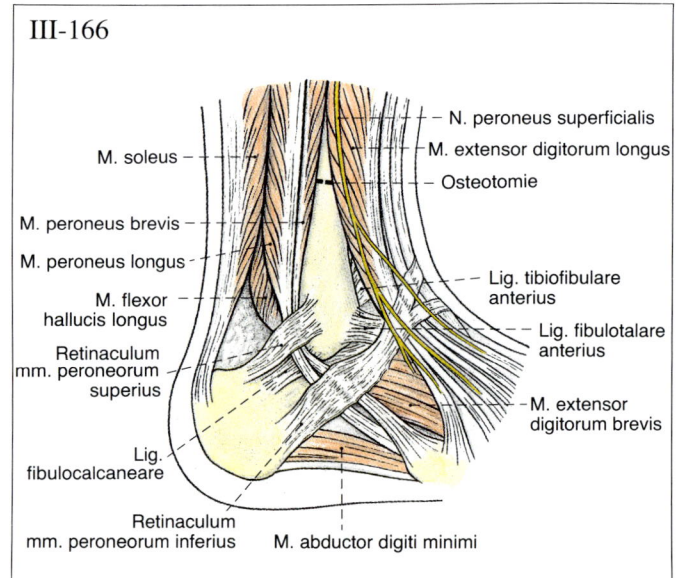

III-166

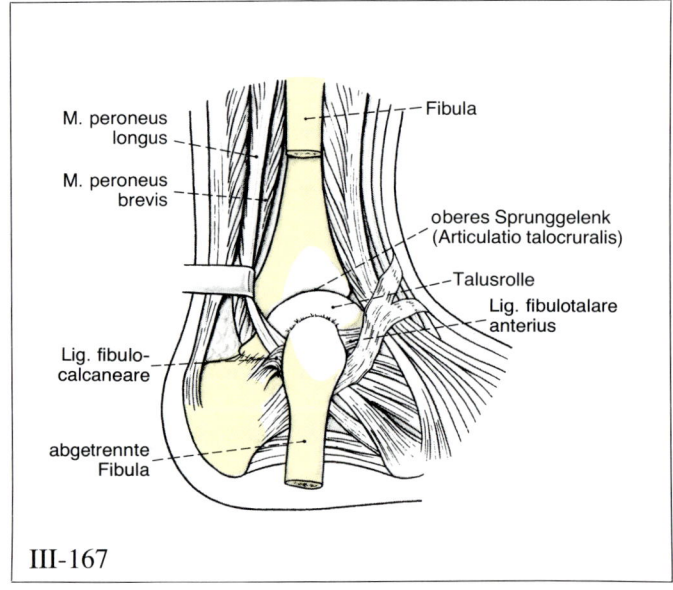

III-167

Unteres Sprunggelenk lateral

Lateraler Zugang

Kurzer Kocher-Schnitt

Indikationen

1. Subtalare Arthrodese
2. Tripel-Arthrodese
3. Kalkaneusfraktur
4. Revision des Lig. fibulocalcaneare

Operatives Vorgehen

1. Bogenförmig geschwungene, kurze laterale Schnitt-führung, die etwa 1½ cm hinter dem Malleolus latera-lis beginnt und ca. 2 cm unterhalb der Fibulaspitze bis zur oberen Begrenzung des Os cuboideum bzw. des Os cuneiforme laterale verläuft (Abb. III-168).
2. Spaltung des Retinaculum mm. extensorum inferius. Meistens sind ebenfalls die Retinakula der Peroneal-sehnen zu lösen, damit letztere beiseite gehalten wer-den können.
3. Über den Verlauf der lateralen Bandverbindungen orientiert die Abbildung III-157.
4. Ablösen des M. extensor digitorum brevis mit dem Raspatorium und Weghalten nach distal.
5. Darstellung des Sinus tarsi. Darüberliegende Rami perforantes der dorsal des Außenknöchels verlaufen-den A. peronea werden unterbunden.
6. Darstellung und Eröffnung der beiden Anteile des un-teren Sprunggelenks und ggf. des Kalkaneokuboidge-lenks.

Anmerkung

Man beachte den Endast des N. suralis, den N. cutaneus dorsalis lateralis und die Ausläufer der V. saphena parva.

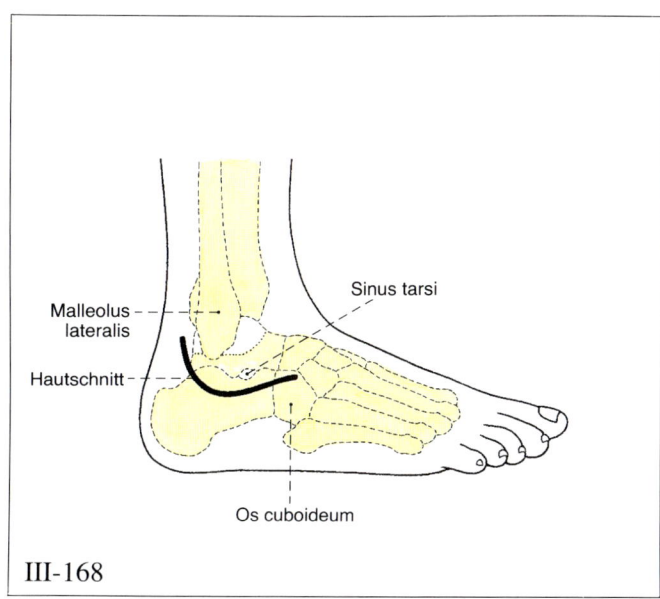

III-168

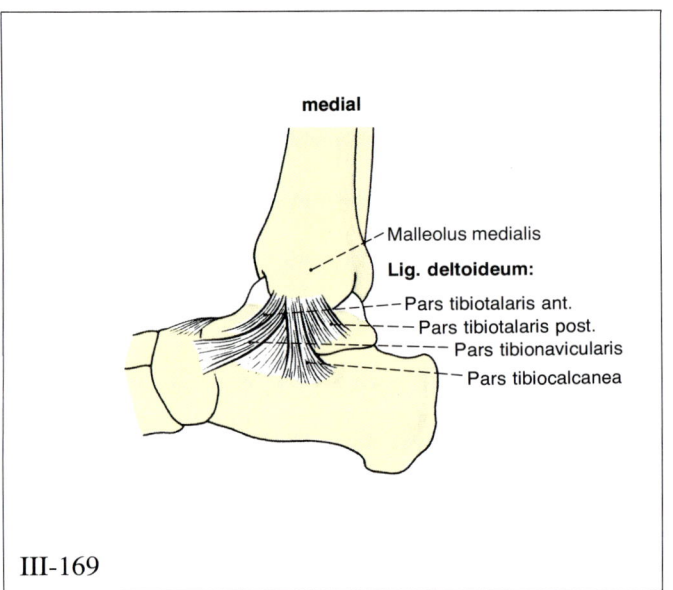

III-169

Unteres Sprunggelenk medial

Praktische Anatomie

Darstellung der medialen Bandverbindungen (Abb. III-169).

Medialer Zugang

Kurzer Bogenschnitt oder Langer Bogenschnitt

Indikationen

1. Subtalare Arthrodese
2. Talusfrakturen
3. Tenosynovektomie

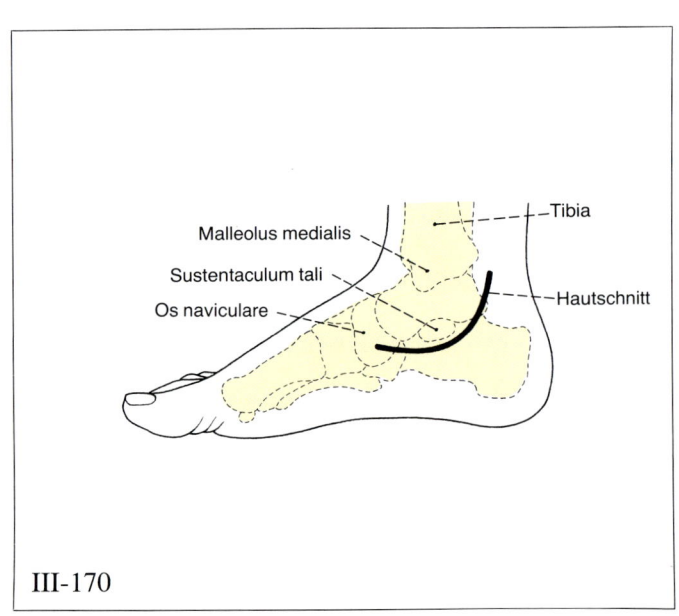

III-170

Operatives Vorgehen

1. Kurzer, bogenförmig geschwungener, medialer Hautschnitt, der dorsal vom Malleolus medialis beginnt, diesen distalwärts umfährt und bis zur Tuberositas ossis navicularis verläuft (Abb. III-170).
2. Alternativ: Langer, geschwungen verlaufender, medialer Hautschnitt, der etwa 6 cm oberhalb der Malleolusspitze zwischen dorsaler Tibiafläche und Achillessehne beginnt, dann distal den Innenknöchel umfährt und bis zur Tuberositas ossis navicularis weitergeführt wird (Abb. III-171).
3. Das Retinaculum flexorum wird dicht unterhalb des tibialen Ursprungs quer durchtrennt (Abb. III-172).
4. Anschließend werden die Sehnen des M. flexor digitorum longus und M. tibialis posterior revidiert oder aus ihren Fächern gelöst und nach vorne gehalten (Abb. III-173).
5. Der M. flexor hallucis longus, der N. tibialis und die A. tibialis posterior werden nach dorsal gehalten (Abb. III-173).
6. Quere Inzision der medialen Bandverbindungen (siehe Abb. III-169) und der Gelenkkapsel, wodurch der mediale Gelenkanteil dargestellt wird.

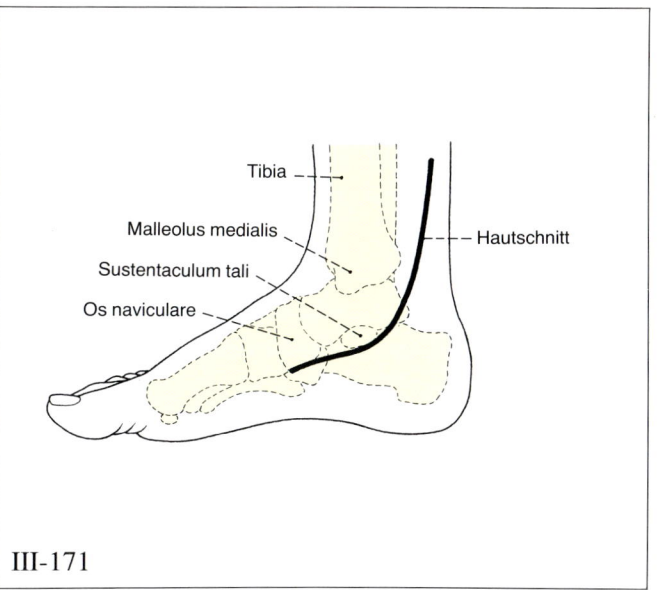

III-171

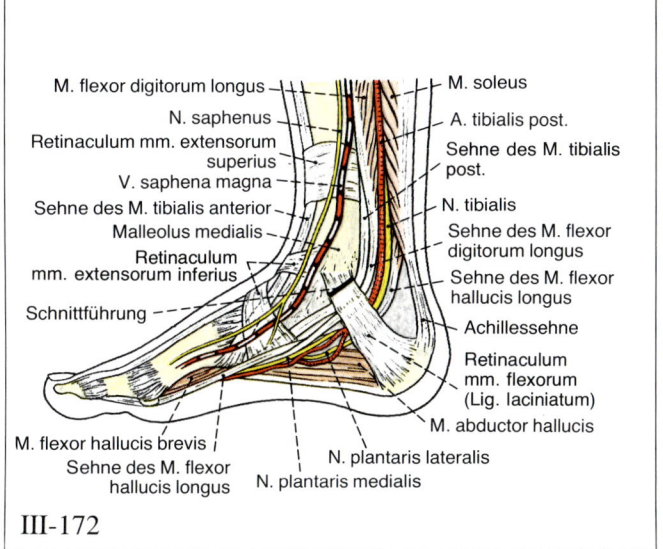

III-172

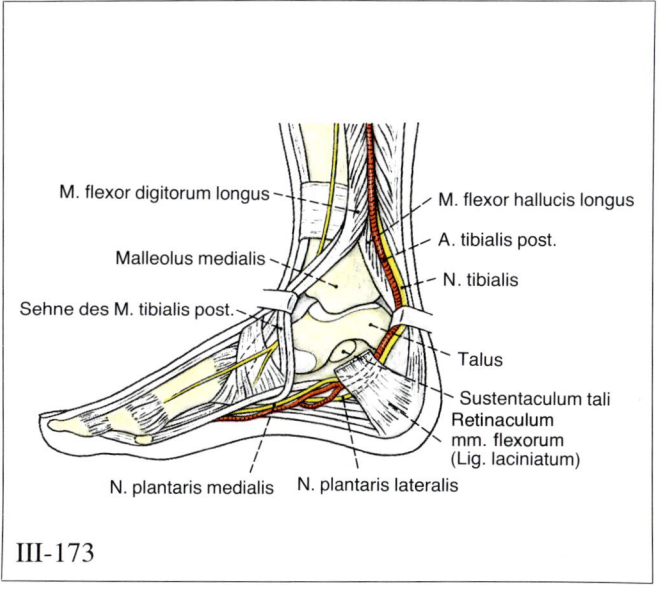

III-173

Oberes Sprunggelenk – Innenknöchel

Mediale Zugangswege

Indikationen

1. Mediale Bandruptur
2. Fraktur des Innenknöchels
3. Revision der medialen Talusrolle

Operatives Vorgehen

1. Der Schnitt verläuft am dorsalen Rand des Innenknöchels geschwungen von dorsal nach ventral (Abb.
   III-174) oder über dem Innenknöchel entsprechend
   Hautschnitt A der Abbildung III-175.
2. Auch eine geschwungene Schnittführung von ventral
   nach dorsal, entlang der Kante des Innenknöchels
   (Abb. III-175, Hautschnitt B), kann benutzt werden.
3. Danach stellt sich der Innenknöchel dar.
4. Für einen weitergehenden Operationssitus kann das
   Retinaculum mm. flexorum (Lig. laciniatum) durchtrennt werden (siehe Abb. III-172).
5. Danach lassen sich die Sehne des M. tibialis posterior
   und die Flexorensehnen aus ihren Fächern herauslösen
   und wie das Gefäß-Nerven-Bündel beiseite halten.

Anmerkung

1. Zur Darstellung der medialen Talusrolle, z.B. bei
   Kantenfragmenten des Talus, Zysten oder Osteochondrosis dissecans, kann der Innenknöchel quer osteotomiert werden.
2. Danach läßt sich das Gelenk aufklappen.
3. Die spätere Fixation erfolgt mit einer AO-Spongiosa-
   Schraube oder mit zwei AO-Malleolarschrauben.
4. Der Schraubenkanal wird tunlichst vor der Durchführung der Osteotomie vorgebohrt.
5. Unmittelbar hinter dem Innenknöchel verläuft die
   Sehne des M. tibialis posterior, die besonders bei
   eventueller querer Osteotomie des Innenknöchels gefährdet ist (siehe Abb. III-172).
6. Bei Darstellung des Innenknöchels (speziell beim
   Hautschnitt B, Abb. III-175) sind der N. saphenus und
   die V. saphena magna zu schonen, die dicht vor dem
   Innenknöchel in Längsrichtung verlaufen (siehe Abb.
   III-172).

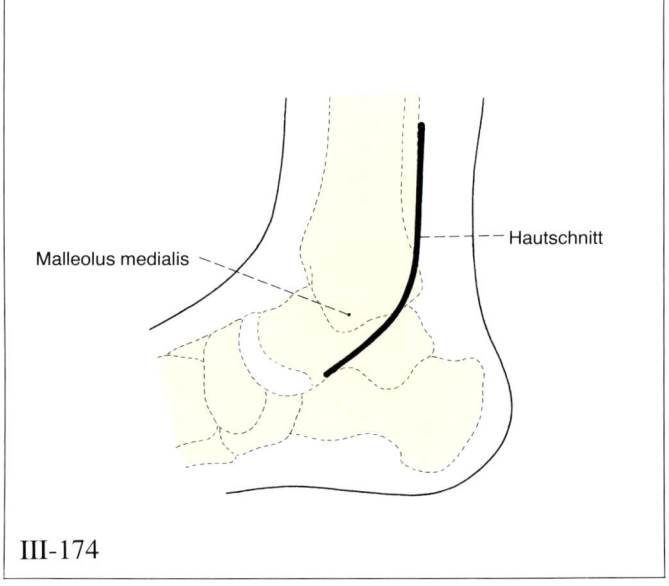

Malleolus medialis   Hautschnitt

III-174

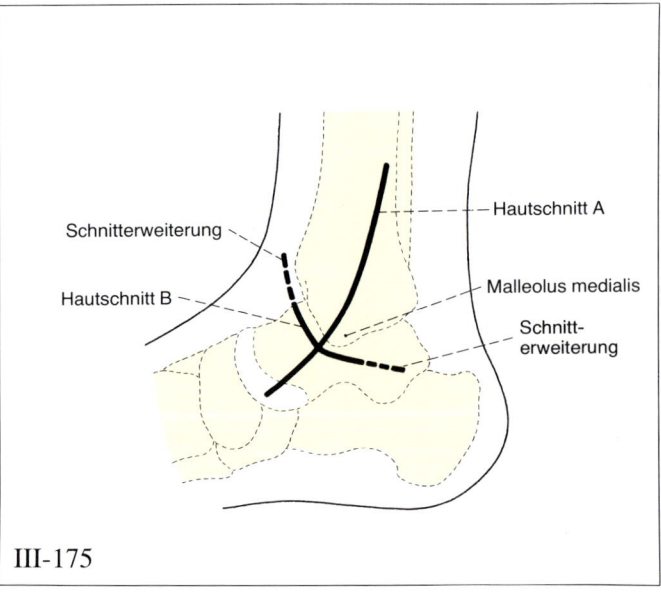

Schnitterweiterung   Hautschnitt A

Hautschnitt B   Malleolus medialis

Schnitt-
erweiterung

III-175

Tarsaltunnel

Medialer Zugang

Indikationen

1. Tarsaltunnel-Syndrom
2. Tenosynovektomie der Flexorensehnen
3. Kalkaneale Neurodynie (Rr. calcanei)

Operatives Vorgehen

1. Geschwungen verlaufende Schnittführung über dem Tarsaltunnel (Abb. III-176).
2. Spaltung des oberflächlichen Blattes des Retinaculum flexorum entsprechend der Schnittführung A der Abbildung III-177.
3. Danach kann die Gefäß-Nerven-Straße zum Fuß mit der Arteria tibialis posterior und dem N. tibialis mit der Aufzweigung in N. plantaris medialis und N. plantaris lateralis dargestellt werden (Abb. III-178). Die Präparation von posterior nach anterior vermeidet leichter die Läsion von Nervenästen.
4. Bei der isolierten Darstellung der Flexorensehnen ist die Schnittführung B der Abbildung III-177 zu wählen. Die Gefäß-Nerven-Straße kann dabei unberührt bleiben.
5. Bei Spaltung des tiefen Blattes des Retinaculum flexorum werden die Flexorensehnen (mit ihren Sehnenscheiden) exponiert, die meist in getrennten Sehnenfächern verlaufen. Zur Identifikation: Die Sehne des M. flexor hallucis longus hat häufig noch muskuläre Anteile. Die Sehne des M. tibialis posterior liegt versteckt hinter dem Innenknöchel.

Anmerkung

1. Die A. tibialis posterior wird von einem leicht verletzlichen Venengeflecht begleitet.
2. Die Heilungstendenz des Hautschnitts ist oft verzögert infolge venöser Insuffizienz.

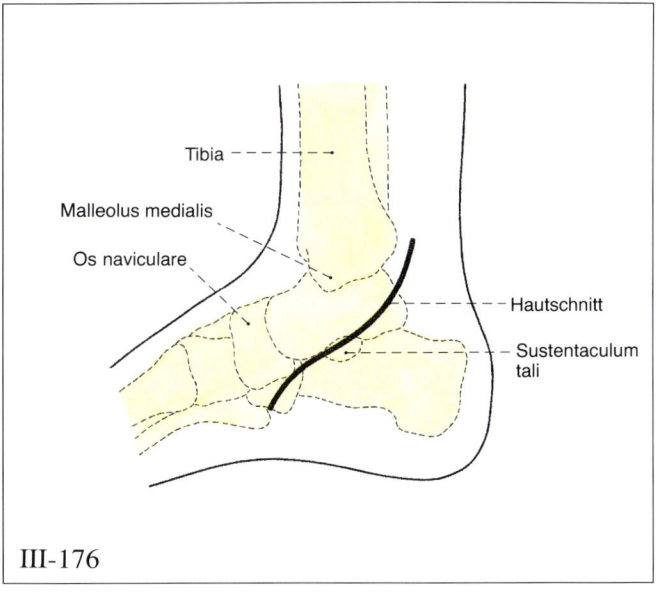

III-176

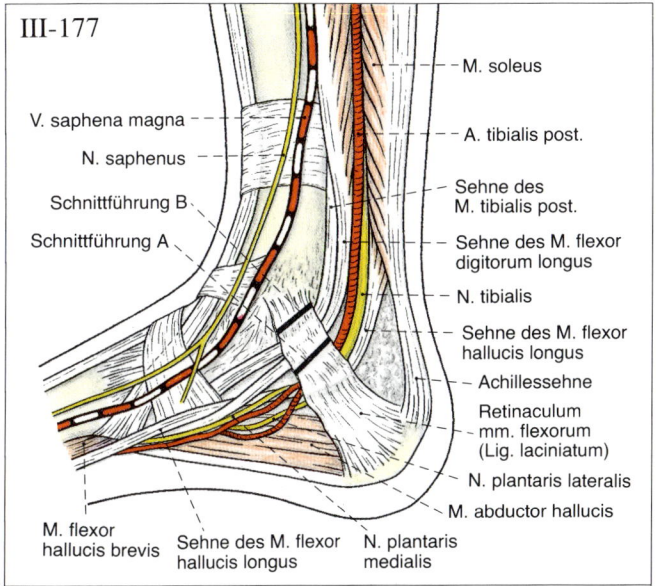

III-177

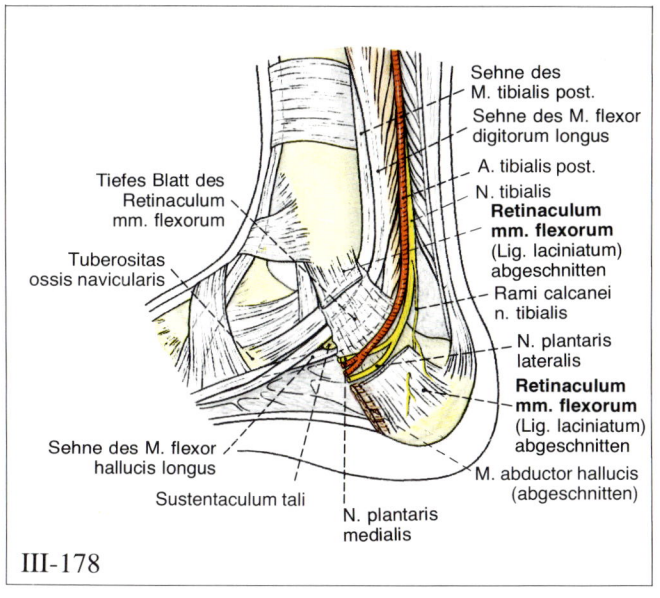

III-178

F. Fußregion

Fersenbeinhöcker – Tuber calcanei

Lateraler Zugang

Indikationen

1. Haglund-Ferse
2. Posteriorer Fersensporn
3. Kalkaneusexostosen

Lagerung

Bein innenrotiert durch Anheben der ipsilateralen Gesäßbacke.

Operatives Vorgehen

1. Etwa 4–5 cm langer leicht bogenförmiger Längsschnitt lateral neben dem Achillessehnenansatz (Abb. III-179).
2. Weiteres scharfes Vorgehen durch das paratendinöse Gewebe bis auf den Knochen.
3. Zur ausgedehnten Exposition kann auch eine quere Schnittführung über dem Kalkaneus entsprechend Abbildung III-183 (auf S. 263, Hautschnitt Teil B) in Frage kommen, die 1–2 cm nach proximal versetzt wird.
4. Bei Bedarf erfolgt zur erweiterten Darstellung die Ablösung der proximalen Ansatzfasern der Achillessehne.

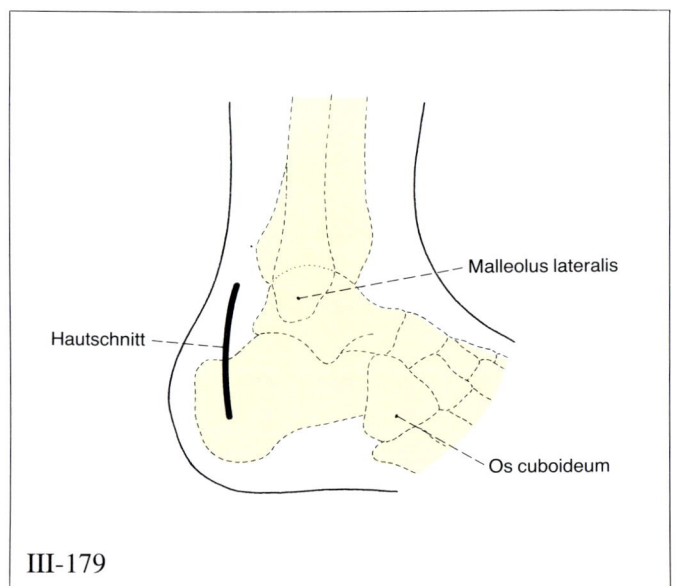

III-179

Fersenbein – Kalkaneus

Lateraler Zugang

Indikationen

1. Kalkaneusfraktur
2. Kalkaneusosteotomie
3. Osteomyelitis
4. Knochenzysten

Operatives Vorgehen

1. Schräge, leicht geschwungene Schnittführung über der Außenseite des Fersenbeins (Abb. III-180).
2. Bis auf den N. suralis bzw. den N. cutaneus dorsalis lateralis (Abb. III-161) sind bei dieser Schnittführung keine differenten Strukturen zu berücksichtigen.

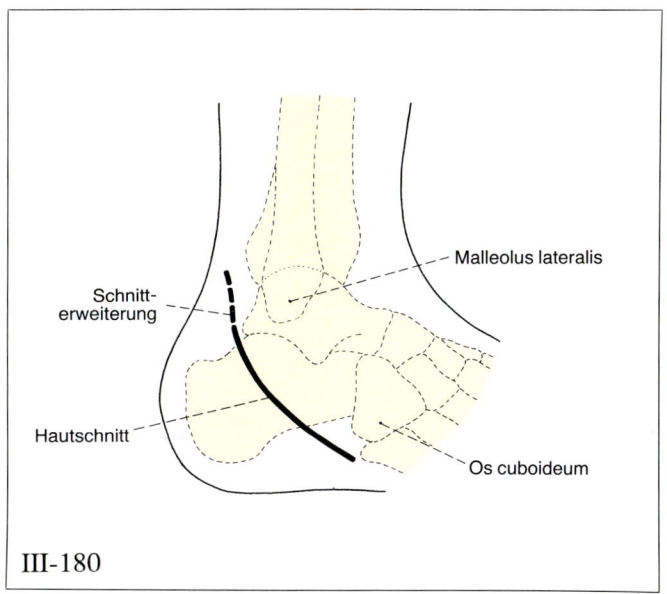

III-180

Lateroplantarer Zugang

Indikationen

1. Plantarer Fersensporn
2. Plantare Fasziitis

Operatives Vorgehen

1. Etwa 4–5 cm langer lateraler Querschnitt über dem distalen Kalkaneusanteil parallel zur Fußsohle (Abb. III-181).
2. Weiteres Vorgehen durch das subkutane Fettgewebe bis auf die Plantaraponeurose, die von der Unterseite des Tuber calcanei ausgeht, während das Lig. calcaneocuboideum seinen Ursprung am Tuberculum calcanei nimmt, was gelegentlich verwechselt wird.

Anmerkung

1. Der laterale Zugang vermeidet Läsionen der beiden Plantarnerven.
2. Man beachte jedoch, daß der plantare Fersensporn vom Proc. medialis des Tuber calcanei ausgeht, also medial liegt. Der Weg von medial ist daher kürzer.

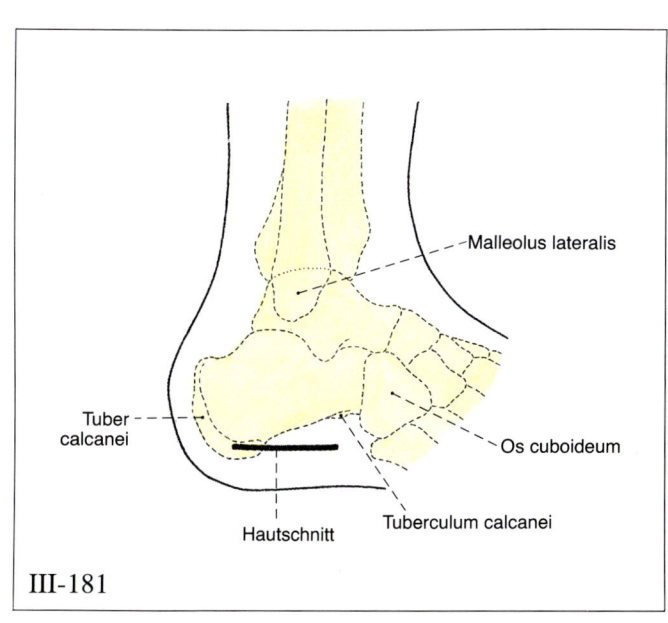

III-181

Alternativ

Medioplantarer Zugang

Operatives Vorgehen

1. Etwa 4–5 cm langer medialer Querschnitt über dem distalen Kalkaneusanteil parallel zur Fußsohle (Abb. III-182).
2. Weiteres Vorgehen durch das subkutane Fettgewebe am Sohlenrand bis auf die Plantaraponeurose. Dabei Teilablösung des M. abductor hallucis vom Fersenbein unter Schonung bzw. Darstellung der Nn. plantaris medialis und plantaris lateralis.
3. Aufsuchen des Proc. medialis tuberis calcanei, von dem der typische plantare Fersensporn ausgeht.

Anmerkung

1. Auf den Verlauf von N. plantaris medialis und N. plantaris lateralis ist zu achten.
2. Beim Zugang von medial werden zwangsläufig mehrere kleine Venen, die senkrecht zur Fußsohle verlaufen, durchtrennt.

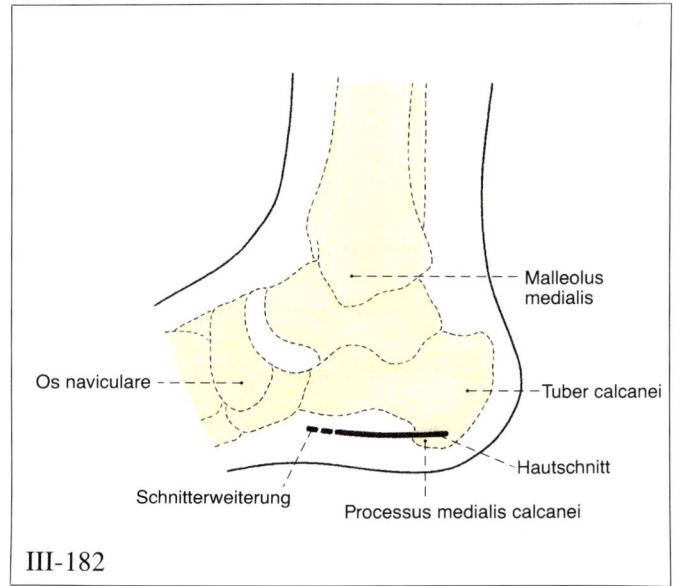

III-182

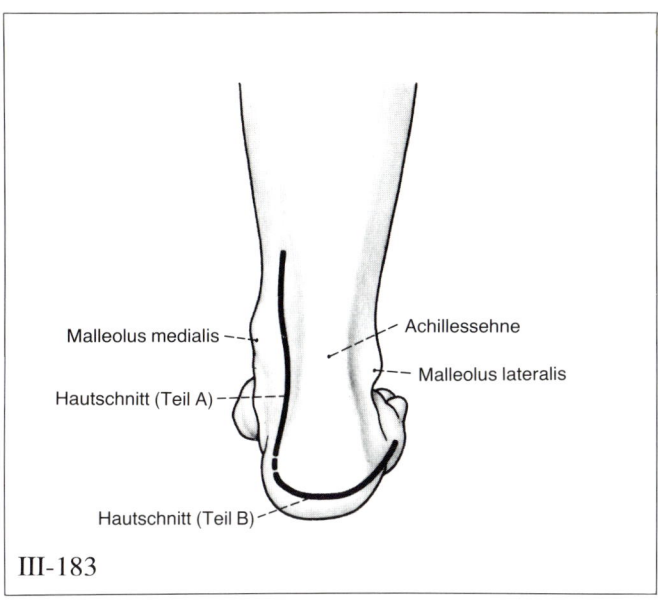

III-183

Mediolateraler Zugang

Geschwungener L-Schnitt nach *Kocher*

Indikation

Nur für ausgedehnte Darstellung des Kalkaneus

Operatives Vorgehen

1. Der Hautschnitt beginnt 5 cm proximal des Malleolus medialis zwischen Achillessehne und dorsalem Tibiarand (Abb. III-183). Er wird nach distal bis zur medialen Begrenzung des Tuber calcanei fortgeführt, kreuzt dann die Ferse und verläuft nach vorn entlang der Außenfläche bis zur Tuberositas ossis metatarsalis V (Abb. III-184).
2. Durchtrennung der oberflächlichen und tiefen Faszie.
3. Die straffe Haut der Ferse wird nach distal weggehalten (Abb. III-185).
4. Der proximale Hautlappen wird zusammen mit den Sehnen der Mm. peroneus longus und brevis nach vorne weggehalten.
5. Damit werden die Dorsal- und die Seitenfläche des Kalkaneus vollständig dargestellt.

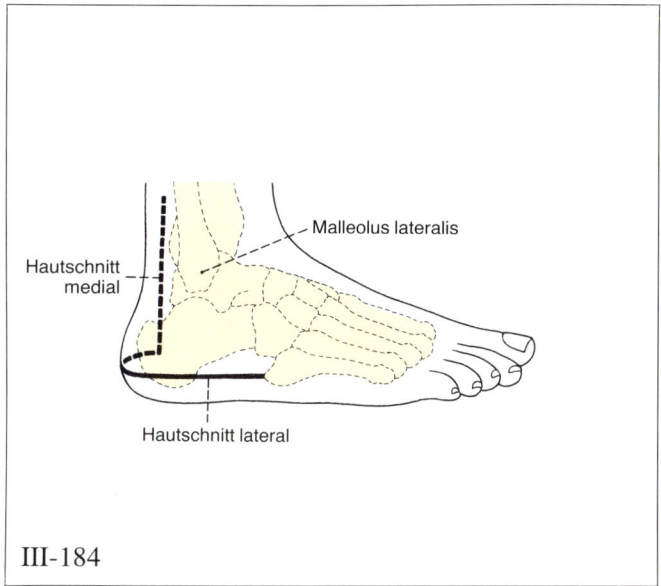

III-184

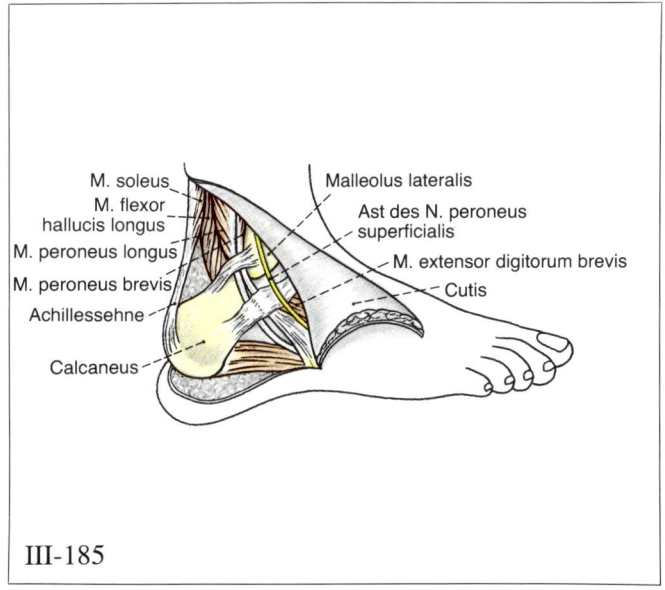

III-185

Plantarer Zugang

Indikationen

1. Tumoren
2. Osteomyelitis

Operatives Vorgehen

1. Etwa 5 cm langer, in der Mittellinie gelegener, plantarer Längsschnitt über dem Fersenbein (Abb. III-186).
2. Alternativ als Sohlenrandschnitt auf der Medialseite beginnende hufeisenförmige Schnittführung (Abb. III-187).
3. Weiteres Vorgehen durch das subkutane Fettgewebe bis auf die Plantaraponeurose.

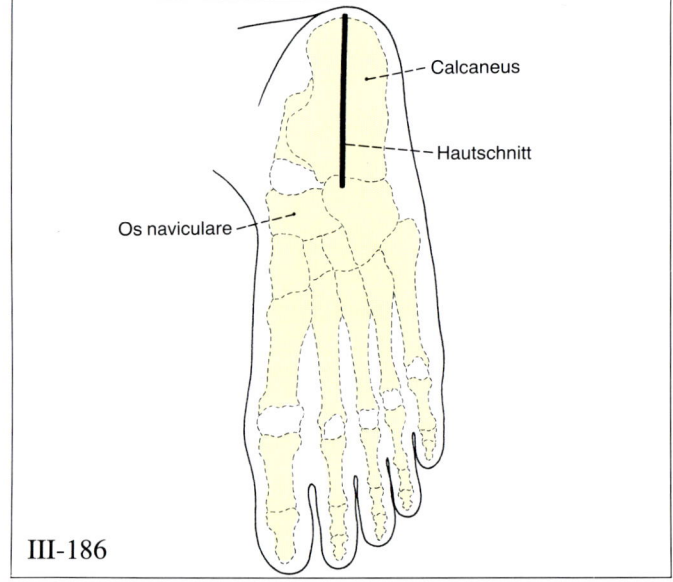

III-186

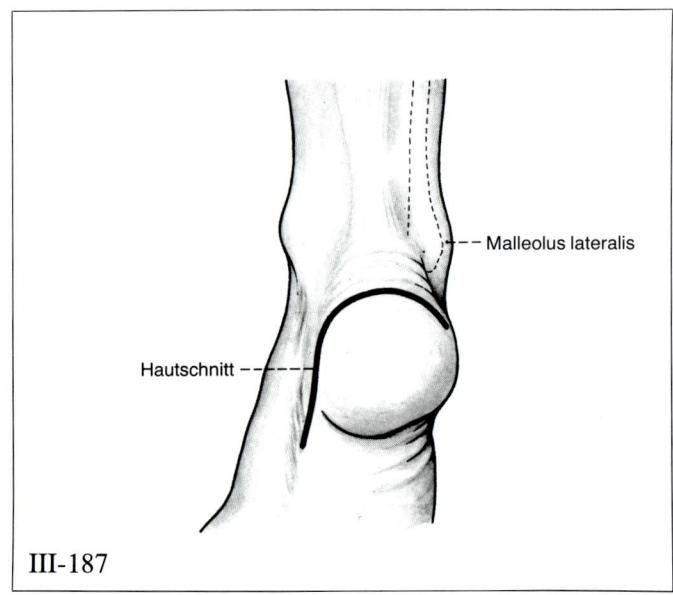

III-187

4. Quere Durchtrennung der Plantaraponeurose an ihrem Ursprung am Fersenbein (Abb. III-188).
5. Eine Verletzung der A. plantaris lateralis und der Nn. plantaris medialis und lateralis, die medial dem Kalkaneus anliegen, muß vermieden werden.
6. Zurückhalten der Plantaraponeurose und der darunterliegenden Muskulatur nach distal, wodurch die Plantarfläche des Fersenbeins dargestellt wird (Abb. III-189).
7. Um eine weitergehende Übersicht zu erreichen, können die Mm. flexor digiti minimi brevis und abductor digiti minimi nach lateral, der M. abductor hallucis nach medial weggehalten werden.

Anmerkung

Viele Operateure scheuen diesen Zugang, weil sie Bedenken haben, daß sich die Narbe retrahiert und später Fersenschmerzen verursacht. Beides ist bei aseptischen Fällen nicht zu erwarten.

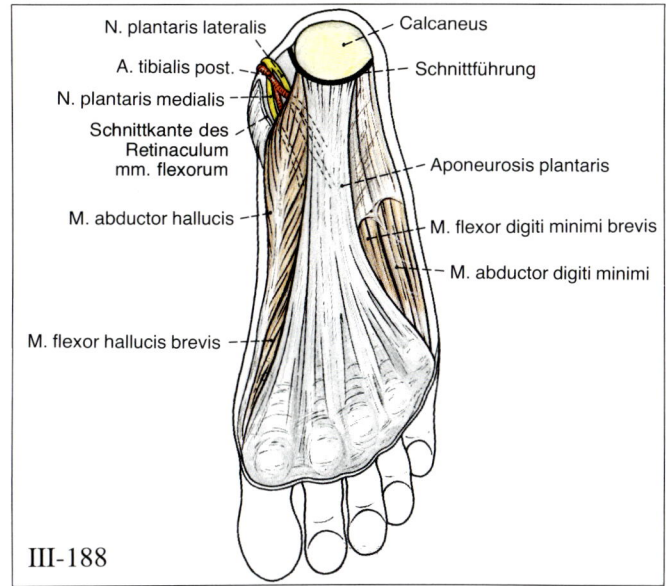

III-188

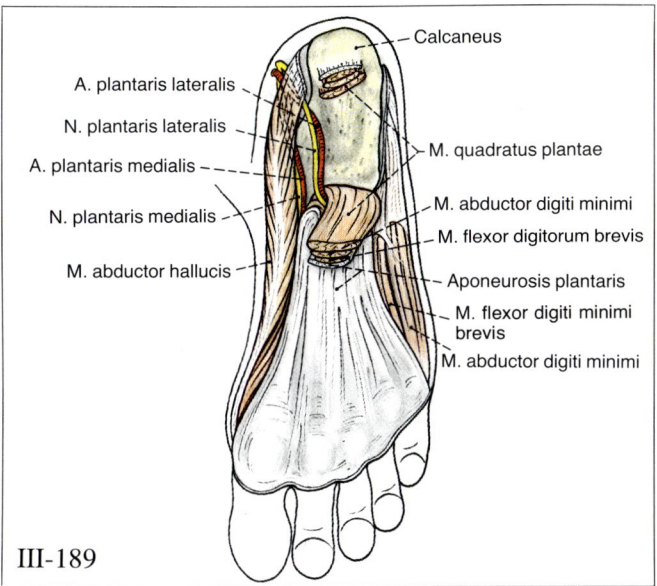

III-189

Fußwurzel – Tarsus

Medialer Zugang

Indikationen

1. Transversale Keilosteotomie
   (sogenannte Brückenkeilosteotomie)
2. Os naviculare cornutum bzw. Os tibiale externum
3. Talonavikulare Arthrodese
4. Prozesse des Os naviculare

Operatives Vorgehen

1. Schnittführung am medialen Fußrand von der Basis des Metatarsale I über das Talonavikulargelenk hinweg bis knapp zum Sustentaculum tali (Abb. III-190).
2. Zur Darstellung der plantaren Fußwurzel in Höhe des Längsgewölbes wird der Sehnenansatz des M. tibialis posterior aufgesucht und breitflächig unterfahren. Der Sehnenansatz wird dann zusammen mit dem Oberrand von M. flexor hallucis brevis und M. abductor hallucis plantarwärts abgeschoben (Abb. III-191). Indem man sich mit dem Raspatorium dicht am Knochen hält, erreicht man auf der Lateralseite das Kuboid.
3. In gleicher Weise werden nach Unterfahren des Sehnenansatzes des M. tibialis anterior fußrückenwärts die Weichteile in einer Schicht mit einem gebogenen Raspatorium dicht am Knochen abgelöst und abgehoben.
4. Durch plantaren und dorsalen Hohmann-Hebel oder gebogene Bleche, die bis hinter das Kuboid reichen, werden die Weichteile weggehalten, so daß sich die Fußwurzelknochen in diesem Bereich darstellen.
5. Für die extensive Darstellung des medialen Fußrandes sind Erweiterungsschnitte möglich (Abb. III-190).
6. Ein korrespondierender Hautschnitt am lateralen Fußrand kann zur erweiterten Exposition besonders bei hochgesprengtem Längsgewölbe erforderlich werden.

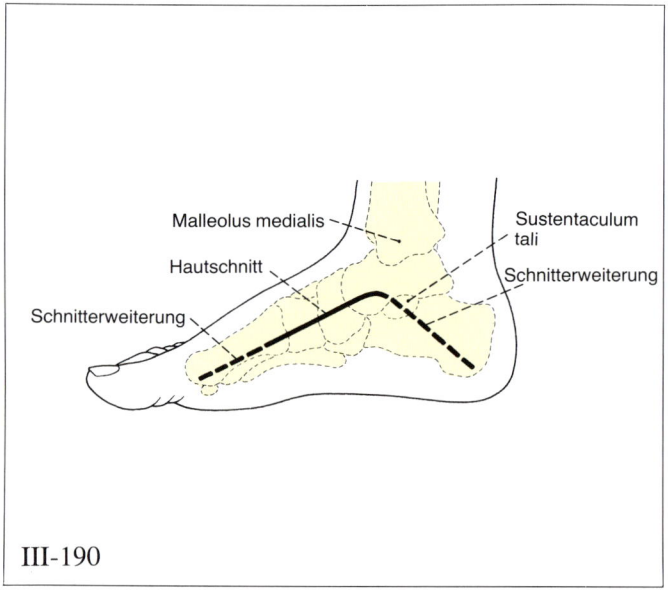

III-190

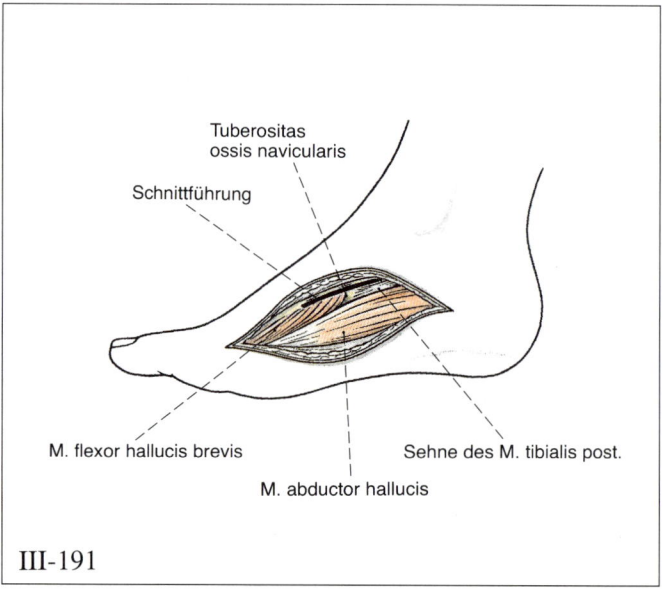

III-191

Anteriorer Zugang

Dorsaler Zugang

Indikationen

1. Keilosteotomie
2. Fußwurzelarthrodese

Operatives Vorgehen

1. Quere *oberflächliche* Schnittführung vom medialen zum lateralen Fußrand in Höhe des Os naviculare (Abb. III-192).
2. Eine weitere Orientierung ermöglichen die Abbildungen III-144 und III-145 (S. 244 bzw. 245).
3. Die Extensorensehnen werden geteilt. Die Sehne des M. tibialis anterior und die Sehne des M. extensor hallucis longus werden zusammen mit dem Gefäß-Nerven-Bündel nach medial weggehalten. Die Sehnen des M. extensor digitorum longus werden zusammen mit dem abgelösten Ursprung des M. extensor digitorum brevis nach lateral abgeschoben und beiseite gehalten.
4. Damit stellen sich die Fußwurzelknochen dieses Abschnitts dar.

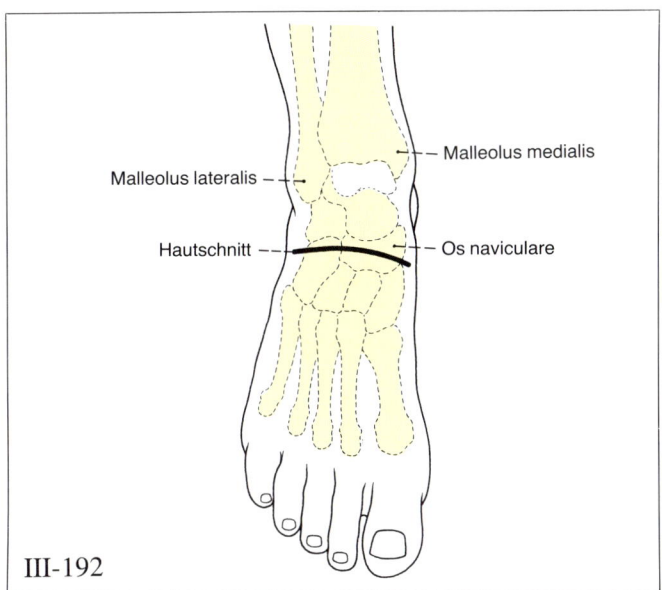

III-192

Fußwurzel – 5. Mittelfußknochen

Lateraler Zugang

Seitlicher Zugang

Operatives Vorgehen

1. Schnittführung am lateralen Fußrand vom ansteigenden gewölbebildenden Bogen des Fersenbeins über die Tuberositas ossis metatarsale V hinweg entlang dem äußeren Rand des Metatarsale V (Abb. III-193, Hautschnitt A).

2. Der Hautschnitt B der Abbildung III-193 kann als Ergänzung des medialen Zuganges zur Fußwurzel dienen (Abb. III-190).

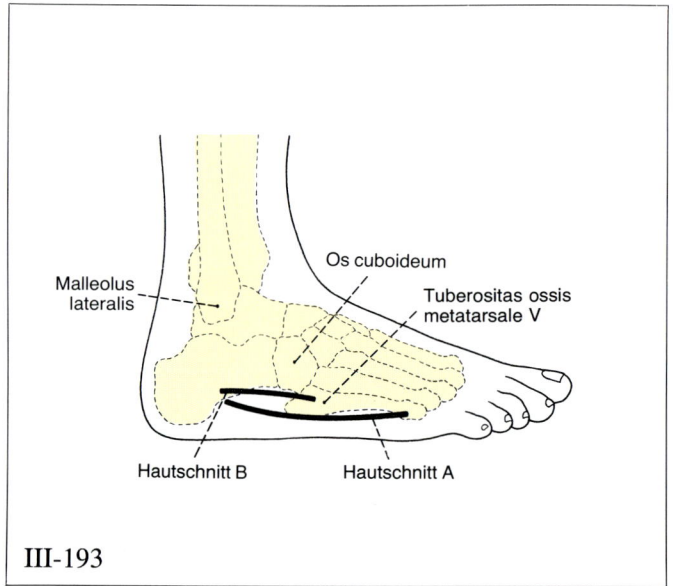

III-193

Mittelfußknochen – Metatarsalia

Anteriore Zugangswege

Dorsale Zugangswege

Indikationen

1. Mittelfußfrakturen
2. Tumoren oder entzündliche Prozesse
3. Korrekturosteotomie

Operatives Vorgehen

1. Die Schnittführung verläuft bei den Randstrahlen I und V am medialen bzw. lateralen Rand (Abb. III-194, Hautschnitte A und C).
2. Bei den mittleren Strahlen II–IV erfolgt die Schnittführung mittelständig über dem jeweiligen Metatarsale (Abb. III-194, Hautschnitt B).
3. Bei der weiteren Präparation sind die unmittelbar unter der Haut liegenden Hautnervenäste und Strecksehnen zu schonen (vergleiche Abb. III-144, III-161 und III-162).

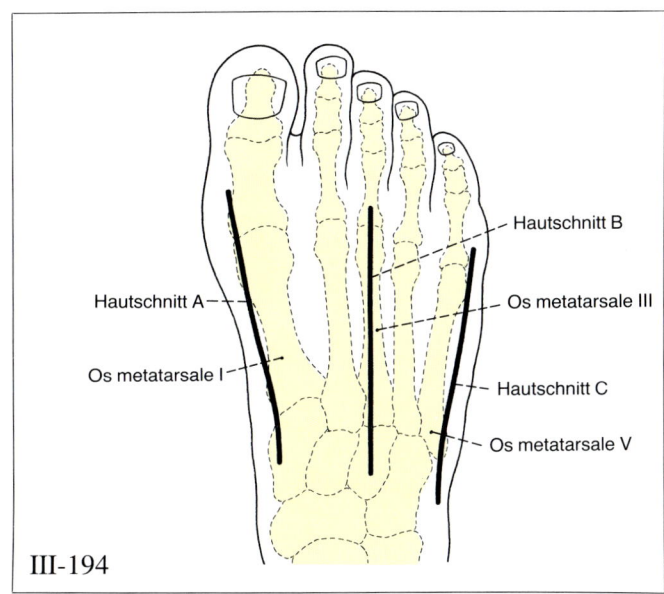

III-194

Fußsohle – Planta pedis

Medialer Zugang

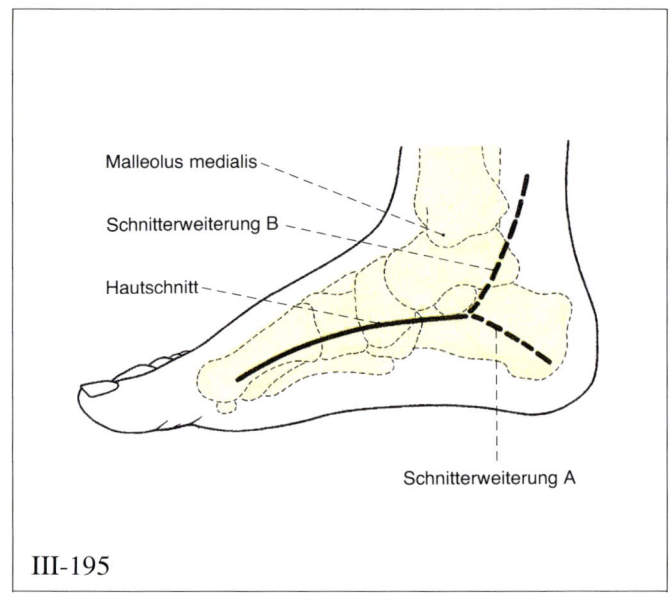

III-195

Indikationen

1. Revision der plantaren Strukturen
2. Verlängerung oder Verkürzung plantarer Zehensehnen

Lagerung

Das Bein liegt außenrotiert.

Operatives Vorgehen

1. Bogenförmige Schnittführung am medialen Fußrand vom Metatarsale I über die Tuberositas ossis navicularis hinweg zum Kalkaneus, bei Bedarf bis zum Tuber calcanei (Abb. III-195, Schnittführung A).
2. Alternativ Schnittführung B (Abb. III-195), die an der Tuberositas ossis navicularis umbiegt und über dem Tarsaltunnel hinter dem Innenknöchel zum Unterschenkel verläuft. Schnittführung B ist indiziert, wenn der proximale Verlauf der plantaren Strukturen verfolgt werden soll.
3. Nach Ablösen des Oberrandes des M. abductor hallucis und Weghalten des Muskels stellt sich zunächst das mediale Gefäß-Nerven-Bündel dar und dann die bandartige Struktur „Henry's Master Knot", die medial der Tuberositas ossis navicularis entspringt (Abb. III-196). Sie hält die Sehnen der langen Zehenbeuger zurück.
4. Nach Durchtrennung dieser Bandstruktur lassen sich die einzelnen Schichten der Sohlenmuskulatur und die langen Zehensehnen fußsohlenwärts freilegen (Abb. III-197).

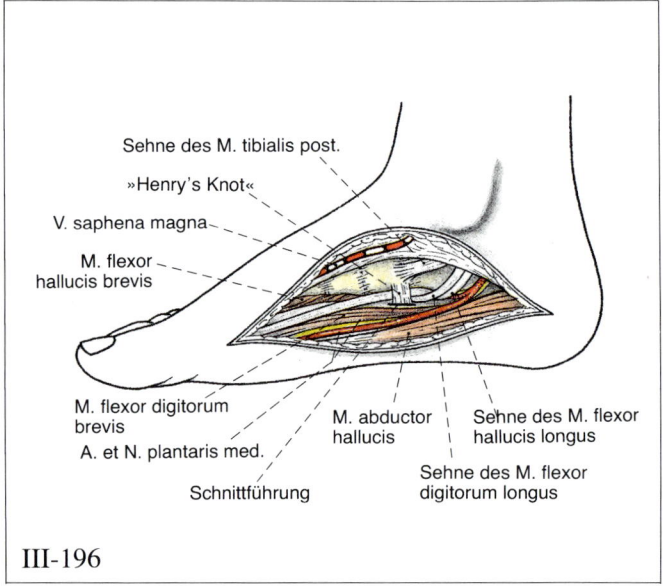

III-196

Anmerkung

1. Bei diesem Zugang kommt es leicht zu Nachblutungen.
2. Deswegen sorgfältige Blutstillung, Redon-Drainage, Kompressionsverband und postoperative Hochlagerung.
3. Der mediale Zugang zur Fußsohle wird auch als Portapedis-Zugang bezeichnet.

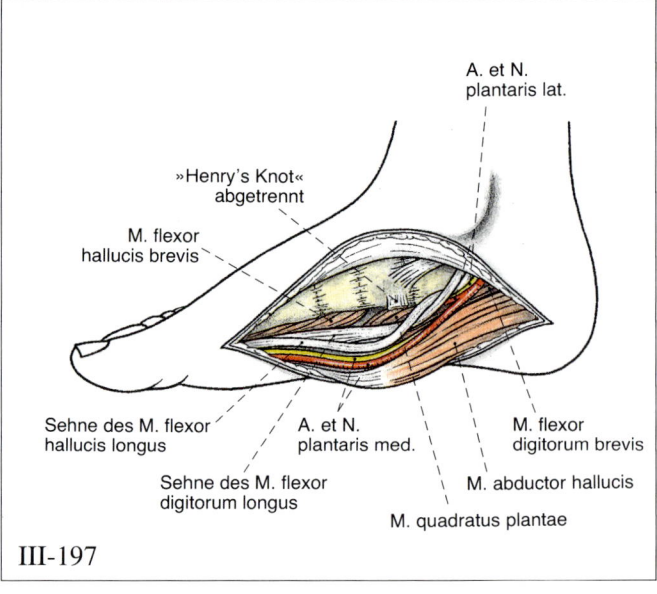

III-197

Plantare Zugangswege

Indikation

Plantare Fibromatose (Morbus Ledderhose)

Operatives Vorgehen

1. Zur Darstellung der medialen Sohlenseite: Mittelständiger leicht geschwungener Längsschnitt; Ausdehnung je nach Bedarf (Abb. III-198). Alternativ: Hautschnitt A der Abbildung III-199.
2. Ein mehr medial gelegener Schnitt gefährdet die Durchblutung der Fußsohle.
3. Zur Exposition der lateralen Sohlenseite: Hockeyschlägerschnitt (Abb. III-199, Hautschnitt B).
4. In allen Fällen wird die Haut bei der weiteren Präparation nicht vom subkutanen Fettgewebe getrennt. Ein seitliches Unterminieren erfolgt erst auf der Ebene der Plantarfaszie.

Praktische Anatomie

Darstellung der Fußsohle mit Ausbreitung der Plantaraponeurose (Abb. III-200).

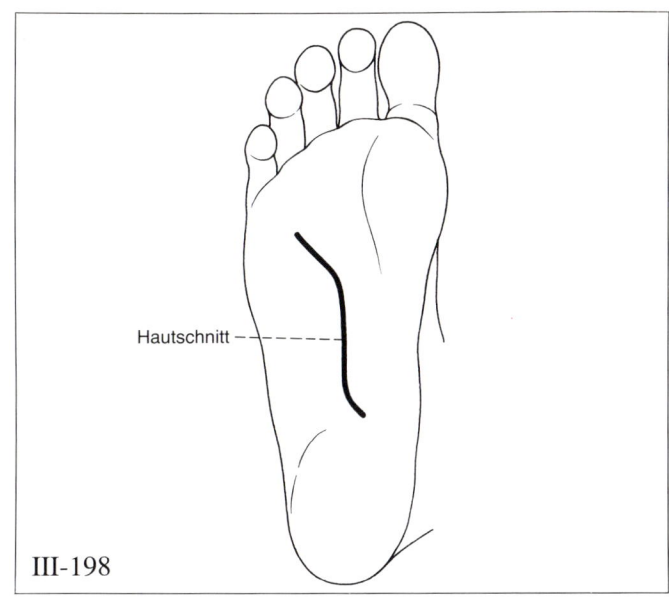

III-198

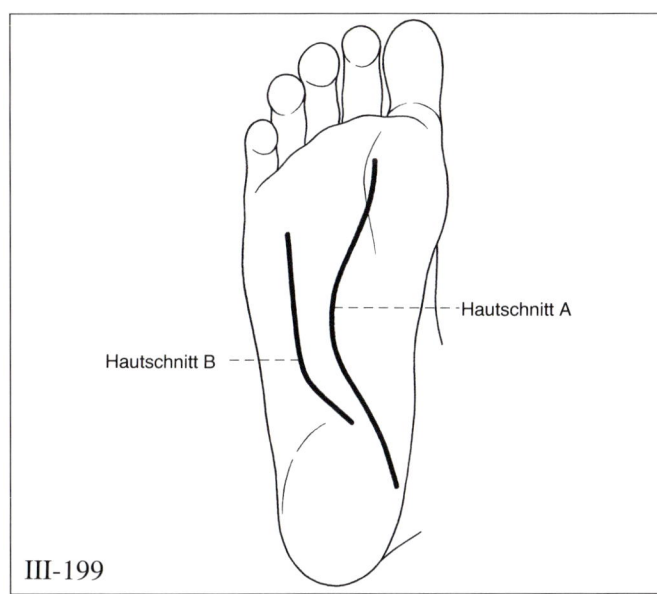

III-199

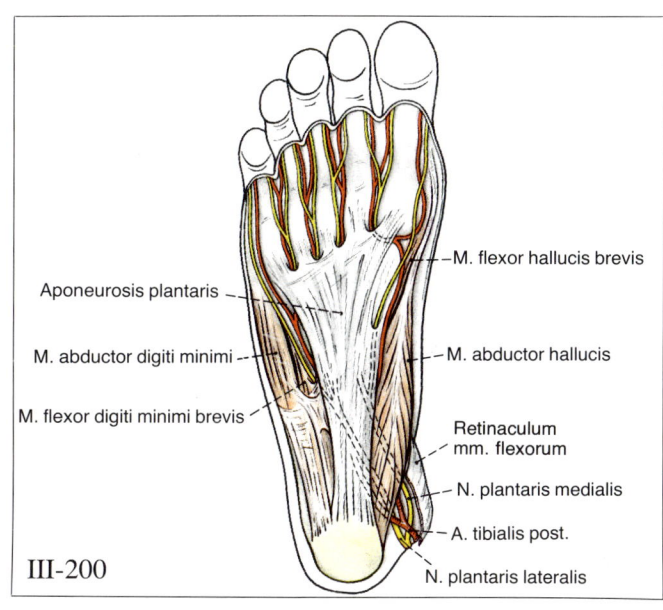

III-200

Vorfuß plantar

Plantarer Zugang

Indikation

Mortonsche Neuralgie

Operatives Vorgehen

1. Längsschnitt über der distalen Fußsohle zwischen den jeweiligen Zehenstrahlen (Abb. III-201).
2. Nach Spaltung der Faszie vorsichtiges Präparieren des interdigitalen Gefäß-Nerven-Bündels (Abb. III-202).

Anmerkung

1. Häufig liegt über dem Gefäß-Nerven-Bündel ein entzündlich verdickter Schleimbeutel, der zu resezieren ist.
2. Der Zugang ist auch von dorsal mit entsprechender „interdigitaler" Schnittführung möglich. Dabei müssen die queren Bandverbindungen der Metatarsalköpfchen durchtrennt werden. Die Übersicht ist geringer als beim plantaren Zugang.

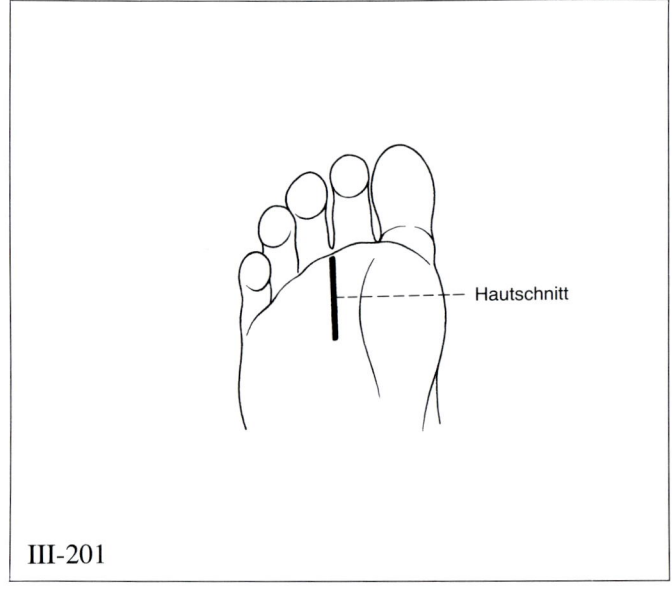

Hautschnitt

III-201

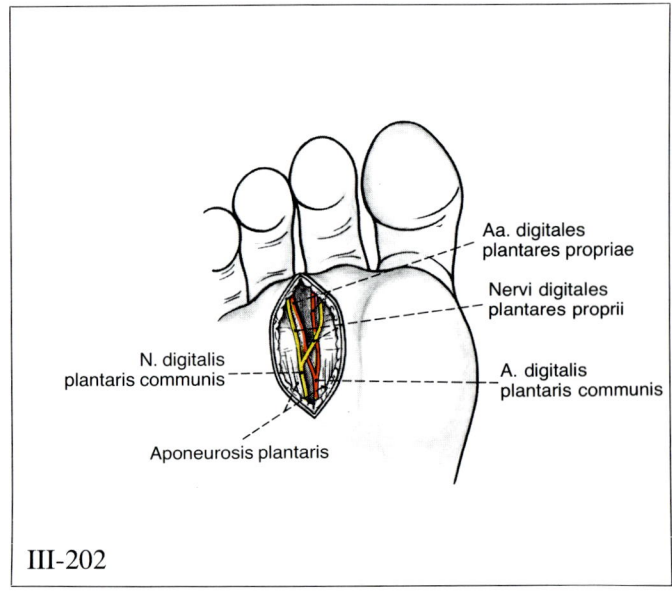

Aa. digitales plantares propriae

Nervi digitales plantares proprii

N. digitalis plantaris communis

A. digitalis plantaris communis

Aponeurosis plantaris

III-202

G. Zehenregion

Großzehengrundgelenk – Metatarsophalangealgelenk I (MTP-Gelenk I)

Medialer Zugang

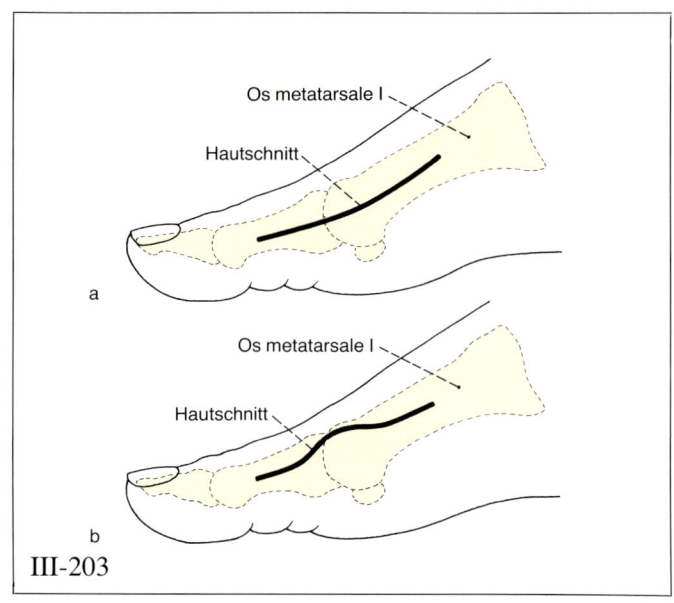

III-203

Indikationen

1. Hallux valgus (Arthroplastik)
2. Hallux rigidus (Arthroplastik)
3. Exstirpation des medialen Sesambeines
4. Arthrodese

Operatives Vorgehen

1. Etwa 5 cm langer, mittseitiger Hautschnitt an der Medialseite des I. Metatarsophalangealgelenks, der dicht hinter dem Köpfchen der Grundphalanx beginnt und nach proximal über das Gelenk bis knapp zur Mitte des Os metatarsale I verläuft (Abb. III-203a).
2. Alternativ leicht nach dorsal geschwungene Schnittführung (Abb. III-203b).
3. Durchtrennung der oberflächlichen und tiefen Faszie.
4. Inzision der Kapsel (Abb. III-204) in Längsrichtung, wodurch das Großzehengrundgelenk dargestellt wird.
5. Um eine breite Darstellung des Gelenkes zu erreichen, wird die Kapsel von der Basis der Grundphalanx und vom Köpfchen des I. Metatarsale mit einem Skalpell abgelöst (Abb. III-205 und Abb. III-206).

Anmerkung

Die medioaxiale Schnittführung kann den Hautausläufer des N. plantaris medialis verletzen und ein schmerzhaftes Neurom verursachen (Joplin's Disease).

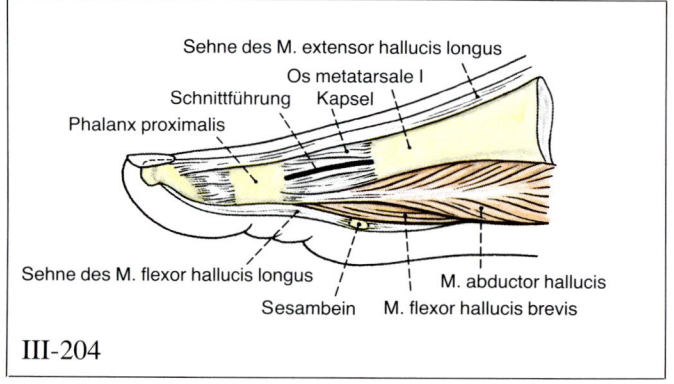

III-204

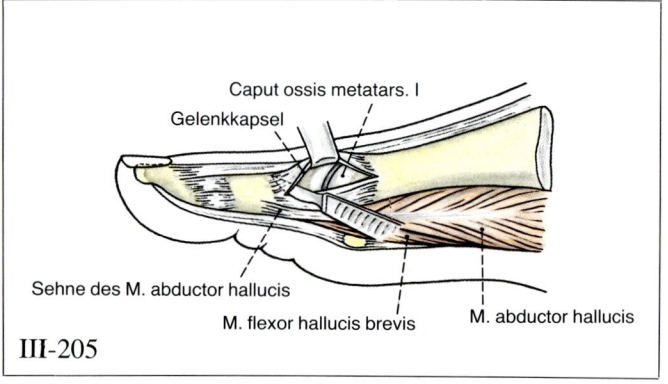

III-205

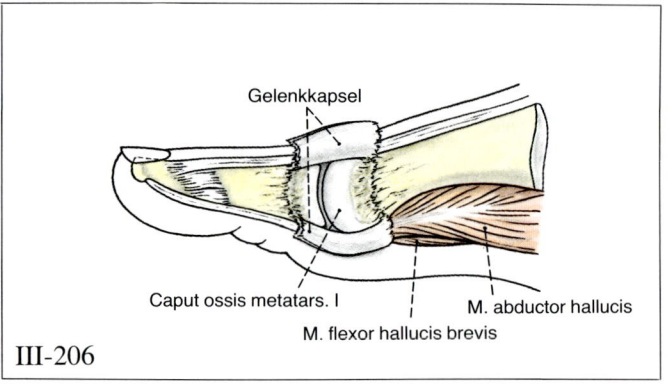

III-206

Anteromedialer Zugang
Dorsomedialer Zugang

Indikationen

1. Arthroplastik
2. Arthrodese
3. Endoprothetik

Operatives Vorgehen

1. Etwa 5–6 cm langer, leicht nach medial gebogener Längsschnitt über der Dorsalseite des I. Metatarsophalangealgelenkes, der dicht hinter dem Köpfchen der Grundphalanx beginnt und nach proximal über das Gelenk bis knapp zur Mitte des Os metatarsale I verläuft, medial vom M. extensor hallucis longus (Abb. III-207 a).
2. Als Variante Hautschnitt unter Exzision eines überschüssigen ovalären Hautanteils (Abb. III-207 b).
3. Durchtrennung der oberflächlichen und tiefen Faszie.
4. Darstellung der Extensorensehnen, die nach Freipräparierung nach medial oder lateral weggehalten werden.
5. Inzision der Kapsel in Längsrichtung, wodurch das Großzehengrundgelenk dargestellt wird.

Anmerkung

Eine Darstellung der Extensorensehnen kann entfallen, was spätere Verklebungen eher vermeidet.

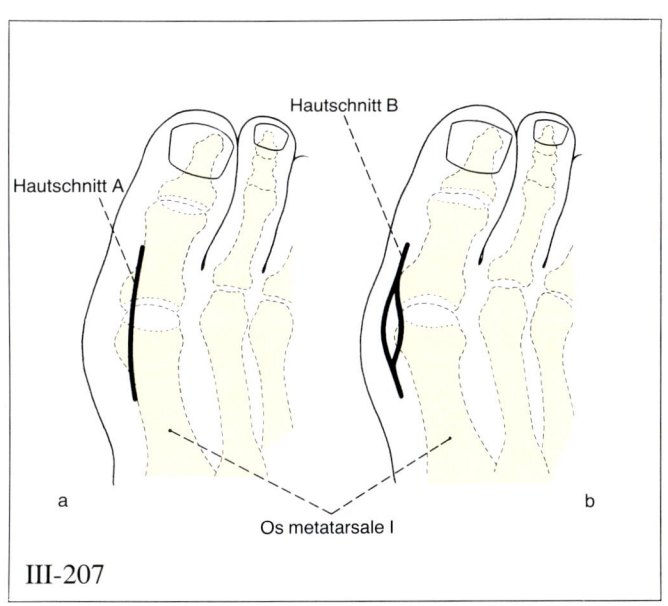

III-207

Zehen

Praktische Anatomie

1. Anteriorer Aspekt der Zehen mit Vorfuß (Abb. III-208).
2. Großzehe im Querschnitt in Höhe der Grundphalanx (Abb. III-209). Die Nn. digitales proprii verlaufen nicht selten geteilt.

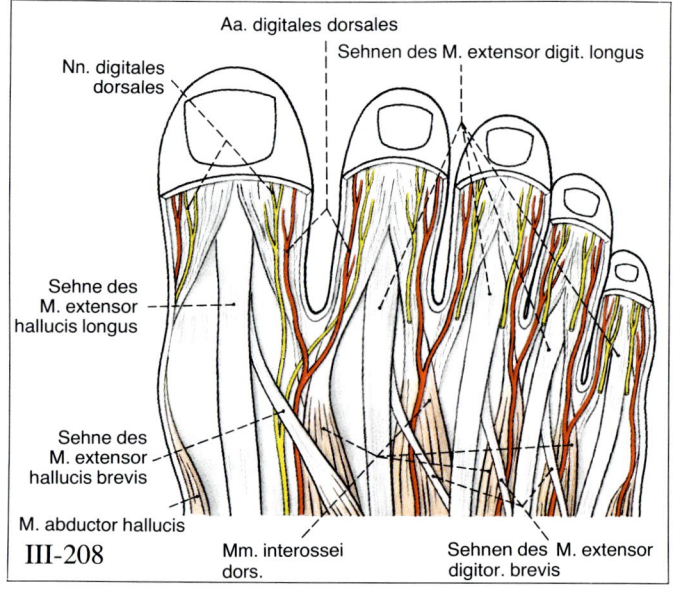

III-208

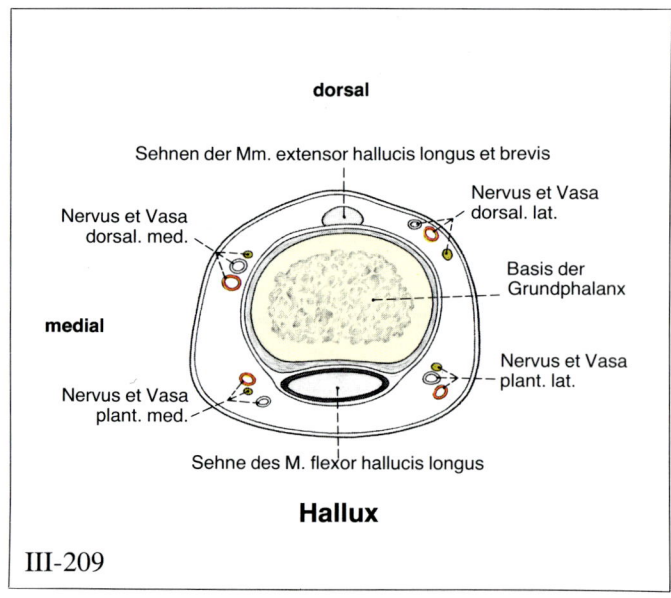

III-209

Zehengrundgelenke I–V
– Metatarsophalangealgelenke I–V
(MTP-Gelenke I–V)

Anteriorer Zugang

Dorsaler Zugang

Streckseitiger Zugang

Indikationen

1. Rheumatische Vorfußerkrankungen
2. Metatarsales Realignment:
   a) Operationsverfahren nach *Clayton* (Resektion der Mittelfußköpfchen und Debasierung der Grundglieder)
   b) Operationsverfahren nach *Hoffmann* (Resektion der Mittelfußköpfchen II–V)

Operatives Vorgehen

1. Querer Operationsschnitt für die Zehen II–IV (Abb. III-210, Hautschnitt A).
2. Dorsomedianer Längsschnitt für die Großzehe (Abb. III-210, Hautschnitt B).
3. Alternativ: Querer Operationsschnitt für die Zehen I–V (Abb. III-210, Hautschnitt B mit Schnitterweiterung).

Alternativ

1. Ist nur die Darstellung eines Grundgelenkes der Zehen II–IV erforderlich, z. B. zur isolierten Synovektomie, so ist ein Längsschnitt mit Z-Hautplastik (Abb. III-211, Hautschnitt A) angezeigt.
2. Es kann auch ein paraartikulärer Längsschnitt in der Schwimmhaut gewählt werden, der durch Hautverziehung benutzt wird (Abb. III-211, Hautschnitt B).
3. Das Grundgelenk der Kleinzehe ist durch einen Längsschnitt über der Außenseite zugänglich.

Anmerkung

Der mittelständige Längsschnitt über dem Grundgelenk führt nicht selten zur Narbenkontraktur mit sekundärer Zehenfehlstellung.

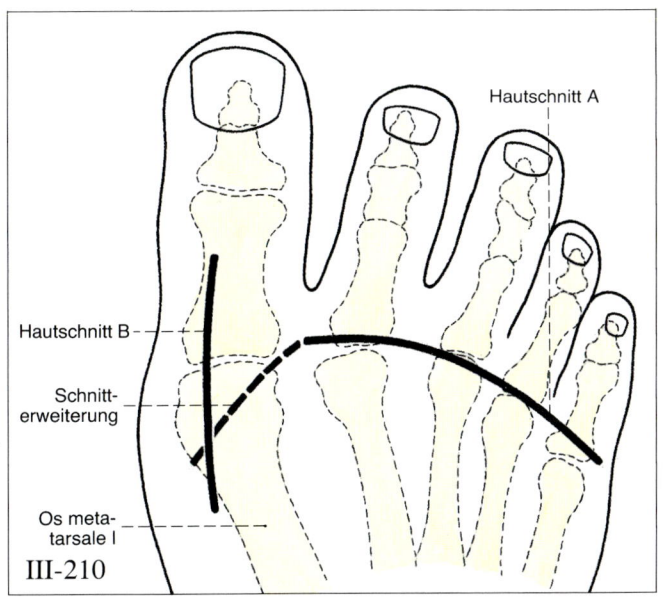

III-210

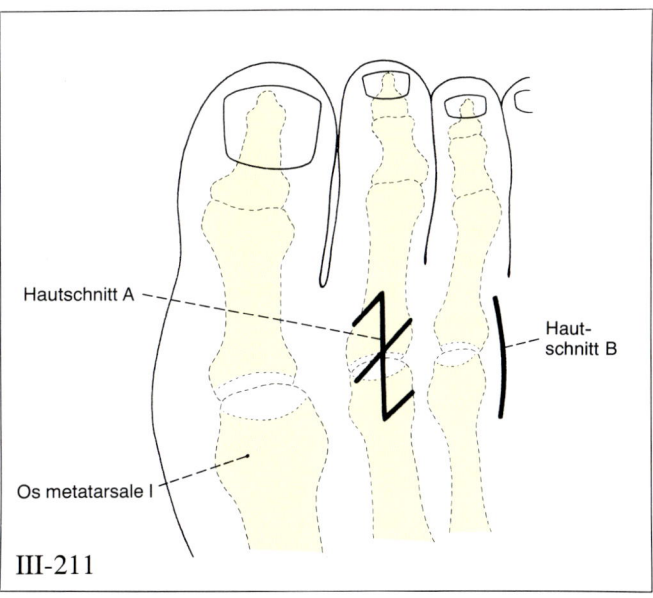

III-211

Zehengrundgelenke II–IV
– Metatarsophalangealgelenke II–IV
(MTP-Gelenke II–IV)

Plantarer Zugang
nach *Gocht*

Indikationen

1. Hammerzehenoperation mit Debasierung der Grundphalangen
2. Vorfuß-Dysbalance
   Realignment nach *Hoffmann* oder *Clayton* (siehe
   S. 277)

Operatives Vorgehen

1. Plantarer, über der Breite der Vorfußsohle liegender,
   nach distal gewölbter Bogenschnitt über der Basis der
   Grundphalangen (Abb. III-212).
2. Weiteres Vorgehen durch das subkutane Fettgewebe in
   Längsrichtung bis auf die Flexorensehnen (Abb.
   III-213), unter Schonung der seitlichen Gefäß-Nerven-
   Bündel.
3. Spalten der Aponeurose und der Anularligamente der
   Sehnen und Weghalten der letzteren nach medial oder
   lateral (Abb. III-213).
4. Spaltung der Gelenkkapsel und Darstellung des jeweiligen Grundgelenkes.

Anmerkung

Zur besseren Darstellung des Operationssitus können die
Zehen II–V mit einem Gazezügel nach oben gehalten
werden.

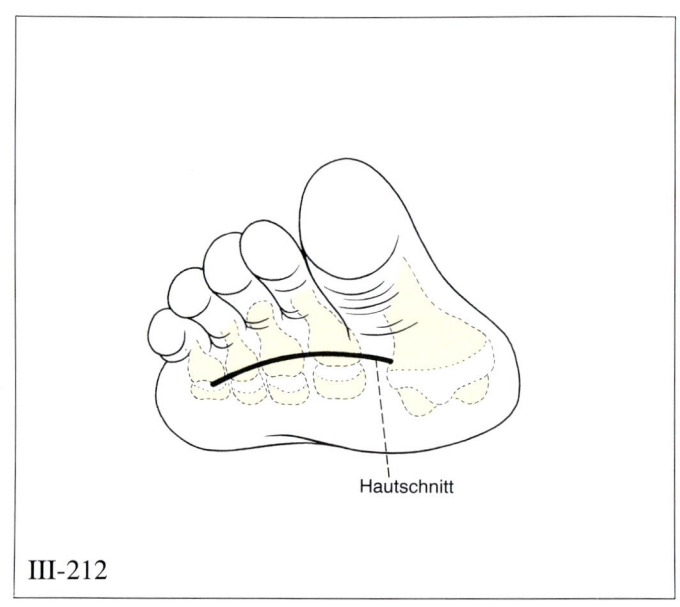

Hautschnitt

III-212

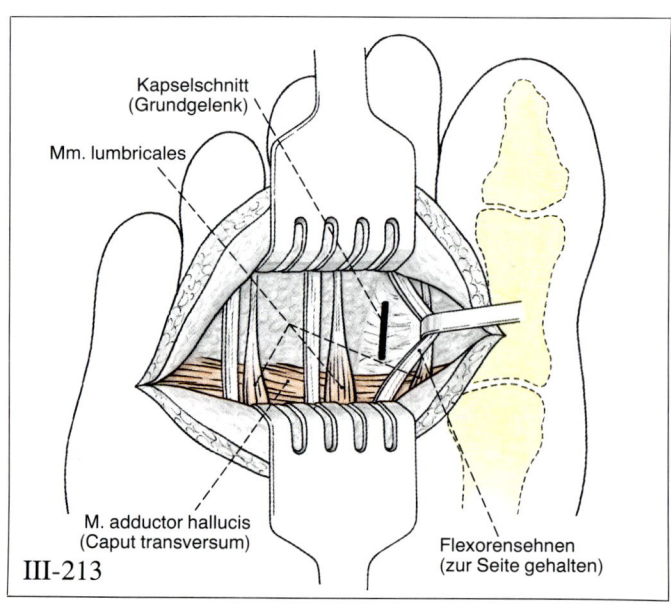

Kapselschnitt
(Grundgelenk)

Mm. lumbricales

M. adductor hallucis
(Caput transversum)

Flexorensehnen
(zur Seite gehalten)

III-213

Hautplastischer plantarer Zugang

Der plantare Zugang (Abb. III-214) kann auch mit einem ellipsenförmigen Hautschnitt begonnen werden. Nach Wegnahme des entsprechenden Hautstückes und durch spätere Vernähung der neuen Hautränder wird ein plantarer Zug auf die Zehen ausgeübt.

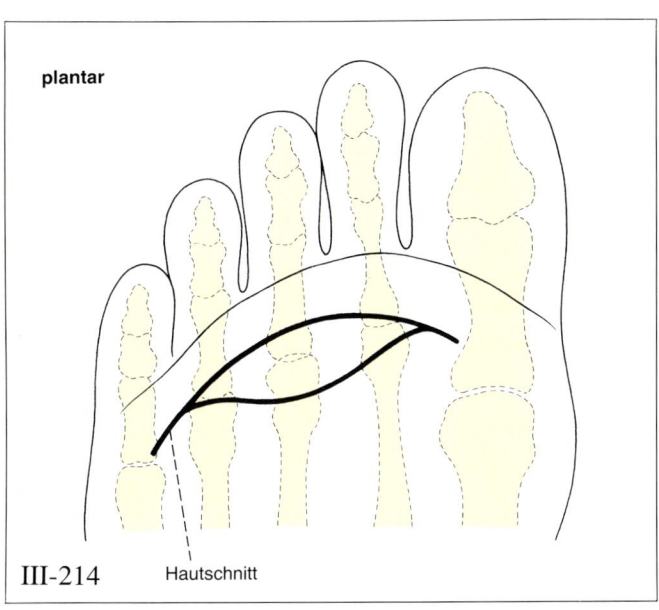

III-214   Hautschnitt

Zehenmittelgelenk – Proximales Interphalangealgelenk (PIP-Gelenk)

Anteriorer Zugang

Dorsaler Zugang

Indikation

Hammerzehenoperation (nach *Hohmann*)

Operatives Vorgehen

1. Etwa 2 cm langer Längsschnitt (Abb. III-215, Hautschnitt A) über dem Zehenmittelgelenk, alternativ unter ovalärer Ausschneidung eines Klavus (Abb. III-215, Hautschnitt B).
2. Hautplastischer ist eine bajonettförmige Schnittführung über dem Mittelgelenk (Abb. III-216, Hautschnitt A), die die Möglichkeit zur queren Klavusexzision bietet (Abb. III-216, Hautschnitt B).
3. Gewählt werden kann auch ein Schrägschnitt (Abb. III-216, Hautschnitt C).

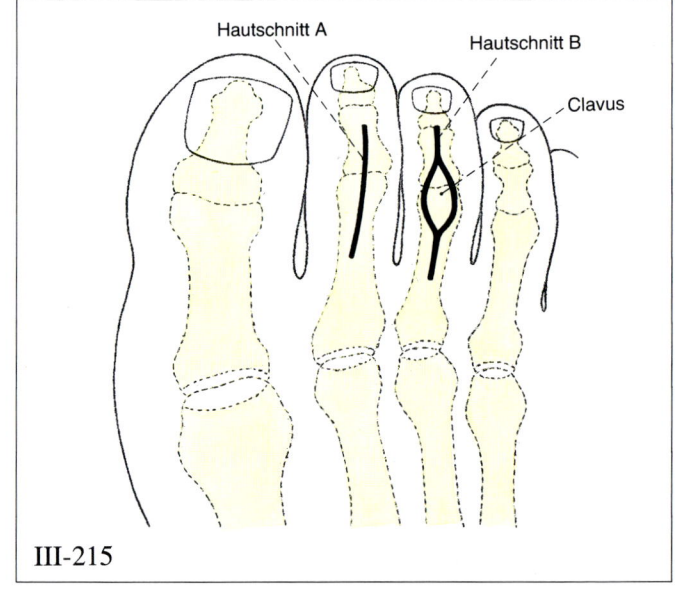

III-215

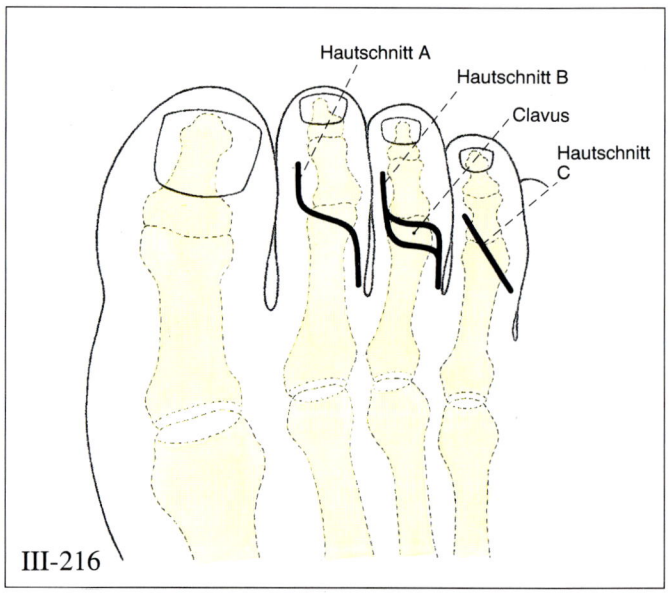

III-216

4. Nach Freilegung der Strecksehne Weghalten oder Längsspaltung derselben und dann Beiseitehalten der Sehnenanteile nach lateral und medial (Abb. III-217).

5. Längsspaltung der Gelenkkapsel, wodurch das Mittelgelenk dargestellt wird (Abb. III-218).

6. Zur breiten Darstellung des Gelenkes kann die Kapsel vom Köpfchen der Grundphalanx und von der Basis der Mittelphalanx mit einem Skalpell abgelöst werden.

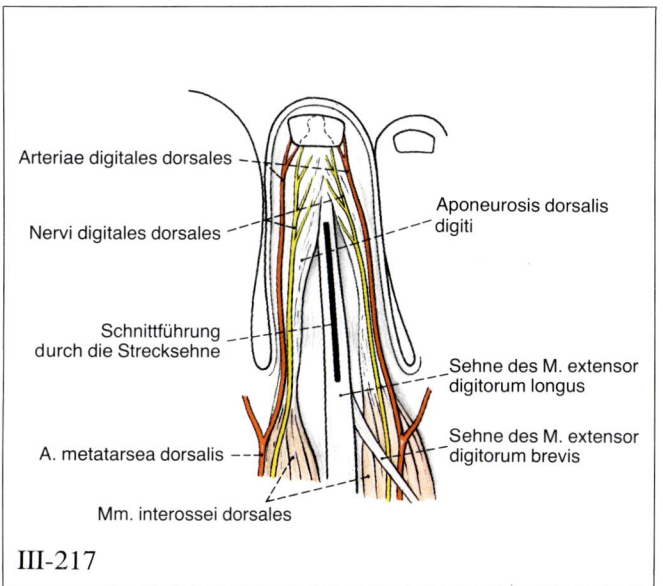

Arteriae digitales dorsales

Nervi digitales dorsales

Aponeurosis dorsalis digiti

Schnittführung durch die Strecksehne

Sehne des M. extensor digitorum longus

Sehne des M. extensor digitorum brevis

A. metatarsea dorsalis

Mm. interossei dorsales

III-217

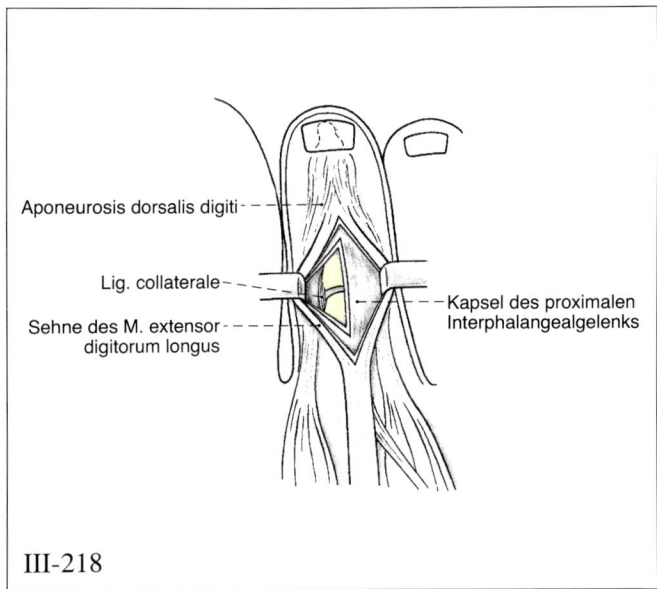

Aponeurosis dorsalis digiti

Lig. collaterale

Kapsel des proximalen Interphalangealgelenks

Sehne des M. extensor digitorum longus

III-218

Kleinzehe

Medioaxialer Zugang

Mittseitiger Zugang

Indikationen

1. Hammerzehe V
2. Digitus V varus et superductus oder subductus

Lagerung

Bein innenrotiert gelagert durch Tuch- oder Schaumstoff-unterlage auf der ipsilateralen Gesäßseite.

Operatives Vorgehen

1. An der Kleinzehe ist der anteriore Zehenzugang un-günstig, da die Strecksehne oft sehr zart ausgebildet ist und damit beim Weghalten zerreißen kann.
2. Vorzuziehen ist daher die in der seitlichen Neutralzone liegende mittseitige Schnittführung (Abb. III-219) über dem Grund- oder Mittelgelenk (zur Debasierung des Grundgliedes nach *Gocht* oder der Resektion der Trochlea des Grundgliedes nach *Hohmann*).

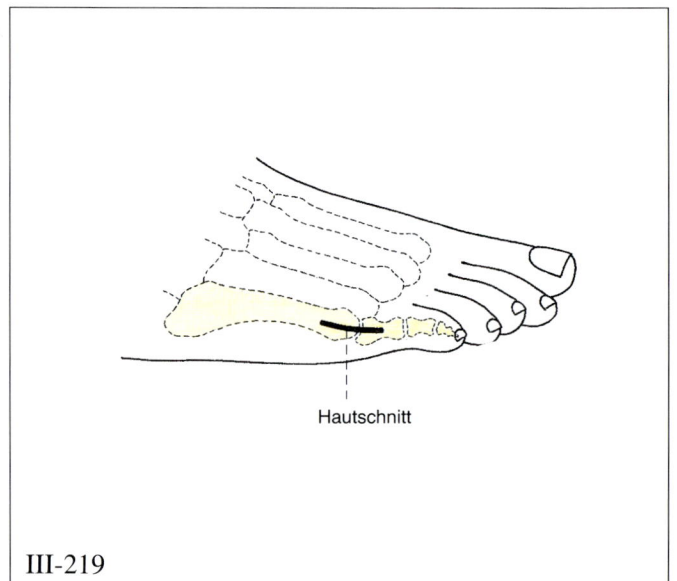

Hautschnitt

III-219

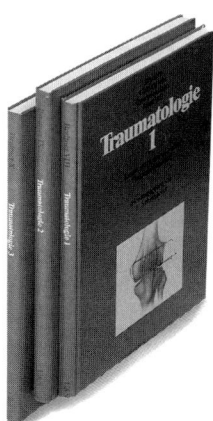

Geldmacher/Köckerling
Sehnenchirurgie

Verletzungen der Hand mit Sehnenbeteiligung stellen an jeden Chirurgen hohe Anforderungen. Mit der *Sehnenchirurgie* von J. Geldmacher und F. Köckerling steht erstmals eine umfassende und aktuelle deutschsprachige Darstellung der Versorgung von Sehnenverletzungen zur Verfügung. Neben der Behandlung der großen Extremitätenabschnitte liegt der Schwerpunkt auf der operativen Therapie der Beuge- und Strecksehnenverletzungen von Hand und Unterarm. Dabei werden die Operationsvorbereitungen einschließlich Regionalanästhesie ebenso berücksichtigt wie erreichbare Ergebnisse, Prognosefaktoren und die den Therapieerfolg entscheidend mitbestimmende Weiterbehandlung. Eigene Kapitel zur Geschichte der Sehnenchirurgie und zu Anatomie und Physiologie vervollständigen die umfassende Monographie.

J. Geldmacher/F. Köckerling
Sehnenchirurgie
1991. 310 Seiten, 172 Abbildungen, 34 Tabellen. ISBN 3-541-12241-2

Millesi
Chirurgie der peripheren Nerven

Der Zuwachs an Erkenntnissen in der Mikrochirurgie ermöglicht auch in der Versorgung von peripheren Nerven beeindruckende Therapieerfolge. Die Monographie bietet in knapper und systematischer Form detaillierte Information zur Versorgung von Nervenläsionen. Der Allgemeine Teil behandelt die Heilung und Nervenregeneration, verschiedene Therapieprinzipien einschließlich der Nachsorge und sekundärer Behandlungsmöglichkeiten. Im Speziellen Teil werden die einzelnen Nerven nach Art einer Operationslehre beschrieben: Anatomie einschließlich Varianten, Zugang, häufigste Verletzungen und deren Versorgung. Die operationstechnischen Abläufe sind reich bebildert und erlauben einen schnellen und praxisbezogenen Zugang zu einem Gebiet, das an jeden mit der Traumatologie befaßten Arzt hohe Anforderungen stellt.

H. Millesi
Chirurgie der peripheren Nerven
1992. Ca. 200 Seiten, ca. 230 Abbildungen, ca. 27 Tabellen. ISBN 3-541-12701-5

Urban & Schwarzenberg
Verlag für Medizin - München · Wien · Baltimore

Stand März 1992

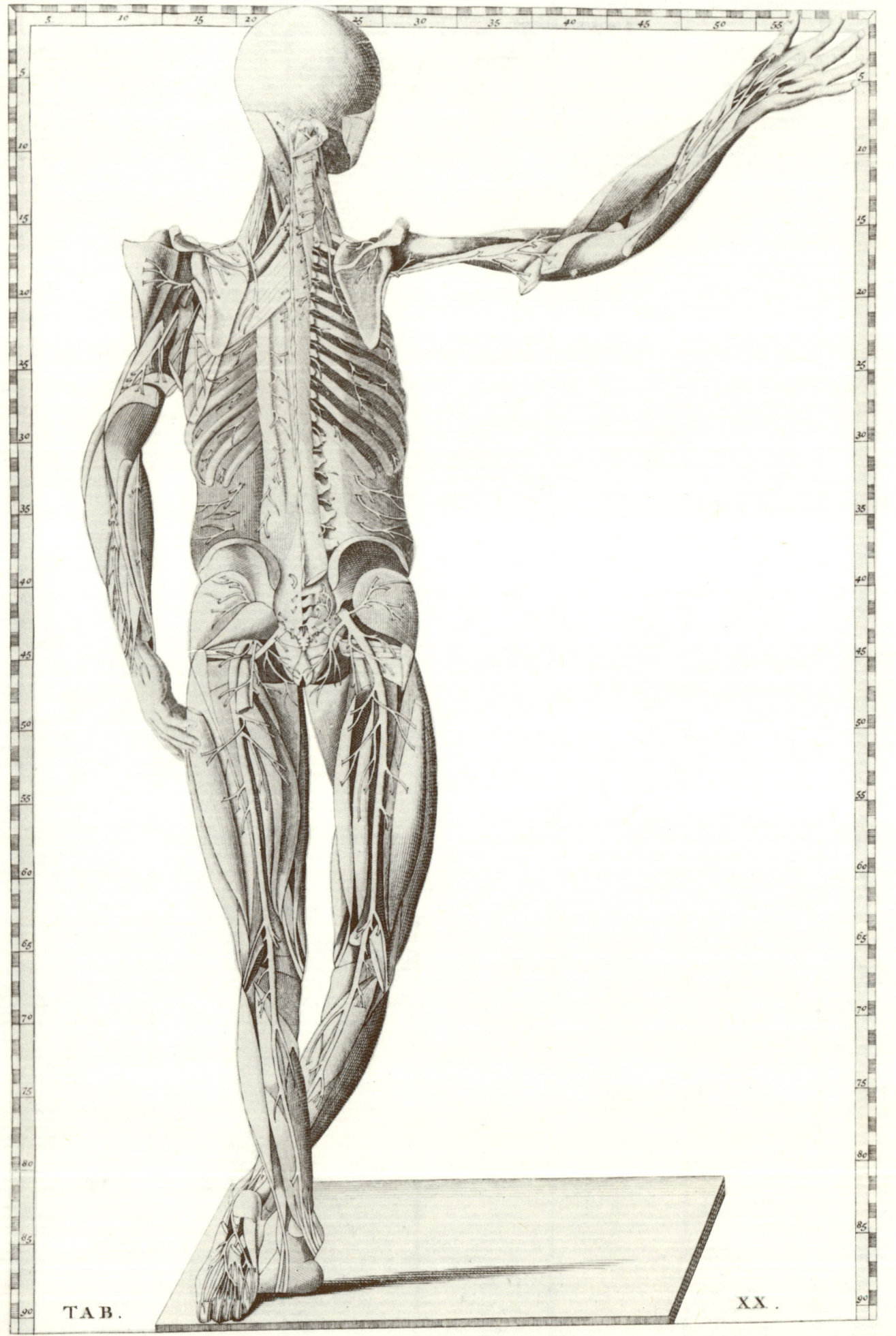

TAB.   XX.